中国抗癌协会环境肿瘤学专业委员会组织撰写

现代健康管理学丛书

总主编　李玉民

消化性溃疡
健康管理学

Health Management of
Peptic Ulcer

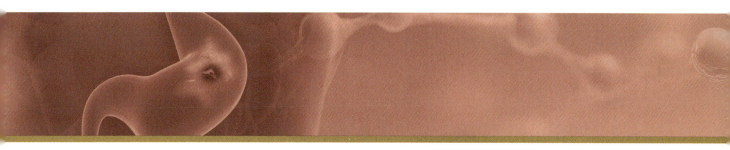

主编　王　祥　李玉民　李兴杰

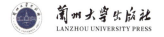

兰州大学出版社
LANZHOU UNIVERSITY PRESS

图书在版编目（CIP）数据

消化性溃疡健康管理学 / 王祥，李玉民，李兴杰主
编. -- 兰州 ：兰州大学出版社，2025. 4. --（现代健
康管理学丛书 / 李玉民总主编）. -- ISBN 978-7-311
-06740-3

Ⅰ. R573.1

中国国家版本馆 CIP 数据核字第 2024QH1486 号

项目负责　宋　婷
责任编辑　郝可伟
封面设计　陈　欣

丛 书 名　现代健康管理学丛书
总 主 编　李玉民
本册书名　消化性溃疡健康管理学
　　　　　XIAOHUAXING KUIYANG JIANKANG GUANLIXUE
作　　者　王　祥　李玉民　李兴杰　主编
出版发行　兰州大学出版社　（地址：兰州市天水南路222号　730000）
电　　话　0931-8912613(总编办公室)　0931-8617156(营销中心)
网　　址　http://press.lzu.edu.cn
电子信箱　press@lzu.edu.cn
印　　刷　兰州银声印务有限公司
开　　本　880 mm×1230 mm　1/16
成品尺寸　210 mm×285 mm
印　　张　17.25(插页10)
字　　数　517千
版　　次　2025年4月第1版
印　　次　2025年4月第1次印刷
书　　号　ISBN 978-7-311-06740-3
定　　价　99.00元

丛书编委会

学术顾问　王陇德　王　辰　李兆申　董家鸿
　　　　　董尔丹　窦科峰　陈香美　陈子江
总　主　编　李玉民

编　委
（以姓氏笔画排序）

丁　辉	丁天龙	丁方回	丁霏霏	于　忆	于　亨	于晓辉	万　锋	万　麟	万　鑫
万东君	卫明慧	马　强	马　臻	马大昌	马宁宁	马延超	马秀云	马承旭	马海珍
马家骧	马晨辉	马瑞新	马鹏程	马黔红	王　伟	王　宇	王芳(生殖)	王芳(消化)
王　丽	王　妙	王　昕	王　虹	王　娜	王　涛	王　祥	王　琳	王　雅	王　晶
王　景	王　强	王　媛	王静(口腔)	王静(妇科)	王　燕	王　薇	王　燚	王　鑫
王一辰	王大广	王天成	王凤磊	王勾琴	王文己	王文辉	王正峰	王永刚	王朴英
王兴蕾	王芙蓉	王芳红	王克平	王丽娜	王丽蓉	王彤昕	王宏沛	王罗莎	王金涛
王金海	王建飞	王春燕	王俭勤	王彦飞	王彦伟	王莹莹	王晓元	王晓慧	王家吉
王琼英	王斌生	王斌红	王渭鉴	王登峰	王鹏飞	王新文	王满侠	王霁阳	韦天宝
牛军强	毛　杰	毛　斌	毛　燕	毛小荣	毛成洁	毛俊杰	尹　洁	尹　敏	尹　璐
孔　晶	孔　焱	孔桂香	孔祥斌	邓　姝	邓邦莲	邓君阁	石军年	石红霞	石春蕊
龙　勃	卢学文	叶兰仙	叶凯山	叶新华	田　坤	田小雪	田昀灵	田俊强	田爱平
田雯雯	史书君	史森中	白　龙	白　明	白　俊	令晓玲	包军胜	包海荣	冯书君
冯国芳	冯彦虎	冯海霞	司夏樱	邢　帅	吉　琨	达丽隽	达明莲	成　娟	成　鹏
吕　西	吕海宏	朱　玉	朱　蓉	朱伟杰	朱军民	朱克祥	朱秀杰	朱陇东	朱若昕
朱依敏	朱晓亮	朱菊红	朱燕萍	乔　昆	任崇崇	任智勇	向　琳	朵瑞雪	邬思亮
刘　心	刘　帆	刘　伟	刘　阳	刘　欢	刘　畅	刘　蓓	刘小康	刘帅斌	刘亚青
刘志艳	刘志勤	刘怡婷	刘建斌	刘帮杉	刘海鹏	刘雅婷	刘媛媛	刘靖芳	齐国卿
闫晓霞	关聪会	米　军	汤　俊	安丽娟	祁　涛	许飞雪	许伟元	许晓娟	许慧梅
孙　瑜	孙小平	孙有惠	孙守元	孙守刚	孙俊伟	孙晓彤	孙润民	孙静洁	贠建蔚
牟彦红	芮少珍	苏　莉	苏少晨	苏晓路	杜　轩	杜　琛	杜　鹏	杜志兴	杜秋燕
杜洪亮	李　龙	李　刚	李　汛	李　波	李　玲	李　莹	李　烨	李　娟	李　敏
李　榆	李　雷	李　滢	李　睿	李　攀	李　巍	李　鑫	李小欣	李广杰	李文娟

李玉民　李宁荫　李则宣　李伟东　李兴杰　李红利　李志勇　李丽斐　李秀丽　李明鸣
李建雄　李俊峰　李彦妮　李桂香　李晓玲　李笑然　李海元　李雪梅　李彩娥　李福平
李嘉正　杨飞　杨立　杨丽　杨杰　杨波　杨柳　杨菁　杨晶　杨斌
杨婷　杨静　杨磊　杨燕　杨一蕃　杨冬梓　杨永秀　杨旭龙　杨汝阳　杨利娟
杨含腾　杨忠霞　杨金伟　杨景茹　杨璐西　杨鑫娜　豆欣蔓　肖楠　肖晓辉　吴雪
吴强　吴向阳　吴多明　吴庭恺　吴恭瑾　吴银瓶　吴锦涛　何莉　何晓　何亚娟
何佳静　何荣霞　何慕琪　余静　余阳阳　谷有全　狄天宁　闵光涛　汪维　汪小亚
汪五全　汪玉红　汪苑苑　沈海丽　宋飞雪　宋天亮　宋克薇　宋晓静　宋爱琳　宋润泽
张兰　张红　张丽(肾病)　张丽(精神)　张洁　张洲　张莉　张涛
张朗　张娟　张通　张辉　张鹏　张静　张豪　张磊　张燕(风湿)
张燕(健康管理中心)　张小卫　张小珍　张文君　张玉怀　张甲翠　张立婷　张亚敏
张成俊　张旭东　张亦舒　张军红　张军强　张红丽　张芮浩　张苍宇　张欣宗　张学红
张学良　张珊珊　张树泽　张思功　张耕源　张振昶　张莉莉　张晓芳　张爱萍　张海鸿
张海滨　张婉婉　张雅兰　张雅丽　张瑞芳　张翠莲　张德刚　张德奎　陈刚　陈军
陈昊　陈敏　陈琳　陈慧　陈江君　陈秀娟　陈思雨　陈雁飞　武力　武君
武国德　苟文婕　苟亚妮　范阿娇　范晟煊　林欣　尚攀峰　呼永华　罗晖　罗小峰
罗长江　罗志强　罗瑞英　岳平　岳鹏　岳秀宁　金晶　周栋　周小春　周文策
周心怡　周建平　周俊林　周晓伟　周海宇　周辉年　庞云清　郑婷　郑鹏飞　屈鹏
孟文勃　封昱辰　赵龙　赵达　赵旭　赵军　赵艳　赵桐　赵敏　赵琴
赵锋　赵斌　赵媛　赵磊　赵大成　赵月生　赵文君　赵兰婷　赵成基　赵宇昊
赵学文　赵思华　赵海燕　赵翀翀　赵瑜梨　郝晋雍　胡旭昌　胡丽娜　胡茂荣　胡建明
胡晓斌　胡钰敏　胡继科　胡雪剑　胡微薇　南伟　柳进　柳江燕　郜丽娜　侯博儒
俞泽元　姜金　姜程　宫玉哲　贺东强　贺志云　骆晓荣　秦立军　袁月　袁东
袁新　袁薇　袁若雯　热勒肯　耿彬　桂惠明　夏茸　夏亚一　原铂尧　顾冰
柴尔青　党欣欣　党建中　党跃修　徐献　徐义先　徐百成　徐学超　徐嘉宁　高敏
高明霞　高莉萍　郭梁　郭元成　郭少华　郭发才　郭柳青　郭莉莉　郭钰珍　郭凌云
郭继武　郭琎祎　席大勇　唐依苗　唐荣冰　姬瑞　黄昊　黄莉　黄越　黄卫东
黄泽平　黄晓俊　黄晖蓉　乾栋梁　曹宏泰　曹雨芬　曹菊玲　龚霞　盛晓赟　常鹏
常鑫　崔祥　崔鸿斌　康学文　商俊芳　阎丹峰　阎立新　梁成　梁伟　梁晓磊
梁海萍　梁耀军　彭正奎　彭雪彬　葛朝明　董静　董冶龙　董海涛　董强利　蒋妮
蒋常莲　韩清　韩婕　韩兴文　韩彦明　景玉宏　景海雪　程志斌　傅松波　焦作义
舒娟　鲁锦玥　曾双　曾嵘　曾晓丽　曾祥挺　谢小冬　谢广妹　谢亚东　谢泽慧
谢寒冰　靳佳欣　蒲建中　甄东户　路锦　满江位　蔡宏斌　裴锡波　裴霞霞　廖梅
谭季春　谭恩丽　谭继英　熊彬　熊金涛　滕晓明　颜耀华　潘青　潘晓婧　操慧颖
薛莉花　魏宁　魏丽　魏孔孔　魏丽娜　魏育才　魏晓瑞　魏海东　濮家源

本册编委会

主　编　王　祥　李玉民　李兴杰

编　委
（以姓氏笔画排序）

丁霏霏　　　兰州大学第二医院
于　忆　　　兰州大学第二医院
王　芳　　　兰州大学第二医院
王　祥　　　兰州大学第二医院
王鹏飞　　　兰州大学第二医院
冯彦虎　　　兰州大学第二医院
刘海鹏　　　兰州大学第二医院
李　波　　　兰州大学第二医院
杨一蕃　　　兰州大学第二医院
张德奎　　　兰州大学第二医院
陈　昊　　　兰州大学第二医院
曾祥挺　　　兰州大学第二医院
魏丽娜　　　兰州大学第二医院

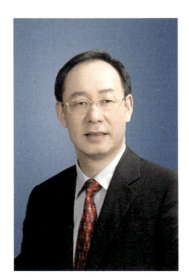

李玉民

　　李玉民，1962年12月出生，医学博士，兰州大学教授、博士生导师，兰州大学第二医院普通外科主任医师，英国剑桥大学访问学者，澳大利亚昆士兰科技大学客座教授。从事肝胆胰外科、微创外科和消化系肿瘤的研究。发表学术论文360余篇，其中SCI论文140余篇。参编全国高等学校"十三五"教育医学规划教材《外科学》，主编、参编专著20余部。承担"国家863计划""国际科技合作项目"和"科技部惠民计划"等科研项目31个。获"甘肃省科技进步一等奖"等奖项27个；担任国内外学术期刊主编及编委30余个，其中担任SCI杂志副主编及编委7个；担任中国抗癌协会环境肿瘤学专委会主任委员等学术职务70余个。被授予"国务院政府特殊津贴专家""卫生部突出贡献中青年专家""甘肃省优秀领军人才"等多项荣誉称号。

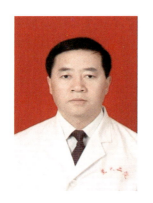

王　祥

王祥，1966年8月出生，中共党员，兰州大学第二医院消化内科主任医师、教授，兰州大学第二临床医学院内科学教研室主任，兰州大学第二医院住院医师规范化培训内科基地主任，国家卫健委能力建设和继续教育消化病学专家委员会委员，中华医学会消化内镜学分会委员，甘肃省医学会消化内镜学分会主任委员，甘肃省卫健委炎症性肠病专科联盟主任委员。

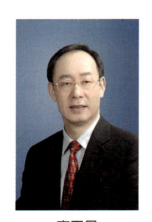

李玉民

李玉民，1962年12月出生，医学博士，兰州大学教授、博士生导师，兰州大学第二医院普通外科主任医师，英国剑桥大学访问学者，澳大利亚昆士兰科技大学客座教授。从事肝胆胰外科、微创外科和消化系肿瘤的研究。发表学术论文360余篇，其中SCI论文140余篇。参编全国高等学校"十三五"教育医学规划教材《外科学》，主编、参编专著20余部。承担"国家863计划""国际科技合作项目"和"科技部惠民计划"等科研项目31个。获"甘肃省科技进步一等奖"等奖项27个；担任国内外学术期刊主编及编委30余个，其中担任SCI杂志副主编及编委7个；担任中国抗癌协会环境肿瘤学专委会主任委员等学术职务70余个。被授予"国务院政府特殊津贴专家""卫生部突出贡献中青年专家""甘肃省优秀领军人才"等多项荣誉称号。

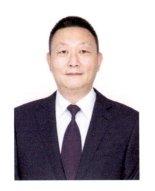

李兴杰

　　李兴杰，1973年5月出生，中共党员，兰州大学第二医院（第二临床医学院）副院长，兰州大学校医院副院长、主任医师。从事超声影像、健康管理专业。以第一作者发表中文核心论文《超声弹性成像ROIA值联合弹性评分诊断腋窝淋巴结的价值》和SCI论文"Neuroprotective effects of curdione against focal cerebral ischemia reperfusion injury in rats"。以通讯作者发表文章SCI论文"The value of ultrasound for detecting hand fractures: A meta-analysis"和"Analysis of High-Risk Factors Associated with the Progression of Subaneurysmal Aorta to Abdominal Aortic Aneurysm in Rural Area in China"。主持"健康体检与健康管理在心脑血管病防治中的作用研究"等项目。

序　一

随着现代经济社会飞速发展，人们的生活方式发生了变化，加之生态环境恶化、工业污染等诸多因素，全球多种疾病的发病率大幅增加，我国面临着巨大的健康压力和挑战。因此，不断创新现代健康管理的新理念，注重全生命周期的健康维护，建立现代健康管理的新体系，对于提升广大人民群众的健康水平意义深远。

兰州大学李玉民教授作为总主编，组织国内数百位具有丰富经验的临床专家撰写了"现代健康管理学丛书"，全面系统地介绍了常见多发疾病现代健康管理的新进展。丛书聚焦常见疾病诊疗和预防的热点问题，详细论述了饮食、生活习惯、心理精神等因素与疾病发生发展的关系；深入阐述了常见疾病发生的机制；重点突出了常见疾病现代健康管理的新方法和新策略。丛书强调多学科交叉融合，推动实行疾病的"早筛、早诊、早治、早康复"。

丛书还注重常见疾病全过程的健康管理，积极促进和创新现代健康管理体系，以常见疾病的诊疗为基础，向"上游"关注疾病病因，向"下游"关注疾病治疗后患者的康复与管理，高度重视影响健康的致病因素，强调防治并重，以预防为主，可有效指导健康生活方式并优化创新疾病防控模式。

丛书内容丰富、信息量大，兼具专业性和实用性，可为临床医生、预防医学医生、公共卫生工作者、健康管理工作者、科普工作者及医学生提供学术参考，也可为社会民众提供有益的健康指导，对提高广大人民群众的健康意识、促进建立现代健康管理新模式、维护全生命周期健康、服务健康中国战略具有重要意义。

我谨向广大读者推荐此丛书，以期有所裨益。

中国工程院院士

原国家卫生部副部长

中华预防医学会第四、五届会长

2024 年 3 月

序 二

 研究创新现代健康管理的新理论和实践是人类健康事业发展的必然需要，对提高人类的健康水平具有重要意义。

 新时代的医学健康理念从以治病为中心，转向以健康为中心，维护全生命周期健康。此外，诞生了"群医学"的新理念，群医学是为恢复、维护、增强众生、生态的整体与长远健康而发展出的知识、技术、艺术和学术体系，提倡以人类为中心，实现"健康大同"。为顺应新时代健康理念的需要，推动群医学快速发展，"现代健康管理学丛书"应运而生，本丛书系统阐述了临床常见疾病的诊断、治疗、预防和康复的最新发展动态；同时，详细介绍了环境、饮食、生活习惯和心理精神等因素与疾病发生的关系，阐述了常见疾病发生的机制，重点突出了常见疾病健康管理的新技术、新方法和新理念，强调了群医学的"六域"，即促、防、诊、控、治、康（促进、预防、诊断、控制、治疗、康复）和"六宝"即语、药、械、食、居、环（语言、药材、器械、饮食、起居、环境），凸显了大健康的理念。

 丛书对指导广大民众的健康生活方式、探索现代健康管理新方法、提高人民群众疾病预防意识、提升常见疾病诊疗能力、维护生命健康具有积极作用，希望能为临床医学、基础医学、公共卫生、预防保健、健康管理及科普等专业人员和医学生提供有益参考。

 我特为此丛书作序。

中国工程院院士

中国工程院副院长

中国医学科学院院长

北京协和医学院校长

2024 年 7 月

序 三

　　进入 21 世纪，健康已成为全球关注的重大课题，提升常见疾病的诊治和预防能力，推进健康管理的新技术、新方法和新理念，对维护全过程全生命周期的健康至关重要，对实施健康中国战略意义非凡。

　　为反映常见疾病的诊疗和现代健康管理发展的新动态和新进展，提高广大人民群众的健康水平，兰州大学李玉民教授携手数百位专家学者共同编写了"现代健康管理学丛书"。丛书详细阐述了临床常见多发疾病的病因学和发病机制，系统介绍了常见疾病的诊断、治疗、预防、康复及健康管理的最新成果；重点突出了常见疾病健康管理的新理念，强调疾病预防策略，详细介绍了常见疾病的诊疗新技术，倡导健康生活方式，既适用于专业人员，又能指导社会民众。阅读此丛书，对提高民众的健康意识、探索疾病的健康管理新模式、提升常见疾病的诊疗水平、维护广大人民群众全生命周期健康具有十分积极的作用。

　　丛书汇集了数百位临床专家的智慧，具有先进性、科学性和实用性，是临床医生、健康管理工作者以及医学生的良师益友。

　　我谨为此丛书作序，并向广大读者推荐此丛书。

中国工程院院士

2024 年 7 月

3

序　四

　　维护全生命周期健康是21世纪医学发展的重大使命。促进临床医学、基础医学、预防医学和公共卫生多学科交叉融合，推广常见疾病诊疗和预防新技术、创新全过程全周期的健康管理新理念，对推动实施健康中国战略具有重要意义。

　　由兰州大学李玉民教授作为总主编、数百位优秀专家共同参与编写的"现代健康管理学丛书"，荟萃了最前沿的健康管理理论与实践；结合专家团队多年丰富的临床经验和研究成果，全面系统地阐述了常见疾病的病因学，生理病理学，诊断、治疗、康复及预防的现状和新进展；涵盖了健康管理、健康促进、健康评估以及健康教育等多个方面的内容；系统介绍了现代健康管理学的发展趋势和临床研究动态，强调防治并重，突出了现代健康管理的新技术和新理念。

　　丛书的知识传递方式较为科学，既适合专业人士深入学习，又适合普通读者获取健康管理知识，这符合现代人对于全民健康管理的迫切需要，这也正是丛书的重要价值所在。

　　丛书立意新颖、系统全面、图文并茂，具有实用性、专业性和指导性，可使临床医学、基础医学、全科医学、健康管理、公共卫生和预防医学的相关工作者及医学生等全面系统地了解健康管理的新理念。同时，也可使民众提高自身的健康管理意识和防病治病能力。

　　人民的终极福祉就是健康。我很荣幸为此丛书作序，谨向读者推荐此丛书，以期广大读者从中有所受益。

中国工程院院士
中国医师协会常务副会长
清华大学临床医学院院长
清华长庚医院院长

2024 年 7 月

序　五

　　为推进实施健康中国战略，维护全生命周期健康，充分反映常见疾病健康管理的最新发展动态和研究成果，"现代健康管理学丛书"全面系统地阐述了临床常见多发病的流行病学、病因学、发病机制、病理生理学、诊断、治疗、预防和康复等的新进展；详细论述了饮食、生活习惯和心理精神及环境因素与疾病发生的关系；重点突出了常见疾病现代诊疗的新方法和新策略，着重强调了常见疾病预防和康复的新理念。

　　丛书针对常见疾病诊断治疗和预防的关键问题，强调疾病全过程全生命周期的健康管理，重点突出疾病预防，关注影响健康的现代危险因素，注重疾病的预防、诊断、治疗和康复有机衔接；丛书涵盖了各系统常见疾病的健康管理理念，信息量大，图文并茂，实用性和指导性强，对于推广常见疾病早筛、早诊、早治的新理念、新技术，普及广大民众防病治病的知识，改善民众的生活方式，建立健康管理的新模式具有指导作用。

　　丛书面向人民生命健康，对于提高广大人民群众的健康水平具有重要意义，是从事临床医学专业、健康管理专业、公共卫生和预防医学专业、基础医学专业的工作者及医学生的良好参考用书。

　　是为序！

中国工程院院士

北京大学心血管研究所所长

北京大学博雅讲习教授

血管稳态与重构全国重点实验室主任

中国康复大学校长

2024 年 3 月

序 六

    21世纪的医学理念发生了重大变化，从以治病为目的对高科技的无限追求，逐渐转向以疾病治疗和预防并重；从以治病为中心，转向以健康为中心，重视全生命周期的健康管理。

    "现代健康管理学丛书"聚焦常见疾病的现代诊疗和健康管理发展的前沿问题，总结归纳了最新的研究进展，结合专家团队丰富的临床经验，全面系统地阐述了临床常见多发病的流行病学、病因学、发病机制、病理学、诊断、治疗、预防及康复的现状和新进展，反映了常见疾病现代健康管理和诊疗技术的新动态。

    丛书主要突出了现代健康管理的多学科交叉融合特征，关注影响健康的危险因素，强调预防为主，注重现代康复管理的新技术，以期促进常见疾病的诊治、预防和健康管理能力的提升。

    丛书面向临床医学、全科医学、健康管理、公共卫生、预防医学、基础医学等专业工作者及医学生，使读者能全面系统地了解常见病的现代健康管理理念，掌握常见疾病诊疗和现代健康管理的新技术和新方法，提高对疾病防治的整体认识，树立健康管理新理念和新模式，这对提高全民的健康管理水平和防病治病能力具有重要意义。

    我特为此丛书作序，希望为其出版能够起到一定的积极作用。

中国科学院院士 黄川峰

2024年3月

序 七

随着经济的飞速发展，生态环境和生活方式的不断变化，人类健康面临着巨大挑战，常见多发疾病的发病率越来越高，健康问题也越来越受到全球的高度重视。加速推进现代健康管理的理论和实践，提高广大人民群众的健康水平，是促进健康事业发展和实施健康中国战略的必然需要。

为顺应生命健康维护的时代需求，"现代健康管理学丛书"阐述了临床常见多发病的流行病特征、病因、发病机制、诊断、治疗、预防和康复的最新发展动态，重点突出了常见疾病诊疗和健康管理的新技术、新方法和新理念。

丛书对提高医生对常见疾病的诊疗能力，推广普及常见疾病的现代健康管理新技术、新方法，提高广大人民群众的健康水平，维护全生命周期健康，具有积极作用。

丛书系统全面，兼具实用性、专业性和指导性，是广大医生和医学生的有益参考书。

谨以此作序！

中国工程院院士

2024 年 3 月

序 八

现代健康管理学是关于健康管理的学科理论体系，它已经成为当代医学中非常重要的一部分。

世界卫生组织发布的《2020年全球卫生统计报告》指出，全球十大死因中，心血管疾病、癌症、糖尿病和慢性呼吸道疾病均在榜中。2021年，我国65岁及以上的老年人口达2亿人，占总人口的14.2％，按照联合国的标准，中国正式进入"老龄社会"。

慢性病的高发、老龄化社会的到来、亚健康人群比例的增高等都凸显了发展健康管理学的紧迫性、必要性。开展健康管理，用现代健康管理理念和新的医学模式作为指导，通过现代医学和现代健康管理学的技术手段，对个体和群体健康状况及影响健康的危险因素进行评估，并给予有效医学干预，可以此来预防和控制疾病的发生与发展，提高生命质量，降低全社会的疾病治疗费用。因此，健康管理学在疾病的预防和诊疗研究中的重要意义日益受到学者关注。

为此，由兰州大学李玉民教授作为丛书总主编，近百位临床专家作为分册主编共同编写的"现代健康管理学丛书"，涉及心血管、呼吸、普外、骨科、妇产科、儿科、口腔、生殖等多个临床学科，是国内首套对健康管理进行系统阐述的丛书，从基础到临床、从管理体系到大数据应用，为提高健康管理水平、助力健康中国战略具有重要的价值和意义。

我谨推荐此套丛书，希望相关读者能有所收获。

中国科学院院士

2024年夏

总　序

随着经济社会飞速发展，人们的生活方式发生了重大变化；同时，生态环境恶化、工业污染、人口老龄化、不良生活习惯以及心理精神等诸多因素引发的健康问题越来越多。常见疾病多发和重大疾病发病低龄化情况日趋严重，使人类面临巨大的健康压力和挑战。全球范围内对健康问题也越来越重视，从医学教育到临床实践，从疾病预防到诊疗，从卫生健康到国家安全，健康理念均发生了深刻变化，疾病诊疗方式也随之改变，为此，创新现代健康管理模式是人类社会发展的必然要求。

世界卫生组织在《迎接21世纪的挑战》的报告中指出，21世纪的医学不应该以疾病为主要研究对象，应该以人类健康为研究的主要方向。由治病医学转向预防保健医学，由关注人的疾病转向关注人的健康；在重视科技的同时，更加重视人文关怀，推动现代健康管理新理念是医学发展的必由之路。

一人之健康是立身之本，人民之健康是立国之基。"十四五"规划和2035年远景目标纲要提出，全面推进健康中国建设，坚持预防为主的方针，为人民提供全方位全生命周期健康服务。增进人民健康福祉，事关人的全面发展和社会全面进步，事关"两个一百年"奋斗目标的实现。党的二十大报告也提出，推进健康中国建设，把保障人民健康放在优先发展的战略位置，完善人民健康促进政策。

坚持预防为主，减少疾病发生。从以"疾病"为中心转为以"健康"为中心，关键是加强对疾病预防的重视，这是健康中国战略发展的必然选择。科学证明，大部分慢性病都可以通过改变饮食和生活方式进行早期预防，做好疾病预防工作，要从普及健康知识做起，从环境安全开始落实；要重视重大疾病防控，倡导健康文明的生活方式；建立健全健康教育体系，提升全民健康素养；强化慢性病筛查和早期发现；坚持防治并重，以防为主，全生命周期的健康管理，建立和发展健康管理新理念是实施健康中国战略的必然要求。

20世纪70年代末，美国提出了"健康管理"的概念，主要是医疗保险机构通过对其医疗保险客户（包括疾病患者或高危人群）开展系统的健康管理，达到有效控制疾病的发生或发展、减少医疗保险赔付损失的目的。经过数十年的发展，健康管理学已发展成为一门学科，它通过信息和医疗技术对个人的健康状况以及影响健康的风险因素进行全面检查监测，分析评估影响健康的生理、心理及行为风险因素，提供咨询、干预和指导健康生活方式等，建立科学的健康服务流程，实施慢病综合防治策略，充分发挥个体和社会群体的健康潜能，以期提高个体的健康意识和防病治病能力，目的是恢复健康、维护健康、促进健康。

随着科技进步和社会发展、人类疾病谱和死亡谱转变、人口老龄化加速、医疗费用支出快速增长、生活水平提高以及健康意识增强，人们对健康服务的需求已经发生重大变化，从过去被动式、应对性的就医诊疗逐渐转变为主动性、常态化追求健康、预防疾病，有力促进了健康管理学的快速发展。但是，常见多发病的防治能力和健康管理水平距离健康中国战略的要求还有较大差距。就目前来讲，无论从学科、人才、技术以及投入方面，还是在理念、资源分配方面，重视疾病的诊治都远大于重视疾病的预防。因此，包括疾病诊断、治疗、预防和康复体系化的现代健康管理理念亟待加强。

"群医学"理念的诞生，即疾病的"促、防、诊、控、治、康（促进、预防、诊断、控制、治疗、康复）"，创新了医学思维，是临床医学、基础医学、预防医学和公共卫生等多学科交叉融合形成的一个创新体系，为发展现代健康管理学新理念提供了有力支撑，以期适应新时代医学健康观的重要变化，扩展健康服务的内涵，提高健康管理的效能。现代健康管理学是将疾病诊疗与预防康复有机结合起来，以疾病诊疗为基础，既向"上游"关注病因和预防，又向"下游"关注疾病治疗后的康复和管理，突出疾病的预防、诊断、治疗、康复和管理的有机衔接，强调防治并重，以防为主，促进疾病全过程全生命周期的健康管理和健康维护。

基于现代健康管理学的理念，我们从2021年3月启动，邀请了临床医学、基础医学、预防医学和健康管理学等多学科的数百位知名专家学者，编写了"现代健康管理学丛书"，旨在全面反映现代健康管理学发展的最新动态，深入阐述常见疾病从预防到康复全过程的关键问题，推广常见疾病现代健康管理学的理念和新技术，促进多学科交叉融合，以期提高常见疾病"促、防、诊、控、治、康"的能力，服务健康中国战略。

本丛书聚焦常见疾病现代健康管理学的前沿问题，分析归纳海量信息数据和研究成果，结合专家团队丰富的临床实践经验，全面系统地阐述了生殖系统、心血管系统、呼吸系统、神经系统、血液系统、内分泌系统、风湿免疫系统、消化系统、骨骼系统、泌尿系统、宫颈疾病、乳腺疾病、口腔疾病及精神心理等常见多发病的流行病学、病因学、发病机制、诊断、治疗、三级预防、康复及健康管理的发展动态。从流行病学、预防医学、临床医学、康复医学、社会学以及管理学等多学科概述了常见疾病的病因及其临床特征；从细胞生物学、分子生物学、病理学、免疫学及生物信息学等多维度解析了疾病发生发展的分子机制；重点突出了疾病的现代诊疗、预防康复和健康管理的新方法和新策略。

丛书立意新颖、学科全面、内容丰富、信息量大、图文并茂，具有创新性、专业性、系统性、完整性和实用性，面向临床专业医生、全科医生、健康管理医生，以及从事基础研究、公共卫生和预防医学、科普、公共管理等的工作者和医学生。通过阅读本丛书，希望广大读者更加全面地了解现代健康管理学的新理念，了解常见疾病现代诊疗的新技术、新方法，掌握现代健康管理学的研究方向，促进常见疾病早筛早诊早治新技术的推广应用，提高广大群众治"未病"的预防意识。

丛书编写过程中得到了王陇德院士、王辰院士、董家鸿院士、李兆申院士、窦科峰院士、董尔丹院士、陈子江院士、陈香美院士、尚永丰院士、王坤正教授等著名专家的亲切指导和帮助，在此向他们表示由衷的感谢！丛书的指导专家和各分册主编都是长期工作在临床一线的专家，他们既有扎实的理论知识又有丰富的临床经验，反复讨论丛书的目录确定、章节结构、逻辑关系、重点问题、研究进展以及创新点等关键环节，能够把握常见疾病诊疗和健康管理的热点和难点，充分展示了现代健康管理学的新进展和新理念。

由于丛书涵盖了近年来多学科多领域有关健康管理学的最新研究成果，分册较多，信息量大，工作任务重，时间紧，加之编者水平有限，错误和不足在所难免，恳请各位同道批评指正。

李玉民

2024 年 8 月

目 录

第一节　概念及发展历史

消化性溃疡（peptic ulcer，PU）指的是在多种致病条件影响下，黏膜出现炎症、坏死、脱落，最终形成溃疡表现，溃疡可以深达黏膜肌层，甚至可以达到固有肌层；可以突破浆膜层，多见于消化道黏膜，与胃酸分泌相关；可以出现在食道下端、胃、十二指肠、胃-空肠吻合处或者含胃黏膜的麦克尔憩室。在这些疾病中，胃溃疡和十二指肠溃疡是最常见的疾病，人们通常会把这些疾病称为消化性溃疡。

消化性溃疡是一种全球性的多发病，最近几年，世界范围内的发病率已经有所降低，大约10%的人在他们的一生患过消化性溃疡，但不同国家和地区间的发病情况差别很大。中国人群对消化性溃疡的患病率还没有具体的统计数据。所有年龄段的人都可能患有消化性溃疡，年龄分布在20～50岁之间，男女比例在2∶1～5∶1之间，十二指肠溃疡与胃溃疡的比例大约是3∶1。

迄今所知，人类历史上最早的消化性溃疡（PU）患者是20世纪80年代在中国发现的一具保存良好的男性古尸。该男性于2000多年以前在西汉时期死于胃溃疡穿孔。最早有文献记载的胃溃疡见于15世纪（1例）和16世纪（3例）的尸体解剖报告。17世纪共有6例胃溃疡的病例报道，其中5例伴溃疡穿孔。18世纪则有18例胃溃疡（单纯性或伴穿孔、出血和狭窄）和3例十二指肠溃疡（其中2例伴穿孔）的病例报道。19世纪至20世纪初PU的发病率在世界范围内明显增加，呈爆发流行趋势。特别是19世纪中叶以后，首先是胃溃疡的发病率激增，10～20年以后十二指肠溃疡的发病率也明显增加，并在20世纪初超过了胃溃疡的发病率而在PU中居主导地位，成为当时西方国家最主要的疾病之一，约有10%的西方人在其一生中罹患。然而从20世纪60年代起，PU的发病率在达到高峰之后，首先在西方发达国家开始明显下降。在亚洲国家，其发病率出现下降趋势比西方国家要晚，直到最近十几年才开始下降。近几十年来，PU发病的另一特征是年轻男性的发病率显著下降，而老年人尤其是老年女性患者则有增加的趋势。目前无并发症的PU患者的住院率显著下降，与之相反，PU伴出血和穿孔，特别是十二指肠溃疡穿孔老年患者的住院率明显增加。

一、"无酸无溃疡"

1910年施瓦兹（K. Schwarz）教授提出"无酸无溃疡（No acid，No ulcer）"概念，促使人类对溃疡的认识得到大大提高。20世纪早期的抑酸治疗策略主要是改变饮食、穿宽松的衣服、减轻体重和抬高床头。但这种治疗作用效果时间短且不明显，还会伴有不良反应的出现。由于治疗效果不理想，特别是不能减少患者的不适和痛苦，还会带来一些心理的负面作用，从20世纪60年代起，"中和胃酸"的治疗方案逐渐兴起，常用药物为小苏打、氢氧化铝、复方氢氧化铝。到20世纪70年代，人们发现H_2受体阻断剂（H_2RA）（如西咪替丁、雷尼替丁等药物）可以抑制胃酸的分泌。到20世纪90年代，又开发出新一代抑制胃酸药物质子泵抑制剂（PPI）（如奥美拉唑等），质子泵抑制剂（PPI）的运用显示了人类在对抗消化性溃疡中取得了巨大进步。直到现在，我们仍然采用抑制胃酸或中和胃酸的药物治疗溃疡，很多患者的溃疡得以愈合，生活质量也得到大大的提高。但仅仅采用抑酸治疗不能解决所有的问题。

二、无 Hp，无溃疡

1982年，澳大利亚珀斯皇家医院的病理医生罗宾·沃伦（J. Robin Warren）和实习医生巴里·马歇尔（Barry J. Marshall）从胃炎和消化性溃疡患者黏膜标本中成功分离出一种弯曲状细菌（即幽门螺杆菌，helicobacter pylori，Hp），颠覆了传统"胃内无菌区"的传统认知，开启了人类研究Hp的大门。

1994年，美国国立卫生研究院提出大多数常见的胃炎疾病均由Hp所造成并提出在治疗胃炎、胃溃疡的时候应加入抗生素。同年，世界卫生组织下属国际癌症研究机构将Hp列为引起胃癌的第一类生物致癌因子。

三、溃疡愈合质量

随着人们对Hp认识的加深，尽管消化性溃疡的愈合率很高，但复发问题仍未完全解决。即使采用质子泵抑制剂（PPI）联合Hp根除，根除Hp后1年复发率仍高达27%，给患者带来很大的痛苦并且降低了治疗信心。

1990年末的夏威夷国际会议上，肠胃学专家塔尔纳夫斯基（Tarnawski）教授等提出溃疡愈合质量的概念并指出溃疡愈合不仅需要黏膜的修复，更需要黏膜下组织结构的修复及重建，溃疡愈合质量在评价溃疡局部再生黏膜结构成熟度的同时，更重视其功能成熟度，并把"溃疡愈合质量"的好坏与未来溃疡复发联系起来，对胃溃疡的当前治疗和未来复发进行联系，考虑治疗的近期利益和中远期利益，在当时是一种较为前瞻性的治疗理念。

目前，PU的药物治疗几乎完全取代了选择性外科手术治疗，并且早已从单纯的抑酸治疗转向根除幽门螺杆菌的治疗，这是PU治疗的重要变革。值得注意的是，随着幽门螺杆菌的感染率和幽门螺杆菌相关性溃疡发病率的下降，非幽门螺杆菌相关性溃疡，如非甾体抗炎药相关性溃疡和非幽门螺杆菌非甾体抗炎药相关性溃疡的发病率逐渐增加，应引起人们足够的重视。

第二节　病因学及诊断

消化性溃疡作为胃肠道最常见的疾病之一，可发生在消化道的多个部位，以胃及十二指肠最为常见。总体而言，十二指肠溃疡多于胃溃疡，两者之比约为3:1。十二指肠溃疡多发生于青壮年，胃溃疡多发生于中老年。消化性溃疡呈世界性分布，可发生于任何年龄，其发病率在不同地区、不同人群、不同季节及时代而不同。消化性溃疡是一种随季节动态变化的疾病，易在秋冬季节发生或复发，相对而言在夏季少见。即使在一年中气候变化最小的热带地区，如新加坡，其发病的季节性变化也很明显。消化性溃疡的发病率在19世纪末20世纪初达到高峰。进入21世纪后，消化性溃疡的发病率显著下降，其发病率的下降是多种因素引起的结果。

随着人口老龄化的到来，老年人群中多种共存病的存在和多种相关药物的使用增加，使消化性溃疡并发症在老年人群呈持续高发状态。从1990年到2019年，消化性溃疡的发病率和死亡率总体呈显著下降趋势，而在最近15年中也观察到了逐渐上升的小趋势，这可能与PUD的危险因素变化有关。

胃部及十二指肠黏膜的损害与其自身免疫-修复因子间的失衡是导致消化性溃疡发生的主要原因。其中，幽门螺杆菌感染、非甾体抗炎药及阿司匹林的大量使用是导致消化性溃疡的主要原因，胃酸及/或胃蛋白酶所致的黏膜自我消化也是造成溃疡的一种有害因素。

一、病因学

（一）胃酸

目前主要的看法是：没有胃酸，就没有溃疡。胃酸对胃肠道黏膜的损伤通常是当胃肠道黏膜的防御与修复功能被破坏时才会出现。十二指肠溃疡患者会有较多的表现，如基础酸排量增加、夜间酸分泌增加、最大酸排量增加、十二指肠酸负荷增加等。出现胃溃疡时，大部分患者的胃酸分泌量都不会太多，也有可能正常。如果存在神经内分泌肿瘤，比如胃泌素瘤，会有大量的胃酸分泌，从而引起溃疡。

（二）幽门螺杆菌感染

众多证据表明，幽门螺杆菌（Hp）感染是消化性结肠炎的主要病因，且易复发。Hp在消化性溃疡患者胃黏膜上的检出比正常病人高，且Hp感染患者的消化性溃疡风险明显增高，Hp的清除能加速胃黏膜的修复，并能明显降低胃溃疡的复发率。Hp感染在不同的位置会导致不同的溃疡形成机理。Hp可抑制胃黏膜上皮细胞的功能，使胃黏膜产生大量的促胃液，并使胃酸分泌增多。此外，Hp还能直接作用于肠道嗜铬细胞，使其分泌更多的组胺。在此情况下，胃窦内的高酸分泌可能会导致十二指肠溃疡。其中，以胃体部感染最多。Hp会对壁细胞产生直接的影响，从而导致炎症反应、萎缩，从而导致胃酸的分泌量降低，还会导致胃黏膜的防御功能降低，引起溃疡。在Hp感染的人群中，只有15%出现消化性溃疡，这表明，除病原菌的毒性外，遗传因素也起着一定的作用。已有文献报道，部分细胞因子基因多态性与Hp感染所致消化性溃疡的发生有关。空泡细胞毒素及Cag A是幽门螺杆菌重要的致病性指标，其中尿素酶、黏液酶、脂多糖、脂酶/磷脂酶A等具有破坏黏膜屏障保护作用、促进炎症生成的特性。

（三）非甾体抗炎药（nonsteroidal anti-inflammatory drug，NSAID）和阿司匹林

流行病学研究表明，15%～30%的非甾体抗炎药及阿司匹林的服用者会出现消化性溃疡，非甾体抗炎药与阿司匹林联合使用，会使溃疡出血、穿孔等并发症的发病率提高4～6倍，老年患者的消化性溃疡及其并发症的发病率及病死率大约为25%，与非甾体抗炎药及阿司匹林相关。其对胃、十二指肠黏膜的损害可分为两种：一种是局部直接损害；另一种是全身损害。NSAID以一种非离子的形式存在于酸性的胃液中，它可以扩散到细胞中，并对细胞造成损害，这又会使H^+的逆向扩散增大，从而造成黏膜上皮细胞之间联系的完整性被破坏、上皮细胞膜渗透性增高，进一步活化中性粒细胞，促进炎症反应生成，导致上皮糜烂和溃疡的发生。非甾体抗炎药和阿司匹林通过对环氧化酶（COX）（包括COX-1和COX-2）的抑制而产生全身效应，降低胃肠道黏膜中通过COX-1途径产生的有细胞保护作用的内源性前列腺素的合成，会影响胃、十二指肠黏膜的防御功能。

非 Hp、非 NSAID-溃疡与胃酸分泌的关系尚待更多研究进行论证。

（四）其他药物

激素类药物、部分抗肿瘤药物、抗凝药等都会导致消化性溃疡的发生，这也是造成上消化道出血的一个重要因素。特别要注意的是，在临床上广泛应用的抗血凝素药，比如噻吩吡啶类的氯吡格雷，也会引起胃肠道出血。

（五）其他因素

吸烟、饮食因素、遗传因素、应激与心理因素、胃十二指肠运动异常等在消化性溃疡的发生中也起一定的作用。

二、诊断

（一）临床表现及并发症

中上腹痛、反酸是消化性溃疡的典型症状，腹痛发生与进餐时间的关系是鉴别胃溃疡与十二指肠溃疡的重要临床依据。

消化性溃疡的中上腹痛呈周期性、节律性发作。胃溃疡的腹痛多发生于餐后 0.5～1.0 h，而十二指肠溃疡的腹痛则常发生于空腹时。近年来由于抗酸剂和抑酸剂等的广泛使用，症状不典型的患者日益增多。由于 NSAID 和阿司匹林有较强的镇痛作用，临床上 NSAID-溃疡以无症状者居多，部分以上消化道出血为首发症状，或表现为恶心、厌食、食欲不振、腹胀等消化道非特异性症状。

消化性溃疡的主要并发症包括上消化道出血、穿孔和幽门梗阻等，而胃溃疡是否会发生癌变则尚无定论。

上消化道出血为消化性溃疡尤其是 NSAID-溃疡最常见的并发症。消化性溃疡并发穿孔多见于老年患者，考虑可能与老年患者临床症状较隐匿，以及 NSAID 应用率较高等因素有关。幽门梗阻的发生目前已较少见，这可能与临床上早发现、早治疗、早期根除 Hp 和 PPI 的广泛应用有关。至于消化性溃疡与胃癌的关系，国际上争议仍较多。从临床统计学角度来看，普遍认为十二指肠溃疡并不增加胃癌的发生，甚至两者呈负相关，而胃溃疡与胃癌尤其是非贲门部位的胃癌则呈正相关，但从病理组织学角度看，胃溃疡是否会发生恶变尚无定论。

（二）检查

1.胃镜检查

胃镜检查过程中应注意溃疡的部位、形态、大小、深度、病期，以及溃疡周围黏膜的情况。胃镜检查对鉴别良、恶性溃疡具有重要的价值。必须指出，胃镜下溃疡的各种形态改变对病变的良、恶性鉴别仅有参考价值。因此，对胃溃疡应常规做活组织检查，治疗后应复查胃镜直至溃疡愈合。对不典型或难以愈合的溃疡，必要时应做进一步相关检查（如胃肠 X 射线钡餐、超声内镜、共聚焦内镜等）明确诊断。

NSAID-溃疡以胃部多见，可分布在胃窦、胃体、胃角等不同部位，溃疡形态多样，大小不一，常呈多发、浅表性溃疡。近年来也有以胃镜下黏膜缺损大小来区分溃疡和糜烂的方法。

2.Hp检查

对消化性溃疡应常规做尿素酶试验、组织学检测，或核素标记 ^{13}C 或 ^{14}C 呼气试验等，以明确是否存在 Hp 感染。细菌培养可用于药物敏感试验和细菌学研究。血清抗体检测只适用于人群普查，因其不能分辨是否为现症感染，故亦不能用于判断Hp根除治疗是否有效。国际共识认为，粪便抗原检测方法的准确性与呼气试验相似。

应用抗菌药物、铋剂和某些有抗菌作用的中药者，应在停药至少4周后进行检测；应用抑酸剂者应在停药至少2周后进行检测。消化性溃疡活动性出血、严重萎缩性胃炎、胃恶性肿瘤可能会导致尿素酶依赖的试验结果呈假阴性。不同时间、采用多种方法或采用非尿素酶依赖试验的方法检测可取得更可靠的结果。胃黏膜肠化生组织中Hp检出率低，病理提示存在活动性炎性反应时高度提示有Hp感染；活动性消化性溃疡患者排除NSAID-溃疡后，Hp感染的可能性>95%。因此，在上述情况下，如Hp检测结果阴性，要高度怀疑假阴性。

3.PU病因诊断时需综合考虑

NSAID引起的PU常见于老年、使用多种药物、有合并症、Hp感染和有PU病史的患者。2018年美国休斯敦共识和我国2022版Hp非根除治疗共识均明确指出，使用过NSAID的Hp感染患者发生PU的风险显著增加，因此，在进行诊断时需全面考虑患者既往病史、服药史，特别是NSAID等使用情况，进行综合判断。

第三节 治疗进展

一、治疗原则

消除病因、解除症状、愈合溃疡、防止溃疡复发和预防并发症。

二、一般治疗

生活规律，避免劳累或精神紧张。戒烟戒酒，避免刺激食物。慎用NSAID、激素等药物。

三、消化性溃疡的抑酸治疗

抑酸治疗是缓解消化性溃疡症状、愈合溃疡的最主要措施。PPI是首选药物。

胃酸抑制剂可使胃酸浓度下降，并与胃部溃疡特别是十二指肠溃疡的愈合有关。一般十二指肠溃疡4个星期左右就能痊愈，可以通过服用药物来抑制胃酸分泌，让胃内的pH值每天10～20 h保持升高到3以上。消化性溃疡的治疗一般都是在早饭前0.5 h服用药物，每天一次。十二指肠溃疡治疗一般需要4～6个星期，胃溃疡治疗需要6～8个星期，在胃镜下溃疡愈合率一般都在90%以上。对有风险的患者，或有较大溃疡的患者，可适当地延长疗程。使用PPI可以减少上消化道出血等症状出现。对Hp阳性消化性溃疡患者，一般采用Hp根除术，抗Hp药物治疗完成后，PPI使用应该一直持续到这个疗程完成。

（一）推荐PPI用于治疗胃泌素瘤或G细胞增生等致促胃液素分泌增多而引起的消化性溃疡

胃泌素瘤一般采用2次标准剂量PPI，每天2次给药。当基础酸排量值超过10 mmol/h时，为了获得更好的抑酸作用，需要加大给药剂量。胃泌素瘤根治性术患者，因为在术前患者一直是高促胃液素血症，因此需要在术后进行一段时间的抑酸治疗。

（二）其他抑酸药与抗酸药亦有助于缓解消化性溃疡的腹痛、反酸等症状，促进溃疡愈合

H_2受体拮抗剂的抑酸作用比PPI要差一些，通常使用标准剂量，每天2次，十二指肠溃疡治疗一个疗程是8个星期，而胃溃疡的治疗时间则更久。

四、黏膜保护剂的应用

硫糖铝片剂及凝胶、铋剂（包含胶体果胶铋、碱式碳酸铋、枸橼酸铋钾等）、替普瑞酮、瑞巴派特以及米索前列醇、三叶肽家族成员、谷氨酰胺胶囊等均有良好的促进溃疡愈合作用。可以单独应用，也可以联合PPI应用。

五、消化性溃疡的抗Hp治疗

根除Hp应成为Hp阳性消化性溃疡的基本治疗方法，根除Hp是溃疡愈合和预防复发的有效措施。

（一）Hp的根除治疗方案

《第五次全国幽门螺杆菌感染处理共识报告》指出：推荐铋剂+PPI+2种抗菌药物组成的四联疗法（具体治疗方案参见表1-1）。

表1-1　推荐的幽门螺杆菌根除四联方案中抗生素组合、剂量和用法

方案	抗生素1	抗生素2
1	阿莫西林1000 mg，2次/天	克拉霉素500 mg，2次/天
2	阿莫西林1000 mg，2次/天	左氧氟沙星500 mg，1次/天或200 mg，2次/天
3	阿莫西林1000 mg，2次/天	呋喃唑酮100 mg，2次/天
4	四环素500 mg，3次/天或4次/天	甲硝唑400 mg，3次/天或4次/天
5	四环素500 mg，3次/天或4次/天	呋喃唑酮100 mg，2次/天
6	阿莫西林1000 mg，2次/天	甲硝唑400 mg，3次/天或4次/天
7	阿莫西林1000 mg，2次/天	四环素500 mg，3次/天或4次/天

注：标准剂量（质子泵抑制剂+铋剂；2次/天，餐前0.5 h口服）+2种抗生素（餐后口服），标准剂量质子泵抑制剂为艾司奥美拉唑20 mg、雷贝拉唑10 mg（或20 mg）、奥美拉唑20 mg、兰索拉唑30 mg、泮托拉唑5 mg，以上选一；标准剂量铋剂为枸橼酸铋钾220 mg（果胶铋标准剂量待确定）。

另外，一些研究人员指出，在我国，细菌的抗菌性有增加的趋势；在临床上，细菌对克拉霉素、氟喹诺酮等抗生素有很高的耐药性，且已达到一定的经验性用药限度，原则上不能再用；细菌对甲硝唑的抗药性也较高，因此必须给予一定的剂量及规定疗程。细菌对四环素、呋喃唑酮和阿莫西林等药物均有较低的抗药性，即使治疗失败也不容易出现耐药性，在国内Hp根除术中，将上述药物列为首选药物，并可反复使用。

在接受2个标准疗法失败后，应当对根除疗法的疗效进行评价，患者应在经验丰富的医生指导下，通过对所用药物的全面评价，分析可能导致失败的原因，慎重地选择药物。推荐每隔3～6个月进行一次药物敏感性测试。

此外，酸抑制剂也是根除治疗方案的一个重要组成部分，筛选出效果稳定，疗效显著，受CYP2C19遗传变异影响不大的PPI，可以提高Hp的根除治愈率。

（二）Hp 是否根除成功需要评估

我们建议在 Hp 根除术完成 4 周后，对手术的疗效进行评估。无创性的检查，如尿素呼出测试、粪便 Hp 抗原检测，是最佳的检查方法。对于残胃者，使用呼吸测试来测定 Hp 是不可信的，建议使用至少 2 个测试来证实。

一些研究表明，益生菌可以改善 Hp 感染胃炎的病理学变化，并且可以提高 Hp 的根除治愈率，然而，上述观点仍有待进一步的研究结果来证明。在消化性溃疡的治疗过程中，联合使用抗炎药和益生菌可改善其治疗效果，降低其复发率。在针对老年患者的消化性溃疡、难治性溃疡、巨大溃疡和复发溃疡的治疗过程中，推荐在使用抑酸类药物、抗 Hp 治疗时，还需要使用胃黏膜保护剂。

六、新的抑酸药物——钾离子竞争性酸抑制剂

自 1986 年以来，已开始研发钾盐竞争酸抑制剂（potassium-competitive acid blockers，PCAB）。其中，scH28080 是第一个被研制出来的 PCAB。不幸的是，因其严重的肝毒性而停止后续的研究；沃诺拉赞是一种新型的 PCAB，近年来在医药领域引起了极大的重视，该药物能高效抑制酸性，且无需 CYP2c19 代谢，可以填补某些 PPI 的缺陷。最近的一项国内前瞻性研究表明，沃诺拉赞对十二指肠炎及幽门螺杆菌感染有类似的疗效。由 Ban 和其他机构进行的一项前瞻性的随机对照研究表明，沃诺拉赞对内镜黏膜下剥离术后溃疡的疗效与兰索拉唑相当。

第四节　NSAID-溃疡的防治

PPI 是 NSAID-溃疡药物治疗的首选。在治疗 NSAID-溃疡时，如果条件许可，应先停止使用非甾体抗炎药。此外，在进行药物治疗时，应该优先选择 PPI，因为 PPI 可以有效地抑制胃酸分泌，从而明显地改善患者出现的某些胃肠道症状，可防止胃肠道出血，加速溃疡愈合。胃黏膜保护剂能促进前列腺素生成，清除和抑制自由基，增加胃黏膜血液流量。

一、NSAID-溃疡并发症的预防方案

服用非甾体抗炎药及阿司匹林的患者，有 15%～30% 会出现消化性溃疡，2%～4% 的患者有可能出现溃疡破裂、出血等并发症。目前认为，可能增加应用 NSAID 患者胃肠道损伤的因素包括：胃肠道溃疡病史，年龄，存在其他合并症（如糖尿病、肝硬化、缺血性心脏病、肿瘤、脑血管病变等），合并应用抗血小板药物、抗凝药物、糖皮质激素、选择性 5-羟色胺再摄取抑制剂（selective serotonin reuptake inhibitors，SSRI），慢性肾功能不全及血液透析，合并 Hp 感染等。另外，NSAID-溃疡的发病与用药剂量、类型、疗程密切相关。

美国胃肠道疾病学会在 2009 年公布的溃疡并发症预防指南中对 NSAID-溃疡并发症进行风险分级，将其划分成高风险、高风险和低风险，并给出了相应的预防意见（详见表 1-2）。2015 年，在日本胃肠道协会发布的基于消化性溃疡的循证临床实践治疗方案中，并没有对该指南实施风险分级，该指南提出，即便没有消化性溃疡，也应该对 NSAID-溃疡进行预防性治疗，并指出，这个结论的主要原因是：对于年龄较大的患者，或有心血管疾病的患者，与 PPI 结合，可以降低 2/3 NSAID-溃疡并发症发病概率。另外，日本研究者把与小剂量阿司匹林有关的消化性溃疡分类，

一般认为，酸抑制剂可以减轻和防止小剂量阿司匹林相关性溃疡和胃出血症状，建议使用酸性抑制剂来减轻和防止小剂量阿司匹林相关的消化性溃疡。

表1-2　NSAID-溃疡预防建议

风险等级	危险因素	预防建议
高风险	①曾有,尤其是近期发生溃疡并发症; ②以下危险因素满足2条以上: 年龄>65岁; 高剂量NSAID或联用2种以上NSAID; 有溃疡病史但无并发症; 合用NSAID和阿司匹林、抗凝药物或糖皮质激素	停用NSAID,若不能停用,使用选择性COX-2抑制剂,联合高剂量PPI
中风险	存在1~2个危险因素(危险因素见上)	使用选择性COX-2抑制剂或非选择性NSAID联合PPI
低风险	无危险因素	可使用非选择性NSAID

注：PPI预防溃疡复发的效果显著优于H2受体拮抗剂。

二、NSAID-溃疡并发症的预防建议

NSAID-溃疡伴Hp感染行Hp根除治疗仍有争议。Hp感染与非甾体抗炎药及阿司匹林有关的消化道并发症的发生有关，在长期服用非甾体抗炎药和阿司匹林之前，应该检测并清除Hp，这对患者有益。研究表明，根除Hp可明显减少NSAID-溃疡患者的再出血，所以，Hp应该尽早清除。日本消化性溃疡的诊断和治疗指南（2015）指出，已经在服用非甾体抗炎药的患者，用PPI抑制胃黏膜溃疡的疗效更好，而且，根除Hp并不能加快NSAID-溃疡的愈合速度，所以，对于这一类型患者，并不建议使用Hp根除方案。

第五节　预后、随访、预防和健康管理

一、预后

由于对消化性溃疡发病机理的研究逐渐加深，特别是对Hp的了解深入和药物治疗方法逐步成熟，尤其是PPI治疗被发现，并在临床上得到广泛应用，消化性溃疡可以被治愈，病死率不到1%。关键死因为严重出血及急性穿孔。

二、随访

对于怀疑为恶性的胃溃疡，经一次病理检查证实为阴性的患者，应立即进行胃镜检查，同时进行病理检查。

对于顽固性胃炎，需经胃镜检查后再进行回顾性治疗，以确定胃溃疡是否完全愈合。

对Hp是否依旧感染应该至少在彻底清除Hp4周后才能进行。

三、预防

（一）对患者进行宣教

对患者进行消化性溃疡的认识教育，提高患者对治疗方法的自信心，并提醒患者在治疗过程中应遵守医嘱。要保持良好的心态、生活习惯以及作息习惯，不要有过重的心理压力，以免导致疾病发生和复发。

（二）减少风险因素

戒烟；戒酒；在饮食方面，要有规律地进食，要细嚼慢咽，不要过饱或饥饿。

（三）根除幽门螺杆菌治疗

幽门螺杆菌感染是胃溃疡反复发作的重要原因。所有感染幽门螺杆菌的人都应该接受根除幽门螺杆菌治疗。

（四）非甾体抗炎药及阿司匹林相关性溃疡的防治

通常可以依据患者溃疡并发症的风险因素而给予适当的防治意见。如果需要用到非甾体抗炎药和阿司匹林，可以用环氧合酶-2抑制剂和PPI制剂，对于需要长时间或高剂量使用的患者，应该尽可能使用最小的有效剂量，并按常规进行质子泵抑制剂治疗。对需联合应用噻吩吡啶类药物（如氯吡格雷）和阿司匹林的患者，采用PPI可以降低胃肠疾病的发生率。

（五）维持疗法

对于满足以下条件的消化性溃疡患者：无 Hp-NSAID 溃疡，有复发史的患者；根除 Hp 后复发的患者，或 Hp 难根除的患者；长期使用非甾体抗炎药的患者；年龄大或合并有重病，对溃疡和并发症无法忍受的患者，PPI 或 H_2 受体拮抗剂可用于维持疗法（包括原剂量疗法、间歇疗法或需要疗法）。

四、健康管理

大多数消化性溃疡的发生与胃溃疡患者自身平时的饮食、生活习惯有着密切而直接的联系，因此，科学地管理和指导饮食，并有针对性地宣传一些预防疾病的健康教育理念是非常必要的。治疗固然重要，但预防更值得引起关注。患者日常的健康饮食方法和心理健康教育、幽门螺杆菌的防治以及生活方式的干预作为消化性溃疡的一级预防策略，是防止其发生的重要策略。

此外，对人群进行大面积筛查，在消化性溃疡的临床前期（活动期）做好早期发现、早期诊断、早期治疗，能够防止或延缓消化性溃疡病的发展。

对于已经诊断为消化性溃疡的患者采取控制、阻止或延缓并发症（大出血、梗阻、穿孔、癌变）、防止病残和促进健康等措施，减少痛苦，延长生命。

（张德奎）

参考文献

［1］陈安海,王俊,吴会超,等.胃黏膜相关淋巴组织样淋巴瘤临床、内镜及病理特点分析［J］.

中华消化杂志,2004,24(4):241-242.

[2] SARKIO S, HALME L, AROLA J, et al. Gastroduodenal cytomegalovirus infection is common in kidney transplantation patients[J]. Scandinavian Journal of Gastroenterology, 2005, 40(5): 508-514.

[3] HOU X, MENG F, WANG J, et al. Vonoprazan non-inferior to lansoprazole in treating duodenal ulcer and eradicating Helicobacter pylori in Asian patients[J]. Journal of Gastroenterology & Hepatology, 2022, 37(7): 1275-1283.

[4] BAN H, INATOMI O, MURATA M, et al. Onoprazan vs lansoprazole for the treatment of artificial gastric ulcer after endoscopic submucosal dissection: a prospective randomized comparative study [J]. Journal of Clinical Biochemistry and Nutrition, 2021, 68(3): 259-263.

[5] EMARAM H, ELHAWARIS A, YOUSEF S, et al. Emerging role of probiotics in the management of Helicobacter pylori infection: histopathologic perspectives [J]. Helicobacter, 2016, 21 (1): 3-10.

[6] 中国中西医结合学会消化系统疾病专业委员会. 消化性溃疡中西医结合诊疗共识意见 [J]. 中国中西医结合杂志, 2012, 32(6): 733-737.

[7] MELCARNE L, GARCÍA-IGLESIAS P, CALVET X. Management of NSAID-associated peptic ulcer disease[J]. Expert Review of Gastroenterology & Hepatology, 2016, 10(6): 723-733.

[8] SATOH K, YOSHINO J, AKAMATSU T, et al. Evidence-based clinical practice guidelines for peptic ulcer disease 2015[J]. Journal of Gastroenterology, 2016, 51(3): 177-194.

[9] GRALNEKI M, DUMONCEAUJ M, KUIPERSE J, et al. Diagnosis and management of nonvariceal upper gastrointestinal hemorrhage: European Society of Gastrointestinal Endoscopy (ESGE) guideline[J]. Endoscopy, 2015, 47(10): a1-a46.

[10] CARDOSOR N, BENJOA M, DINICOLANTONIOJ J, et al. Incidence of cardiovascular events and gastrointestinal bleeding in patients receiving clopidogrel with and without proton pump inhibitors: an updated meta-analysis[J/OL]. Open Heart, 2015, 2(1): e000248.

[11] LANAS A, CHANFK L. Peptic ulcer disease[J]. Lancet, 2017, 390(10094): 613-624.

[12] PÉRICO L, EMÍLIO-SILVA T, OHARA R, et al. Systematic Analysis of Monoterpenes: Advances and Challenges in the Treatment of Peptic Ulcer Diseases[J]. Biomolecules, 2020, 10(2): 265.

[13] TSOI A, GARG M, TSOI H. Peptic Ulcer Disease: An Unusual Presentation of a Common Problem[J]. Gastroenterology, 2022, 162(3): e2-e3.

第二章
消化性溃疡的流行病学

第一节　全球消化性溃疡的流行病学

一、全球消化性溃疡流行病学一般特征

据估计，全球普通人群中消化性溃疡的终生患病率约为5%～10%，每年发病率为0.1%～0.3%。在高收入国家消化性溃疡的患病率和发病率可能低于全球范围内的估计值，因为流行病学研究表明，在过去的20～30年中，与消化性溃疡相关的发病率、住院率和死亡率呈急剧下降趋势，尤其是在收入较高的发达国家。在10～30年前，欧洲国家中消化性溃疡患者胃溃疡的死亡风险已超过十二指肠溃疡。在中美洲、南美洲和亚洲，胃溃疡和十二指肠溃疡的死亡率也逐步下降，并显示出与欧洲相似的出生队列效应，即19世纪晚期出生的消化性溃疡患者死亡率较高，且十二指肠溃疡患者的死亡率峰值较胃溃疡患者延迟10～20年。在亚洲，过去20年，包括华人、马来西亚人和印度人在内的不同种族群体的消化性溃疡的患病率稳步下降，且下降趋势与幽门螺杆菌相关的消化性溃疡的患病率下降趋势吻合。

消化性溃疡在世界范围内仍然是一种相对常见的疾病，发病率极高，因此，不同研究者所报道的发病率也不完全相同。对全球相关文献的Meta分析显示，全球消化性溃疡的总患病率为4.1%，年发病率为0.10%～0.19%，因消化性溃疡而住院治疗患者为0.03%～0.17%。数据还显示近几十年来，许多国家的消化性溃疡发病率有所下降，尤其是在西方国家，其中最可能的原因是幽门螺杆菌感染的减少。张伟等人的研究显示，西方国家消化性溃疡的患病率为0.1%～4.7%，年发病率为0.19%～0.3%。与其他消化系统疾病的发病趋势相似，在时代背景下消化性溃疡的患病率呈现初升后降的大趋势。Jennings等人分析了150年来的消化性溃疡流行病学数据，发现消化性溃疡的发病率和死亡率在19世纪显著增加，然后稳步下降。

在20世纪前50年，消化性溃疡困扰和影响了大约10%的美国成年人口。过去20～30年，由于消化性溃疡治疗方面的进步，如幽门螺杆菌根除治疗和质子泵抑制剂的使用，消化性溃疡的患病率、相关住院人数和相关死亡率呈急剧下降趋势。有报道称，近年来由于非甾体抗炎药、组胺2受体拮抗剂和选择性5-羟色胺再摄取抑制剂的广泛使用以及社会压力增加所致的生理应激的增加等危险因素，消化性溃疡的发病率有所上升。不过对此观点，还存有争议，有待进一步证实。

有报道称，2019年，全球消化性溃疡患者约为809万，相比1990年的643万，增加了25.82%；2019年的年龄标准化患病率为99.40/100000人，与1990年的143.37/100000人相比则明

显下降。1990年—2019年期间，全球消化性溃疡患者从282万例增加到359万例，这意味着全球消化性溃疡患者增加了27.3%。全球消化性溃疡年龄标准化发病率呈下降趋势，1990年为63.84/100000人，2019年为44.26/100000人。2019年，近603万伤残调整寿命年可归因于消化性溃疡，年龄标准化率为74.40/100000人；与此同时，与1990年相比，2019年的年龄标准化伤残调整寿命年下降了60.64%。

该报道还显示，1990年—2019年中，男性的流行病例数和年龄标准化患病率均高于女性的流行病例数和年龄标准化患病率，然而，两组之间的差异呈现减少趋势，主要是因为男性的病例数比女性病例数多，年龄标准化流行率下降速度快于女性的年龄标准化流行率下降速度。2019年，全球女性消化性溃疡患者为392万，男性患者为417万，男、女流行病例比例为1∶0.94。2019年，女性每100000人的年龄标准化患病率为94.23，男性每100000人的年龄标准化患病率为104.98。

从1990年至2019年，消化性溃疡相关死亡人数在女性中呈现出缓慢、波动的下降趋势，在男性中呈现出相对显著的下降趋势，两组的年龄标准化死亡率均呈下降趋势。2019年，男性有127522.08消化性溃疡相关死亡病例，年龄标准化相关死亡率为每100000人3.57例，而1990年消化性溃疡相关死亡病例在男性为164933.87例/100000人，年龄标准化相关死亡率为9.58例/100000人。在女性中，2019年消化性溃疡相关死亡病例为108617.41人，年龄标准化相关死亡率为2.50例/100000人，1990年分别为114044.63人和5.56例/100000人。

流行病学研究显示，70岁以上和24岁以下的人群中，女性消化性溃疡的全球发病率高于男性消化性溃疡的全球发病率。2019年全球消化性溃疡发病率统计显示，女性人群中消化性溃疡患病率在65～69岁达到高峰，达到330974.81例，在55～59岁男性中消化性溃疡患病率也达到高峰，为391973.56例；此外，年龄标准化患病率随着年龄的增长而增加，男性和女性均在80～84岁时达到峰值，随后随年龄增长呈现下降趋势。85岁以上和24岁以下人群，女性的年龄标准化患病率也高于男性的年龄标准化患病率，而男性的年龄标准化发病率高于女性的年龄标准化发病率，并随着年龄的增长而增加，在2019年，95岁以上的男性和女性发病率均达到峰值。70岁以上的人群，其年龄标准化死亡率急剧上升，男性的增长趋势大于女性的增长趋势；伤残调整生命年也呈现类似的趋势。在死亡率方面，80～84岁女性患者消化性溃疡相关死亡率达到高峰，死亡人数超过了男性患者的死亡人数；男性患者的死亡人数在75～79岁达到高峰。

普遍认为消化性溃疡的发病率存在季节性趋势。研究显示，消化性溃疡有明显的季节性变化，冬季发病率最高，春季发病率第二高，夏季发病率第三，秋季发病率最低。研究者对1980—1986年期间以色列较大的医疗中心内镜对十二指肠溃疡病诊断的季节性模式进行了回顾性评估，结果显示在以色列，十二指肠溃疡的发生率在1月和2月显著增加，而在5月至6月和7月至8月与一年中的其他时间相比显著降低。美国的一项囊括12年的消化性溃疡发病率的研究显示，与消化性溃疡相关的入院率在春季达到高峰，在秋季出现低谷，该研究还显示在2000—2011的12年间美国共计有351921例病例因诊断为消化性溃疡病住院治疗，住院人数在春季达到高峰（916人/天），秋季达到最低点（861人/天）。

二、全球消化性溃疡流行病学的地区差异

消化性溃疡的发病率在世界范围内各不相同。有报道称，21世纪西班牙所有消化性溃疡（复杂病例及单纯性病例）的年发病率最高，为141.9/(100000人·年)，瑞典最低，为57.75/(100000人·年)。西班牙消化性溃疡相关出血病例年发病率最高，为79.70/(100000人·年)，马来西亚最低，为1.80/(100000人·年)。在英国，穿孔性消化性溃疡的年发病率最高，为12.17/(100000人·年)，西班牙最低，为3.88/(100000人·年)。

　　Hassan Azhari等对经合组织36个国家2000—2019年消化性溃疡相关的出院和死亡率数据进行Mata分析，结果显示，总体住院率中位数为42.4/（100000人·年），四分位数范围为29.7/（100000人·年）～60.6/（100000人·年）；2015—2019年住院率最高的是东欧〔立陶宛：126.5/（100000人·年），拉脱维亚：99.9/（100000人·年）〕、西欧〔德国：78.7/（100000人·年）〕和东亚〔韩国：61.1/（100000人·年）〕，拉丁美洲和加勒比地区最低〔墨西哥：4.0/（100000人·年），哥斯达黎加7.7/（100000人·年）〕；总体而言，从2000年到2019年，消化性溃疡的住院率每年平均下降23.9%。

　　研究显示，2019年南亚的消化性溃疡患者为252万，年龄标准化患病率为156.62/100000人，在全球疾病负担较重的地区中最高，然而，它显示出急剧下降的趋势，从1990年至2019年间下降了66.92%。年龄标准化患病率最低的是拉丁美洲和加勒比地区，2019年为41.77/100000人。东亚地区，2019年消化性溃疡患者为149万，且呈上升趋势。

　　2019年，除撒哈拉以南非洲西部、南亚、北非和中东、北美和撒哈拉以南非洲中部外，全球其他地区的男性年龄标准化患病率高于女性年龄标准化患病率。男、女患病率差异最大的地区是高收入亚太地区（男性：女性为2.35∶1），其次是中亚地区（男性：女性为2.13∶1）。年龄标准化发病率显示出几乎相同的趋势。仅在南亚，女性的年龄标准化伤残调整生命年比率略高于男性的年龄标准化伤残调整生命年比率；在其余地区，男性的伤残调整生命年比率高于女性的伤残调整生命年比率。男、女伤残调整生命年差异最大的地区是东欧（男性：女性为2.97∶1），其次是中亚（男性：女性为2.46∶1）。死亡趋势与2019年的伤残调整生命年相似。从1990年到2019年，所有全球疾病负担研究地区男性的年龄标准化患病率都有不同程度的下降，但在女性中，有四个地区呈现不同程度的增长：东欧、撒哈拉以南非洲、撒哈拉以南非洲西部和撒哈拉以南非洲中部。除东欧和中亚的女性外，所有21个全球疾病负担研究地区的年龄标准化死亡率都有所下降。只有东欧女性年龄标准化患病率和伤残调整生命年比率表现出持续增长的趋势。

　　2019年消化性溃疡的年龄标准化患病率估计为每100000人15.19～330.32。2019年，基里巴斯、瓦努阿图和格陵兰的年龄标准化患病率最高，分别为每100000人330.32、每100000人247.62、每100000人209.77；以色列、哥斯达黎加和巴拿马最低，分别为每100000人15.19、每100000人17.28和每100000人19.95。1990年至2019年，增幅最大的是土耳其（每100000人1.39）、挪威（每100000人1.27）和加纳（每100000人0.84），降幅最大的是孟加拉国（每100000人-6.80）、巴西（每100000人-4.76）和不丹（每100000人-4.24）。2019年年龄标准化消化性溃疡患病率最高的国家和地区的年龄标准化发病率也最高。发病率最高的国家是挪威（每100000人1.08）。

　　2019年的年龄标准化消化性溃疡相关死亡率为每100000人0.46～22.48。2019年，年龄标准化死亡率最高的是柬埔寨（每100000人22.48）、基里巴斯（每100000人21.78）和老挝（每100000人19.24）；年龄标准化死亡率最低的是斯里兰卡（每100000人0.46）、意大利（每100000人0.58）和以色列（每100000人0.60）。在204个国家和地区中，只有莱索托的年龄标准化死亡率出现了一定的增长（每100000人1.19）。1990年至2010年，年龄标准化死亡率下降幅度最大的是孟加拉国（每100000人-10.08），韩国（每100000人-7.34）和西班牙（每100000人-7.24）。

　　消化性溃疡的全球流行病学研究发现，较低的社会人口指数与较高的年龄标准化患病率、发病率、伤残调整生命年和消化性溃疡相关的死亡率相关。

第二节　我国消化性溃疡的流行病学

在我国，消化性溃疡十分常见，消化性溃疡是严重影响人民健康的因素之一，同时也造成了巨大的经济负担。我国消化性溃疡标准化年发病率约为0.84‰，占国内胃镜检查人群的10.3%～32.6%。消化性溃疡不仅发病率高，而且可出现多种并发症，25岁以前病死率几乎为0，以后随年龄增长而增高。病死原因主要是各种难治性并发症，特别是大量出血和急性穿孔，处理不及时可导致2.5%～5.0%的病死率。近年来，由于H_2受体拮抗剂与质子泵抑制剂的广泛应用，我国溃疡病的发病率及并发症的病死率已显著下降。有研究显示，2015年，我国大陆共计443433名患者（平均年龄为55.14±17.21）因消化性溃疡入院，占当年入院患者总数的0.59%，其中十二指肠溃疡患者占44.69%，胃溃疡患者占37.42%，复合性溃疡患者占3.46%。大约60%的消化性溃疡住院患者存在并发症，46.45%合并出血，14.66%合并穿孔。

广州市一医院的数据显示，2014年3月至2018年3月该院累计行胃镜检查11110例，检出消化性溃疡2191例，检出率为19.72%，其中胃溃疡224例，十二指肠球部溃疡1840例，复合性溃疡107例，幽门溃疡20例。有报道称，湖南省常德市第一人民医院2019年共行胃镜检查24518例，检出消化性溃疡2984例，检出率为12.17%，其中诊断为十二指肠溃疡者1727例，诊断为胃溃疡975例。

现有的统计资料显示，在我国，消化性溃疡的发病有以下特征：

一、明显的季节相关趋势

消化性溃疡及其并发症易在秋、冬季节发生或复发，而夏季发病率相对较低。谢明艳等选取2019年1—12月常德市第一人民医院经电子胃镜检查确诊为消化性溃疡的2984例患者为研究对象，结果显示：12月份消化性溃疡的检出率最高，为15.38%（315/2048）；2月份消化性溃疡的检出率最低，为10.29%（171/1662）。以季节为研究的时间节点来看，几个季节的发病率存在一定不同，春季（3—5月）的发病率为11.87%（806/6792）、夏季（6—8月）的发病率为11.23%（669/5957）、秋季（9—11月）的发病率为12.67%（762/6014）、冬季（12—次年2月）的发病率为12.98%（747/5755）。秋、冬两季消化性溃疡的检出率多于春、夏两季。赵盛云对沈阳地区2005—2015年消化性溃疡发病时间规律的研究结果显示，2005—2015年沈阳地区消化性溃疡冬、春2个季节高发。曾彬回顾性调查分析了2013年7月至2014年7月湖北十堰地区消化性溃疡的流行病学特点显示，春、夏、秋、冬四季该地区消化性溃疡的胃镜检出率分别为13.42%、9.87%、15.88%、18.03%，春、夏季节消化性溃疡检出率低于秋、冬季节消化性溃疡检出率，差异具有显著性。

二、一定的地理变异

研究发现，南方城市（包括香港）的消化性溃疡发病率高于北方城市的消化性溃疡发病率，这种发病率的差异体现了环境因素、饮食习惯在消化性溃疡的发病中具有重要作用。就大陆而言，不同地区的数据显示，胃镜消化性溃疡的检出率也不同：14.29%（湖北十堰）、13.83%（北京）、17.03%（天津）、19.72%（广州）、16.84%（佛山）、10.43%（昆明）。

三、发病的性别差异

袁振等人通过统计2015年443 433例消化性溃疡患者的信息发现，男性患者的发病率远远高于女性的发病率，男性患者314 323例，女性患者127 908例，还有1202例患者的性别未知。在172 478名非复杂性溃疡患者中男性患者为108 290例。在对湖南常德市的研究显示，2019年发病的2984例消化性溃疡中，男性病例为1979例，女性病例为1005例。消化性溃疡患者男、女比例为1.97：1.00，其中十二指肠溃疡男、女比例为1.78：1.00，胃溃疡男、女比例为2.05：1.00，复合性溃疡男、女比例为2.95：1.00，吻合口溃疡男、女比例为18：1，Dieulafoy溃疡男、女比例为2：1。男性消化性溃疡的患病率高于女性的患病率。冯正平等对广东省广州市增城区人民医院2015年3月至2018年3月该院进行胃镜检查的11110例就诊者进行分析发现，消化性溃疡患者中女性占32.1%（703/2191），男性占67.9%（1488/2191），男性消化性溃疡患者明显较女性消化性溃疡患者多。

四、发病率的年龄差异

消化性溃疡的好发年龄为41～70岁年龄段。不同年龄段的消化性溃疡、十二指肠溃疡、胃溃疡、复合性溃疡、吻合口溃疡及Dieulafoy溃疡患病率存在差异。谢明艳等人的报道称，消化性溃疡患者的平均年龄为52.46岁。其中十二指肠溃疡患者的平均年龄为49.18岁，胃溃疡患者的平均年龄为57.14岁，复合性溃疡患者的平均年龄为55.73岁，吻合口溃疡患者的平均年龄为60.03岁。消化性溃疡、十二指肠溃疡、胃溃疡、复合性溃疡均以51～60岁年龄段患病率最高，吻合口溃疡以61～70岁年龄段患病率最高。Yuan等人研究显示，2015年消化性溃疡的总入院人数为443 433人，平均年龄为55.14岁，其中55～64岁年龄段人群消化性溃疡的发病率最高，共97968例，＜18岁人群发病率最低，共8745例。

五、发病部位不同其发病率也各异

有报道称十二指肠溃疡和胃溃疡的发病率之比为2.49：1。十二指肠溃疡好发于球部，以球部前壁最多。胃溃疡中以胃窦溃疡及胃角溃疡最多，其次为胃体溃疡，幽门管溃疡及胃底溃疡、贲门溃疡最少。

与国外消化性溃疡相比，我国消化性溃疡住院患者存在以下特点：

1.含出血、穿孔的复杂性溃疡占比少于国外。在一项针对中国大陆人群的研究中，约38.90%患者为单纯性溃疡，与之相比，1997—2006年台湾研究中显示，仅为32.03%，美国研究显示，2010年单纯性溃疡入院患者为17.43%。其中一个合理的解释是中国大陆的研究人群较年轻，其平均年龄为55.14岁，而台湾的研究中，其研究人群的平均年龄为59.66岁，美国为65.7岁。

2.与西方国家相比，我国消化性溃疡合并出血患者的治疗中，内镜检查和止血比例较低，住院期间只有25.32%的出血病例接受了内镜检查，其中三级医院的32.07%的出血病例接受了内镜检查，二级医院的16.25%的出血病例接受了内镜检查。而在美国的二级医院及三级医院接受此类操作的比例分别为74%和83%。

3.穿孔的比例（14.66%）高于台湾（6.29%）和美国（9.29%），且手术率超过85%。这些手术中只有20.91%是通过腹腔镜进行的，低于丹麦国家研究的数字（32.78%）。

4.住院死亡率较国外低，我国2015年消化性溃疡的住院死亡率为0.35%，远低于美国2006年的住院死亡率（2.70%）和香港2014年的住院死亡率（2.20%）。

第三节　幽门螺杆菌与全球消化性溃疡流行病学

幽门螺杆菌（Hp）是一种慢性感染病原体，可导致胃、十二指肠疾病，如慢性胃炎、消化性溃疡、胃癌和黏膜相关淋巴组织淋巴瘤。Hp感染呈全球性分布，老年人是高危人群。统计学研究显示，世界上有一半以上的人口感染了Hp，西方国家的Hp感染率一直在下降，而发展中国家的Hp感染率一直保持在较高水平。意大利一项研究报告称，无症状老年人的Hp感染率达到40%～60%，而患有胃肠道疾病的老年人Hp感染率>70%。

Hp感染携带者大多无症状，但当其影响人体健康时，则可诱发疾病。早前研究显示，大约90%的十二指肠溃疡和70%的胃溃疡与Hp感染有关。Hp根除后，消化性溃疡的复发率显著降低至5%～10%。然而最近的研究显示，消化性溃疡患者的Hp感染率下降至36%～73%。

一、传染源

许多研究表明，Hp的获得是通过一个共同的环境来源进行的，而动物和水被认为是潜在的感染源。有研究显示，Hp感染可能是人、畜共患疾病，动物是Hp的潜在来源。与未接触动物或动物产品的受试者相比，屠宰场和肉食产业链工人的Hp感染率显著增加。不过，这一发现随后受到质疑，有人认为，这些工人患病率的增加可能是由于Hp与其他胃肠道微生物（如空肠弯曲菌）抗体之间的交叉反应所致。Dore等人报告了撒丁岛牧羊人中Hp感染的患病率与接触绵羊和牧羊犬之间的正相关关系。在这项研究中，98%的牧羊人被证明感染了Hp，其患病率显著高于没有经常接触绵羊的家庭成员和对照人群。这些研究者认为在某些情况下，Hp感染可能包括环境、动物（绵羊或狗）和人类的各个阶段。随后，Dore等人从羊奶中培养出Hp，据此他们提出，绵羊可能是Hp的祖先宿主。

与此同时，研究显示水是Hp的潜在来源。Klein等人发表的一份研究报告表明，饮用水可能是Hp的一个来源，饮用公共供水的秘鲁儿童感染Hp的可能性是家中有内部供水儿童的3倍。虽然他们也试图从水样中培养Hp，但没有成功。但在随后的一项研究中，Hulten等人在从相同地区采集的饮用水样本中检测到了Hp DNA。在南美洲，Hopkins等人发现，食用未煮熟的蔬菜并含有未经处理污水的智利儿童Hp感染率增加。然而，这种关联仅在5岁以上的儿童中出现，这使得得出的结论不够十分有力。与南美的这些研究结果相反，中国南方的血清流行病学研究未能支持水在Hp传播中重要作用的观点；水源与Hp感染率之间没有相关性，在这个研究地区，尽管大多数受试者在饮用前将水煮沸，但Hp感染率很高（45%）。与此同时，韩国和孟加拉国的研究也发现Hp感染与特定水源之间没有关联。

许多研究报告了环境水源中存在Hp特异性DNA。Sasaki等人报告称，Hp特异性DNA存在于水井、泉水、河流和池塘中。在瑞典进行的第二次供水环境研究中，Hulten等人使用2种不同的引物（黏附素和16S rRNA）进行PCR检测，结果显示，24口私人水井中有9口检测出Hp DNA、25个市政自来水水源中有3个检测出Hp DNA，25个废水样本中有3个检测出Hp DNA。虽然这些研究可能在某种程度上支持水中存在Hp，但必须考虑2个重要因素：首先，检测Hp DNA并不表明存在活细胞；其次，在尚未发现的Hp可能存在的环境中，PCR的特异性尚不清楚。

从水样中培养Hp的尝试被证明是不成功的。有人认为，这种失败可能与以下事实有关：当Hp暴露在不利的环境条件下时，该生物体呈现出一种可存活但不可培养的球形状态。虽然早期研究报告称，Hp的非培养球形形式具有代谢活性，但最近的研究表明，球形形式不是可行的休眠形式，而是代表细菌死亡的早期阶段。

因此，尽管人们对Hp的环境来源进行了广泛的研究，但没有发现人类胃外存在重要的宿主。这一发现或许并不令人惊讶，因为对Hp基因组序列的分析表明，这种细菌不具备完全有氧或无氧代谢所需的全部酶，因此，其在自然环境中生存的可能性较小。

二、Hp的一般流行病学

Hp感染无处不在。Hp感染了世界上超过50%的人口。Hp的分布受年龄、性别、地理位置、种族和社会、经济因素的影响。尽管感染发生在世界范围内，但国家之间和国家内部的地区之间的感染流行率存在显著差异。总体而言，发达国家Hp感染的总体流行率低于发展中国家Hp感染的总体流行率。这种感染流行率的差异归因于儿童时期Hp的感染率。在中国南方进行的一项研究显示，中国受试者的Hp感染率显著高于澳大利亚人的Hp感染率（44.2% vs 21%）。对年龄相关患病率数据的检查表明，这种差异与10岁以下的Hp感染率有关；澳大利亚儿童的感染率为4%，中国儿童的感染率为27%。然而，在10岁以上，两国的感染率相似（每年约1%）。来自其他发达国家和发展中国家的流行病学数据支持这一发现，发达国家10岁以下儿童的Hp感染率为0%～5%，而发展中国家儿童的感染率为13%～60%。在这个年龄段，普遍观察到患病率每年增加0.5%～2%。

Hp的感染大部分发生在儿童时期。一旦Hp在胃黏膜内定植，就会终生存在。对儿童的研究表明，在发生Hp长期定植繁殖之前的生命早期，Hp的短暂感染可能很常见。患病率研究和多项跟踪研究都证明了这一点。Klein等人的一项研究表明，Hp感染的儿童可能会痊愈，如6个月大的秘鲁儿童在2年内每隔6个月监测一次Hp状况，在给定的6个月期间，感染Hp的总体概率在0.28～0.38之间，清除感染的概率在0.22～0.45之间。Granstrom等人也报道了类似的发现，他们监测了294名6个月、8个月、10个月和18个月以及2岁、4岁和11岁的瑞典儿童的Hp感染率。这项研究表明，在2岁时，10%的儿童是Hp阳性，到11岁时，只有3%的儿童保持血清阳性。尽管上述研究清楚地表明儿童Hp感染的减少，但不幸的是，这2项研究都没有控制抗生素的使用，这是一个明显可能影响Hp状态的因素。在对48名Hp阳性意大利儿童进行为期2年的随访研究中考虑了抗生素的使用情况，这些儿童的Hp状态通过^{13}C尿素呼气试验每隔6个月进行一次检测，检测超过2年的时间。在这项研究中，40名儿童的Hp持续呈阳性，其中10人因伴随感染而接受了短期抗生素治疗。其余8名儿童在2年后发现Hp呈阴性，其中只有2名儿童因伴随感染而接受了抗生素治疗。儿童Hp感染自发清除的进一步间接证据来自最近对来自低收入美墨边境社区的365名4～7岁小学生的血清阳性率研究。该研究显示，Hp感染率从4岁儿童的36%下降到5岁儿童的24%，从6岁儿童的20%下降到7岁儿童的14%。该研究的作者得出结论，在这些儿童中观察到的Hp感染率下降趋势表明，短暂Hp感染可能在幼儿中很常见。

有趣的是，在Malaty等人最近的一项研究中，来自不同种族背景的儿童对感染的获得和丧失表现不同。在这项为期12年的大型血清学随访研究中，Malaty等人发现非裔美国儿童的Hp感染率是高加索儿童的4倍，与非裔美国人相比，白种人儿童在12年期间的Hp清除率显著升高。因此，根据目前的证据，似乎在生命的早期可能会发生Hp感染的自发清除。需要进一步研究以确定可能导致儿童Hp感染自然清除的因素。

长期以来，未能从人类以外的宿主中分离出Hp，表明人与人之间的直接接触是Hp最可能的传播方式。与未感染Hp儿童的家庭成员相比，感染Hp儿童的家庭成员的Hp感染率显著增加，这一发现进一步强调了密切接触的重要性。同时这也说明Hp的传播主要发生在家庭环境中。据报道，如果母亲被感染，儿童感染Hp的相对风险大约高8倍，如果父亲被感染，则相对风险大约高4倍。

Malaty等人证实了受感染的母亲在家庭内传播Hp中的关键作用，他们监测了46个有孩子的日本家庭和48个没有孩子的日本夫妇的Hp状态的纵向变化。这项研究表明，母亲为Hp阳性儿童感染Hp的相对风险是母亲为Hp阴性儿童的5.3倍。在研究期间，只有与Hp阳性母亲生活在一起的儿童才会发生血清转化。在对家庭成员内的Hp相同菌株进行的多项研究也进一步支持了家族内传播。

虽然大多数研究支持家庭间传播，但在孟加拉国家庭进行的一项病例对照研究显示，Hp阳性儿童的父母感染率与Hp阴性儿童的父母感染率相同。这一发现可能表明，在一些国家，Hp感染源可能位于家庭之外。与此同时，家庭构成也会影响Hp的传播，感染的相对风险会随着家庭内兄弟姐妹的数量而增加，Goodman等人报告的1、2、3和4～5兄弟姐妹的优势比分别为1.4、2.3、2.6和4.3。这项研究还表明，Hp的传播最容易发生在年龄相近的兄弟姐妹之间，传播最频繁的是从年长的兄弟姐妹到年幼的兄弟姐妹。

配偶之间是否发生Hp传播仍然存在争议。虽然许多早期血清流行率研究没有发现支持这种传播的证据，但对一家健康保险公司的110名员工及其伴侣进行的一项研究显示，伴侣的Hp感染状况与Hp感染之间存在着强烈的关联（调整后的优势比为7.0∶1），Hp感染风险随着夫妻共同生活的年限而增加。支持配偶间传播的进一步证据是，有相当数量的夫妇感染了相同的Hp菌株。例如，Georgopoulos等人利用核糖分型法比较Hp菌株，发现18对夫妇中有8对携带相同的Hp菌株，研究中的其余10对夫妇感染的是Hp不同菌株。

三、幽门螺杆菌感染的时间趋势

在19世纪之前，Hp的流行率还不明确，消化性溃疡也并不常见。随后，欧洲各地的医生开始注意到胃溃疡的发病率上升，特别是在年轻女性中。

进入21世纪后，全球的Hp感染率不断下降。韩国的一项研究显示，健康检查人群中Hp的感染率为41.5%，且近年来呈不断下降趋势。我国的一项研究对2005年至2017年间有症状儿童的Hp感染率进行了分析，数据显示，Hp感染率从25.6%显著下降到12.8%。

在伊朗北部的萨里，一项横断面研究显示，2019年Hp血清阳性率为44.5%（城市为41.3%，农村为47.8%，性别之间无显著差异），15年前在同一人群中为66.2%。在奥地利，一家大型中心对十二指肠溃疡和胃癌患者的Hp感染状态进行了25年的评估，结果显示在这一高度选择性的研究人群中，Hp在活组织检查中的感染率从20.7%下降到2.3%。

四、感染率

Hooi等对全球62个国家1970年1月1日至2016年1月31日之间Hp感染的流行率进行统计分析后显示：就地区而言，非洲的Hp感染率最高，为70.1%；大洋洲的Hp感染率最低，为24.4%；Hp感染率最高的五个国家分别是尼日利亚（87.7%）、葡萄牙（86.4%）、爱沙尼亚（82.5%）、哈萨克斯坦（79.5%）和巴基斯坦（81.0%）；Hp感染率最低的国家是瑞士（18.9%）、丹麦（22.1%）、新西兰（24.0%）和澳大利亚（24.6%）。

2019年在阿拉伯联合酋长国进行了一项前瞻性横断面Hp感染率研究，其中纳入了350名健康无症状儿童和成人，阿拉伯人占46.6%，亚洲人占47.1%，非洲人占6.3%。结果显示Hp感染率为41%；而在其邻国约旦、伊拉克、科威特和埃及的研究报告中，这些国家的Hp感染率介于77.5%和86%之间。该项阿拉伯联合酋长国的研究还显示，女性Hp感染率（69.5%）低于男性Hp感染率（76.4%）。Hp感染率随年龄增长而增加，但16岁和30岁年龄组的成年人Hp感染率最高。非洲裔的Hp感染率（81.8%）高于亚裔的Hp感染率（46.7%）和阿拉伯人的Hp感染率（30.7%）。

来自亚洲的研究也探讨了健康人群中Hp感染的流行情况。在韩国，一项全国性多中心横断面研究探讨了18年（1998—2017）内无症状受试者Hp血清阳性率、感染风险因素和根除治疗频率，共有24471名成年受试者，年龄16岁或16岁以上（平均年龄为51.7岁）。研究显示，研究人群总血清阳性率为41.5%，且随年龄增长而增加。在最近几年（2016—2017），23%的研究人群报告曾接受过Hp根除治疗；这一比例高于之前时期招募的受试者（2005年为13.9%，2011年为19.3%）。此外，60岁及60岁以上的受试者比20岁至29岁的受试者更有可能接受Hp根除治疗。另一项规模较小（2504名受试者）的多中心横断面Hp感染率研究显示，在同一国家的健康体检参与者中，Hp血清阳性率为51.3%。

在一个包括来自西班牙不同地区的2555名成年受试者（从2008年至2013年招募）的观察性横断面队列研究显示，西班牙的Hp血清阳性率较高（87.2%）。在Hp血清阳性个体中，CagA阳性者占53.3%，VacA阳性者占61.4%，CagA和VacA均阳性者占38.8%。该研究还揭示男性Hp血清阳性率较高，并且随着年龄、体重指数和兄弟姐妹数量的增加而增加；出生时Hp血清阳性率随教育程度和家庭经济水平提高而降低。

2018年巴西发布了关于Hp和微生物群研究的共识报告，声明Hp感染是抗菌治疗的适应症，无论是否存在症状。报告显示，在巴西Hp感染主要是在儿童时期获得的，在出生后的头2年，尤其是在生活条件差、收入低和卫生资源有限的个人中，Hp感染率已经很高。Hp感染率在2~5岁儿童中可达50%，在5~10岁儿童中可达70%~90%，在成人人群中Hp感染率与后者相似。受教育程度较高的个人、父母受教育程度较高的儿童、社会经济状况较好的家庭以及生活在卫生和住房条件较好的城市的个人的Hp感染率较低。

埃塞俄比亚对37项研究（共18 890名参与者）进行系统回顾和Meta分析，探讨了Hp感染率和Hp感染风险因素。结果显示，虽然随着时间的推移（1990—2017年）Hp感染率呈下降趋势，但发现总体合并Hp感染率仍较高，为52.2%，同时发现低卫生标准和饮酒与较高的Hp感染风险相关。

Goh回顾了过去20年马来西亚Hp感染流行病学的多项研究发现，Hp感染的流行率稳步下降，胃癌和消化性溃疡的发病率在不同种族人群中仍然存在差异，并没有随着Hp感染率的急剧下降而下降。进一步观察表明宿主遗传背景等共同因素在胃癌演变中的重要性。马来西亚有着特殊的种族结构，有三个主要的亚洲种族，即马来裔、中国裔和印度裔。印度裔中Hp的感染率最高（>50%），其次是中国裔（40%~50%），而马来裔的Hp感染率相对较低，约为10%~20%。

在非洲不同地区的普通人群中，关于Hp感染率的数据非常缺乏。大部分Hp感染率的数据都来自胃、十二指肠疾病患者。由于非洲的大多数国家被归为发展中国家或欠发达国家，因此Hp感染率相对发达国家较高。

在南部非洲卢旺达，Walker等人报道称患者的Hp阳性率为75%，这与其他撒哈拉以南非洲国家人的数据相似。一项关于两个南非家庭的基因组进化Hp的研究表明，居住在同一所房子的个人和近亲之间的Hp传播事件明显更频繁，但Hp传播并不总是发生在家庭内部。来自中非的Nell等人研究显示，津巴布韦哈拉雷无症状患者的Hp感染率为67.7%。

在对我国1990—2019的数据分析后显示，Hp感染率为44.2%，估计约有5.89亿人感染了Hp。不同地区其感染率也不相同，西北地区为51.8%、东部地区为47.7%、西南地区为46.6%。与此同时，Hp在我国的感染率也呈现下降趋势，从1983—1994年的58.3%显著下降到2015—2019年的40.0%；Hp感染率随年龄增长而增加，从儿童和青少年的28.0%到成人的46.1%。

五、影响 Hp 传播的因素

（一）社会经济状况

世界各地进行的大量研究表明，社会经济地位低下与 Hp 感染率增加有关。特别是，儿童时期的社会经济地位被认为是 Hp 感染发展的重要决定因素。总体而言，发达国家的 Hp 感染率低于发展中国家的 Hp 感染率。这种 Hp 感染率的差异可归因于儿童时期 Hp 的感染率。在一项研究儿童时期社会经济地位与居住在美国的非美国裔和西班牙裔人群中 Hp 感染率之间关系的研究中，Malaty 等人发现 Hp 感染率与儿童时期的社会阶层呈负相关，最低社会阶层的 Hp 感染率（85%）显著高于最高社会阶层的 Hp 感染率（11%）。

较高的社会经济地位意味着较好的卫生水平、环境卫生、生活密度和教育机会等。其中一些因素或全部因素会影响人群中的 Hp 感染水平。低水平的卫生设施与 Hp 感染率增加有关。特别是，家庭中饮用水已被证明是 Hp 感染的重要危险因素。教育水平，也是社会经济地位的一个替代标志，在发达国家和发展中国家都被证明是 Hp 感染的重要决定因素。在一项研究了生活在 17个不同人群中的 3 194 名无症状受试者的 Hp 感染率的大型流行病学研究中，Forman 等人表明 Hp 感染率与教育水平呈负相关，34% 的受过高等教育的受试者被发现感染 Hp，而受过中等教育受试者的 Hp 感染率为 47%，仅受过小学教育受试者的 Hp 感染率为 63%。

在对过去几十年社会经济条件显著改善的国家中人群 Hp 感染率的流行病学研究也强有力地说明了社会经济条件与 Hp 感染率的关系。在日本，40 岁以下人群中 Hp 感染率的下降就与二战后日本经济的显著改善以及生活条件的显著改善有关。韩国也出现了类似的趋势，这个国家的生活水平最近有了显著提高，其 Hp 感染率也显著下降。

（二）职业风险

来自葡萄牙的一个包括 98 项研究，有关 Hp 感染与职业相关性的 Meta 分析显示，卫生专业人员，尤其是从事胃肠道相关卫生专业人员，感染 Hp 风险较高，但是得出此结论的大多数研究是 20 年前进行的。与普通人群相比，军队中 Hp 感染率较低，而在国外执行任务期间接触到卫生条件较差的军人中，Hp 感染率较高。在阿拉伯联合酋长国，保姆的 Hp 感染率最高（64.3%），其次是自由职业者的 Hp 感染率（43.2%）、产业工人的 Hp 感染率（41.2%）和学生的 Hp 感染率（35.2%）。其他 Hp 感染风险较高的职业包括农业、林业和渔业，污水处理工人、矿工和智障机构的工作人员 Hp 感染风险较高。职业研究的主要限制是缺乏足够的对照组；因此，除了特定职业外，社会背景的重大影响也不能排除。

（三）遗传易感性

迄今为止，很少有研究涉及遗传易感性与 Hp 感染相关的作用。为了检验遗传因素对 Hp 感染的重要性，Malaty 等人比较了一起喂养和分开喂养的 100 对同卵双胞胎和 169 对异卵双胞胎感染 Hp 的血清阳性率。研究结果表明，遗传易感性对 Hp 感染的相对重要性的相关系数约为 0.66，共同喂养环境因素的作用占 20%，非共同环境因素的作用占 23%。Malaty 等人得出的结论是，由于单卵双胞胎之间的相似性更大，遗传效应影响了 Hp 感染，加之共享相同的饲养环境也促成了获得 Hp 感染的家族倾向。

（四）水源、饮食

在秘鲁，对儿童（6~14 岁）感染 Hp 危险因素的研究显示，Hp 总感染率为 17.2%。食用生水和豆瓣菜是儿童Hp感染的最重要因素。在埃塞俄比亚，如厕后不洗手的受试者更容易感染Hp。

一项涉及意大利201名Hp阳性患者和259名Hp阴性对照者的规模相对较小的研究探讨了饮食习惯和Hp感染之间的关系。研究显示：食物可能是人类Hp传播的一条重要途径，摄入生海鲜以及一些生蔬菜与Hp感染显著相关。此外，从街头小贩那里购买的生蔬菜及外出就餐也与Hp感染相关联。有证据表明，当温度低于30 ℃，pH值在4.9至6.0之间时，Hp可以在牛奶、新鲜水果和蔬菜、新鲜肉类（家禽、鱼类和红肉）中存活。由于Hp可产生尿素，延长了其在牛奶中的存活时间。除了人类之外，一些动物，如奶牛和绵羊，也可能成为Hp的宿主。然而，目前可用的证据太少，无法确定Hp传播的食源性来源。

（曾祥挺）

参考文献

［1］REN J, JIN X, LI J, et al. The global burden of peptic ulcer disease in 204 countries and territories from 1990 to 2019: a systematic analysis for the Global Burden of Disease Study 2019［J］. International Journal of Epidemiology, 2022, 51(5): 1666-1676.

［2］LANAS A, CHAN L. Peptic ulcer disease［J］. Lancet, 2017, 390(10094): 613-624.

［3］XIE X, REN K, ZHOU Z, et al. The global, regional and national burden of peptic ulcer disease from 1990 to 2019: a population-based study［J］. BMC Gastroenterology, 2022, 22(1): 58.

［4］LEOW A H, LIM Y Y, LIEW W C, et al. Time trends in upper gastrointestinal diseases and Helicobacter pylori infection in a multiracial Asian population — a 20-year experience over three time periods［J］. Alimentary Pharmacology & Therapeutics, 2016, 43(7): 831-837.

［5］ZHANG W, LIANG X, CHEN X, et al. Time trends in the prevalence of Helicobacter pylori infection in patients with peptic ulcer disease: a single-center retrospective study in Shanghai［J］. Journal International Medicine Research, 2021, 49(10): 3000605211051167.

［6］GRALNEK I M, DUMONCEAU J M, KUIPERS E J, et al. Diagnosis and management of nonvariceal upper gastrointestinal hemorrhage: European Society of Gastrointestinal Endoscopy (ESGE) Guideline［J］. Endoscopy, 2015, 47(10): a1-46.

［7］MALMI H, KAUTIAINEN H, IRTA L J, et al. Incidence and complications of peptic ulcer disease requiring hospitalisation have markedly decreased in Finland ［J］. Alimentary Pharmacology & Therapeutics, 2014, 39(5): 496-506.

［8］AZHARI H, KING J A, COWARD S, et al. The Global Incidence of Peptic Ulcer Disease Is Decreasing Since the Turn of the 21st Century: A Study of the Organisation for Economic Co-Operation and Development (OECD) ［J］. American Journal of Gastroenterology, 2022, 117(9): 1419-1427.

［9］ESLICK G D, TILDEN D, ARORA N, et al. Clinical and economic impact of "triple therapy" for Helicobacter pylori eradication on peptic ulcer disease in Australia ［J］. Helicobacter, 2020, 25(6): e12751.

［10］ZHENG Y, XUE M, CAI Y, et al. Hospitalizations for peptic ulcer disease in China: Current features and outcomes ［J］. Journal of Gastroenterology & Hepatology, 2020, 35(12): 2122-2130.

［11］SUKRI A, HANAFIAH A, MOHAMAD Z N, et al. Epidemiology and role of Helicobacter pylori virulence factors in gastric cancer carcinogenesis ［J］. APMIS, 2020, 128(2): 150-161.

［12］SCALLY B, EMBERSON J R, SPATA E, et al. Effects of gastroprotectant drugs for the prevention and treatment of peptic ulcer disease and its complications: a meta-analysis of randomised trials

［J］. Lancet Gastroenterology & Hepatology, 2018, 3(4): 231-241.

［13］SVERDÉN E, AGRÉUS L, DUNN J M. Peptic ulcer disease［J］. BMJ, 2019,367: l5495.

［14］LEJA M, GRINBERGA-DERICA I, BILGILIER C, et al. Review: Epidemiology of Helicobacter pylori infection［J］. Helicobacter, 2019, 24(1): e12635.

［15］SUGANO K, TACK J, KUIPERS E J, et al. Kyoto global consensus report on Helicobacter pylori gastritis［J］. Gut, 2015, 64(9): 1353-1367.

［16］OUYANG Y, ZHU Z, HUANG L, et al. Research Trends on Clinical Helicobacter pylori Eradication: A Bibliometric Analysis from 1983 to 2020［J］. Helicobacter, 2021, 26(5): e12835.

［17］ROWLAND M, CLYNE M, DALY L, et al. Long-term follow-up of the incidence of Helicobacter pylori［J］. Clinical Microbiology Infection, 2018, 24(9): 980-984.

［18］HOOI J K Y, LAI W Y, NG W K, et al. Global Prevalence of Helicobacter pylori Infection: Systematic Review and Meta-Analysis［J］. Gastroenterology, 2017, 153(2): 420-429.

［19］NAM K, SHIN J E, KIM S E, et al. Prevalence and risk factors for upper gastrointestinal diseases in health check-up subjects: a nationwide multicenter study in Korea［J］. Scandinavian Journal of Gastroenterology, 2018, 53(8): 910-916.

［20］LIM S H, KIM N, KWON J W, et al. Trends in the seroprevalence of Helicobacter pylori infection and its putative eradication rate over 18 years in Korea: A cross-sectional nationwide multicenter study［J］. PLoS One, 2018, 13(10): e0204762.

［21］LORENZO I, FERNANDEZ-DE-LARREA N, MICHEL A, et al. Helicobacter pylori seroprevalence in Spain: influence of adult and childhood sociodemographic factors［J］. European Journal of Cancer Prevention, 2019, 28(4): 294-303.

［22］MELESE A, GENET C, ZELEKE B, et al. Helicobacter pylori infections in Ethiopia; prevalence and associated factors: a systematic review and meta-analysis［J］. BMC Gastroenterology, 2019, 19(1): 8.

［23］GOH K L. Lessons learnt from the epidemiology of Helicobacter pylori infection in Malaysia: JGHF Marshall and Warren Lecture 2017［J］. Journal of Gastroenterology & Hepatology, 2018, 33(6): 1177-1184.

［24］WALKER M M, TALLEY N J. Review article: bacteria and pathogenesis of disease in the upper gastrointestinal tract — beyond the era of Helicobacter pylori［J］. Alimentary Pharmacology & Therapeutics, 2014, 39(8): 767-779.

［25］REN S, CAI P, LIU Y, et al. Prevalence of Helicobacter pylori infection in China: A systematic review and meta-analysis［J］. Journal of Gastroenterology & Hepatology, 2022, 37(3): 464-470.

［26］AGUILAR L M, PALACIOS C F, ESPINAL R F, et al. Highly clarithromycin-resistant Helicobacter pylori infection in asymptomatic children from a rural community of Cajamarca-Peru［J］. BMC Research Notes, 2018, 11(1): 809.

［27］MONNO R, DE L V, TREROTOLI P, et al. Helicobacter pylori infection: association with dietary habits and socioeconomic conditions［J］. Clinical Research of Hepatology & Gastroenterology, 2019, 43(5): 603-607.

［28］ZAMANI M, VAHEDI A, MAGHDOURI Z, et al. Role of food in environmental transmission of Helicobacter pylori［J］. Caspian Journal of Internal Medicine, 2017, 8(3): 146-152.

第三章
消化系统的解剖、生理及病理

第一节　消化系统的解剖

消化系统（alimentary system）由消化管和消化腺两大部分组成。消化管是始自口腔、延至肛门的一条肌性管道，由口腔、咽、食管、胃、小肠（十二指肠、空肠、回肠）和大肠（盲肠、阑尾、结肠、直肠和肛管）等部组成。临床上通常以十二指肠空肠曲为界，将消化道分为口腔到十二指肠的上消化道以及空肠以下的下消化道。消化腺分为小消化腺和大消化腺。小消化腺散在于消化管各部的管壁内，大消化腺则包括三对唾液腺（腮腺、下颌下腺、舌下腺）、肝和胰，各消化腺均借助相应的导管，将分泌物排入消化管内。

消化系统的功能是通过物理性消化和化学性消化吸收营养物质（养料、水分和无机盐）并排出残渣（粪便）。物理性消化又称机械性消化，是指食物经过口腔的咀嚼，牙齿的磨碎，舌的搅拌，吞咽，胃肠肌肉的活动以促进消化液与食物混合，同时推动食团下移等。化学性消化是指消化腺分泌的消化液对食物进行化学分解，这些分解后的营养物质大部分被小肠吸收，进入血液和淋巴，未被吸收的残渣通过大肠排出体外。除此之外，口腔、咽还与呼吸、发音和语言活动有关。

一、口腔

口腔（oral cavity）可分为前、后两部，前部叫口腔前庭（oral vestibule），后部叫固有口腔（oral cavity proper），通过上、下牙弓（包括牙槽突、牙龈和牙列）分隔。在上、下牙列咬合时，两部可通过双侧第三磨牙后的间隙相通，临床上牙关紧闭时可经此间隙插管。口腔内有牙齿和舌，并有三对唾液腺开口于口腔黏膜表面。

（一）口腔各壁

口唇和颊构造相似，均以肌肉为基础，由外向内分别由皮肤、肌肉和口腔黏膜构成。口唇的肌肉基础是环绕口裂的口轮匝肌，两端的结合部叫口角。颊的肌肉基础是颊肌，口轮匝肌和颊肌都属于面部的表情肌。上唇外方和鼻翼两侧之间的斜行皮沟叫鼻唇沟，为上唇和颊的分界。

口底的肌肉基础是舌骨上肌群（包括下颌舌骨肌和颏舌骨肌）。肌肉上覆盖有疏松的黏膜组织和结缔组织，因此，黏膜易于移动。连接下颌内面和舌下面之间的是舌系带，位于口底正中线上，两个舌下肉阜位于系带两侧，是下颌下腺和舌下腺导管的开口处。

口腔的上壁是腭（palate），可分为硬腭（前2/3）和软腭（后1/3）两部分。硬腭（hard palate）以上颌骨腭突和腭骨水平部分为基础，覆以和骨膜结合紧密的黏膜，是口腔和鼻腔的分隔处。软腭（soft palate）是硬腭向后下方延伸的软组织部分，由一些小横纹肌包以黏膜构成，其前部水平，后部向后下方延伸呈帆状，故又叫作腭帆（velum palatinum），腭帆后缘中央有一突起垂向下方，称悬雍垂。自悬雍垂两侧各向下方伸出两条弓状皱襞，前方的叫腭舌弓（palatoglossal arch），延伸到舌根的侧缘；后方的叫腭咽弓（palatopharyngeal arch），向下延伸至咽的侧壁。在两弓之间有扁桃体窝，容纳腭扁桃体。软腭后缘、两侧腭舌弓和舌根共同围成的空间叫咽峡（isthmus of fauces），咽峡是口腔通向咽的门户。软腭在静止状态时垂向下方，当吞咽或说话时，软腭上提，贴近咽后壁，从而将鼻咽与口咽隔离开来。

（二）舌

舌（tongue）由垂直、纵行和横行等方向的骨骼肌纤维交错构成肌肉基础，覆盖有密集突起的黏膜。舌有味觉感受、协助咀嚼、吞咽、发声等功能。

舌可被舌背上一向前开放、呈"V"字形的界沟分为前2/3的舌体和后1/3的舌根。舌体的前端叫舌尖，舌根对向口咽部。舌下面较舌背短，黏膜光滑而松软，与口底黏膜相续，在正中线上的黏膜皱襞称舌系带。

舌黏膜上密集的小突起称舌乳头，共包括4类：

①丝状乳头：呈白色丝状，密集排布于舌背表面，数量最多。

②菌状乳头：较丝状乳头大，呈红色点状，多散在于丝状乳头之间。

③叶状乳头：位于舌侧缘后部，呈皱襞状，成人不发达，更易在儿童舌侧缘后部观察到。

④轮廓乳头：体积最大，呈圆盘状，共有7～11个，排列在界沟的前方，其乳头中央隆起，乳头周围环绕有环状沟。

在这4类舌乳头中，除丝状乳头外，轮廓乳头、菌状乳头、叶状乳头以及软腭、会厌等处的黏膜上皮中有味蕾，可以感受酸、甜、苦、咸等。丝状乳头只有一般感觉，由于没有味觉感受器而无味觉功能。舌根部的黏膜内有舌扁桃体，含有许多淋巴组织，在黏膜表面呈隆起状。

舌肌可根据起、止点的不同，分为舌内肌和舌外肌两类。舌内肌的起、止点都在舌内，可通过垂直、纵行和横行等方向的肌纤维束收缩，改变舌的形态。舌外肌是指起、止点于舌外，位于舌周围骨性结构的肌肉，包括：

①颏舌肌：颏舌肌是一对强而有力的肌，起于下颌骨体内面中点的两侧，止于舌正中线两侧。两侧颏舌肌同时收缩时，可牵引舌向下前方运动，即伸舌；一侧颏舌肌收缩时，舌伸出且舌尖偏向对侧。

②舌骨舌肌：舌骨舌肌起于舌骨大角，止于舌的侧部。收缩时，牵引舌向后下外侧方运动。

③茎突舌肌：茎突舌肌起于颞骨茎突，止于舌旁和舌底，牵引舌向后上方运动。

舌内、外肌共同协调活动，使舌能向各方灵活运动。

（三）牙

牙（teeth）是人体最坚硬的结构，嵌于上、下颌骨的牙槽内，分别呈弓状排列成上牙弓和下牙弓。牙的主要作用是咀嚼（咬切、撕裂、磨碎）食物和辅助发音。

牙虽有形态和功能的区别，但有三个部分，在牙龈之外暴露于口腔内的叫牙冠（crown of tooth），嵌于牙槽内的叫牙根（root of tooth），连接两者并被牙龈包绕的部分叫牙颈（neck of tooth）。牙主要由牙质构成。在牙冠，牙质外面还另有光亮坚硬的釉质，正常所见的釉质呈淡黄色，是透过釉质所见牙质的色泽。牙内部的空腔叫牙腔（dental cavity）或髓腔（pulp cavity），用以容纳牙髓。牙根的内部叫作牙根管，牙根管末端的小孔叫根尖孔（apical foramen）。牙的神经、血管通过根尖孔和牙根管至牙腔，与结缔组织共同组成牙，当牙髓发炎时常引起剧烈疼痛。

牙周组织包括牙周膜（periodontal membrane）、牙槽骨（alveolar bone）和牙龈（gingiva）三部分。牙周膜是介于牙和牙槽骨之间的致密结缔组织，借之将牙和牙槽骨紧密结合，固定牙根，并能缓解咀嚼时的压力。牙槽骨是牙根周围牙槽突的骨质。牙龈是紧贴牙槽骨外面的口腔黏膜，富含血管，其游离缘附于牙颈。

人类的牙具有不同的形态特点。切牙的牙冠呈扁平凿子形；尖牙的牙冠呈锥形；前磨牙的牙冠呈立方形，咬合面上有2～3个结节，以上各牙均各有1个牙根；磨牙的牙冠大，也为立方形，咬合面上有4～5个结节，下颌磨牙有2个或3个牙根，上颌磨牙有3个牙根。人的一生中先后有2组牙萌生，第一次萌出的叫乳牙，一般自出生后6个月开始长出，3岁左右出齐，6～7岁开始脱落；第二次萌出的叫恒牙，6～7岁起开始长出第一磨牙，13～14岁出齐并替换乳牙，只有第三磨牙一般在17～25岁或更晚些长出，叫作智牙，也有终生不萌出者。

乳牙在上、下颌的左、右半侧各5个，共计20个。恒牙在上、下颌的左、右半侧各8个，共计32个。临床上，为了记录牙的位置，常以被检查者的方位为准，以"+"记号划分成4区，并以罗马数字Ⅰ～Ⅴ标示乳牙，用阿拉伯数字1～8标示恒牙，如"Ⅲ"则表示右上颌乳尖牙，"6"表示左下颌第一恒磨牙。

（四）唾液腺

口腔内有大、小两种唾液腺（salivary glands）。小唾液腺散在于各部口腔黏膜内（如唇腺、颊腺、腭腺、舌腺）。大唾液腺有三对，包括腮腺、下颌下腺和舌下腺，它们是位于口腔周围的独立器官，但导管都通向口腔黏膜。

腮腺（parotid gland）最大，形状不规则，位于外耳道前下方、咬肌后部的表面，腺的后部特别肥厚，深入到下颌后窝内。由腺的前端靠近上缘处发出腮腺管，在距颧弓下方约一横指处经咬肌表面前行，绕过咬肌前缘转向深部，穿过颊肌开口于平对上颌第二磨牙相对的颊部黏膜，开口处形成一个黏膜乳头，称腮腺管乳头。

下颌下腺（submandibular gland）呈椭圆形，位于下颌体与舌骨肌之间的下颌下三角内。下颌下管从腺体的内表面出现，沿着口底黏膜的深部前行，并排入舌下腺。

舌下腺（sublingual gland）最小，细长，略扁平，位于口底的深处。舌下导管由5～15个直接通向口底黏膜的小导管和一条与下颌下腺管汇合或单独开口于舌下肉阜的大导管组成；唾液腺分泌唾液，滋润口腔，使吞咽和说话更容易。人类唾液中含有淀粉酶，可以分解食物中的淀粉。

二、咽

咽（pharynx）为漏斗状肌管，上宽下窄，前后略扁，长约12 cm。后壁平坦，前壁不完整，与鼻腔、口腔和喉部相通。咽部以软腭平面和会厌上缘为界，可分为鼻咽部、口咽部和喉咽部。咽部的口咽部和喉咽部是呼吸道和消化道的共用通道。

（一）鼻咽

鼻咽（nasopharynx）是咽的上部，位于颅底和软腭之间的鼻腔后面，通过鼻后孔向前与鼻腔相通。上壁后部黏膜下有丰富的淋巴组织，称为咽扁桃体，在婴幼儿中较为发达，6～7岁开始萎缩，10岁后完全退化。

鼻咽两侧壁位于下鼻甲后方约1 cm处，各有一个咽鼓管咽口，通过咽鼓管与中耳鼓室相通。咽鼓管的咽口通常是关闭的，吞咽让空气通过咽鼓管进入鼓膜，以保持鼓膜两侧的气压平衡。如果喉咙被感染，细菌会通过咽鼓管传播到中耳，导致中耳炎。咽鼓管咽部前、上、后均有明显的半圆形隆起，称为咽鼓管圆枕（tubal torus），是咽鼓管手术时发现咽鼓管咽部的标志。在咽鼓管的圆形垫子后面是一个凹陷，称为咽隐窝，是鼻咽癌的常见部位。咽鼓管口附近黏膜中的淋巴组织称为咽鼓管扁桃体（tubal tonsil）。

（二）口咽

口咽位于口腔后部软腭和会厌上缘之间，向上至鼻咽，向下至喉咽，再经峡部到达口腔。口咽前壁主要是舌根后部，那里有一个矢状的黏膜皱襞，称为中舌会厌皱襞（median glossoepiglottic fold），皱襞两侧的凹陷称为会厌谷。腭舌弓与腭咽弓之间的凹陷称为腭窝，腭扁桃体（palatine tonsil）位于其中。

咽后上方的扁桃体、两侧的咽鼓管扁桃体、腭扁桃体和舌扁桃体共同组成咽淋巴环，是消化道和呼吸道的第一道防线。

（三）喉咽

喉咽是咽的最下部，从会厌顶部开始，在平面内与食道相连，直至第 6 颈椎底部。向前经喉口通喉腔。在喉口的两侧各有一个深窝，称梨状隐窝（piriform recess），经常是异物滞留的部位。

咽壁由黏膜层、黏膜下层、肌层和外膜组成。肌层由属于横纹肌的咽缩肌和咽提肌互相交织而成，每个咽缩肌从上到下收缩，将食团推向食道。当咽提肌收缩时，咽部和喉部也会抬高以帮助吞咽。

三、食管

食管（esophagus）是一个扁平的肌性管，位于脊柱前方，上端在第 6 颈椎下缘平面与咽下端续于胃的贲门，总长度约为 25 cm，可分为颈部、胸部和腹部三段。食管有 3 个狭窄处：第一个狭窄位于食道与咽部交界处，距中切牙约 15 cm；第二个狭窄位于食管与左支气管交界处，距中切牙约 25 cm；第三个狭窄为穿经膈肌处，距中切牙约 40 cm。这些狭窄处是异物容易滞留和食管癌的好发部位。

食管具有典型的消化道四层结构，即黏膜、黏膜下层、肌层和外膜。食道排空时，前、后壁靠拢，黏膜表面形成 7～10 条纵行皱襞。食管肌层上 1/3 为横纹肌，下 1/3 为平滑肌，中 1/3 为横纹肌和平滑肌的混合。食道开始处的环形肌纤维较粗，起到括约肌的作用。整个食道壁很薄，只有 0.3～0.6 cm，很容易穿孔。

四、胃

胃（stomach）是消化管的最膨大部分，由食管送来的食团暂时储存胃内，然后在部分消化后被送到十二指肠。胃上端进入食道的入口称为贲门（cardia），下端与十二指肠相连的出口称为幽门（pylorus）。幽门前静脉常行于幽门下方，可作为临床体征。右上方凹陷的上缘称为胃小弯（lesser curvature of stomach），最低处弯曲明显旋转的点称为角切迹（angular incisure），形成胃体与幽门的分界线。胃下缘向左下凸出，称为胃大弯（greater curvature of stomach）。在幽门部大弯侧有一条不显眼的浅沟，称为中沟，将幽门部分为右侧的幽门管（pyloric canal）和左侧的幽门窦（pyloric antrum）。临床上，消化性溃疡和胃癌最常发生在胃小弯附近的胃幽门窦处。

胃壁由 3 层组成：黏膜、黏膜下层和浆膜层。黏膜上皮是柱状上皮。黏膜上皮深入黏膜形成大量腺体（胃底腺、贲门腺、幽门腺），它们的分泌物混入胃液中，对食物进行化学消化。胃肌层由三层平滑肌层组成，外层为纵形，中层为环状，内层为斜形。幽门处的环形肌特别发达，形成幽门括约肌，幽门括约肌和幽门瓣控制胃内容物流入十二指肠，防止十二指肠内容物反流到胃中。

五、小肠

小肠（small intestine）是消化道中最长的一段，成人全长约5～7 m。上端起于幽门，下端于右髂窝与盲肠相接，可分为十二指肠、空肠、回肠三部分。十二指肠附着于腹后壁，空肠和回肠形成许多肠袢，在腹腔下部盘绕，由肠系膜与腹后壁相连，统称为系膜小肠。小肠是食物消化、吸收的主要部分，具有一定的内分泌功能。

十二指肠（duodenum）位于胃与空肠之间，上端起于幽门，下端延续至第二腰椎左侧的空肠，长约25～30 cm，呈"C"形包绕胰头。十二指肠按其不同部位可分为上、中、水平、升四部。近侧为十二指肠球部（duodenal bulb），与幽门相连，其肠壁薄，管径大，黏膜表面光滑平整，无环状皱襞。十二指肠中部（降部）有发育良好的环状黏膜皱襞，后内侧皱襞有一纵向皱襞，胆汁和胰液在此处共同开口流入小肠。十二指肠的升部最短，从水平部分的末端开始，向上倾斜到第二腰椎的左侧移行为空肠。十二指肠与空肠交界处的弯曲称为十二指肠空肠曲（duodenojejunal flexure）。

十二指肠空肠曲的上后壁通过十二指肠悬肌固定在右膈脚上。十二指肠悬肌及其下表面周围的腹膜皱襞共同构成十二指肠悬韧带（suspensory ligament of duodenum），又称Treitz韧带，是术中鉴别空肠起源的重要标志物。

空肠（jejunum）约占小肠全长的2/5，主要占据腹膜腔的左上部分。回肠（ileum）占远端的3/5，一般位于腹腔的右下方。空肠和回肠之间没有明确的界限，形态和结构的变化逐渐改变。小肠黏膜，尤其是空肠黏膜，有许多环状皱襞和绒毛，大大扩大了黏膜的表面积，有利于营养物质的消化、吸收。在黏膜下层有由浅表上皮下降形成的肠腺，在黏膜表面打开并分泌肠液。蛋白质、糖和脂肪必须先被分解成结构简单的物质，然后才能通过小肠绒毛的柱状上皮细胞进入血液和淋巴液，并通过细胞间隙进入毛细血管和毛细淋巴管。

六、大肠

大肠（large intestine）是消化道的下部，长约1.5 m，起自右髂窝，终于肛门，可分为盲肠、阑尾、结肠、直肠和肛管5个部分。大肠的主要功能是吸收水分、维生素和无机盐，并将难以消化的食物残渣以粪便的形式排出体外。

除了直肠、肛管和阑尾外，结肠和盲肠还具有结肠带、结肠袋和肠脂垂3个独特的结构。结肠带（colic bands）有3条，沿肠纵轴延伸，由肠壁纵肌增厚形成，汇合于阑尾根部。结肠袋（haustra of colon）的形成是由于结肠带短于肠管的长度，使肠管形成许多由横沟隔开的向外膨出的囊状突起。肠脂垂（epiploicae appendices）是沿结肠带两侧的许多脂肪突起。上述3个特征是腹部手术中区分大肠和小肠的最重要标志。

盲肠（caecum）是大肠的起点，位于右侧髂窝，左侧连接回肠，上行至升结肠，长约6～8 cm。回肠末端肠壁中的环形肌肉在盲肠处开口，增厚并形成称为回盲瓣的上、下唇状黏膜皱襞。这个阀门可以防止内容物倒流回小肠，并且可以控制小肠内容物进入盲肠的速度，让食物在回盲部下方约2 cm的小肠内得到充分消化、吸收。

阑尾（vermiform appendix）是一种蚓状突起，其根部附着于盲肠后内侧壁，并通过阑尾孔连接盲肠。末端游离，长约6～8 cm。阑尾的位置通常与盲肠一起位于右髂窝，但通常变化很大，可位于盲肠后部、盲肠下方、回肠前部、回肠后部和盲肠上方到骨盆的入口处。因此，在阑尾的临床手术中有时很难找到阑尾，由于三条结肠带的汇合点连于阑尾根部，因此可以沿着结肠韧带向下搜索阑尾。

阑尾根部的体表投影，通常在脐与右髂前上棘连线中外三分之一的交点处，此处称为麦氏点（McBurney point）。急性阑尾炎在此点附近常有明显压痛，有助于诊断。

结肠围绕空肠和回肠，可分为4部分：升结肠、横结肠、降结肠和乙状结肠。升结肠是盲肠的向上延续，在肝右叶下方向左弯曲，形成右曲或肝曲，迁移至横结肠。从横结肠的左端到脾的下部，它折叠成结肠的左曲或脾曲，继续在降结肠中。在下腹部和小骨盆腔中，在左髂棘水平以下有一段肠管弯曲的结肠，称乙状结肠，之后续于直肠。

直肠（rectum）位于骨盆内，全长约10～14 cm，从第三骶椎水平下降至骶骨前方，穿过盆腔膈向肛管。直肠不是直的，在矢状面上有2个弯曲：直肠骶曲（sacral flexure of rectum）和直肠会阴曲（perineal flexure of rectum）。直肠骶曲后凸，与骶骨–骨盆表面的曲率一致。直肠会阴曲是直肠在尾骨尖端周围的前凸曲。临床直肠镜或乙状结肠镜检查应注意这些弯曲，以免损伤肠壁。直肠下部扩大，称为直肠壶腹（ampulla of rectum）。在直肠内侧通常有由黏膜和括约肌组成的3个横向直肠皱襞。最大和最突出的直肠横褶在右直肠壁上，距肛门约7 cm，可作为直肠内窥镜的定位标志。

肛管（anal canal）是骨盆底以下的消化道，长约3～4 cm，接直肠，止于肛门。肛管内表面有6～10条黏膜纵形皱襞，即所谓的肛柱，内含血管和纵形肌。肛柱的下端称为肛瓣（anal valves）。每一肛瓣与其相邻的两个肛柱下端之间形成开口向上的小隐窝，称肛窦（analimss）。底部有肛腺的开口。粪便碎片很容易积聚在肛腔内，如感染会引起肛窦炎。

肛瓣边缘与肛柱下端之间的锯齿状环形线通常称为齿状线（dentate line）。这条线以上的肛管内表面为内胚层来源的黏膜，由单层柱状上皮组成；以下肛管的内表面是来自外胚层的皮肤，由复层鳞状上皮组成。齿状线下方是一个约1 cm宽的环状区域，称为肛梳（anal pecten），肛梳外观光滑，呈淡蓝色，深部为静脉丛。在肛梳的底部，也就是内外括约肌的分界处，有一条不显眼的环状线，称为白线（或Hilton线），活体肛诊时可触得一环形浅沟。在肛梳的皮下组织和肛柱的膜下层，有丰富的静脉丛，在病理情况下，曲张的静脉突入肛管，称为痔疮。齿状线以上的痔疮称为内痔，齿状线以下的痔疮称为外痔，跨越齿状线的痔疮称为混合痔。

肛管被内括约肌和外括约肌包围。肛门内括约肌是肠壁环状肌增厚形成的平滑肌，肛门外括约肌是围绕肛门内括约肌外侧下部的骨骼肌。肛门外括约肌具有很强的控制排便的功能，收缩可以防止粪便被排出。

七、肝

人体最大的腺体是肝，它位于右肋区和上腹部，质量约为1.2～1.4 kg。肝的功能包括分泌胆汁、储存糖原、解毒、防御吞噬等，并在胚胎期具有造血功能。肝形状呈楔形，呈红褐色，质地软而脆。肝的膈面被镰状韧带分为左、右叶，右叶较大、厚，左叶较小、薄。脏面凹凸不平，紧贴腹腔内其他器官，中央有近似"H"形的三条沟，中间的横向沟称为肝门，包含左右肝管、肝固有动脉的左右支、肝门静脉的左右分支以及神经和淋巴管等结构。左纵沟左侧为肝左叶，右纵沟右侧为肝右叶，左、右纵沟之间前方为方叶，后方为尾状叶。肝由50万～100万个肝小叶组成，每个肝小叶呈六角柱状，中央有中央静脉，周围有肝细胞板和肝血窦。胆小管融合成较大的胆管，最终形成左、右肝管，通过肝门离开肝。门静脉和肝动脉进入肝后反复分支，最终与肝窦相连，代谢物质。流经各级静脉的血液最终从肝静脉流出肝，流入下腔静脉。胆汁从肝管离开肝后储存在胆囊中，排出时顺序为十二指肠、肝管、胆囊管、胆囊和胆总管。胆总管起源于肝胆总管和胆囊管的汇合处，流入胰管后斜穿十二指肠降部后内侧壁，在十二指肠大乳头开口，周围是肝胰壶腹括约肌（Oddi括约肌）。

八、胰

胰是人体第二大腺体，位于第1和第2腰椎前部，质地柔软，呈灰红色。胰头膨大，被十二指肠包围，下部向左侧突出一钩突，肠系膜上动、静脉夹在胰头与钩突之间。由于肠系膜上静脉和脾静脉在胰头后形成肝门静脉，可能导致胰头癌压迫肝门静脉并影响血液回流，引起腹水、脾肿大、胆汁外流等症状，也可因压迫胆总管伴有梗阻性黄疸。胰体占大部分，前方的网膜囊与胃相邻，因此，胃后壁的穿孔溃疡或癌通常粘连于胰体。胰尾较细，延伸至左上方，靠近脾门。

胰由外分泌和内分泌两部分组成。外分泌部分的腺细胞分泌胰液，胰液含有多种消化酶，在食物的消化中起重要作用。胰液经各级导管流入胰管，与胆总管汇合后共同开口于十二指肠大乳头。在胰头上部常有副胰管通向十二指肠小乳头。内分泌部分布于胰腺实质，主要位于胰尾，分泌胰岛素，胰岛素直接进入血液和淋巴液，参与糖代谢的调节。

第二节 消化系统的生理学

消化系统的主要功能包括消化食物、吸收营养和排泄代谢产物。人体需要6类营养物质，包括蛋白质、脂肪、碳水化合物、维生素、无机盐和水；前3类为大分子物质，后3类为小分子物质，可以被直接利用。

消化过程是将食物分解成可吸收的小分子，由机械性消化（mechanical digestion）和化学性消化（chemical digestion）两种方式相互配合。机械性消化通过肌肉的收缩和松弛磨碎食物并与消化液混合，将其输送到消化道远端；化学性消化则依靠消化腺分泌的消化液中的酶将大分子物质分解成小分子物质。这两种消化方式协同作用，为身体的新陈代谢提供所需的营养和能量。

吸收（absorption）是指消化过程中的营养物质通过消化道内壁进入血液或淋巴液的过程。未被吸收的物质残渣以粪便的形式排出体外。消化和吸收是两个互补且密切相关的过程。

一、消化生理概述

消化系统包括消化道和消化腺，受神经和体液的影响。消化腺可以分为内分泌腺和外分泌腺，前者通过局部或血液循环向全身分泌激素来调节消化系统的活动，后者则将消化液分泌到胃肠腔内以参与化学消化。消化道的活动也受神经和体液的调节，除了有交感神经和副交感神经支配，还有自身的肠神经系统（enteric nervous system，ENS）精细地调节消化道功能。

整个消化道中，只有口、咽、食道的肌肉组织和肛门外括约肌是骨骼肌，其余的肌肉组织都是平滑肌。平滑肌具有兴奋性、导电性和收缩性等肌肉组织的共同特性，但表现各不相同。其特点包括：

1.兴奋性低、收缩慢
消化道平滑肌的兴奋性低于骨骼肌的兴奋性，且收缩时间和松弛时间变化大，潜伏期长。

2.具有自律性
消化道平滑肌在适宜环境下仍能自动进行有节律的收缩和舒张，但节律较心肌慢。

3.具有紧张性
消化道平滑肌始终保持微弱的连续收缩状态，即具有一定张力，维护不同部位的形状和位置；平滑肌收缩可以维持消化道的基础压力，促进消化液渗透食物，同时各种平滑肌收缩活动也依赖于张力。

4. 丰富的延展性

消化道平滑肌具有良好的延展性，可进行大幅度拉伸，以容纳更多食物。

5. 对不同刺激的敏感性不同

胃肠道平滑肌对电刺激不太敏感，但对机械刺激、温度刺激和化学刺激非常敏感，而这些刺激可以促进消化腺分泌和消化道运动。

消化道平滑肌细胞的电活动比骨骼肌细胞的变化更为特异、频繁和复杂，主要包括静息电位、慢波电位和动作电位。

（1）静息电位

消化道平滑肌的静息电位较小且不稳定，存在波动，通常是$-60 \sim -50$ mV，主要由K^+平衡电位形成，同时Cl^-、Ca^{2+}和生电性钠泵也有参与。这可能是其静息电位绝对值略小于骨骼肌细胞静息电位和神经细胞静息电位的原因。

（2）慢波电位

消化道平滑肌细胞因静息电位产生周期性轻微去极化和复极化，称为慢波（slow wave）。慢波频率在平滑肌收缩中起着至关重要的作用，因此也被称为基本电节律（basal electrical rhythm，BER）。人体不同部位的平滑肌慢波频率不同，如胃部约每分钟3次，十二指肠约每分钟12次，回肠末端约每分钟8～9次。慢波幅度为10～15 mV，持续时间从几秒到十几秒不等。

慢波是消化道平滑肌细胞电活动的起源，产生于Cajal间质细胞（ICC），ICC被认为是胃肠运动的起搏细胞。慢波的离子机制尚不清楚，但目前研究认为与细胞内钙波有关。慢波通过ICC与平滑肌细胞之间的缝隙连接传播到平滑肌细胞，导致平滑肌细胞电压门控钙通道开放，Ca^{2+}内流。平滑肌细胞具有机械阈和电阈两种关键的膜电位值。当慢波去极化达到或超过机械阈时，平滑肌细胞发生小幅收缩，收缩幅度与慢波幅度呈正相关；当慢波去极化达到或超过电阈时，可触发动作电位，增强平滑肌细胞收缩。平滑肌细胞动作电位的去极化主要依赖Ca^{2+}内流，峰电位升高缓慢且持续时间长；复极化是由K^+外流引起的。因此，慢波被认为是平滑肌收缩的初始电位和控制波，它决定了消化道运动的方向、节律和速度。平滑肌慢波、动作电位和收缩之间的关系可以总结为：收缩主要跟随动作电位，在慢波去极化的基础上发生。

（一）消化腺的分泌功能

每天消化腺分泌的消化液总量可达6～8 L。消化液主要由有机物（主要含有各种消化酶、黏液、抗体等）、离子和水组成。消化液的主要作用是：①稀释食物，使胃肠内容物的渗透压接近血浆，促进各种物质的吸收；②提供适宜的pH环境，满足消化酶活性的需要；酶水解食物中的大分子营养物质以促进其吸收；③黏液、抗体及大量液体可保护消化道黏膜，防止物理、化学损伤。

消化腺细胞分泌消化液包含多个复杂的过程，例如吸收原料、合成和排出分泌物。研究表明，消化腺细胞的兴奋-分泌耦联机制包括多种受体存在于细胞膜上。当不同的刺激物与相应受体结合时，细胞内会触发一系列生化反应，最终导致分泌物的释放。

（二）消化道的神经支配及其功能

1. 副交感神经

副交感神经是支配消化道的一部分神经系统，主要由迷走神经和盆神经组成。副交感神经的节前纤维直接与消化道壁内的神经元形成突触连接，然后通过节后纤维支配消化腺细胞、上皮细胞和平滑肌细胞。大部分副交感神经节后纤维释放乙酰胆碱（ACh）作为神经递质，通过激活 M 受体来促进消化道的运动和消化腺的分泌，但同时抑制消化道的括约肌收缩。此外，少数副交感神经节后纤维还释放其他肽类物质，包括血管活性肠肽（VIP）、P 物质、脑啡肽和生长抑素等。这些肽类物质通常被称为胃容受性舒张的神经肽，并在机械刺激引起的小肠充血等过程中起调节作用。

2. 交感神经

交感神经是支配消化道的另一个重要神经系统。它的交感节前纤维起源于脊髓的外侧角，从第五胸椎节一直延伸至第二腰椎节。在腹腔和肠系膜神经节发生交换后，节后纤维分布到胃、小肠和大肠的各个部位。这些节后纤维释放的主要神经递质是去甲肾上腺素。一般而言，交感神经的兴奋状态具有抑制胃肠道运动和分泌功能的效果。这意味着，当交感神经被激活时，胃肠道的蠕动活动减少并且分泌物的产生也减弱。这种作用对于协调和调节消化过程非常重要，以确保其与机体其他部分的需求相一致。

3. 内在神经丛

除了外部自主神经系统，消化道还受到内部神经系统的调节。大部分消化道从食道中段到肛门中都含有一个称为肠神经系统的内部神经结构。肠神经系统是由大量神经元和神经纤维组成的复杂神经网络，根据位置的不同，进一步分为黏膜下丛（submucosal plexus）和肌间神经丛（myenteric plexus）。黏膜下丛位于黏膜下层，主要调节腺细胞和上皮细胞的功能；肌间神经丛分布在环行肌与纵行肌之间，主要控制平滑肌的活动。两个神经丛之间也存在复杂的纤维连接。肠神经系统的神经元包括感觉神经元、运动神经元和释放各种神经递质的中间神经元，形成一个完整、相对独立的整合系统，能够实现局部反射。总体而言，外源性神经对内源性神经丛具有调节作用，然而，即使去除外源性神经输入，内源性神经丛仍能够发挥局部调节作用，影响胃肠道的运动、分泌、血流以及水分和电解质的运输。

（三）消化系统的内分泌功能

消化道黏膜层从胃到大肠内含有超过 40 种具有特殊功能的内分泌细胞，这些细胞被广泛称为胺前体摄取和脱羧（amine precursor uptake and decarboxylation，APUD）细胞。APUD 细胞不仅存在于消化道，还分布在神经系统、甲状腺、肾上腺髓质、垂体等组织中。与其他内分泌细胞相比，消化道黏膜层的内分泌细胞数量众多，远远超过了体内其他组织和器官内分泌细胞的总和，使消化道成为人体内最大、最复杂的内分泌器官之一。这些内分泌细胞合成并释放多种激素，主要作用于消化道，因此这些激素被统称为胃肠激素。胃肠激素对于调节消化道的功能起着关键的作用。它们参与调控肠道蠕动、胃酸分泌、胃肠黏膜细胞的生长和分化，以及胆囊和胰腺的分泌等重要过程。胃肠激素在消化过程中发挥协调和调节作用，确保食物的消化和吸收能够顺利进行。不同的胃肠激素具有不同的功能，例如胰高血糖素能够刺激胰岛素的分泌，而胃抑素则抑制胃酸的分泌。综上所述，消化道黏膜层含有众多特殊功能的 APUD 细胞，这些细胞合成并释放胃肠激素，对于调节消化道功能至关重要。消化道内分泌系统的复杂性使其成为人体最大、最复杂的内分泌器官之一。

胃肠激素的生理作用极为广泛，但主要调节消化器官的功能，一般有以下 3 个方面（表3-1）：

表3-1　五种主要胃肠激素的主要生理作用及引起释放的刺激物

激素名称	主要作用	引起释放的刺激物
促胃液素	促进胃酸和胃蛋白酶原分泌,使胃窦和幽门括约肌收缩,延缓胃排空,促进胃肠运动和胃肠上皮生长	蛋白质消化产物、迷走神经递质
缩胆囊素	刺激胰液分泌和胆囊收缩,增强小肠和大肠运动,抑制胃排空,增强幽门括约肌收缩,松弛壶腹括约肌,促进胰腺外分泌部的生长	蛋白质消化产物、脂肪酸
促胰液素	刺激胰液及胆汁中的 HCO_3^- 分泌,抑制胃酸分泌和胃肠运动,收缩幽门括约肌,抑制胃排空,促进胰腺外分泌部生长	盐酸、脂肪酸
抑胃肽	刺激胰岛素分泌,抑制胃酸和胃蛋白酶原分泌,抑制胃排空	葡萄糖、脂肪酸和氨基酸
胃动素	在消化间期刺激胃和小肠的运动	迷走神经递质、盐酸和脂肪

（四）胃肠激素的功能

1. 调节消化腺分泌和胃肠蠕动

胃肠激素主要通过促进或抑制胃肠道的分泌和蠕动来发挥作用。例如,胃泌素可以刺激胃的分泌和蠕动,而促胰液素和抑胃肽则可以抑制胃的分泌和蠕动。

2. 调节其他激素的释放

胃肠激素还可以影响其他激素的释放。例如,当血糖浓度升高时,抑胃肽可以促使胰岛素释放,这对于防止餐后血糖升高非常重要。此外,一些胃肠激素如生长抑素、胰多肽和胃泌素肽,以及血管活性肠肽,也能够调节生长激素、胰岛素和胃泌素的释放。

3. 对消化道营养的作用

某些胃肠激素可以促进消化系统组织的生长。例如,胃泌素促进胃黏膜上皮的生长,而胆囊收缩素则促进胰腺外分泌组织的生长。

此外,一些被认为是胃肠激素的肽类物质也存在于中枢神经系统中,而原本被认为只存在于中枢神经系统中的神经肽也存在于消化道中。这些同时存在于消化道和中枢神经系统的肽类物质被称为脑肠肽。已知有20多种脑肠肽,如胃泌素、缩胆囊素、胃动素、生长抑素和神经降压素等。脑肠肽的存在揭示了神经系统与消化道之间密切的联系,这种相互作用对于维持正常的消化功能至关重要。

二、口腔内消化和吞咽

食物的消化是从口腔开始的,在口腔内,食物首先通过咀嚼和唾液中的酶来消化,唾液渗入并混合食团,通过吞咽使食团通过食道到达胃部。

唾液的分泌:人的口腔内有三对大唾液腺,即腮腺、颌下腺和舌下腺,此外,还有无数散在分布的小唾液腺。唾液（saliva）就是由这些大、小唾液腺分泌的混合液。

唾液是一种无色、无味、接近中性（pH 6.6～7.1）的低渗液体。唾液中约99%是水。有机质主要由黏蛋白组成,还有免疫球蛋白、氨基酸、尿素、尿酸、唾液淀粉酶（salivary amylase）和溶菌酶等。无机物有 Na^+、K^+、Ca^{2+}、Cl^- 和 SCN^-（硫氰酸根）等。此外,还有一定量的气体,如 O_2、N_2、NH_3 和 CO_2。某些进入体内的重金属（如铅、汞）和狂犬病病毒也可经唾液腺分泌而出现在唾液中。

唾液的生理作用包括：润湿和溶解食物，促进吞咽，帮助诱发味觉；唾液淀粉酶可将淀粉水解为麦芽糖；清除口腔内食物残渣，稀释与中和有毒物质，其中溶菌酶和免疫球蛋白具有保护和清洁口腔的作用；某些进入体内的重金属（如铅、汞）、氰化物和狂犬病病毒可通过唾液分泌而出现在唾液中。

在平静的情况下，唾液以约0.5 mL/min的速度分泌，量少而稀，称为基础分泌（basic secretion），其主要功能是滋润口腔。进食时唾液分泌明显增加只依赖神经调节。神经系统对唾液分泌的调节包括条件反射和非条件反射。进食时，食物是通过舌、口腔和咽部黏膜的机械刺激、化学刺激和热刺激对唾液分泌的非条件反射。在进食过程中，食物的颜色、气味、进食环境、进食信号，甚至与进食有关的第二信号（语言）等都会引起明显的唾液分泌。

非条件反射可分为两个阶段：口腔期和食管胃小肠期。食物进入口腔并刺激舌、口腔和咽部黏膜中的机械感受器、化学感受器和温度感受器。当副交感神经兴奋时，ACh释放，作用于腺细胞的M受体，引起细胞内IP3的形成，触发细胞内钙库释放Ca^{2+}，增强腺细胞的分泌功能。副交感神经兴奋引起的唾液分泌主要是分泌稀薄的唾液，量多而固体含量少。M受体拮抗剂阿托品（atropine）可阻断上述作用，抑制唾液分泌。唾液腺也受交感神经支配。交感神经末梢释放去甲肾上腺素，作用于腺细胞的β受体，使细胞内cAMP水平升高，使唾液腺分泌出体积更小、固体含量更高的黏稠唾液。此外，唾液分泌还受来自下丘脑和大脑皮层的高级中枢神经系统信号的调节。

咀嚼（mastication）是通过咀嚼肌完成的一种复杂的有节律的运动。咀嚼肌（包括咬肌、颞肌、翼内肌、翼外肌等）属于骨骼肌，具有自主运动能力。当食物接触到牙龈、硬腭前部和舌表面时，咀嚼肌的口内感受器和本体感受器受到刺激，产生传入冲动，引起有节律的咀嚼活动。

咀嚼的主要功能是通过以较大的压力使上、下牙齿接触，对食物进行切割或研磨，从而对食物进行机械加工。压碎的食物与唾液混合成食团（bolus）被吞咽。咀嚼可以让唾液淀粉酶充分接触食物引起化学消化，也可以增加食物对口腔各种感受器的刺激，反射性地增加胃、胰、肝、胆的活动，为下一步的消化、吸收做好准备。

吞咽（swallowing）时，从舌后部通过咽和食道将食团推入胃中。吞咽由一系列高度协调的反射活动组成。根据吞咽过程中食团通过的解剖部位，吞咽动作可分为三个时期：

口腔期是指食团从口腔到咽喉的时期。食团从舌后部被推到喉咙后部，主要是通过舌的运动。这是由大脑皮层控制的随意运动。

咽期是指食团从咽部进入食管上端的时期，开始一系列快速反射动作，即软腭上提，咽后壁向前突出，封闭气道，防止食物进入气管或回流到鼻腔，而上食管括约肌放松，以促进食团从咽部进入食道。

食管期是指食团从食管顶部经贲门进入胃部的时期。在这个阶段主要是通过食管的蠕动来完成的。蠕动是中空器官中平滑肌运动的一种常见形式，它是由平滑肌的连续舒张和收缩引起的，产生向前的波动运动。在食团蠕动过程中，食团前食道出现舒张波，食团后食道出现收缩波，压缩食团并将食团向下移动。

贲门附近的食道下端虽然没有解剖括约肌，但有一个3～5 cm的高压区，压力比胃内压高5～10 mmHg。在正常情况下，这个高压区域可以防止胃内容物回流到食道，因为它就像括约肌一样，这就是为什么它被称为食管下括约肌（lower esophageal sphincter，LES）。当食团进入食管时，食管壁上的机械感受器受到刺激，可反射性地使食管下括约肌松弛，食团进入胃部。食团进入胃后，食道下括约肌收缩以恢复其静止张力，防止胃内容物倒流到食道中。当食管下2/3的肌间神经丛受损时，食管下括约肌不能松弛，导致食团进入胃部受阻，导致吞咽困难、胸骨后疼痛、食团倒流称为贲门失弛缓症。

三、胃内消化

（一）胃液的分泌

胃是消化道最膨大的部分，成人的胃容量为 1 L，具有储存食物和消化的功能。食物进入胃后，经过胃的机械消化和化学消化，食物逐渐被胃液水解，并在胃搅动下研磨成食糜（chyme）。胃的运动还推动食糜小量多次地通过幽门进入十二指肠。

胃对食物的化学消化是由胃黏膜中各种外分泌腺细胞分泌的胃液完成的。胃黏膜的外分泌腺有 3 种：

（1）贲门腺：贲门腺是位于胃与食道交界处 1～4 cm 宽的环状区域的黏液腺。

（2）泌酸腺：泌酸腺是存在于大部分胃底和胃体的混合腺体，包括壁细胞（parietal cell）、主细胞（principal cell）和颈黏液细胞（cervical mudal cell）。

（3）幽门腺：幽门腺分泌碱性黏液，分布于幽门。

此外，胃黏膜还含有多种内分泌细胞，通过分泌胃肠激素来调节消化道和腺体的活动。常见的内分泌细胞有：

（1）G 细胞：分泌胃泌素和促肾上腺皮质激素（ACTH）样物质，分布于胃窦。

（2）δ 细胞：分泌生长抑素，调节胃泌素和胃的分泌。

（3）肠嗜铬样细胞（enterochromaffin-like cells，ECL 细胞）：合成和释放组胺，在泌酸区分布。

胃液（gastric juice）是一种无色、酸性液体，pH 值为 0.9～1.5。正常成年人每天分泌 1.5～2.5 L 胃液。其主要成分为盐酸、胃蛋白酶原、黏液和内因子，其余为水、HCO_3^-、Na^+、K^+ 等无机物。

胃液中的盐酸（hydrochloric acid）由壁细胞分泌。胃液中的 H^+ 浓度为 150～170 mmol/L，比血浆 H^+ 浓度高 3×10^6 倍。胃液中的 Cl^- 浓度为 170 mmol/L，约是血浆 Cl^- 浓度的 1.7 倍。因此，壁细胞分泌 H^+ 是一个对抗巨大浓度梯度的主动过程。H^+ 的分泌是通过壁细胞顶端分泌小管膜中的质子泵实现的。质子泵具有转运 H^+、K^+ 和催化 ATP 水解的功能，故也称 H^+、K^+-ATP 酶。选择性质子泵抑制剂奥美拉唑可抑制胃酸分泌，临床上已用于治疗胃溃疡。

壁细胞分泌盐酸的基本过程如图 3-1 所示：壁细胞分泌的 H^+ 来自细胞内水的解离（$H_2O \rightleftharpoons H^+ + OH^-$），在质子泵的作用下，$H^+$ 从胞内主动转运到分泌小管中。质子泵每水解 1 分子 ATP 所释放的能量能驱使一个 H^+ 从胞内进入分泌小管，同时驱动一个 K^+ 从分泌小管腔进入胞内。

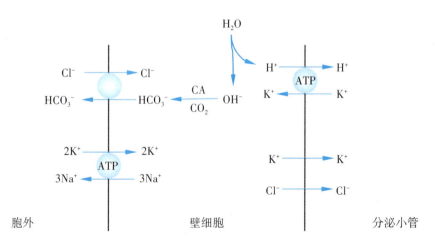

图 3-1　胃黏膜壁细胞分泌盐酸的基本过程模式图（原创）

H^+与K^+的交换是1对1的电中性交换。在顶端膜主动分泌H^+和换回K^+时，顶端膜中的钾通道和氯通道也开放。进入细胞的K^+又经钾通道进入分泌小管腔，细胞内的Cl^-通过氯通道进入分泌小管腔，并与H^+形成HCl。当需要时，HCl由壁细胞分泌小管腔进入胃腔。留在壁细胞内的OH^-在碳酸酐酶（carbonic anhydrase，CA）的催化下与CO_2结合成HCO_3^-，HCO_3^-通过壁细胞基底侧膜上的$Cl^- - HCO_3^-$交换体被转运出细胞，而Cl^-则被转运入细胞内，补充被分泌入分泌小管中的Cl^-，使Cl^-能源源不断地经顶端膜分泌入小管腔。此外，壁细胞基底侧膜上的钠泵将细胞内的Na^+泵出细胞，同时将K^+泵入细胞，以补充由顶端膜丢失的部分K^+。

在消化期，由于胃酸大量分泌的同时有大量HCO_3^-进入血液，使血液暂时碱化，形成所谓的餐后碱潮（postprandial alkaline tide）。

胃中的盐酸具有多种生理功能：

①活化胃蛋白酶原，为胃蛋白酶提供适宜的酸性环境；

②促进蛋白质变性水解；

③杀灭细菌，维持胃和小肠的无菌性；

④促进促胰液素和胆囊收缩素的分泌，引起胰液、胆汁和小肠液的分泌；

⑤盐酸产生的酸性环境有利于铁和钙在小肠的吸收。

胃蛋白酶原主要由泌酸腺的主细胞合成和分泌。胃蛋白酶原作为无活性酶原储存在细胞内。食物、迷走神经刺激、胃泌素等刺激可促进其释放。胃蛋白酶原进入胃腔后，在HCl的作用下，从酶原分子中脱去一段小分子肽段，转化为有活性的胃蛋白酶（pepsin）。活化的胃蛋白酶对胃蛋白酶原也有活化作用（正反馈）。胃蛋白酶只能在酸性环境中发挥作用，其最适pH为$1.8\sim3.5$，此时可水解食物中的蛋白质，使之转化为朊蛋白和蛋白胨、少量多肽和游离氨基酸。当pH值超过5.0时，胃蛋白酶完全失活。

当壁细胞分泌盐酸时，它们也会分泌一种称为内因子（intrinsic factor）的糖蛋白。内因子有两个活性中心：一个活性中心与维生素B_{12}进入胃内形成内因子-维生素B_{12}复合物，保护维生素B_{12}不被肠道水解酶破坏。当内因子-维生素B_{12}复合物到达回肠末端时，内因子的另一个活性位点与回肠黏膜上的相应受体结合，促进维生素B_{12}的摄取。在缺乏内因子的情况下，红细胞生成可能因维生素B_{12}吸收不良而受损，导致巨幼细胞性贫血。

胃液中含有大量由胃黏膜表面的上皮细胞、泌酸腺、贲门腺和幽门腺共同分泌的黏液，其主要成分是糖蛋白。黏液由于其高黏度和凝胶形成特性，在胃黏膜表面形成保护层。胃黏膜中的非泌酸细胞可分泌HCO_3^-，此外，间质液中的少量HCO_3^-也可渗入胃腔，与胃黏膜表面的黏液结合形成屏障。抗胃黏膜损伤，称为黏液-碳酸氢盐屏障（mucus bicarbonate barrier），能有效保护胃黏膜免受胃内盐酸和胃蛋白酶的损害。

大量饮酒或大量服用吲哚美辛、阿司匹林等药物，不但可抑制黏液及HCO_3^-的分泌，破坏黏液-碳酸氢盐屏障，还能抑制胃黏膜合成前列腺素，降低细胞保护作用，从而损伤胃黏膜。硫糖铝等药物能与胃黏膜黏蛋白络合，并具有抗酸作用，对胃黏液-碳酸氢盐屏障和胃黏膜屏障都有保护和加强作用，因而被用于临床治疗消化性溃疡。

禁食时，胃液的分泌量很低。食物能刺激大量胃液的分泌，称为消化期胃液分泌。根据消化道感受食物刺激的部位，消化期胃液分泌分为头期、胃期和肠期三个阶段：

1. 头期胃液分泌

进食时，食物的颜色、形状、气味及声音、咀嚼和吞咽等都能刺激眼、耳、鼻、口、咽喉等感受器，反射性地通过传入神经引起胃液分泌，称为头期胃液分泌。引起头期胃液分泌的机制包括条件反射和非条件反射。前者是指食物的颜色、形状、气味及声音等对视觉器官、听觉器官和嗅觉器官的刺激引起的反射，后者是指口腔、舌和咽部的机械感受器和化学感受器受到刺激。这些感受器的传入冲动传递到延髓、下丘脑、边缘叶和大脑皮层的反射中心，然后通过迷走神经引起胃液分泌。迷走神经是条件反射和非条件反射的共同传出神经，其末梢主要支配胃腺和胃窦的G细胞，以直接促进胃液分泌为主，也可通过胃泌素间接促进胃液分泌。头期胃液分泌的特点是持续时间长（持续2～4 h），分泌量大（约占消化期总分泌物的30%），酸和胃蛋白酶原含量高。

2.胃期胃液分泌

直接扩张胃，刺激胃底和胃体内的感受器时，冲动沿着迷走神经的传入纤维传递到中枢，然后通过迷走神经的传出纤维引起胃液分泌。胃内食物扩张也可引起胃壁内神经丛的短反射，直接或间接引起胃液分泌；扩张刺激幽门内的受体，通过胃壁内丛作用于G细胞，可引起胃泌素释放；进食的食物，主要是蛋白质消化产物中的肽和氨基酸，可以直接作用于G细胞并引起胃泌素分泌。其他化学物质如咖啡、茶、牛奶、乙醇、Ca^{2+}等也会导致大量胃液分泌。胃期分泌的胃液量约占餐后总分泌量的60%，酸和胃蛋白酶的含量也较高。

3.肠期胃液的分泌

肠期胃液的分泌主要是通过体液调节的机制来实现的，神经调节可能并不重要。在食糜的作用下，十二指肠黏膜除了分泌胃泌素外，还能释放出一种叫作肠泌酸素（enterooxyntin）的激素，这种激素还能刺激胃液分泌。胃腔切除的患者饭后血浆胃泌素水平仍然升高，这表明十二指肠释放的胃泌素是肠期胃液分泌的体液因子之一。

胃液分泌受多种因素调节，包括神经调节、体液调节以及一些激素和化学物质调节。

1.迷走神经调节

迷走神经中有传出纤维，直接到达胃黏膜泌酸腺的壁细胞，通过释放乙酰胆碱引起胃液分泌；泌酸区黏膜的肠嗜铬样（ECL）细胞和幽门也有迷走神经纤维排列，使它们分别释放组胺和胃泌素，间接导致壁细胞分泌胃液。支配ECL细胞的纤维释放ACh，支配G细胞的纤维释放胃泌素释放肽（CRP，也称为铃蟾素）。此外，迷走神经中有传出纤维支配胃和小肠黏膜中的δ细胞，释放的递质也是乙酰胆碱，其作用是抑制δ细胞释放生长抑素（somatostatin），消除或减弱对G细胞释放胃液的作用，增强了胃泌素的释放。ACh对靶细胞的上述作用可以被阿托品阻断，提示这些作用是通过靶细胞的M（M3）受体激活产生的，而GRP对G细胞的作用是通过铃蟾素受体介导的。

2.组胺调节

组胺（histamine）有很强的促进胃液分泌的作用。组胺由ECL细胞分泌，旁分泌作用于相邻壁细胞的H_2受体，使壁细胞分泌胃液。在组胺与H_2受体结合后，它通过G蛋白偶联受体-AC-PKA信号通路磷酸化相关蛋白（包括质子泵）发挥作用。西咪替丁及其类似物可阻断组胺与H_2受体结合，抑制胃液分泌，有利于胃溃疡愈合，临床上也广泛用作抗酸药。ECL细胞膜中还有胃泌素/胆囊收缩素（CCKB）受体和M_3受体，可分别与胃泌素和乙酰胆碱结合，引起组胺释放，间接调节胃液分泌，因此也可抑制H_2受体，部分抑制胃泌素和乙酰胆碱的胃液分泌刺激作用。ECL细胞膜中还有一个生长抑素受体，δ细胞释放的生长抑素可以通过激活该受体来抑制组胺的释放，间接抑制胃液的分泌。

3.胃泌素调节

胃泌素是胃腔、十二指肠和上空肠黏膜中的G细胞分泌的一种胃肠激素，迷走神经兴奋时释放GRP，可促进胃泌素的分泌。胃泌素释放后，进入血液，转运至靶细胞发挥作用，作用范围广泛。胃泌素能强烈刺激壁细胞分泌胃液，这种作用是通过CCK受体-G蛋白-PLC-IP3-Ca^{2+}和DG-PKC信号通路实现的（与ACh对壁细胞作用相同，但受体不同）。胃泌素还可以作用于ECL细胞上的CCK受体，促进ECL细胞分泌组胺，进而通过组胺刺激壁细胞分泌盐酸。胃泌素的这种作用可能比其直接刺激壁细胞分泌盐酸更重要。胃泌素的分泌和作用还受其他胃肠激素的影响，如生长抑素可以抑制 G 细胞分泌胃泌素，也可以抑制胃泌素基因的表达。促胰液素、胰高血糖素、胃抑肽和肠道血管活性肽均能抑制胃泌素的分泌。胃液对胃泌素分泌具有负反馈调节作用。

4.盐酸调节

消化过程中进食后可刺激胃内 HCl 分泌。如果 HCl 分泌过多，会对胃液的分泌产生负面影响。一般来说，当胃腔内的 pH 值降至 1.2～1.5 时，胃液分泌就会受到抑制。原因是 HCl 可以直接抑制胃腔黏膜中的 G 细胞，减少胃泌素的释放，还可刺激胃黏膜 δ 细胞分泌生长抑素，间接抑制胃泌素和胃液的分泌。当十二指肠的 pH 值降至 2.5 以下时，胃液分泌也会受到抑制，其机制可能是胃液刺激小肠黏膜分泌促胰液素和抑胃素。其中促胰液素的作用是抑制胃泌素对胃液分泌的作用，而球抑素是一种能抑制胃液分泌的肽类激素，但其化学结构尚未最终阐明。

5.脂肪调节

在消化过程中，食物中的脂肪及其消化产物进入小肠后，可刺激小肠黏膜分泌促胰液素、胆囊收缩素、胃抑制肽、神经降压素和胰分泌高血压素等多种胃肠激素。胰高血糖素和其他抑制胃分泌和蠕动的激素统称为肠胃激素。

6.高渗液调节

消化期间食糜进入十二指肠后，肠腔内可能出现高渗液，高渗液可刺激小肠内的渗透压感受器，通过肠道。肠胃反射抑制胃液分泌；它还可以通过刺激小肠内壁释放几种胃肠激素来抑制胃液的分泌。

7.胆囊收缩素调节

胆囊收缩素（cholecystokinin，CCK）是由小肠内壁的 I 细胞分泌的一种胃肠激素。CCK 通过与不同的受体结合，可以对胃液分泌产生非常不同的影响。鉴定的 CCK 受体是 CCKA 和 CCKB 受体。CCKB 受体对胃泌素的亲和力与对 CCK 的亲和力相同，而 CCKA 受体对 CCK 的亲和力是对胃泌素的 3 倍左右。这种差异有助于解释为什么胃泌素和胆囊收缩素具有相同甚至有时相反的作用，并且两者之间存在竞争（CCKB 受体竞争）。在体内实验中，CCK 不仅能刺激禁食动物的胃液分泌（基础胃液分泌），还能竞争性抑制胃泌素刺激的胃液分泌。总体而言，CCK 还可以通过与 δ 细胞的 CCKA 受体结合来抑制胃液分泌，从而诱导 δ 细胞释放生长抑素。因此，CCK 主要表现出对胃液分泌的抑制作用。

8.血管活性肠肽调节

血管活性肠肽（vasoactive intestinal peptide，VIP）可抑制食物、组胺和胃泌素的作用，刺激胃液分泌，使 δ 细胞分泌生长抑素；同时，VIP 可刺激细胞内 cAMP 升高，促进胃液分泌。因此，VIP 既能刺激胃液分泌也能抑制胃液分泌。

9.铃蟾素调节

铃蟾素是一种胃泌素释放肽，能强烈刺激胃泌素的释放，从而促进胃液的大量分泌。中枢注射铃蟾肽可减少胃液分泌，但静脉注射铃蟾肽后，血胃泌素水平迅速升高，基础及餐后胃液分泌相应增加。已知铃蟾肽受体存在于 G 细胞膜中，因此铃蟾肽直接作用于 G 细胞以增加胃泌素的释放。

10.生长抑素调节

生长抑素是胃肠道 δ 细胞分泌的一种胃肠激素，其对壁细胞、ECL 细胞和 G 细胞有旁分泌抑制作用。生长抑素对胃液分泌的调节是通过激活生长抑素 2 型受体（SSTR2）和通过受体 Gi-AC 途径抑制细胞内 cAMP 产生而发生的。它不仅抑制 G 细胞中胃液的分泌，而且抑制胃泌素基因的表达和转录。促胰液素、抑胃肽等都是胃液分泌的抑制剂，生长抑素可能是它们作用的共同介质。生长抑素还可以抑制组胺、乙酰胆碱、铃蟾肽等对胃液分泌的刺激作用。此外，胃液可直接作用于胃黏膜 δ 细胞促进生长抑素的分泌，负反馈抑制胃液分泌，该作用不受神经因素影响。

11.其他物质调节

Ca^{2+}、低血糖、咖啡因和乙醇等可刺激胃液分泌；表皮生长因子、抑胃肽等可抑制胃液分泌。

（二）胃的运动

根据胃壁肌层结构和功能的特点，可将胃分为头区和尾区两部分。头区包括胃底和胃体的上1/3，它的运动较弱，主要功能是储存食物；尾区为胃体的下2/3和胃窦，它的运动较强，主要功能是磨碎食物，使之与胃液充分混合，形成食糜，并将食糜逐步排入十二指肠。

1. 胃的运动形式

（1）强直收缩

胃壁平滑肌常处于缓慢而持续的收缩状态，称为紧张性收缩（tonic contraction）。这种运动可以使胃保持一定的形状和位置，以防止胃下垂；它还可以在胃中保持一定的压力，以促进胃液渗透到食物团中；它也是其他形式运动的基础。进食后，头区的紧张性收缩增强，有助于胃内容物向幽门移动。

（2）容受性舒张

进食时，口腔、咽喉、食道等处的感受器受到刺激，可反射性地使胃底和胃体（主要是头区）放松，称为容受性舒张（receptive relaxation）。正常人空腹时，胃容量只有50 mL左右，饭后可达1.5 L，胃内压没有明显升高。容受性舒张是通过迷走神经–迷走神经反射实现的，但参与该反射的迷走神经传出纤维属于抑制性纤维，节后纤维释放的递质可能是VIP和NO。此外，食物对胃壁的机械刺激和食糜对十二指肠的机械刺激和化学刺激均可通过迷走神经–迷走神经反射和内在神经丛反射引起胃底和胃体的平滑肌松弛，因此，胃容受性舒张可以涉及几个机制。

（3）蠕动

胃的蠕动以尾部为主。蠕动一般在食物进入胃部后约5 min开始。胃蠕动始于胃中部并进展到幽门。蠕动波到达幽门大约需要1 min，频率约为每分钟3次。蠕动波开始时微弱，传播过程中逐渐增强，速度也大大加快。当幽门括约肌松弛时，在蠕动波产生的压力下，少量（1~2 mL）食糜从胃腔排到十二指肠；当幽门括约肌收缩时，食糜被推向相反的方向。这种收缩促进了食物和消化液的混合，并且还对块状食物起到研磨和粉碎的作用。

胃蠕动的速度受胃平滑肌慢波节律的控制，胃慢波起源于胃大弯上部，沿纵肌传播至幽门。胃平滑肌的收缩通常发生在慢波开始后的6~9 s和动作电位开始后的1~2 s。

2. 胃排空及其控制

食团由胃排入十二指肠的过程称为胃排空（gastric emptying）。排空速度与食物的物理性状及化学组成有关。液体食物排空较固体食物排空快，小颗粒食物排空比大块食物排空快，等渗液体排空较非等渗液体排空快，糖类排空速度在三大营养素排空中最快，蛋白质排空次之，脂肪排空最慢。混合食物完全排空需要4 h。

胃排空的直接动力是胃和十二指肠内的压力差，而其原动力则为胃平滑肌的收缩：

（1）胃内因素促进胃排空

食物刺激胃扩张，可通过迷走神经–迷走神经反射和局部胃壁内丛反射提高胃动力，促进胃排空。食物还会引起胃幽门中的G细胞释放胃泌素。胃泌素促进胃蠕动并增强幽门括约肌收缩，其总体效果是延迟胃排空。

（2）十二指肠内抑制胃排空的因素

十二指肠壁上有多种感受器，壁的机械扩张可刺激这些感受器，通过肠胃反射抑制胃动力，减缓胃排空。另一方面，食糜中的酸和脂肪还能刺激小肠黏膜释放促胰液素、抑胃肽等，抑制胃动力，延缓胃排空。

当胃动力增加，使胃内压大于十二指肠压时，就会发生胃排空；食糜进入十二指肠后，由于十二指肠内因子的抑制，胃动力减弱，胃排空暂停；随着胃酸的中和，食物的消化产物逐渐被吸收，对胃动力的抑制作用消除，胃动力逐渐增强，胃又开始排空。重复此过程，直到所有食糜从胃中排到十二指肠。可见胃排空是间歇性的。胃内因素促进胃排空，十二指肠内因素抑制胃排空，两者共同控制胃排空，更好地调节十二指肠内消化、吸收的速度。

3. 呕吐

呕吐（vomiting）是强行从口腔中排出胃内容物，有时甚至是肠内容物的行为。当舌根、喉咙、胃、肠、胆管、泌尿生殖器官、视觉和前庭器官（例如晕船）的感受器受到刺激时，就会引发呕吐。呕吐时，先深呼吸，然后关闭声门和鼻咽通道，用力收缩胃腔、横膈膜和腹壁肌肉，放松上胃和下食道，使胃内容物通过食道排出口腔。剧烈呕吐时，十二指肠和空肠也严重收缩，导致十二指肠内容物回流到胃中。

呕吐是一系列复杂的反射活动。传入冲动由迷走神经、交感神经和舌咽神经中的感觉纤维传送到中枢，传出冲动沿着迷走神经、交感神经、膈神经和脊神经到达胃、小肠、膈肌和腹肌。呕吐中心位于延髓网状结构的背外侧缘，故颅内压升高时，会发生喷射性呕吐。呕吐可将胃肠道内的污染物排出体外，具有保护作用，但持续剧烈呕吐可导致水、电解质及酸碱平衡紊乱。

四、小肠内消化

食糜由胃进入十二指肠后便开始小肠内的消化。小肠内消化是整个消化过程中最重要的阶段。在食糜从胃进入十二指肠后，小肠开始消化。食糜在这里被胰液、胆汁和小肠液进行化学消化，小肠运动进行机械消化，许多营养物质也在这里被吸收，所以食物的消化过程基本上在小肠完成。

（一）胰液的分泌

胰腺是兼具外分泌功能和内分泌功能的腺体。胰腺的外分泌物是胰腺腺泡细胞和小管壁细胞分泌的胰液，具有很强的消化能力。

胰液是一种无色无味的碱性液体，pH值为7.8～8.4，渗透压约等于血浆的渗透压。人每天分泌的胰液为1～2 L。

1. 胰液的成分

胰液中的蛋白质主要是腺泡细胞分泌的多种消化酶，主要有以下几种：

（1）胰淀粉酶

胰淀粉酶（pancreatic amylase）是一种α-淀粉酶，对生淀粉和熟淀粉都有很高的水解效率，消化产物是糊精和麦芽糖。胰淀粉酶发挥作用的最佳pH值为6.7～7.0。

（2）胰脂肪酶

胰脂肪酶（pancreatic lipase）能将甘油三酯分解成脂肪酸、单酰基甘油和甘油。其最适pH为7.5～8.5。目前认为，胰脂肪酶只能在胰腺分泌的另一种相对分子质量较小蛋白质，即辅脂酶（colipase）存在的情况下发挥作用。由于胆盐可以去除附着在胆盐胶束表面的蛋白质（即乳化的脂滴），而辅脂酶对胆盐微胶粒具有更高的亲和力，当胰脂肪酶、辅脂酶和胆盐形成三元复合物时，它们可以防止胆盐会去除脂滴表面的脂肪酶，因此，辅脂酶的作用可以比喻为附着在脂滴表面的"锚"。胰液还含有一定量的胆固醇酯酶和磷脂酶A2，它们可分别水解胆固醇酯和卵磷脂。

（3）胰蛋白酶和糜蛋白酶

这两种酶以非活性酶原的形式存在于胰液中。肠液中的肠激酶（enterokinase）可以特异性激活胰蛋白酶原（trypsinogen），将胰蛋白酶原转化为活性胰蛋白酶，激活的胰蛋白酶也可以激活胰蛋白酶原，形成正反馈，加速其活化。酸、组织液等也可以激活胰蛋白酶原。糜蛋白酶原（chymotrypsinogen）主要在胰蛋白酶的作用下转化为有活性的糜蛋白酶（chymotrypsin）。胰蛋白酶和糜蛋白酶的功能非常相似，都可以将蛋白质分解成蛋白胨，共同作用于蛋白质时，可以将蛋白质消化成小分子多肽和游离氨基酸，糜蛋白酶还有很强的凝乳作用。

胰液是最重要的消化液，因为它含有水解三大营养素的消化酶。临床和实验结果都表明，当胰液的分泌受到干扰时，即使其他消化液的分泌正常，食物中的脂肪和蛋白质也不能充分消化、吸收，往往会引起脂肪泻。

2. 胰液的调节

在非消化阶段，胰液分泌很少。食物是刺激胰液分泌的因素。进食时，胰液的分泌受神经和体液的调节，以体液调节为主。

（1）神经调节

食物的性质和气味，以及食物对口腔、食道、胃和小肠的刺激，可通过神经反射（包括条件反射和非条件反射）引起胰液分泌。反射的传出神经主要是迷走神经。切断迷走神经或注射阿托品阻断迷走神经的作用，可显著减少胰液的分泌。迷走神经可以通过末端释放乙酰胆碱直接作用于胰腺，也可以通过引起胃泌素的释放间接引起胰腺分泌。迷走神经主要作用于胰腺的腺泡细胞，对小导管细胞的作用较弱，因此，迷走神经兴奋引起的胰液分泌的特点是水分和碳酸氢盐含量低，而酶含量非常丰富。

（2）体液调节

调节胰液分泌的主要体液因子是促胰液素和胆囊收缩素。促胰液素是历史上第一个被发现的激素，酸性食糜进入小肠后，可刺激小肠内壁释放促胰液素。分泌促胰液素的细胞是S细胞，当pH值小于4.5时，小肠内促胰液素释放。促胰液素的释放不依赖于肠外神经。促胰液素主要作用于胰腺小导管的上皮细胞，使其分泌大量的水和HCO_3^-，大大增加胰液的分泌，而酶的含量却很少。

另一种重要的激素是胆囊收缩素，胆囊收缩素的主要作用是促进胰液中各种酶的分泌，故又称胰酶素（pancreozymin，PZ），它的另一个重要作用是促进胆囊的强烈收缩，排出胆汁。胆囊收缩素对胰腺组织也有营养作用，能促进胰腺组织蛋白和核糖核酸的合成。引起胆囊收缩素释放的因素依次为：蛋白质分解产物、脂肪酸钠、盐酸和脂肪，而糖无刺激作用。影响胰液分泌的体液因素包括胃窦分泌的胃泌素、小肠分泌的血管活性肠肽等，分别与胆囊收缩素和促胰液素相似。

近几年的数据表明，促胰液素和胆囊收缩素对胰液分泌的影响是由不同的机制介导的：前者以cAMP作为第二信使，而后者通过Ca^{2+}介导的磷脂酰肌醇系统发挥作用。促胰液素和胆囊收缩素之间存在协同作用，即一种激素增强另一种激素的作用。此外，迷走神经还有促分泌素的作用：迷走神经被阻断后，促胰液素有关的胰液分泌量大大减少。激素之间以及激素与神经之间的相互作用对于餐时大量分泌胰液非常重要。

（二）胆汁的分泌和排出

肝细胞持续分泌胆汁。在非消化阶段，肝脏分泌的胆汁主要储存在胆囊中。进食后，食物和消化液可以刺激胆囊收缩，胆囊中储存的胆汁被释放到十二指肠。

1. 胆汁的特征和成分

胆汁是一种有色、苦涩的黏稠液体。肝胆汁呈金黄色，透明清澈，呈微碱性（pH为7.4）。胆囊胆汁由于浓缩而颜色变深，并且由于在胆囊中的吸收而呈微酸性（pH为6.8）。成人每天分泌0.8～1.0 L胆汁。胆汁中除水外，还含有胆盐、卵磷脂、胆固醇、胆色素等有机物质，以及Na^+、K^+、Ca^{2+}、HCO_3^-等无机物。胆汁是唯一不含消化酶的消化液。胆汁中最重要的成分是胆汁盐，其主要功能是促进脂肪的消化、吸收；胆色素是血红素的分解产物，是决定胆汁颜色的主要成分；胆固醇是肝脏脂肪代谢的产物。胆汁盐和卵磷脂都是双噬性分子，因此可以聚集成微胶粒，而胆固醇可溶入微胶粒中。

2. 胆汁的作用

（1）促进脂肪消化

胆汁中的胆汁盐、卵磷脂和胆固醇可作为乳化剂，减小脂肪的表面张力，使脂肪乳化成微滴，分散在水溶液中，从而增加胰脂肪酶的面积和作用，促进脂肪分解和脂肪消化。

（2）促进脂肪和脂溶性维生素的吸收

脂肪分解产物不易通过小肠绒毛表面覆盖静水层到达肠黏膜表面并被上皮细胞吸收。肠腔内的脂肪分解产物，如脂肪酸、单酰基甘油等，通过被胆汁盐聚合成混合微胶粒（micelle）的形式，通过静水层到达肠黏膜表面，促进脂解产物的吸收。胆汁的这一功能还有助于脂溶性维生素A、脂溶性维生素D、脂溶性维生素E和脂溶性维生素K的吸收。

（3）中和胃酸

胆汁排入十二指肠后，可中和部分胃酸；进入小肠的胆汁盐大部分被回肠黏膜吸收，通过门静脉返回肝脏形成胆汁，这个过程称为胆盐的肠-肝循环。返回肝脏的胆盐具有刺激肝脏胆汁分泌的作用，称为胆盐的利胆作用。

食物是胆汁分泌和排泄的天然刺激物，高蛋白食物的刺激作用最强，高脂肪和混合食物次之，含糖食物作用最弱。

3. 胆汁的分泌和排泄调节

胆汁的分泌和排泄受神经和体液的调节，主要是体液调节。

（1）神经调节

食物摄入或对胃、小肠黏膜的刺激可通过神经反射引起肝胆汁分泌轻度增加和胆囊轻度收缩。反射的传出通路是迷走神经。迷走神经通过其末梢释放乙酰胆碱，可直接作用于肝细胞和胆囊，增加胆汁分泌，引起胆囊收缩，也可通过释放胃泌素间接增加胆汁分泌。

（2）体液调节

多种体液因子参与胆汁分泌和排泄的调节。胃泌素可通过血流作用于肝细胞，引起肝胆汁分泌；还可引起盐酸先分泌，然后盐酸作用于十二指肠黏膜释放促胰液素，从而促进胆汁分泌。促胰液素的主要作用是促进胰液的分泌，对肝胆汁的分泌也有一定的刺激作用，主要促进肝上皮大量水和HCO_3^-的分泌，而刺激肝细胞分泌胆盐的作用不显著。胆囊收缩素可通过血液循环作用于胆囊平滑肌和壶腹括约肌，使胆囊收缩，舒张壶腹括约肌，促进胆汁外流。通过肠-肝循环返回肝脏的胆汁盐可刺激肝胆汁的分泌，但对胆囊的运动无明显影响。

4. 胆囊

胆囊的主要功能是储存和浓缩胆汁。在非消化期，壶腹括约肌收缩，胆囊松弛，胆汁从肝脏经胆囊管流入胆囊储存；储藏期间，胆囊黏膜能吸收水分和其中所含的无机盐，使浓度比肝胆汁高40倍。胆囊的收缩和舒张调节胆管中的压力。当壶腹括约肌收缩时，胆囊扩张，胆汁从肝脏流入胆囊，但胆管内的压力并没有明显增加；当胆囊收缩时，胆管内的压力增加，壶腹括约肌松弛，胆囊中的胆汁排入十二指肠。胆囊切除后，肝胆汁可直接流入小肠，对小肠的消化、吸收没有明显影响。

（三）小肠液的分泌

小肠中有两种腺体：十二指肠腺体，位于十二指肠的黏膜下层；小肠腺体，分布在整个小肠的内壁。前者又名勃氏腺（Brunner gland），分泌一种含黏蛋白的高黏性碱性液体，主要功能是保护十二指肠黏膜上皮免受胃酸侵蚀；后者又称李氏腺（Lieberkühn's crypt），分布于整个小肠的黏膜层，其分泌物是小肠液的主要成分。

小肠液是一种弱碱性液体，pH值约为7.6，渗透压与血浆的渗透压相等。小肠液的分泌量变化很大，成人每天的分泌量为1～3 L。大量的小肠液可以稀释消化产物，降低其渗透压，有利于吸收。肠液分泌物被绒毛上皮迅速重吸收，这种液体交换为小肠吸收营养物质提供了高容量的载体。

（四）小肠运动

1.小肠的运动方式

紧张性收缩：强直收缩是小肠其他运动的基础，使小肠保持在特定的形状和位置。随着小肠的张力增加，肠内容物的混合和运输增加；当小肠的张力降低时，肠内容物的混合和运输就会减慢。

（1）分节运动

分节运动（segmental motility）是主要由环形肌交替进行有节奏的收缩和放松的运动。这种形式的运动表现在食糜所在的肠道环形肌以一定的间隔交替收缩并将食糜分成许多部分。禁食时几乎没有分节运动，食糜进入小肠后分节运动逐渐加强。自上而下，小肠节段性运动有频率梯度，小肠上部频率较高，十二指肠约11次/分，向小肠远端逐渐降低，并在回肠末端降低至8次/分。分节运动的意义是使食糜与消化液充分混合，有利于化学消化，增加食糜与小肠黏膜的接触，不断挤压肠壁，促进肠壁的回流，有利于吸收。

（2）蠕动

小肠蠕动可发生在小肠的任何部位，前进速度为0.5～2.0 cm/s，行几厘米后消失。它的功能是将食糜推向小肠的远端，然后在新的肠段中进行分节运动。此外，还有一种运动在很长的距离内传播得非常快（2～25 cm/s），称为蠕动冲（peristaltic rush），可以将食糜从小肠的开头一次性推到末端，有时也推到大肠。蠕动冲是由进食时吞咽或食糜进入十二指肠引起的。

2.小肠运动的调节

小肠的运动主要受肌间神经丛的调节，食糜对肠黏膜的机械刺激和化学刺激可通过局部反射增强运动。一般来说，外在神经也可以调节小肠的运动，副交感神经的兴奋一般会增加肠壁的张力，增加肠壁的蠕动，而交感神经的作用则起反作用。胃泌素、P物质、脑啡肽、5-羟色胺等体液因子也能促进小肠的运动，而促胰液素、生长抑素和肾上腺素则起抑制作用。

3.回盲部括约肌的功能

回肠末端与盲肠交界处的环形肌明显增厚，称为回盲部括约肌。括约肌通常保持微收缩状态，使回肠末端的压力高于结肠的压力，可以防止食物残渣回流到结肠。食物进入胃后，可以通过胃-肠反射增强回肠蠕动，当蠕动波到达回盲部括约肌附近几厘米时，括约肌松弛，约有4 mL的内容物被推入结肠。

五、肝脏的消化功能和其他生理作用

肝脏是人体最大的消化腺，也是体内代谢的中心站。据估计，肝脏中发生了超过500种化学反应。实验表明，在肝脏完全切除后，即使给予适当的治疗，动物最多能存活50 h，可见肝脏是维持生命活动不可缺少的器官。

（一）肝脏的功能特性

肝脏的血供极为丰富，其血容量相当于人体总血量的14%。成人肝脏的血流量为每分钟

1500～2000 mL，其血液来自门静脉和肝动脉，两种来源的血液在肝窦状隙混合。门静脉从腹部脏器收集血液，其中含有丰富的营养物质，在肝脏中加工、储存或运输；同时，门静脉血液中被吸收的有害物质和微生物抗原物质也在肝脏内解毒或排出体外。正常情况下，肝内静脉窦可以储存一定量的血液，当身体失血时，可以从静脉窦排出更多的血液，以补充不足的循环血量。肝脏1/4的血供来自肝动脉，肝动脉富含 O_2，是肝细胞供氧的主要来源。流经肝脏的血液最终通过肝静脉进入下腔静脉并返回心脏。

肝脏的主要功能是代谢三种主要营养素，包括糖分解和糖原合成，蛋白质和脂肪分解、合成，以及维生素和激素代谢。肝脏中的各种代谢活动非常活跃，这与它所含酶的丰富程度有关。人体几乎所有的酶都存在于肝细胞中，酶蛋白含量约占肝脏总蛋白的2/3。

（二）肝脏的主要生理功能

肝脏有很多功能，例如胆汁的分泌、吞噬和防御、凝血因子的产生、血容量和水电解质平衡的调节和产热。肝脏在胚胎期也具有造血功能。

肝细胞能不断产生胆汁酸并分泌胆汁，在消化过程中能促进小肠内脂肪的消化、吸收。每天有800～1000 mL的胆汁通过胆管输送到胆囊。如果没有胆汁，40％的摄入脂肪会在粪便中流失，脂溶性维生素会吸收不良。胆汁还可以消除有害物质。

单糖被小肠黏膜吸收后，经门静脉进入肝脏，转化为肝糖原储存在肝脏中。成人肝脏平均含有约100 g糖原，足以维持24 h禁食。肝糖原在调节血糖浓度以维持其稳定中起着重要作用，当劳动、饥饿和发热引起高血糖消耗时，肝细胞可以将肝糖原分解为葡萄糖进入循环血液，因此，肝脏中的血糖经常升高。

从消化道吸收的氨基酸在肝脏中进行蛋白质合成、脱氨、转氨等，合成的蛋白质进入循环血液，供应全身器官组织，肝脏是血浆蛋白合成的主要场所，其作用是更新各种组织蛋白，因此，肝脏合成血浆蛋白的功能对于维持机体的蛋白质代谢具有重要意义。肝脏将氨基酸代谢产生的氨合成为尿素，尿素由肾脏排出。因此，随着肝病发生，血浆蛋白减少，血液中的氨水平升高。

肝脏是脂肪运输的枢纽。部分脂肪在消化、吸收后进入肝脏，然后转化为体脂储存。在饥饿期间，储存的身体脂肪可以被运送到肝脏，然后在那里被分解。在肝脏中，中性脂肪可以水解成甘油和脂肪酸，这种反应可以被肝脂肪酶加速，甘油可以通过葡萄糖途径被利用，脂肪酸可以被完全氧化成 CO_2 和水。肝脏也是体内参与脂肪酸、胆固醇和磷脂合成的主要器官之一，多余的胆固醇在胆汁中排出。人体内血脂的各种成分相对恒定，其比例由肝细胞调节，如果脂质代谢紊乱，脂肪就会在肝脏中堆积，形成脂肪肝。

肝脏可储存脂溶性维生素，人体95％的维生素 A 都储存在肝内，肝脏是维生素 C、维生素 D、维生素 E、维生素 K、维生素 B_1、维生素 B_6、维生素 B_{12}、烟酸、叶酸等多种维生素储存和代谢的场所。

正常情况下，血液中的各种激素维持在一定水平，多余的被肝脏加工灭活。肝病可引起雌激素失活障碍，引起男性乳房发育、女性月经不调、性征改变。醛固酮和加压素失活障碍会导致钠、水潴留，表现为水肿。

在机体新陈代谢过程中，门静脉从腹腔收集血液，血液中的污染物和微生物抗原在肝脏中被解毒和消除。肝脏是人体主要的解毒器官，它可以保护身体免受伤害，使毒物成为一种相对无毒或可溶的物质，随胆汁或尿液排出体外。

肝脏解毒有四种主要途径：

1. 化学作用

如氧化、还原、分解、结合和脱氧。如氨是一种有毒代谢物，可在肝脏中合成尿素，随尿液排出体外。有毒物质与葡萄糖醛酸、硫酸、氨基酸等结合后可变成无毒物质。

2．分泌作用

肠道中的一些重金属（如汞）和细菌可随胆汁分泌物排出体外。

3．蓄积作用

一些生物碱如士的宁、吗啡等可在肝脏中蓄积，然后肝脏逐渐少量释放这些物质，以减轻中毒过程。

4．吞噬作用

当肝脏受损时，人体容易中毒或感染，肝细胞中含有大量枯否细胞，吞噬能力强，能吞噬细菌，保护肝脏。

肝脏是最大的网状内皮细胞吞噬系统。肝静脉窦的内皮层含有大量的枯否细胞，可以吞噬血液中的异物、细菌、染料和其他颗粒。当肠黏膜受到感染、损伤时，致病性抗原物质可通过肠黏膜（即肠道免疫系统的第一道防线）进入肠壁的毛细血管和淋巴管（即肠系膜淋巴结和肠系膜淋巴结）。肝脏成为肠道免疫系统的第二道防线。实验表明，大分子抗原可通过淋巴结从肠道到达肠系膜淋巴结，而小分子抗原主要通过门静脉微血管到达肝脏。肝脏中的单核巨噬细胞可以吞噬这些抗原物质，加工后的抗原物质可以刺激机体的免疫反应。因此，健康的肝脏可以发挥其免疫调节作用。

（三）肝脏功能的储备及肝脏的再生

肝脏功能具有巨大的储备。肝脏在部分切除后迅速再生并在达到其原始大小时停止的机制尚不清楚。近年来，从肝脏中分离出两种与肝再生有关的物质：一种物质能刺激肝再生，引起DNA和蛋白质合成增加；另一种物质能抑制肝细胞再生。由此可以推断，在正常动物中，抑制剂的作用可能更强，而在肝脏被部分切除的大鼠中，促进再生物质的作用更强。

一些数据表明，某些激素在肝脏再生中也起着重要作用。去除动物的垂体或肾上腺会降低肝细胞的再生能力；而生长激素或肾上腺皮质激素的使用可以恢复其再生能力，在饲料中添加甲状腺提取物也可以促进肝细胞再生。近年来，还发现胰岛素在肝脏再生中也发挥着重要作用。

六、大肠的功能

人体大肠没有重要的消化功能。大肠的主要功能是吸收水分和无机盐，还为消化、吸收的食物残渣提供临时储存场所，并将食物残渣转化为粪便。

（一）大肠液的分泌

大肠液由肠黏膜表面的柱状上皮细胞和杯状细胞分泌。大肠分泌物富含黏液和HCO_3^-，pH值为8.3～8.4。大肠液可能含有少量二肽酶和淀粉酶，但对新陈代谢影响不大。大肠液的主要功能是它所含的黏液蛋白，可以保护肠壁，润滑大便。

大肠液的分泌主要是由食物残渣对肠壁的机械性刺激引起的。副交感神经的刺激增加分泌，而交感神经的刺激减少正在进行的分泌。迄今为止，尚未发现重要的体液调节。

（二）大肠的运动和排便

大肠的运动较少，对刺激的反应也较迟缓，这些特性使大肠成为粪便的临时储存场所。

（三）袋状往返运动

这是空腹平静时最常见的运动形式，是由于环形肌不规则收缩，导致结肠内出现一系列结肠袋，结肠内压力增加，结肠袋做短距离的前后移动，有助于水的吸收。

（四）分节推进和多袋推进

分节推进是指括约肌有规律地收缩，将一个结肠袋的内容物推向相邻的肠段，收缩完成后，肠内容物不会返回原来的地方；多个结肠囊同时收缩，其内容物被推到下一段，称为多袋推进。这种运动是在进食后或副交感神经兴奋时观察到的。

（五）蠕动

大肠的蠕动由几个稳定的前向收缩波组成。收缩波前的肌肉松弛，常充满气体；收缩波后面的肌肉保持收缩，关闭并排空该段肠道。

大肠中还有一种蠕动非常迅速，进展非常远，即所谓的集团蠕动（mass peristalsis）。它通常从横结肠开始，可以将部分肠内容物推入降结肠或乙状结肠。集团蠕动常在进食后发生，最常见于餐后60 min内，这种反射主要是通过内部神经丛的传递来实现的。

正常人的直肠内通常没有粪便。当蠕动将粪便推入直肠时，可扩张并刺激直肠壁上的感受器，将冲动沿骨盆神经和腹下神经传递到腰骶脊髓的主要排便中心，同时，它被上传到大脑皮层，引起排便。此时，冲动由骨盆神经传递，使降结肠、乙状结肠和直肠收缩，肛门内括约肌松弛。同时，阴部神经的传出冲动减少，使肛门外括约肌松弛，粪便通过。排便也会刺激支配腹部和膈肌的神经，导致腹部和膈肌收缩并增加腹内压力，这有助于排便。

大肠中有大量细菌，主要是大肠杆菌、葡萄球菌等，主要来自食物和空气。它们分解糖和脂肪的过程称为发酵，产物有乳酸、乙酸、CO_2、甲烷、脂肪酸、甘油、胆碱、蛋白胨、氨基酸、NH_3、H_2S、组胺、吲哚等，它们部分被肠壁吸收，然后在肝脏中解毒。此外，结肠中的细菌还可以利用肠道中较简单的物质合成维生素B复合物和维生素K，从而被人体吸收利用。

近年来的研究表明，食物中的纤维素对肠道功能和胃肠道疾病有重要影响。人们普遍认为，适当增加食物中的纤维素含量，有利于改善健康，预防便秘、痔疮和结肠癌等疾病的发生。食物中的纤维素对肠道功能的影响如下：多糖纤维能与水结合成凝胶，可限制水分吸收，增加粪便体积，促进粪便排泄；纤维素能刺激肠蠕动，缩短粪便在大肠的停留时间，减少有害物质对胃肠道和全身的毒害作用。膳食纤维可以降低食物的热量比例，减少高热量食物的吸收，帮助纠正异常肥胖。

七、吸收

（一）吸收的部位和途径

消化道不同部位吸收的物质和吸收率不同，这主要取决于消化道各部位的组织结构和食物在消化道各部位的程度和停留时间。食物通常不会被口腔和食道吸收。胃内也只有少量的食物被吸收。小肠是主要吸收部位，碳水化合物、蛋白质和脂肪的消化产物大部分在十二指肠和空肠被吸收，回肠具有主动吸收胆盐和维生素B_{12}的独特功能。食物中的大部分营养物质通常到达回肠时已被完全吸收，所以回肠代表了吸收功能的储备。大肠主要吸收水分和盐分，一般情况下，大肠可吸收肠内容物中80%的水分和90%的Na^+和Cl^-。

正常成人的小肠长4～5 m。小肠内壁有许多环状皱襞。皱襞上有许多绒毛。绒毛长0.5～1.5 mm。每个绒毛的外表面是一层柱状上皮细胞，每个柱状上皮细胞的顶膜上约有1700个微绒毛。由于环状皱襞、绒毛和微绒毛的存在，小肠的吸收面积比相同长度的简单圆柱体的面积增加了约600倍，达到200～250 m²。除了小肠吸收面积大外，食物在小肠内停留时间也长（3～8 h），同时食物已经被消化成适合小肠吸收的小分子物质，这都是小肠吸收的有利条件。

（二）小肠内主要物质的吸收

小肠吸收的物质不仅包括经口摄入的食物和水，还包括水、无机盐和一些从各种消化腺排泄到消化道的有机成分。以水为例，每天排泄到消化道的各种消化液总量可以达到 $6\sim8$ L，每天也要喝 $1\sim2$ L 的水，而从粪便中排出的水每天只有 150 mL 左右。因此，人体每天通过小肠摄入的液体可以达到 8 L 以上。如果如此大量的水分不能返回体内，势必会导致严重脱水，破坏内环境的稳态。

正常情况下，小肠每天还要吸收数百克糖、$100\sim150$ g 脂肪、$50\sim100$ g 氨基酸和 $50\sim100$ g 离子。事实上，小肠的吸收能力远远超过这些数值，因此，小肠具有巨大的储备能力。

水的吸收是跟随溶质的吸收被动吸收的，各种溶质，特别是 NaCl 的主动吸收所产生的渗透压梯度是水的主要驱动力。细胞膜和细胞之间的紧密连接对水的通透性很强，驱动水吸收的渗透压一般只有 $3\sim5$ mOsm/$(kg\cdot H_2O)$。在十二指肠和上空肠，从肠腔进入血液的水和从血液进入肠腔的水的量较大，因此，肠腔内液体的浓度梯度并没有明显降低。

一般来说，Na^+、K^+、NH_4^+ 等一价碱金属盐吸收快，而多价碱金属盐吸收非常慢。所有能结合形成沉淀的盐类，如硫酸盐、磷酸盐、草酸盐等，都不能再吸收。

成人每天摄入 $5\sim8$ g Na^+，每日分泌到消化液中的 Na^+ 为 $20\sim30$ g，每日通过大肠吸收的总 Na^+ 为 $25\sim35$ g，表明 $95\%\sim99\%$ 肠内容物 Na^+ 被吸收。肠黏膜上皮从肠腔摄取 Na^+ 是一个主动过程，驱动力来自上皮细胞基底外侧膜钠泵的活性。钠泵活性导致细胞内 Na^+ 低，黏膜上皮细胞内的电位比肠外腔约负 40 mV，因此，顺电化学 Na^+ 梯度与其他物质（如葡萄糖、氨基酸和其他反浓度差异）运输到细胞中。进入细胞的 Na^+ 通过基底外侧膜的钠泵从细胞中转运出进入间质液，然后进入血液。

成人每天吸收约 1 mg 铁。铁的吸收与身体对铁的需求有关。服用相同剂量的铁剂后，缺铁患者可以比正常人多吸收 $2\sim5$ 倍的铁。食物中的铁大部分是高铁（Fe^{3+}），不易被吸收，当被还原为亚铁（Fe^{2+}）时，它更容易被吸收。Fe^{2+} 的吸收速度比同量的 Fe^{3+} 快 $2\sim15$ 倍。维生素 C 能将 Fe^{3+} 还原为 Fe^{2+}，促进铁的吸收。铁在酸性环境中易溶解吸收，因此，胃液中的盐酸可促进铁的吸收，胃大部切除术患者可能伴有缺铁性贫血。

铁主要在小肠上部被吸收。肠黏膜细胞对无机铁的吸收是一个活跃的过程，需要各种蛋白质的辅助转运。黏膜细胞顶膜中的二价金属转运蛋白 1（DMT1）可将无机铁转运至细胞内，而黏膜细胞基底外侧膜的铁转运蛋白（FP1）可将无机铁转运至细胞内。无机铁被运输出细胞并进入血液，这两者都需要能量。黏膜细胞在吸收铁后立即失去从肠腔吸收铁的能力，而不会将其转移到血浆中。这样，储存在黏膜细胞中的铁量就成为铁重吸收的抑制因素。这种精密的均衡吸收机制，既保证了肠黏膜对铁的强大吸收能力，又能防止过多的铁进入人体造成铁过载（iron overload）。

食物中 $20\%\sim30\%$ 的钙被吸收，大部分从粪便中排出。钙必须转化为 Ca^{2+} 才能被吸收，影响 Ca^{2+} 吸收的主要因素是维生素 D 和人体对钙的需求。高活性维生素 D（1,25-二羟基维生素 D_3）能促进小肠对 Ca^{2+} 的吸收。由于钙需求增加，儿童和哺乳期妇女的钙摄入量增加。此外，钙盐只能以水溶性状态（如 $CaCl_2$、葡萄糖酸钙溶液）在肠腔内被吸收。肠内容物中的磷酸过多会导致形成不溶性磷酸钙，使 Ca^{2+} 不能被吸收。此外，脂肪类食物可促进钙的吸收，脂肪分解时释放的脂肪酸可与 Ca^{2+} 结合形成钙皂，钙皂可与胆汁酸结合形成水溶性复合物被吸收。肠黏膜对 Ca^{2+} 的摄取有两种形式，即跨上皮途径和细胞旁途径。十二指肠是上皮细胞主动吸收 Ca^{2+} 的主要部位，小肠各段均可通过细胞旁通路被动吸收 Ca^{2+}，空肠和回肠是吸收 Ca^{2+} 的主要部位。Ca^{2+} 摄取的跨上皮途径包括以下三个步骤：肠腔中的 Ca^{2+} 通过上皮细胞顶膜中的特定钙通道沿电化学梯度进入细胞；迅速与钙结合蛋白（calcium-binding protein）结合，以维持低水平的游离 Ca^{2+} 在细胞质中的浓度，避免干扰细胞内信号传导和其他功能；与钙结合蛋白结合的 Ca^{2+} 在转运至基底外侧膜时发生相互作用，钙结合蛋白通过基底外侧膜中的钙泵和 Na^+-Ca^{2+} 交换被分离并转运出细胞，然后进入血液。上述参与 Ca^{2+} 吸收的特定钙通道、钙结合蛋白、钙泵和 Na^+-Ca^{2+} 交换均受 1,25-二羟基维生素 D_3 的精细调控，通过影响基因表达来促进钙离子的合成。

小肠吸收的负离子主要是 Cl^- 和 HCO_3^-，钠泵产生的电位差可以促进肠腔内的负离子运动进入细胞。然而，有证据表明负离子也可以独立地跨膜移动。

饮食中的糖类通常要被分解成单糖才能被小肠上皮细胞摄取，不同单糖的摄取率差异很大，己糖摄取快，而戊糖则很慢。在己糖中，半乳糖和葡萄糖吸收最快，其次是果糖，甘露糖最慢。

大多数单糖的吸收是一个对抗浓度差异的主动过程。肠黏膜上皮细胞刷状缘膜中存在一种 Na^+-葡萄糖同向转运体，可选择性地将肠腔内的葡萄糖或半乳糖通过黏膜细胞刷状缘细胞转运到人体细胞中。进入细胞的单糖以载体扩散的方式离开细胞，然后进入血液。不同的单糖对转运蛋白具有不同的亲和力，因此吸收率也不同。

食物中的蛋白质被消化分解成氨基酸后，几乎全部被小肠吸收。经热处理后，蛋白质因变性而易消化，并在十二指肠和近端空肠中被迅速吸收。

氨基酸的吸收与单糖相似，氨基酸从肠腔向人体黏膜上皮细胞的渗透过程也是一种二次主动转运。已在小肠黏膜细胞刷状缘鉴定出三种主要的氨基酸转运系统，分别转运中性氨基酸、酸性氨基酸和碱性氨基酸。一般来说，中性氨基酸的运输比酸性氨基酸的运输和碱性氨基酸的运输快。进入人体上皮细胞的氨基酸也以载体扩散的方式进入间质液，然后通过血液被人体利用。

蛋白质水解产生的寡肽也能被吸收，小肠黏膜上皮细胞刷状缘膜也有二肽和三肽转运系统，二肽和三肽可进一步被细胞内二肽酶和三肽酶分解成氨基酸，然后进入血液。

在小肠中，脂肪酸、单酰基甘油、胆固醇等脂肪消化产物与胆汁中的胆汁盐迅速形成混合胶束微胶粒。由于胆汁盐的双嗜性，它可以通过覆盖小肠黏膜上皮细胞表面的静水层将脂肪消化产物运送到上皮细胞表面。在这里，单酰基甘油、脂肪酸、胆固醇等从混合胶粒中释放出来，通过上皮细胞的脂质膜进入细胞。

长链脂肪酸和单酰基甘油被吸收后，大部分在肠上皮细胞的内质网重新合成为甘油三酯，与细胞内产生的载脂蛋白合成乳糜微粒。乳糜微粒形成后，进入高尔基复合体，被质膜结构包裹，形成囊泡。当囊泡迁移至细胞底膜时，与细胞膜融合，释放细胞质中的乳糜微粒，乳糜微粒进入细胞间液，扩散至淋巴循环。

中短链甘油三酯水解过程中形成的脂肪酸和单酰基甘油在小肠上皮细胞中不发生变化，它们是水溶性的，可以直接从细胞基底膜侧扩散到血液中，不进入淋巴系统。由于动物油、植物油含有较多的碳原子数超过 15 的长链脂肪酸，脂肪的吸收主要通过淋巴进行。

胆固醇主要从肝脏分泌的食物和胆汁进入肠道。胆汁胆固醇是游离的，而食物胆固醇是部分酯化的。酯化的胆固醇必须被消化液中的胆固醇酯酶水解，转化为游离胆固醇，才能被吸收。游离胆固醇通过形成混合胶束在小肠上部被吸收。大多数摄入的胆固醇在小肠的上皮细胞中重新酯化形成胆固醇酯，与载脂蛋白一起最终形成乳糜微粒，通过淋巴系统进入血液。

胆固醇的吸收受许多因素的影响。饮食中胆固醇含量越高，吸收的越多，但两者之间的关系不是线性的。膳食脂肪和脂肪酸促进胆固醇吸收，而各种植物甾醇（例如豆甾醇、β-谷甾醇）通过竞争性抑制、阻碍吸收。胆汁盐可以与胆固醇形成胶束，有利于胆固醇的吸收，饮食中不能吸收的纤维素、果胶、琼脂等很容易与胆盐结合成复合物，阻碍胶束的形成，从而降低胆固醇吸收。

抑制肠黏膜细胞中载脂蛋白合成的物质可以通过阻止乳糜微粒的形成来降低胆固醇的吸收。

大多数维生素在小肠上部被吸收，只有维生素 B_{12} 在回肠被吸收。大多数水溶性维生素（例如维生素 B_1、维生素 B_2、维生素 B_{16}、维生素 PP）通过 Na^+ 依赖性同向转运体吸收。食物中发现的大多数维生素都与蛋白质结合。胃蛋白酶消化蛋白质的作用和胃中的低 pH 环境使维生素 B_{12} 从其结合形式中释放出来，游离的维生素 B_{12} 与 R 蛋白（R protein, transcobalamin, TC）的糖蛋白结合。R 蛋白存在于唾液和胃液中，并在很宽的 pH 值范围内与维生素 B_{12} 紧密结合。壁细胞分泌的内因子是一种维生素 B_{12} 结合蛋白，但内因子与维生素 B_{12} 结合的亲和力低于 R 蛋白，所以胃内大部分维生素 B_{12} 与 R 蛋白结合。胰蛋白酶在 R 蛋白和维生素 B_{12} 的连接处分解这种复合物并释放维生素 B_{12}。然后游离维生素 B_{12} 与内因子结合。它的复合物可以抵抗胰蛋白酶消化。回肠上皮细胞的顶膜含有受体蛋白，可识别并结合内因子–维生素 B_{12} 复合物并将维生素 B_{12} 转运至肠上皮细胞。如果体内发生萎缩性胃炎或胃大部切除术，由于内因子分泌不足，维生素 B_{12} 吸收不足，可能发生巨幼细胞性贫血。脂溶性维生素 A、维生素 D、维生素 E、维生素 K 的吸收与脂类消化产物的吸收相同。

（三）大肠的吸收功能

小肠每天进入大肠的内容物大约为 1000～1500 mL，大肠黏膜吸收水和电解质的能力很强，每天最多可以吸收 5～8 L 的水和电解质，所以大部分的水和电解质被重新吸收。只有大约 150 mL 的水和少量的 Na^+ 和 Cl^- 随粪便排出。如果大便在结肠中停留的时间过长，结肠中的水分会不断被吸收，这会导致大便变得干硬而引起便秘。如果过多的液体进入结肠或结肠吸收液体的能力下降，就会发生腹泻。

大肠可吸收肠道细菌合成的维生素 B 复合物和维生素 K，以补充饮食中缺乏的维生素；此外，大肠还可以吸收细菌分解食物残渣产生的乙酸、丙酸和短链脂肪酸。

（四）肠道微生态的概念和生理意义

人体是共生微生物的载体，微生物的数量是人体细胞总数的几十倍，它们广泛分布于人体的皮肤、口腔、消化道、呼吸道、生殖道等部位，编码的基因数量远远超过人体细胞编码的基因数量。正常的肠道微生物群和人体宿主微环境组成了肠道微生物群。人体宿主微环境与肠道微生物共同进化形成相互依存的共生复合体，可以直接或间接影响人体的各种生理功能。除了上述分解食物、维生素和氨基酸的合成，人体与其肠道微生物之间的相互作用也是人体免疫系统发育成熟的重要根源之一，肠道微生物可以影响脂肪的储存，改善线粒体活动调节能量代谢；它可以通过肠–脑轴与中枢神经系统的交流来调节，影响宿主的大脑行为；促进血管生成；参与骨密度的调节；同时，肠道微生态的稳定性对于人体维持肠道上皮的完整性和对肠道病原体引起的传染病的抵抗力具有重要意义。

第三节　消化性溃疡的病理学

消化性溃疡的病因和发病机制可能不同，但临床表现大体相似。一般认为，消化性溃疡的形成是由于胃黏膜损伤与保护之间的不平衡所致。损伤因素有：①胃酸、胃蛋白酶；②幽门螺杆菌（Hp）感染；③药物因素，如阿司匹林/非甾体药物（NSAID）；④乙醇；⑤胆盐。胃黏膜保护因素是指：①胃黏膜黏液屏障；②碳酸氢盐；③细胞再生；④前列腺素和表皮生长因子；⑤黏膜血流等。当对胃黏膜的损害大于保护时，可能会发生溃疡。还有心理、遗传和其他因素使溃疡病因复杂化。胃溃疡和十二指肠溃疡的发病机制不同，前者是保护因素过弱，后者是损伤增强或两者兼而有之。

一、病因及发病机制

（一）胃酸和胃蛋白酶在胃溃疡的发病机制中起重要作用

消化性溃疡的定义是溃疡是由胃酸和胃蛋白酶的自身消化引起的。虽然幽门螺杆菌在溃疡病的发病机制中起重要作用，但"无酸无溃疡"的传统概念至今仍在沿用。胃蛋白酶对胃黏膜有侵袭作用，酸和蛋白酶比单独酸更容易引起溃疡，提示胃蛋白酶在溃疡形成中起重要作用。

（二）Hp 的发现使消化性溃疡的病因和治疗发生了根本性的变化

Hp 是引起消化性溃疡的重要因素。Hp 与上消化道疾病密切相关，原因如下：Hp 在消化性溃疡患者中的检出率非常高，胃溃疡中 Hp 的检出率通常在 70% 以上，而 90%～100% 的十二指肠溃疡是与 Hp 相关的溃疡。大量临床研究表明，根除 Hp 可加速溃疡愈合，显著减少或预防溃疡复发。简单的抗 Hp 感染可以促进溃疡愈合，并且可能与使用 H_2 受体拮抗剂一样有效。胃溃疡和慢性胃炎几乎同时存在，慢性胃炎必须先于胃溃疡。流行病学研究表明，胃炎的部位、严重程度和发展与胃酸分泌和十二指肠溃疡的发展有关。Hp 感染已被公认为慢性胃炎的主要原因，表明 Hp 感染与慢性胃炎和消化性溃疡病之间存在密切关系。许多研究表明，消化性溃疡仅与少数特定的 Hp 株相关，这些特定菌株与空泡细胞毒素 A（vacA）和细胞毒素相关基因 A（cagA）有关。

（三）胃和十二指肠黏膜损伤是引起消化性溃疡的主要原因

完整、健康的黏膜不会出现溃疡，溃疡是由黏膜破裂引起的。胃黏膜具有抵抗各种物理损伤和化学损伤的功能。这包括黏液和碳酸氢盐的分泌、胃上皮细胞之间的紧密连接和脂蛋白层、胃黏膜血流及胃黏膜细胞的更新。许多药物会损伤胃黏膜，如解热镇痛药、抗癌药、一些抗生素、肾上腺皮质激素等。特别是非甾体抗炎药对胃黏膜的损伤，主要通过两种机制：非甾体抗炎药是脂溶性药物，可直接穿过胃黏膜屏障，逆转 H^+ 扩散，造成黏膜损伤的系列；抑制前列腺素合成，削弱黏膜防御机制。

（四）遗传因素在胃溃疡发病机制中的作用仍需要重视

有溃疡病家族史的发生率高：十二指肠溃疡患者的孩子发生溃疡的可能性是没有溃疡者的孩子的 3 倍。胃溃疡患者的后代通常有胃溃疡，而十二指肠溃疡患者的后代往往有十二指肠溃疡，说明这两种疾病的遗传是相互独立的，是两种遗传疾病。对双胞胎的观察表明，单卵双胞胎的溃疡一致性高达 53%，双卵双胞胎的溃疡一致性是 36%。但由于近年来 Hp 感染引起的家庭融合现象，遗传因素在溃疡病中的地位值得怀疑，但这只是初步研究，此时不能否认遗传因素的作用。

（五）心理因素在胃溃疡发病中的作用不容忽视

心理因素可增加胃酸分泌。但心理因素对胃酸分泌的影响存在个体差异。消化性溃疡的发生率与心理因素、慢性生活压力事件和对发生溃疡的恐惧程度显著相关。没有心理因素和压力事件的人溃疡愈合率明显高于有压力事件的人，前者的溃疡愈合率明显高于后者的溃疡愈合率。

二、病理变化

保护因素减弱后，最初表现为胃黏膜的炎症反应。由于胃炎影响胃的功能和张力，黏液分泌的数量和质量都会发生变化，从而导致胃黏膜屏障功能的破坏和溃疡的形成。

另一个破坏胃黏膜屏障的常见因素与胆汁反流有关。正常的胃黏膜屏障由黏膜上皮细胞顶部的脂蛋白层组成，可以阻止氢离子从胃腔和黏膜扩散出来，主要是阻止氢离子从胃腔中移动，通过胃黏膜进入细胞。幽门括约肌功能不全引起的胃溃疡，十二指肠中的胆汁酸和溶血卵磷脂会回流到胃部，刺激胃黏膜，破坏胃黏膜屏障，引起肥大细胞释放组胺，毛细血管扩张和毛细血管壁通透性增加，引起急性胃炎，之后再伴有黏膜肿胀、出血、胃蛋白酶分泌增加和局部梗阻，进而发展为慢性胃炎，最终导致消化性溃疡。

导致消化性溃疡发展的另一个重要因素是胃和十二指肠黏膜缺血。缺血不利于细胞更新和伤后恢复，在胃酸、胃蛋白酶、胆汁酸等侵袭性因素的影响下易形成溃疡。

胃溃疡的形成与十二指肠溃疡几乎相同。胃溃疡更常发生在胃小弯近幽门处，尤其是在胃窦部。它很少发生在胃底和胃大弯。溃疡常单发，呈圆形或椭圆形，直径小于 2 cm。溃疡边缘整齐，基部平坦干净，通常穿透黏膜到达肌肉层甚至浆液层。由于胃蠕动，溃疡的贲门侧通常较深，边缘平坦且有凹痕，幽门侧较浅且呈阶梯状，胃壁的各层以断裂和阶梯状的方式暴露出来。消化性溃疡周围的黏膜被溃疡下方的瘢痕组织呈放射状拉动。

显微镜下，溃疡底部由内向外分为4层：外层覆盖有少量炎性渗出物（白细胞、纤维蛋白等）；下层是坏死层；再下层是较新鲜的肉芽组织层；最下层从肉芽组织迁移到旧疤痕组织。位于瘢痕底部的小动脉常因动脉壁增厚、管腔变窄或炎症刺激而发生增生性动脉内膜炎伴血栓形成，可引起局部供血不足，阻碍组织再生，使溃疡难以愈合。

十二指肠溃疡类似于胃溃疡，但十二指肠溃疡通常发生在球的前壁或后壁。溃疡通常很小，直径小于 1 cm。溃疡很浅，很容易愈合。

一般认为胃溃疡癌变的病理标准如下：①溃疡肌层撕裂，溃疡底部由标准瘢痕组织和肉芽组织代替。②溃疡边缘黏膜固有肌层融合。③癌巢仅位于溃疡边缘不规则再生的上皮中。④溃疡基部可出现闭塞性动脉炎、神经瘤破裂、异物反应。其中第一个是必要条件，其余是附加条件。

目前公认十二指肠溃疡不会癌变，可与胃癌同时发生。国内外文献中十二指肠溃疡与胃恶性肿瘤并存的比例为0.1%～3.5%。胃恶性肿瘤的主要组织学类型为腺癌，其他为淋巴肉瘤和平滑肌肉瘤。肿瘤的位置通常位于胃的远端，较少位于胃底或贲门附近。

（刘海鹏）

参考文献

[1] 丁自海.临床解剖学［M］.北京:人民卫生出版社,2014.

[2] 朱大年,王庭槐.生理学［M］.北京:人民卫生出版社,2018.

[3] 李一鑫,李秀明,张楠,等.幽门螺杆菌感染与胃癌发生发展及预后的相关性研究［J］.中华肿瘤防治杂志,2015,22(2):91-108.

[4] 王颂歌,余会丽,马明,等.抗菌药物对幽门螺杆菌感染胃溃疡患者血清炎症因子及胃泌素指标的影响［J］.中华医院感染学杂志,2016,26(11):2470-2472.

[5] 杨瑞琦,毛华,黄丽韫,等.铝碳酸镁联合艾司奥美拉唑治疗胃溃疡黏膜愈合质量的临床研究［J］.中华消化杂志,2017,37(1):35-40.

[6] WU C,KRAFT P,ZHAI K,et al. Genome-wide association analyses of esophageal squamous

cell carcinoma in Chinese identify multiple susceptibility loci and gene-environment interactions［J］. Nature Genetics, 2014, 46（9）: 1040−1041.

［7］FANG B, LIU H Y, YANG S Y, et al. Impact of Social Isolation on Subsequent Peptic Ulcer Recurrence in Older Adults with Mild Cognitive Impairment: The Role of Change in Severity of Depression ［J］. Psychosomatic Medicine, 2020, 82（2）: 197−207.

［8］DEDING U, EJLSKOV L, GRABAS M P, et al. Perceived stress as a risk factor for peptic ulcers: a register-based cohort study［J］. BMC Gastroenterology, 2016, 16（1）: 140.

第四章
消化性溃疡的病因学

第一节　幽门螺杆菌感染

一、幽门螺杆菌的发现历史

幽门螺杆菌（helicobacter pylori，Hp）是人类最古老且最密切的伙伴之一，然而科学家费了一个多世纪才认识它们。早在1875年，德国解剖学家就发现了寄居在人体胃黏膜层的螺旋样细菌。消化性溃疡（peptic ulcer，PU）的研究以早放弃细菌假设为特征，后来的研究发现了导致该疾病的主要原因幽门螺杆菌。PU是由人胃黏膜中的细菌引起的假说在1954年被美国胃肠病学的主要权威帕尔默否定。尽管在过去的50年里，关于细菌黏附在胃黏膜的信息始终如一，但他的话使得肠胃学细菌学的发展对世界关闭。帕尔默1954年进行了一项大规模研究，检查了1180名受试者，其中20%为健康个体，其余为胃肠道疾病患者。研究表明，受试者胃黏膜中未发现细菌。他的研究确立了细菌不能在人的胃里生存的结论。因此，在接下来的20年里，对胃细菌的研究很少受到关注。现在我们知道，帕尔默的研究具有很大的误导性，因为它基于一种不适合检测螺旋菌的方法。

直到1982年，澳大利亚医生罗宾·沃伦（Robin Warren）和巴里·马歇尔（Barry Marshall）才分离出这种细菌，在1984年以前进行的消化性溃疡的临床调查甚至没有考虑研究人群中幽门螺杆菌的状况。接下来的10年里，研究者发现胃里带有这种微生物的人，罹患消化性溃疡（胃壁或十二指肠壁破损）的风险较高，并且幽门螺杆菌还能引发胃癌。Robin Warren和Barry Marshall也因此在2005年获得诺贝尔医学奖。虽然在80%以上的十二指肠溃疡患者和60%以上的胃溃疡患者中发现这种感染，幽门螺杆菌对消化性溃疡中描述的许多生理异常的确切作用仍不清楚。

二、幽门螺杆菌与消化性溃疡的关系

消化性溃疡的主要危险因素是幽门螺杆菌和非甾体抗炎药的使用，但并不是所有感染幽门螺杆菌或服用非甾体抗炎药的人都会发生消化性溃疡。这种病菌感染通常在儿童时期获得。感染的风险因素包括较低的社会经济地位和不卫生条件或拥挤。幽门螺杆菌感染在发展中国家的流行率更高，在某些种族中更常见。幽门螺杆菌寄生在世界近一半人口的胃黏膜；然而，在大多数情况下为无症状感染者。幽门螺杆菌引起的感染在发展中国家估计为85%~95%，在发达国家约为

30%～50%。口－口途径和粪－口途径是该细菌的两种主要传播途径。

幽门螺杆菌是一种革兰阴性、螺旋形、微嗜氧、有鞭毛的细菌，能够将其形状从螺旋形转变为球形，可能与提高细菌在宿主胃微环境中的生存有关。螺旋形的幽门螺杆菌使细菌能够有效地活动，而球形的幽门螺杆菌提供了在胃上皮黏液层定植的能力，进一步增强了细菌的侵袭性。此外，幽门螺杆菌能够形成生物膜，降低其对几种抗生素的敏感性，导致抗生素耐药性突变，进一步加大了细菌根除的难度。

幽门螺杆菌是消化性溃疡的主要病因已得到胃肠病工作者的普遍认可，其理由有以下几个方面：（1）幽门螺杆菌在胃溃疡中的检出率通常为70%以上，在十二指肠溃疡中为90%～100%，其检出率在不同国家不同地区悬殊。（2）根除幽门螺杆菌可以加速溃疡愈合，预防或减少溃疡复发。（3）消化性溃疡与慢性胃炎几乎同时存在，而在消化性溃疡发生之前必先有慢性胃炎。（4）消化性溃疡只与某些特异的幽门螺杆菌菌株相关，如幽门螺杆菌的空泡细胞毒素（vacuolation cytotoxin A，VacA）、细胞毒素相关基因A（cytoxin associated gene A，cagA）等。幽门螺杆菌的致病性与多种机制有关，其中宿主信号通路的改变、胃黏膜内的间接炎症反应和胃上皮细胞的表观遗传改变是主要的途径。

三、幽门螺杆菌致黏膜损伤机制

幽门螺杆菌相关疾病的严重程度与许多毒力因素有关，幽门螺杆菌的特殊基因型起着关键作用。此外，最重要的是宿主、胃微环境以及细菌毒力因素之间的相互作用。幽门螺杆菌毒力因子不仅参与炎症反应的诱导，而且还控制和调节这些反应，维持慢性炎症。幽门螺杆菌毒力因子使细菌在胃黏膜内定植和存活，导致进一步的免疫逃逸，最终造成黏膜损伤，诱导癌前病变。

幽门螺杆菌成功定植的一个关键事件是与胃上皮细胞建立牢固的黏附，这是由一组外膜黏附素介导的，这些黏附素与宿主细胞表面的分子相互作用。血型抗原结合黏附素A（BabA）和血型抗原结合黏附素B（BabB）是与宿主LewisB血型抗原。幽门螺杆菌菌株可分为BabA高产菌（Bab-h）（具有Leb结合活性）、BabA低产菌（Bab-l）（无Leb结合活性）、Bab-阴性菌株（Bab2基因阴性）。然而，有趣的是BabA-l菌株感染与最高的黏膜损伤相关，并有最高的胃癌风险。在A、B和O血型丰富的人群中，大多数分离的幽门螺杆菌能结合集中的血型抗原A、B和O（全能型）。但是，在O型血占主导地位的南美美洲印第安人人群中，60%的幽门螺杆菌菌株与O型抗原结合最好，表明依附模式受A、B和O型血的区域丰度的影响。这种自适应结合是通过BabA多样化环1（DL1）中的单个氨基酸替代实现的。在低pH下，Leb-BabA相互作用被抑制，并通过酸中和恢复。这种酸性反应取决于BabA的pH传感器序列，不同菌株之间存在差异，这表明幽门螺杆菌菌株可能适应每个个体不同的酸分泌模式。BabA还增强了幽门螺杆菌Ⅳ型分泌系统。幽门螺杆菌外膜蛋白A［oipA，又称幽门螺杆菌外膜蛋白（OMP）H或HopH］是一种参与黏附和促进IL-8分泌的OMP。处于oipA状态的菌株与定植密度增加、中性粒细胞浸润和IL-8的产生有关。此外，已发现oipA状态与消化性溃疡和胃癌的风险之间存在显著相关性。除oipA外，幽门螺杆菌还具有其他OMP，如唾液酸结合黏附素（SabA，又称幽门螺杆菌OMP P/HopP）、幽门螺杆菌OMP Q（HopQ）、幽门螺杆菌OMP Z（HopZ）和幽门螺杆菌外膜（Hom）家族蛋白，如HomA、HomB、HomC和HomD。SabA的表达与胃pH呈负相关，有助于幽门螺杆菌适应胃环境的变化。有报道称，HopQ在CagA转位到宿主细胞中起重要作用。在Hom蛋白中，HomB能够诱导IL-8分泌。黏附相关脂蛋白A和B（AlpA/AlpB）有助于幽门螺杆菌与胃上皮细胞结合，促进细菌定植和生物膜形成。它还诱导IL-6和IL-8等炎症介质的表达。lacdinac特异性黏附素（LabA）是一种研究较少的黏附素，它也介导了幽门螺杆菌与胃上皮细胞的黏附。从连续活检分离的菌株的DNA指纹研究中可以明显看出，幽门螺杆菌的慢性定植在严重胃病的进展中至关重要。最近的研究表明，幽门螺杆菌对胃环境的适应性是由一种小型非编码RNA HPne4160调控的。慢性感染过程中HPne4160表达降低导致OMP和CagA表达增加。

编码TFSS和毒力蛋白CagA的基因位于约40 kb的细菌致病岛（cagPAI）内。CagA N端结构域还包含α5β1整合素的结合位点，这种相互作用被认为是CagA进入胃上皮细胞的先决条件。一旦进入细胞，磷脂酰丝氨酸（PS）与CagA N端结构域的Lys-Xn-Arg-X-Arg（K-Xn-R-X-R）基元相互作用，并将CagA固定在细胞膜的内表面。在这个基序中，Lys和Arg（R619和R621）位点高度保守，并暴露于西方菌株（如G26，695和G27，J99）和东亚菌株（如F75）。相反，636的位置是高度可变的，K636N突变与病理的严重程度相关。在细胞内，CagA被磷酸化，并与Src-homology 2（SH2）域形成复合物，如SHP2、Grb2和CSK蛋白，并改变许多宿主信号通路，导致异常的细胞骨架变化，细胞增殖，通过NF-κB途径分化并诱导IL-8等促炎细胞因子的分泌。导致这些下游事件级联的关键磷酸化发生在CagA的C端结构域。该结构域包含一个保守的磷酸化酪氨酸残基，该残基由5个氨基酸组成，Glu-Pro-Ile-Tyr-Ala（EPIYA）。CagA-EPIYA基序可分为A型、B型、C型和D型。第一个EPIYA基序被称为EPIYA-a，接着是EPIYA-b，然后是EPIYA-c或EPIYA-d。C片段（通常是13个拷贝）是西方CagA（WSS）的特征，而D片段（通常是一个拷贝）见于东亚CagA（ESS）。对于WSS-CagA（EPIYA-C），磷酸化程度与EPIYA-c的拷贝数成正比，影响下游通路的激活强度。然而，es-CagA（EPIYA-d）对SHP2有更强的亲和力，从而增强下游效应通路，导致侵袭性疾病。此外，发现CagA的表达水平在不同菌株之间存在差异。CagPAI中其他基因的突变也会影响毒性。例如，在CagL中具有Y58/E59多态性的幽门螺杆菌菌株诱导胃癌的风险较高。

空泡状细胞毒素A（VacA）是一种由N端（p33）和C端（p55）片段组成的致孔分泌毒素，与受体蛋白酪氨酸磷酸β、表皮生长因子受体（EGFR）和鞘磷脂结合，并通过网格蛋白独立的内吞机制而内化。内化的VacA在细胞内产生大量的酸性液泡。此外，VacA的p33亚基进入线粒体，通过激活Bax诱导细胞色素C释放，并促进细胞死亡。VacA基因编码具有信号序列（s）、中间区域（m）和C端区域的前体蛋白。后来，在s区和m区之间又发现了另一个区域，命名为中间（i）区。VacA基因具有高度多态性，每个区域（s，i，m，c和d）至少有两个等位基因；对于VacAs，s_1（细分为s_{1a}和s_{1b}）和s_2；对于vacAm，m_1（再分为m_{1a}，m_{1b}和m_{1c}）和m_2。VacAs$_1$i$_1$m$_1$等位基因组合与CagA的存在紧密相连，导致一种高毒性菌株类型（VacAs$_1$i$_1$m$_1$CagA+）。同时表达CagA和VacAs$_1$m$_1$的菌株感染形成胃癌前病变的风险比感染良性幽门螺杆菌菌株（如VacAs$_2$m$_2$CagA）高。VacA除了具有s、m、i区域的多样性外，还具有c、d区域，但其在发病机制中的作用尚不清楚。c_1和d_1基因型可以作为生物标志物，因为它们与胃癌风险的增加有关。d_1/c_1株与分泌空泡细胞毒素型编码的$s_1m_1i_1$有关，d_2/c_2株与非分泌空泡细胞毒素型编码的$s_2/m_2/i_2$基因型有关。来自亚洲国家的研究表明，十二指肠溃疡促进基因A（dupA）的存在与十二指肠溃疡伴大量中性粒细胞浸润和胃窦IL-8表达增加的风险有关。相反，它的存在与胃萎缩、肠化生和胃癌的风险呈负相关。同样，幽门螺杆菌的中性粒细胞活化蛋白（NAP）刺激中性粒细胞向胃上皮细胞浸润，导致活性氧升高。

幽门螺杆菌在胃黏膜的持续和长期定植是由于生物膜的形成，特别是在应激条件下。为了在恶劣环境中生存，幽门螺杆菌通过形态转化、膜泡分泌、基质产生、外排泵活性、微生物间通信等机制形成生物膜。它还促进了亚群体间遗传物质的交换，提高了重组频率。最近的一项研究表明，一种实验室菌株，幽门螺杆菌菌株G27，能够在塑料（非生物）和胃上皮细胞（生物）上形成生物膜。

研究还发现，生物膜的形成与鞭毛形成、氢化酶活性和丙酮代谢相关的多个基因的表达增强有关。各种研究报告称，生物膜的形成可以增强抗生素耐药性，特别是对克拉霉素。此外，幽门螺杆菌在不利条件下可从活性螺旋形转变为球形。持续存在的不可复制、不可培养、活性较低的球形会对胃黏膜造成严重损害，通常对抗生素具有耐药性，这是根除幽门螺杆菌的一个主要挑战。

幽门螺杆菌引起黏膜层中性粒细胞、淋巴细胞、浆细胞和巨噬细胞的炎症反应，并引起上皮细胞变性和损伤。胃炎通常在胃窦较为严重，在胃体中很少或没有炎症。所有被发现患有消化性溃疡的患者都应进行幽门螺杆菌检查。在所有的无创方法中，尿素呼气试验和粪便抗原试验是最可行的，比血清学试验更准确。虽然有侵袭性，内窥镜下除活组织检查外，还可以进行组织学、培养或快速尿素酶检测。血清学以外的所有方法都受到诸如质子泵抑制剂等抑酸药物的影响，并可能产生假阴性结果。

尽管幽门螺杆菌的一些毒性因子已经被鉴定出来，并且通过体外和体内的方法证实了它们可能导致胃病的形成，携带毒力基因的幽门螺杆菌菌株定植不能保证积极的临床结果，特别是在一些地理区域（如东部非洲）。

四、幽门螺杆菌感染对胃酸分泌调节的影响

胃酸分泌和调节机制比较复杂，胃酸由壁细胞分泌，并通过神经和体液调节。已知多种胃肠道激素可以影响胃酸的分泌和调节，与幽门螺杆菌相关研究较多的是胃泌素和生长抑素，两者都与消化性溃疡的发生密切相关。

（一）幽门螺杆菌感染对胃泌素的影响

萧树东等研究显示，幽门螺杆菌阳性的十二指肠溃疡患者血中胃泌素水平明显高于幽门螺杆菌阴性患者血中胃泌素水平。幽门螺杆菌感染所致的高胃泌素血症，在十二指肠溃疡比在慢性胃炎更为显著。可能机制如下：一方面由于幽门螺杆菌分泌大量尿素酶水解尿素产生氨而使胃上皮表面局部 pH 升高，破坏了胃酸对胃泌素正常的反馈抑制，因而促使 G 细胞分泌大量的胃泌素；另一方面，幽门螺杆菌感染所致的胃黏膜炎症，释放出的炎性介质 TNF-α 和 IL-8 亦促使 G 细胞释放胃泌素。

（二）幽门螺杆菌感染对生长抑素分泌的影响

有研究证实生长抑素是抑制胃窦胃泌素释放及胃体酸分泌的因素之一。幽门螺杆菌感染所致胃窦炎可使 D 细胞数量减少、密度减低，生长抑素及其 mRNA 的表达明显减少。生长抑素减少的机制可能与下列因素有关：①幽门螺杆菌水解尿素产生氨使 pH 值升高，减少了胃酸对 D 细胞的刺激作用，导致 D 细胞功能低下；②幽门螺杆菌感染产生的 Nα-甲基组胺是一种 H 受体激动剂，可刺激 D 细胞上的 H 受体而抑制生长抑素释放，使胃泌素分泌增加；③幽门螺杆菌感染干扰 CCK 刺激生长抑素的释放，根除幽门螺杆菌之后，生长抑素水平升高或恢复正常。

五、幽门螺杆菌致消化性溃疡的机制

幽门螺杆菌致胃十二指肠溃疡的机制十分复杂，其确切机制至今尚未明了。目前主要有 5 种学说：

（一）漏屋顶学说（"leaking roof" hypohesis）

有学者将炎症的胃黏膜比喻为漏雨的屋顶，意思是说无胃酸（雨）就无溃疡。即针对与炎症及与溃疡有关的幽门螺杆菌治疗（根除幽门螺杆菌），溃疡不易复发，所以只有通过黏膜修复即修好屋顶才能长期防雨，达到溃疡病治愈的目的。

（二）胃泌素相关学说

Lev提出在胃窦部定植的幽门螺杆菌周围的氨可使pH增高，开启胃窦部胃泌素反馈性机制，致胃酸分泌增加，在胃窦、十二指肠溃疡的形成中起重要作用。

（三）十二指肠胃上皮化生学说（gastric metaplasia theory）

大部分十二指肠溃疡患者胃上皮化生灶位于十二指肠球部。幽门螺杆菌能感染胃黏膜，但不能感染肠黏膜。有人提出，十二指肠球部感染的胃组织岛状组织可能特别容易发生消化性溃疡。一些研究者发现十二指肠溃疡患者的近端十二指肠上皮化生的患病率高于健康对照受试者，而另一些研究者未能证实十二指肠胃上皮化生与十二指肠溃疡之间的关联。因此，十二指肠胃上皮化生在十二指肠溃疡中的作用尚不清楚。

（四）介质冲洗学说（mediator wash down theory）

已经证实幽门螺杆菌感染导致多种炎性介质的释放，这些炎性介质在胃排空时冲至十二指肠而导致十二指肠黏膜损伤。

（五）免疫损伤学说（immunologic damage theory）

幽门螺杆菌通过免疫损伤机制导致溃疡的形成。此学说认为胃黏膜损伤是未能根除幽门螺杆菌引发的持续免疫反应的结果。

以上学说都不是彼此孤立的，任何一种学说都不能解释溃疡病发病的全部机制，或者说，只能从不同角度阐明机制的某一部分，更多的专家认为后两种学说往往被认为是前三种学说的进一步完善和补充。幽门螺杆菌的致病机制尚未完全阐明，有待进一步深入研究。

第二节　高胃酸

一、消化性溃疡发生假说

对于消化性溃疡，从19世纪起有两个主要假说：（1）高胃酸假说：认为疾病是由过度胃酸引起的；（2）细菌假说：认为细菌是疾病的主要原因。

前者侧重于研究各种旨在实现胃部化学平衡的治疗方法，从抗酸药物到外科手术，而不是识别细菌并消灭它们。最近30年来，对消化性溃疡的研究都是基于这两种假说中较差的一种。20世纪中期，细菌假说被抛弃，消化性溃疡的研究沿着酸性研究的路线进行。酸作为消化性溃疡一种病因在很大程度上是由于Dragstedt的工作，他证明了胃中的高酸度单独就能引起溃疡。为了治疗溃疡，Dragstedt和Owens于1943年引入了一种切开迷走神经（迷走神经负责分泌酸）的手术方法。Dragstedt通过一系列的论文证实迷走神经切开术似乎是有效的，直到20世纪70年代末，它仍然是最有效、最可靠的治疗方法，而且副作用相对最小，迷走神经切开术的成功导致一些科学家认为高酸性是溃疡最直接的原因。直到20世纪80年代，罗宾·沃伦（Robin Warren）和巴里·马歇尔（Barry Marshall）才发现了幽门螺杆菌，这种细菌后来被证明是消化性溃疡的主要病因。这一发现使得沃伦和马歇尔获得了诺贝尔生理学或医学奖，导致了细菌研究计划的复兴。在美国，1990年由医生自行诊断的消化性溃疡的患病率为10%，大约每年新增50万例。然而，消化性溃疡导致的死亡风险和住院需求在全球范围内都在下降。这很可能是由于治疗和卫生状况的改善导致幽门螺杆菌感染的下降。处方抗酸药物和非处方抗酸药物的使用增加以及非甾体抗炎药物（NSAID）的使用更加谨慎也可能是造成这一趋势的部分原因。

消化性溃疡的病因和发病机制非常复杂，每位患者的病因和发病机制可能各有不同，然而其临床表现大体相似。通常认为消化性溃疡的发生是指对胃黏膜的损害因素与防御因素之间的失衡。消化性溃疡发病机制的现代理念包括三方面：①没有胃酸就没有溃疡；②没有幽门螺杆菌就没有溃疡复发；③一个健康的黏膜屏障就没有溃疡形成。

酸的存在是消化性溃疡的必要条件，这个概念是施瓦茨在1910年提出的，他的著名格言是"没有酸，就没有溃疡"。在幽门螺杆菌发现之前，消化性溃疡主要被认为是胃酸稳态失调的结果，许多关于消化性溃疡的研究都集中于确定十二指肠溃疡和胃溃疡患者胃酸分泌异常。现代研究表明，其中一些异常（如基础酸输出增加和胃泌素刺激的酸输出增加，十二指肠溃疡患者空腹和进食刺激的胃泌素水平升高）可能不是主要缺陷，而是幽门螺杆菌感染的可逆后果。

二、胃酸分泌和调节机制

（一）壁细胞分泌胃酸

胃酸分泌和调节机制比较复杂，胃酸是由壁细胞分泌，并通过神经和体液调节。壁细胞内含有3类受体，即组胺受体（histamine receptors）、胆碱能受体（cholinergic receptors）和胃泌素受体（gastrin receptor），分别接受组胺、乙酰胆碱和胃泌素的激活。细胞表面受体一旦被相应物质激活，细胞内第二信使（cAMP和钙）随之被激活，进而影响胃酸分泌。当胃液分泌受到刺激时，壁细胞的细胞膜会发生戏剧性的形态转变。H^+、K^+-ATP酶丰富的细胞膜以小管、囊泡和囊泡的形式存在于静息壁细胞的细胞质中，这些结构随着根尖膜增加6～10倍和长根尖微绒毛的出现而减少，长根尖微绒毛形成小管（小管），内陷到壁细胞。小管泡膜实际上可能与根尖质膜融合，然后在细胞休息时循环利用。有证据表明，H^+、K^+-ATP酶（质子泵）以及K^+和Cl^-转运体在H^+分泌开始之前从小管泡转移到分泌小管，可能是在磷酸化的细胞骨架蛋白ezrin的帮助下。

（二）H^+、K^+-ATP酶的作用

壁细胞的质子泵分泌质子（H^+），存在巨大的浓度梯度，伴随H^+的Cl^-在壁细胞-管腔浓度梯度和电梯度下被分泌。因此，壁细胞分泌HCl是一个主动的、能量依赖的过程。壁细胞含有丰富的线粒体来完成这种活跃的HCl运输。

由壁细胞广泛的线粒体网络产生的三磷酸腺苷（ATP）为细胞通过H^+、K^+-ATP酶主动泵送质子提供必要的能量。这种依赖镁的酶仅存在于壁细胞的分泌膜（顶质膜、小管泡膜）。腺苷三磷酸酶（ATPase）依次被磷酸化和去磷酸化，导致H^+的分泌以交换循环的K^+。在壁细胞内，由胞浆锌金属酶碳酸酐酶催化的CO_2水合形成H^+和HCO_3^-，在这个反应中形成的H^+由质子泵分泌以交换K^+。在分泌H^+时形成的HCO_3^-离子通过一种独特的交换剂SCL 26A7在壁细胞基底外侧膜迅速交换成Cl^-离子，SCL 26A7是阴离子交换剂家族的一员，由于HCO_3^--Cl^-交换，在分泌H^+（7.5或30 nmol/L）时，壁细胞的pH值仅保持微碱性，HCO_3^-从壁细胞迅速进入血液被称为碱性潮。部分HCO_3^-可能被表面细胞吸收并分泌。

Cl^-从血液进入壁细胞以交换HCO_3^-，通过与K^+由H^+、K^+-ATP酶密切相关的电导途径运输到受刺激细胞的分泌小管。曾经有人提出K^+和Cl^-是协同运输的，但目前的证据支持K^+和Cl^-通道分离。K^+通道存在于小管泡、小管和顶细胞的顶膜上，可循环利用K^+。在遗传性长QT综合征1型

中突变的心脏 K 通道 KCNQ1 似乎与另一种蛋白 KCNE3 或 KCNE2 共聚，以循环 K^+ 离子。此外，KCNQ1 抑制剂可阻断动物体内 H^+ 的分泌。顶端氯通道在酸性 pH 水平是最活跃的。水分子可能是通过细胞间隙被动地跟随 HCl 分泌。虽然水通道蛋白 4 存在于人类顶骨细胞的基底外侧膜，但在基因敲除小鼠中其并不影响 H^+ 的分泌，当 H^+ 分泌率很高时，H_2O 不能像 H^+ 那样迅速扩散到胃液中。

（三）药物对质子泵活性的调节

质子泵是一个生物膜上逆膜两侧氢离子电化学势差主动运输氢离子的异质二聚体蛋白质。α 亚基穿过壁细胞顶膜 10 次，而 β 亚基只穿过 1 次，α 链被共价拮抗剂（如苯并咪唑类药物奥美拉唑及其 s-异构体埃索美拉唑、兰索拉唑、泮托拉唑和雷贝拉唑）抑制。α 链也可被 K^+ 竞争拮抗剂抑制。β 亚基的细胞质尾部包含一个四肽基序，当细胞恢复到静息状态时，这个四肽基序可能在从活跃的分泌小管向小管泡膜循环泵方面很重要。（一个类似的四肽基序存在于转铁蛋白受体中，它被内吞将铁离子移动到细胞中。）在 motif 突变小鼠中 H^+、K^+-ATP 酶过度活跃，导致酸分泌增加、黏膜肥大和胃溃疡，类似肥厚性胃病。

质子泵抑制剂（proton pump inhibitors，PPI）是一种弱碱，集中于壁细胞分泌小管。在小管中（或可能在壁细胞内的酸室中），这些前体药物被质子化成它们的活性电离形式（PPI^+），即磺胺类药物。磺酰胺类药物与 H^+、K^+-ATP 酶 α 亚基管状结构域的胱氨酸残基上的巯基共价结合，与胱氨酸残基紧密结合，但也与其他胱氨酸发光结构域（取决于 PPI）结合。由于胱氨酸磺酰胺的形成，参与从细胞排出 H^+ 和回收 K^+ 的离子通道被阻断。因为 H^+、K^+-ATP 酶的激活是酸分泌过程的最后一步，PPI 在所有已知的刺激下抑制人体 H^+ 的分泌。

除了 H^+、K^+-ATP 酶，许多其他蛋白质在顶叶细胞的激活中发挥作用。至少有 30 种蛋白参与转运和膜循环，调节激酶如 PKA 和 PKC，细胞骨架蛋白如 actin、ezrin，以及其他尚未完全了解的关键作用，它们是未来潜在的 H^+ 分泌抑制剂的靶点。

当使用 PPI 后 H^+ 分泌减少时，胃内 pH 升高，由于 H^+ 失去负反馈，进而增加血清胃泌素浓度。胃泌素通过 ECL 细胞上的胆囊收缩素-2（CCK-2）-胃泌素受体作用，增加组氨酸脱羧酶的活性，增加组胺的产生。然后，组胺作用于壁细胞的组胺 2（H2）受体，增加 H^+、K^+-ATP 酶的信使 RNA。这一过程表明，在使用 PPI 后，壁细胞试图恢复（上调）酸分泌的尝试是失败的。

三、影响胃酸分泌和调节的激素

已知多种胃肠道激素可以影响胃酸的分泌和调节，这些激素分为壁细胞促分泌素和抑制剂。促分泌素包括胃泌素、乙酰胆碱及组胺。抑制剂包括生长抑素、缩胆囊素、促胰液素、胰高血糖素、YY 肽、表皮生长因子、前列腺素 E 等。研究较多的是胃泌素和生长抑素，两者都与消化性溃疡的发生密切相关。胃泌素主要是由胃窦及少量十二指肠 G 细胞分泌的一种肽类激素，它具有强大的刺激胃酸分泌的效应。胃泌素有三种分子型：G34（大胃泌素）、G17（小胃泌素）和 G4（小小胃泌素）。正常情况下，G 细胞释放胃泌素，并刺激壁细胞分泌胃酸，但胃泌素则受胃内 pH 反馈抑制以防胃酸分泌过多。当 pH<2.5 时，胃泌素释放受抑制，同时 pH 下降又可刺激 D 细胞释放生长抑素，使生长抑素释放增加。由于生长抑素可以抑制 G 细胞产生胃泌素，进而减少胃酸分泌。

四、十二指肠溃疡的发病机制

（一）胃酸过多

许多研究得出结论，十二指肠溃疡患者倾向于胃酸分泌过多。尸检研究表明，十二指肠溃疡患者组的胃壁细胞平均数量高于无消化性溃疡的对照组，尽管这两组之间有很多重叠。十二指肠溃疡患者胃酸分泌的平均最大值和峰值（与壁细胞量相关）以及受食物刺激的胃酸分泌的平均持续时间也高于对照组，同样，在组内个体之间也存在相当大的重叠。与无消化性溃疡的对照组相比，十二指肠溃疡患者的基础酸排泄量、日间酸排泄量和夜间酸排泄量平均增加。夜间胃酸分泌异常可能尤其重要，因为在睡眠期间，当胃中没有食物来缓冲胃酸时，胃、十二指肠黏膜可能特别容易受到消化性损害。

调节胃酸输出的体内平衡机制的异常可能导致十二指肠溃疡患者胃酸分泌过多。例如，十二指肠溃疡患者的空腹血清胃泌素水平高于正常对照组，胃泌素释放肽刺激胃泌激素水平也高于未感染幽门螺杆菌的正常对照组。在某些病例中，与十二指肠溃疡相关的胃泌素异常随着幽门螺杆菌的根除是可逆的。在十二指肠溃疡患者中发现的胃泌素异常分泌的确切机制尚不清楚，但可能与幽门螺杆菌诱导的细胞因子增加有关，如与刺激 G 细胞释放胃泌素的肿瘤坏死因子-α 以及幽门螺杆菌介导的生长抑素黏膜表达减少有关。

十二指肠溃疡患者的胃酸增高，其原因有：

（1）壁细胞数量增多：正常成人男性的壁细胞（parietal cell mass，PCM）总数约为 $1.09×10^9$。女性的壁细胞总数约为 $0.82×10^9$。十二指肠溃疡患者的壁细胞总数大约为 $1.8×10^9$；胃溃疡患者 PCM 总数大约为 $0.8×10^9$。个体间壁细胞数量有很大差异，十二指肠溃疡患者与正常人之间也有重叠。

（2）壁细胞对刺激物的敏感性增强：十二指肠溃疡患者对食物或五肽胃泌素刺激后的胃酸分泌明显高于正常人。这可能是患者壁细胞上胃泌素受体的亲和力增强，或与患者体内胃泌素刺激胃酸分泌有抑制作用的物质生长抑素减少有关。胃酸分泌是一个复杂的过程，通过神经、内分泌、旁分泌及自主分泌而影响酸的分泌和泌酸的"驱动性"。

（3）胃酸分泌的正常反馈机制发生缺陷：正常人胃窦 G 细胞分泌胃泌素的功能受胃内 pH 的负反馈抑制，当 pH<2.5 时，G 细胞分泌胃泌素的功能明显低下，十二指肠溃疡患者存在 G 细胞胃酸反馈抑制作用缺陷；在幽门螺杆菌感染时存在高胃泌素血症，G 细胞分泌胃泌素的反馈抑制受到破坏而导致胃酸调节失常。

（4）迷走神经张力过高：迷走神经释放乙酰胆碱，后者兼有直接刺激壁细胞分泌盐酸和刺激 G 细胞分泌胃泌素的作用。但十二指肠溃疡患者的迷走神经张力是否增高尚有争论，目前尚难确定。

（二）胃蛋白酶升高

胃蛋白酶原和胃蛋白酶：蛋白酶是由主细胞分泌的胃蛋白酶原经盐酸激活而来的，它能降解蛋白质分子，所以对胃黏膜有侵袭作用。胃蛋白酶原按其活性分成胃蛋白酶原 I（PG I）和胃蛋白酶原 II（PG II）。胃蛋白酶原 I 是一种由胃黏膜的主要和黏液颈细胞产生的蛋白酶，30%～50% 的十二指肠疡患者是 PG I 升高，PG I 升高是十二指肠溃疡发病的危险因素，PG I 升至 130 μ/L，其危险加 3 倍，而且还认为溃疡难以治愈或容易复发。但高胃素原血症 I 似乎是胃幽门螺杆菌感染的另一个可逆后果。相反，PG II 升高，则胃溃疡发病的危险性增加。由于胃蛋白酶对胃黏膜具有侵袭作用，酸加蛋白酶比单纯酸更容易形成溃疡，这就说明了胃蛋白酶在溃疡发生中所起的重要作用。由于蛋白酶的同工酶很多，尚难确定这种消化作用来自何种同工酶，况且体外蛋白酶试验也不能充分反映胃蛋白酶在体内的作用。

胃窦通常由不分泌酸的柱状上皮细胞排列，而胃体和胃底则排列有分泌酸的细胞（含壁细胞）。大多数胃溃疡发生在非分泌酸的上皮细胞在其与胃黏膜的交界处或附近，这一现象表明非分泌酸的上皮细胞更容易发生消化性溃疡。长期幽门螺杆菌感染可导致胃窦黏膜萎缩，肠上皮化生发展，非酸分泌型上皮延伸到胃近端，近端胃溃疡的患者通常有慢性萎缩性胃窦炎和肠上皮化生。因此，仅累及胃体和胃底的消化性溃疡（Ⅰ型胃溃疡）被发现与胃酸分泌不足有关，正常的胃壁细胞数量减少，最大酸输出量降低。在Ⅰ型胃溃疡患者中，胃蛋白酶原Ⅱ血清水平升高，与此相反，伴有胃体和十二指肠溃疡的患者（Ⅱ型胃溃疡）和局限于幽门前的溃疡患者（Ⅲ型胃溃疡）的胃酸稳态异常与十二指肠溃疡患者相似，通常伴有胃蛋白酶原Ⅰ的升高。

第三节 非甾体抗炎药

非甾体抗炎药（nonsteroidal anti-inflammatory drug，NSAID）被广泛用于各种情况，以帮助减轻疼痛和炎症；然而，许多使用者会产生胃肠道副作用。绝大多数与幽门螺杆菌感染无关的消化性溃疡与摄入非甾体抗炎药有关。非甾体抗炎药引起的溃疡常出现症状，并伴有胃肠道出血、穿孔和/或梗阻。胃表浅病变如瘀点和糜烂在大约50%的长期服用非甾体抗炎药的个体中发现，但这些病变似乎没有什么临床重要性。在接受慢性非甾体抗炎药治疗的患者中，有15%～45%的患者会出现无症状溃疡。然而，1%～4%的患者在服用NSAID 1年后会出现严重的胃肠道并发症。非甾体抗炎药溃疡占所有溃疡的90%以上，大约25%的非甾体抗炎药使用者会发展为消化性溃疡，服用阿司匹林的人患消化性溃疡的概率是普通人群的2倍。其他患者出现较轻程度的局部损伤，表现为黏膜出血和糜烂，称为非甾体抗炎药胃病。这些多发性小侵蚀通常位于窦部，但也可在胃体内看到。

一、非甾体抗炎药溃疡的病理生理学

非甾体抗炎药诱导的损伤可分为两类：依赖于环氧化酶抑制的损伤和不依赖于环氧化酶抑制的损伤。后一类包括局部黏膜毒性过程。非甾体抗炎药的局部作用可能是导致非甾体抗炎药刺激后急性出血和糜烂的主要机制。在摄入非甾体抗炎药几分钟内，表面上皮细胞脱落，黏膜通透性增加。大多数非甾体抗炎药是弱有机酸，在酸性胃液中是非电离的，因此可自由脂溶。脂溶性非离子化非甾体抗炎药通过胃黏膜上皮细胞膜扩散到细胞质，在中性pH下它们离子化，因此被困在细胞内。细胞内高浓度的非甾体抗炎药可引起局部毒性作用。这些局部效应的一种机制是氧化磷酸化的解偶联，导致线粒体能量产生减少，细胞完整性降低，细胞通透性增加。非甾体抗炎药损伤的另一个局部机制是胃黏液凝胶层磷脂含量的降低和表面疏水性的减弱。胆汁排泄的一些非甾体抗炎药代谢物也可引起胃肠道黏膜局部损伤。

在短期（1～2周）给药期间，肠溶性非甾体抗炎药比非肠溶性非甾体抗炎药产生的急性局部腐蚀和出血损伤要小得多，一项观察表明，这些损伤是局部非甾体抗炎药作用的结果。然而，长期服用肠包膜制剂后，胃溃疡和十二指肠出血溃疡的发展速度与非肠包膜制剂并无不同，这可能是全身损伤机制的结果。此外，非甾体抗炎药经静脉或直肠栓剂给予后会发生胃溃疡和十二指肠溃疡，进一步支持引起全身作用。

环氧化酶（COX）是前列腺素合成的限速酶，其抑制是非甾体抗炎药诱导的胃肠道毒性的主要机制。大多数非甾体抗炎药（COX-2特异性抑制剂除外）通过抑制环氧化酶，会降低胃、十二指肠黏膜前列腺素浓度，导致前列腺素对黏膜损伤保护的机制丧失。阿司匹林通过环加氧酶的乙酰化不可逆地抑制该酶，而所有其他非甾体抗炎药以可逆的、浓度依赖的方式抑制环加氧酶。口服10 mg阿司匹林就能抑制胃前列腺素约60%，并可导致胃溃疡。在每天服用低剂量（80～325 mg）阿司匹林后，前列腺素在胃黏膜中大约5～8天内不会完全恢复，这可能解释了为什么与其他非甾体抗炎药相比，阿司匹林仍然是前列腺素和血栓素合成最有效的抑制剂之一。

20世纪90年代初，在哺乳动物细胞中发现了两种结构相关的COX亚型——COX-1和COX-2。COX-1存在于包括胃在内的大多数身体组织中。相比之下，COX-2被认为是COX参与炎症的主要亚型，主要存在于炎症区域，在胃或血小板中几乎没有COX-2。研究发现在人类胃肠道中，很少或没有COX-2蛋白，但观察到丰富的活化的COX-1蛋白。因此，一种COX-2特异性抑制剂应保留其抗炎特性，同时减少不良胃肠道和抗血小板作用。这个概念导致了COX-2特异性非甾体抗炎药的开发和临床应用。最近的动物数据表明，要发生胃溃疡，必须抑制COX-1和COX-2。有趣的是，在一个模型中，单独选择性抑制COX-1并不会导致胃损伤。因此，COX-2特异性抑制剂与改善胃肠道毒性相关的实际原因可能与它们缺乏双重COX亚型抑制更密切相关，而不仅仅是它们的COX-1保留效应。

尽管所有非特异性非甾体抗炎药都能抑制两种COX亚型，但它们对COX-1、COX-2的选择性差异很大。需要强调的是，体外数据的一个缺点是，它们可能不能准确地代表给定药物的体内效应。非甾体抗炎药在治疗剂量下抑制COX-1的程度可以更好地预测药物的临床胃肠道效应。只有在治疗剂量上不能抑制COX-1的药物才能被认为是COX-2特异性的非甾体抗炎药。

虽然COX抑制在非甾体抗炎药诱导的黏膜损伤中发挥了重要作用，但其他非甾体抗炎药的作用也可能对损伤起到重要作用。服用非甾体抗炎药后，胃酸分泌增加，胃黏膜血流减少，胃肠道黏液分泌减少，十二指肠分泌碳酸氢盐减少。其中，胃肠道血流减少可能是非甾体抗炎药引起胃肠道损伤的主要原因。对于非甾体抗炎药，中性粒细胞通过内皮细胞上细胞间黏附分子（ICAM）和白细胞上CD11/CD18的表达增加而黏附于胃和肠系膜微循环中的血管内皮，从而导致血流减少。此外，针对这些黏附位点的单克隆抗体预处理几乎完全防止了非甾体抗炎药诱导的损伤。一氧化氮（NO）保护胃肠道免受非甾体抗炎药引起的损伤，这也凸显了血液流动的重要性。NO维持胃肠道黏膜下和肠系膜微循环中的血液流动，这是NO供体模仿的效果。在动物和人体模型中，被称为NO-NSAID或CINOD（cox抑制一氧化氮捐赠药物）的NO-NSAID或CINOD（cox抑制一氧化氮捐赠药物）比单独使用NSAID的胃肠道损伤更小，这可能是由于NO的局部有益作用。

鉴于目前已知的非甾体抗炎药诱导的黏膜损伤机制，我们有理由得出这样的结论：即使前列腺素抑制似乎是黏膜损伤的先决条件，中性粒细胞血管黏附和胃肠道黏膜血流改变也可能是必要条件。此外，非甾体抗炎药对黏膜的局部刺激可能导致这些黏膜生理变化。总的来说，我们对非甾体抗炎药胃肠道表现的临床观察可能反映了所有这些机制的联合作用。

非甾体抗炎药诱发溃疡并发症的危险因素：只有一小部分服用非甾体抗炎药的患者会出现有症状或复杂的溃疡。对于没有非甾体抗炎药并发危险因素的患者，一些研究表明，每年因慢性使用非甾体抗炎药而出现出血或穿孔等严重并发症的发生率约为0.5%。在这些平均风险的患者中，只有大约1%的人会发展成不复杂的溃疡并引起症状。

某些服用非甾体抗炎药的患者组出现非甾体抗炎药溃疡并发症的风险更大，因此，应该对预防或减少溃疡的策略给予更多考虑。非甾体抗炎药诱导的并发症最重要的危险因素是既往消化性溃疡病史或既往溃疡并发症病史，这些因素会使非甾体抗炎药诱导的胃肠道事件的风险增加2～

4倍。高龄也是一个重要的危险因素。尽管没有一个年龄阈值可以使风险急剧增加，但相对风险在高龄时以每年约4%的速度线性增加。有关非甾体抗炎药暴露时间长短对胃肠道事件风险的作用的数据一直是相互矛盾的。一些病例对照研究表明，非甾体抗炎药相关胃肠道并发症的风险在使用非甾体抗炎药的前30天内最高。然而，最近对长期服用非甾体抗炎药的关节炎患者的控制性前瞻性研究表明，严重的非甾体抗炎药引起的胃肠道并发症的风险似乎是累积和线性的。流行病学研究表明，随着非甾体抗炎药剂量的增加，溃疡并发症的风险也以同样的方式增加。这种剂量-效应关系在所有类别的非甾体抗炎药中均可见，而且也是线性的。同时使用不止一种非甾体抗炎药也是一个危险因素，因为这种做法实质上增加了非甾体抗炎药的总剂量，最常见的例子是将处方非甾体抗炎药与低剂量阿司匹林（每天325 mg阿司匹林）或非处方非甾体抗炎药联合使用。与低剂量阿司匹林同时治疗显著增加非甾体抗炎药诱发的溃疡和溃疡并发症的风险，是单独服用其他非甾体抗炎药风险的2~6倍。其他危险因素是同时使用糖皮质激素或抗凝剂，以及严重心脏病或类风湿性关节炎等共病。然而，单独使用糖皮质激素并不能引起溃疡。经常饮酒和经常使用非甾体抗炎药是严重上消化道不良事件的附加风险因素。有趣的是，经常饮酒的人经常服用低剂量的阿司匹林会增加上消化道风险。在目前的饮酒者中，每隔一天至少服用325 mg或更大剂量的阿司匹林，与不饮酒或使用低剂量阿司匹林的人相比，上消化道出血的风险增加了7倍。

非甾体抗炎药的使用和幽门螺杆菌感染通常被认为是消化性溃疡的独立危险因素。然而，越来越多的证据表明，幽门螺杆菌感染和非甾体抗炎药的使用可能不仅仅是溃疡的附加危险因素。与未感染幽门螺杆菌的非甾体抗炎药使用者相比，感染幽门螺杆菌的非甾体抗炎药使用者发生消化性溃疡出血的风险几乎增加了2倍，而低剂量阿司匹林在幽门螺杆菌感染者中引起的胃损伤比未感染的个体更多。一个尚未解决的临床问题是，是否所有服用非甾体抗炎药的患者都应该进行幽门螺杆菌检测。一项研究表明，在没有溃疡病史的患者中，在使用萘普生8周后，在开始使用非甾体抗炎药之前清除幽门螺杆菌可以减少非甾体抗炎药诱导的内镜溃疡。然而，另一项研究表明，有消化性溃疡病史的患者在接受6个月的非甾体抗炎药治疗后，清除幽门螺杆菌并没有减少内镜下溃疡的发生。其他一些研究评估了幽门螺杆菌和非甾体抗炎药之间的潜在相互作用，并提供了类似的不一致的结果。阿司匹林与幽门螺杆菌之间可能存在协同的胃肠道损伤效应，一些服用阿司匹林的高危患者可从根除幽门螺杆菌中获益，但这些问题需要进一步研究。

非甾体抗炎药诱发溃疡风险最高的是有消化性溃疡或出血史的患者，同时使用类固醇或抗凝剂的患者，年龄在65岁以上的人，以及服用高剂量或多种非甾体抗炎药（包括低剂量阿司匹林）的人。如果这些患者需要多种药物，他们应该开始治疗以防止溃疡。此外，使用选择性5-羟色胺再摄取抑制剂、皮质类固醇、醛固酮拮抗剂或抗凝血剂等药物会增加出血的风险，更大的年龄和更多的合并症也影响幽门螺杆菌和非甾体抗炎药患者的临床过程。幽门螺杆菌和非甾体抗炎药之间的相互作用是有争议的，但目前美国胃肠病学学院指南建议，如果一个人打算开始长期使用非甾体抗炎药，可以考虑对长期服用低剂量阿司匹林的人进行幽门螺杆菌检测和根除治疗。

第四节　其他引起溃疡的药物

除非甾体抗炎药外，许多药物似乎容易引起消化性溃疡。例如，肝癌患者肝动脉灌注5-氟尿嘧啶与胃溃疡和十二指肠溃疡有关。氯化钾的固体制剂可以引起胃肠道溃疡，霉酚酸酯也可以。可卡因的使用与幽门前胃窦溃疡有关。

　　两种双膦酸盐，阿仑膦酸和利塞膦酸，被广泛用于治疗或预防骨质疏松症。大量的报告描述了与使用这些药物相关的胃溃疡和十二指肠球部溃疡。在双盲交叉研究中，624名健康的志愿者或服用阿仑膦酸钠或服用安慰剂，受试者被随机分配接受阿仑膦酸钠每天10 mg或安慰剂治疗2周后，25%服用阿仑膦酸钠内窥镜检查显示可见胃窦溃疡或大片黏膜糜烂形成。在一项研究中，健康的绝经后妇女接受利塞膦酸5 mg/d或阿仑膦酸钠10 mg/d治疗2周，利塞膦酸组和阿仑膦酸钠组分别有4%和13%的患者出现胃溃疡，十二指肠溃疡不常见（两组中均占1%）。尽管这些药物引起胃肠道损伤的确切机制尚不清楚，但已经有人提出，二膦酸盐分子破坏了保护上皮细胞的表面磷脂层。阿仑膦酸酯有一个氨基侧链，而利塞膦酸酯有一个吡啶侧链。阿仑膦酸的氨基侧链可能是诱发这种胃肠道毒性的分子特征。目前尚不清楚是否幽门螺杆菌感染或同时使用非甾体抗炎药会增强双膦酸盐的溃疡引起作用。

第五节　情绪应激

　　胃部疾病在某种程度上与精神活动有关的观点是几个世纪以来北美和英国消化不良文献的主导话题。这种猜想在19世纪初有了发展的肥沃土壤，这标志着医疗实践向整体方法的转变，不仅考虑身体症状，而且考虑患者的心理、情绪和社会环境；新出现的生理学证据进一步证实了心理因素的作用，这些证据表明大脑功能障碍和胃功能紊乱有关。

　　这一时期的另一个重要发展是弗朗茨·亚历山大的影响力的上升，他在1934年提出了溃疡的心理成因假说。根据亚历山大假说：溃疡的发展是由于抑制潜意识倾向的结果，如渴望被喂养，这反过来会触发消极的身体反应导致疾病。此外，Robinson认为，消化性溃疡只在身材苗条的白人人群中发现，这些人的体型被认为有精神不稳定的倾向，因此有患溃疡的风险。受这些想法的启发，戴维斯和威尔逊提出，存在一种溃疡类型的人。他们的工作变得非常有影响力，并开始了对消化性溃疡人格定义的探索。

　　巧合的是，二战的爆发也促进了心因理论的发展。消化性溃疡的发病率以前所未有的速度增长，特别是在国际部队中，胃病迅速成为一种主要的健康问题。战争和溃疡是如此紧密地联系在一起，以至于在战争早期，英国医生就开始称消化性溃疡为军事消化不良或战争溃疡。溃疡的增长速度是一种新现象，它打破了医学思维中的任何逻辑。首先，与第一次世界大战相比，在第二次世界大战期间，腹部问题相对被忽视。其次，在东线，前线很少有士兵患溃疡，而在补给线后面的士兵则相反。一些研究人员将消化性溃疡与战区的营养不良联系在一起，但即使饮食改善，发病率仍在不断增加，在20世纪50年代中期达到顶峰。因此，在20世纪50年代后弗洛伊德时代，身心因素，尤其是压力，与溃疡型人格结合，被广泛认为是溃疡的主要原因。寻找军队服务和消化性溃疡之间的联系在战争后继续在美国成为研究的焦点。

　　许多报告表明，情绪压力可能导致或加剧消化性溃疡。例如，在第二次世界大战轰炸伦敦期间，英国医生观察到消化性溃疡穿孔的发生率大幅增加。长期以来，普通大众都认为情绪压力和消化性溃疡是密切相关的。然而，自从认识到幽门螺杆菌在消化性溃疡发病机制中的重要性后，医生对情绪应激和溃疡疾病之间联系的兴趣减弱了。在大多数患者中，单靠情绪压力似乎不足以引起溃疡，因为无论情绪因素如何，根除幽门螺杆菌和消除非甾体抗炎药通常都能防止溃疡复发。然而，一些现代研究仍然表明，压力会导致消化性溃疡。例如，在日本阪神-浅路地区造成数千人死亡的毁灭性地震之后，调查人员观察到胃溃疡出血的频率增加了。此外，目前还不清楚为什么只有少数服用非甾体抗炎药或感染幽门螺杆菌的人会发生消化性溃疡，而情绪压力和/或遗传易感性很可能是这些易感人群的危险因素。

1995年1月17日，日本西部发生了一场大地震——阪神大地震。Aoyama等人报道，与一年前相比，出血性胃溃疡患者数量增加。东日本大地震发生在阪神大地震16年后，日本的医疗实践发生了显著变化，包括医疗保险覆盖了根除幽门螺杆菌的新范围，抗血栓药物和非甾体抗炎药物（NSAID）的使用增加。此外，与只发生在大城市的局部地区的阪神大地震不同，东日本大地震影响的地理范围很广，包括东北地区的沿海地区。福岛县的居民受到严重的地震和海啸影响。此外，由于福岛第一核电站（Fukushima Daiichi Nuclear Power Plant）发生事故，造成了严重的辐射暴露问题。辐射暴露问题迫使福岛县沿海地区距离核电站30 km范围内的居民疏散到遥远的地方。此外，福岛县内陆地区的居民，主要是有孩子的居民，由于担心辐射暴露而转移到其他县。结果，福岛居民遭受了广泛的疾病和精神压力。

Kanno等人进行了一项调查，以描述地震后3个月内宫城县7个医院中发现的消化性溃疡病例。在这项研究中，消化性溃疡的发病率比一年前增加了1.5倍，出血性溃疡的发病率比一年前增加了2.2倍。然而，菅野研究与青山研究对阪神大地震的看法存在如下分歧：考虑到幽门螺杆菌阴性非非甾体抗炎药诱发溃疡的发生率从一年前的13%显著增加到24%，精神压力（特别是难民收容所的日常生活）可能是大型灾难期间消化性溃疡的独立因素。

在东日本大地震后，由于停电、供水中断、医疗物资供应不足等地震相关因素，难以提供及时的内镜检查，该研究中所有地区进行的上消化道内镜检查数量都有所减少。然而，在青山研究定义的第3区（距离震中约20～50 km），上消化道内镜检查的数量为前一年的92.3%，仅略有减少。在该研究中定义的第3区，尽管与青山研究中定义的第3区相比，其距离震中的距离更大，但与前一年相比，上消化道内镜检查的数量减少到了62.7%。这一发现表明了东日本大地震的严重影响。此外，2012年，即地震后一年，各地区开展的上消化道内镜检查数量均增加到接近或高于2010年的水平，表明地震后医院功能恢复正常。该研究中消化性溃疡患者的数量预计会增加，但地震后出现了意想不到的减少。这一发现与菅野的研究结果不同。这种减少的一个原因可能是，在核电站附近受辐射事故影响的许多因海啸受伤的人无法获救。因此，一些患有消化性溃疡的因海啸受伤患者可能不在分析范围之内。许多从地震和海啸中逃脱的居民由于害怕辐射暴露而从福岛县撤离。这一群体可能包括许多因精神压力而发生溃疡的居民，但他们不包括在该研究中。在地震和海啸发生后，许多症状轻微的患者可能因为交通堵塞和普遍的混乱而无法就医；在地震后的2012年，消化性溃疡患者的数量比2011年有所增加，但低于2010年。这一结果表明，2012年福岛县居民对精神压力的抵抗力相对较强。此外，与其他地区相比，第3区消化性溃疡患者的数量非常少，在整个研究期间，第3区消化性溃疡患者的数量趋势也与其他地区的趋势不同。福岛县的Aizu地区是第3区，由于地震后立即出现的问题，只有一家医院收集了数据，因此样本量小。另外，该医院因胃肠内窥镜专科医师人数较前一年有所增加，地震后消化性溃疡患者人数较其他地区增加。

在地震后的2012年，出血性溃疡比例的下降似乎与压力强度的降低有关。Kanno等发现87例居住在难民收容所的消化性溃疡患者中有76例（87.4%）患有出血性溃疡，说明居住在难民收容所是出血性溃疡的危险因素。在该研究中，2011年居住在难民收容所的消化性溃疡患者中有50%出现出血性溃疡，2012年的数据为83.3%。2012年的一个特别有趣的发现是，居住在难民收容所而不是临时难民收容所的患者中观察到较高的出血率，这些庇护所可以获得一些日常生活用品。这些患者似乎由于对辐射暴露的焦虑而受到了强烈的精神压力影响，正如Yabe所报道的，在整个调查过程中东日本大地震和海啸后的核事故给福岛县居民造成了心理困扰。

精神因素造成消化性溃疡的可能机制包括以下几个方面：

1.心理因素

心理因素可以使胃酸分泌增加，但心理因素对胃酸分泌的影响存在个体差异。

2.精神因素

精神因素对胰腺外分泌及胃排空有影响。有研究报道，应激状态下胰腺外分泌量下降，胃的排空率下降，使胃十二指肠的运动发生改变。

（1）Fordlran曾设想心身因素与消化性溃疡的发生有3个过程：①消化性溃疡患者发病前常处于长期精神冲突、焦虑和（或）情绪紧张的心理状态；②慢性情绪紧张、兴奋状态，胃酸分泌增加和（或）胃十二指肠黏膜抵抗力减弱，消化性溃疡易感性增加；③当有加重上述两项因素的事情发生时，常于4～7日内促发消化性溃疡。

（2）有研究证实：①无精神因素、无应激事件者的溃疡愈合率明显高于有应激事件者的溃疡愈合率，而且前者的溃疡愈合速度明显快于后者的溃疡愈合速度；②精神应激因素与吸烟、饮酒及服用阿司匹林等因素若同时存在，可进一步使溃疡愈合时间延长，增加溃疡迁延不愈的危险性。

第六节　黏膜防御机制的破坏

在消化性溃疡的发病机制中，除了NSAID、幽门螺杆菌和胃酸是重要病因之外，胃及十二指肠黏膜的防御功能在消化性溃疡的发生中也起着十分重要的作用。一个健康的黏膜屏障不会有溃疡形成，溃疡的发生是黏膜屏障破坏的结果。早在1954年Hollander提出双层屏障学说，双层屏障是指黏液屏障和黏膜屏障，它可使黏膜上皮免遭机械刺激损伤和各种化学刺激损伤，并可中和胃酸和灭活胃蛋白酶。近期研究通常将黏膜抵抗消化性酸损伤的机制分为三个主要组成部分：上皮前防御机制、上皮防御机制和上皮后防御机制。

一、上皮前防御机制

上皮前防御机制是指阻碍上皮细胞与胃肠道内有害物质接触。胃和十二指肠上皮细胞通常被一层突出的黏液和一层富含碳酸氢盐的未搅动的水所保护，免受酸-消化性侵袭。胃上皮细胞和十二指肠的布鲁纳氏腺都向管腔内分泌黏液和碳酸氢盐。血液中的碳酸氢盐也通过细胞旁扩散的过程进入未搅动的水层。在黏液层内，糖蛋白对胃蛋白酶的扩散形成物理屏障，伴随糖蛋白的碳酸氢盐离子可以中和酸。黏液还含有大量由上皮细胞分泌的表面活性磷脂，这些磷脂在黏液凝胶的管腔表面形成疏水层排斥酸从而保护黏膜。由于这些上皮前防御机制，在正常情况下，胃、十二指肠上皮细胞表面的pH值可以维持在中性范围内，即使管腔内的pH值低于2。最后，胃、十二指肠黏膜的酸-消化损伤导致黏液、纤维蛋白和细胞碎片流出，这些细胞碎片形成一个保护帽，黏附在受伤的上皮上，阻止进一步与酸接触。当腔内pH为2～3时，上皮表面pH保持在6～7.5。胃蛋白酶不能透过这层屏障，而使胃黏膜上皮不至于被消化。这些上皮前防御机制的异常可能导致消化性溃疡。例如，幽门螺杆菌感染可能与胃肠道黏液和十二指肠碳酸氢盐分泌异常有关，这容易导致消化性溃疡。

二、上皮防御机制

当胃酸和胃蛋白酶破坏上皮前防御时，上皮防御机制可以预防或减少胃酸-消化性损伤。顶端细胞膜与上皮细胞之间组成紧密连接复合物是限制氢离子扩散到黏膜的屏障。顶端细胞膜暴露于稀酸中会增加氢离子通过紧密连接的阻力，而暴露于高酸环境（pH<2.5）会造成上皮损伤，使氢离子通过这一细胞泄漏途径。进入上皮细胞的过量氢离子可以被基底外侧细胞膜上的包含 Na^+/H^+ 交换器和 Cl^-/HCO_3^- 交换器的离子泵除去。十二指肠上皮细胞也有 Na^+/HCO_3^- 共转运体，帮助调节细胞内 pH 值。当这些防御机制被压制、细胞遭受酸消化性损伤时，可以通过一种称为快速恢复的过程，腺颈部黏膜区域的健康细胞沿着基底膜移动，闭合黏膜间隙，可以迅速封闭表层黏膜缺损，这一过程部分受到生长因子如表皮生长因子和成纤维细胞生长因子的调控。快速恢复只涉及细胞迁移，而不是细胞分裂，游走的细胞只能封闭较小的黏膜缺损。大的消化性溃疡的愈合是通过再生来实现的，这是一个通过细胞分裂产生新细胞的过程，再生也受生长因子的调节。

三、上皮后防御机制

黏膜血流构成上皮后防御机制。血液流动提供了维持上皮细胞完整性和影响保护性上皮细胞功能（如黏液生产和碳酸氢盐分泌）所必需的大量能量和底物。血液流动还能清除通过受损黏膜扩散的酸。正常人的胃黏膜血流量约占心搏出量的1%，其正常值为59.8～11.4 mL/(min·100 g)，胃黏膜血流不仅为黏膜供应营养物质和氧气，而且可以运走组织中 H^+ 和向黏膜表面运来 HCO_3^-，从而对维持细胞内的酸碱平衡起重要作用。在胃酸分泌过程中，HCO_3^- 通过壁细胞基底外侧膜运输，在黏膜下层产生碱性潮。血液将碱性潮中的 HCO_3^- 输送到表面的上皮细胞，这一过程可以在胃分泌酸的过程中防止酸-消化性损伤。

当胃酸和胃蛋白酶在胃肠道腔中的腐蚀性作用压倒所有上皮防御的三个组成部分时，就会导致消化性溃疡。

十二指肠液的 pH 接近7，且十二指肠黏膜有吸收 H^+ 的作用，所以 H^+ 的逆向弥散对十二指肠黏膜的致病作用大于它对胃黏膜的作用。

四、胃十二指肠动力障碍

有人提出，有害物质从十二指肠反流到胃腔可能导致某些患者的胃溃疡。十二指肠液中潜在的有害物质包括胆盐和溶血卵磷脂，在胃溃疡患者的胃中发现了大量这类物质。在胃溃疡患者中发现幽门括约肌压力降低，这一现象可能导致十二指肠胃反流。胃窦运动异常和胃排空固体异常也与一些患者的胃溃疡有关。这些异常在消化性溃疡发病机制中的重要性尚不清楚，也不清楚所观察到的运动异常是胃溃疡的主要缺陷还是继发效应。

（一）胃排空与胃酸分泌

正常情况下，胃及十二指肠呈移行性和周期性运动，这种消化间期运动能清除胃肠道内食物残渣及反流物，起着清道夫的作用。高酸分泌则抑制胃及十二指肠消化间期运动。正常人胃排空速度与十二指肠内 pH 有明显关系，十二指肠黏膜有一种对 pH 敏感的感受器，它可通过神经、体液调控来调节胃排空速度。正常情况下胃排空速度随十二指肠内 pH 下降而减慢，十二指肠溃疡患者酸负荷超过正常人，但其排空速度反比正常人快，提示十二指肠溃疡患者的十二指肠腔内 pH 对负反馈调节的机制发生了缺陷，其原因目前尚不清楚。也有人认为与胃酸关系不大，因为部分胃酸分泌正常的十二指肠溃疡患者也有胃排空加快的表现。

正常情况下十二指肠降部的碱性肠液依赖十二指肠逆蠕动送至十二指肠近段以中和从幽门排

入的酸性液体。有资料显示十二指肠溃疡患者的这种逆蠕动减弱，所以不能有效地中和十二指肠中的酸性物质，这可能是十二指肠溃疡患者十二指肠球部过度酸化的原因。还有研究报道十二指肠溃疡患者的消化间期运动时间延长、胃及十二指肠内容物清除障碍，使胃酸和其他侵袭物质与胃及十二指肠接触时间延长，黏膜受损致溃疡形成。

（二）胃排空延缓与胆汁反流

胃溃疡时多有胃排空延缓。研究表明胃溃疡患者有胃窦和幽门形态学改变，胃窦部肌肉肥厚，自主神经节细胞损伤或减少，肌纤维变性和纤维化。这些改变在胃溃疡比在十二指肠溃疡更明显。由于胃窦和幽门区域的这种退行性改变可使胃窦收缩失效，从而影响食糜推进、胃排空迟缓同时又促进了十二指肠胃反流，反流的胆汁酸和溶血卵磷脂可以损伤胃黏膜并引起黏膜的慢性炎症，受损的胃黏膜在胃酸和胃蛋白酶的作用下产生胃溃疡。有研究资料显示，胃溃疡时空腹胃液中胆汁酸结合物浓度较正常对照组显著增高，从而推测胆汁反流可能在胃溃疡的发病中起重要作用。

在一些研究中发现十二指肠溃疡患者中胃排空液体的速度增加，可以想象，胃酸迅速排空到脆弱的十二指肠可能容易发生溃疡。此外，与正常个体相比，活动性十二指肠溃疡患者在十二指肠近端产生的碳酸氢盐显著减少，这种现象也可能导致十二指肠的消化性酸损伤。大部分十二指肠溃疡患者胃上皮化生灶位于十二指肠球部。幽门螺杆菌能感染胃黏膜，但不能感染十二指肠黏膜。有人提出，十二指肠球部感染的胃组织岛状组织可能特别容易发生消化性溃疡。一些研究者发现十二指肠溃疡患者的近端十二指肠上皮化生的患病率高于健康对照受试者的近端十二指肠上皮化生的患病率，而另一些研究者未能证实十二指肠胃上皮化生与十二指肠溃疡之间的关联。因此，十二指肠胃上皮化生在十二指肠溃疡疾病中的作用尚不清楚。

十二指肠球部酸负荷增加可直接引起溃疡，这是由于酸对十二指肠上皮的腐蚀性作用，也可通过幽门螺杆菌的作用间接引起溃疡。幽门螺杆菌的生长受到十二指肠液中胆汁酸的抑制，酸可以沉淀胆汁酸，这一作用可能允许幽门螺杆菌增殖并导致十二指肠溃疡。

第七节　遗传因素

遗传因素在消化性溃疡发病机制中起比较重要的作用。早有证据表明消化性溃疡患者多有家族史。十二指肠溃疡患者的子女溃疡发病率较无溃疡者的子女高3倍。胃溃疡患者后代易罹患胃溃疡，而十二指肠溃疡患者后代易罹患十二指肠溃疡，提示这两种的遗传是互相独立的，是两种不同基因遗传性疾病。对孪生儿的观察表明，单卵双胎胞发生溃疡的一致性高达53%；双卵双胎发病的一致性是36%。同卵双胞胎消化性溃疡的一致性已被发现高于异卵双胞胎消化性溃疡的一致性，溃疡患者的一级亲属已被证明是消化性溃疡的高风险因素，导致这种明显溃疡倾向的基因尚不清楚。此外，现在看来，溃疡的家族聚集性部分是家族成员中幽门螺杆菌感染率高的结果，而不是诱发溃疡的遗传因素本身的结果。高胃蛋白酶原Ⅰ血症属于常染色体显性遗传。高血清胃蛋白酶原Ⅰ者罹患十二指肠溃疡的危险性比一般人群高5~6倍。血清胃蛋白酶原Ⅰ水平升高，最初被认为是溃疡的遗传标志，似乎也是幽门螺杆菌感染的可逆后果。

某些血型抗原与消化性溃疡病之间的关联可以部分解释，因为这些抗原可能影响个体对幽门螺杆菌感染的易感性。例如，Lewis血型抗原已被报道介导幽门螺杆菌附着于人胃黏膜。在一项针对丹麦男性的大型研究中，Hein和他的同事发现Lewis表型Le（a+b−）和ABH非分泌特性是溃疡疾病的标志物。研究人员认为这些特征可能赋予了对幽门螺杆菌感染的遗传易感性，而不是对消化性溃疡的特定易感性。Teshome研究发现O血型患者消化性溃疡患病率高于其他血型患者。可以解释为这是因为碳水化合物抗原有助于对传染病的易感性或抵抗力，特别是在胃黏膜中表达的O血型的H抗原适合幽门螺杆菌的附着，被认为是消化性溃疡的主要原因。其他研究还没有发现O型血与幽门螺杆菌感染之间的联系，然而Lewis血型抗原在幽门螺杆菌黏附中的作用一直存在争议。

第八节　高分泌状态

大多数消化性溃疡是由幽门螺杆菌感染或非甾体抗炎药摄入导致的上皮防御和酸稳态失调的结果。消化性溃疡很少单独由胃酸分泌紊乱引起，只有胃酸的分泌量非常大远远超过正常的上皮防御机制时可能造成消化性溃疡。在这种高分泌状态下，大量胃酸排入十二指肠，除了引起消化性溃疡外，还会使胰腺消化酶变性，引起吸收不良并导致腹泻。任何消化性溃疡患者，在没有幽门螺杆菌感染或非甾体抗炎药使用的情况下，特别是如果有相关的腹泻，如果溃疡症状严重、复杂或涉及球后十二指肠，都应考虑高分泌情况。

一、胃泌素瘤

胃泌素瘤（gastroinoma）是一种与胃酸极度分泌过多和胰腺非胰岛细胞肿瘤相关的严重消化性溃疡综合征，亦称Zollinger-Ellison syndrome（ZES），其特征是引起酸相关性消化道疾病（通常是严重的、难治性消化性溃疡）和/或胃食管反流病。本病于1955年由Zollinger和Ellison首次在2名患者中发现，这2名患者患有严重的胃酸分泌过多，顽固性消化性溃疡，这是由于胰腺非β细胞肿瘤引起的，并且在反复胃外科手术不能消除溃疡，最终行全胃切除术后仍复发。胃泌素瘤和ZES现在通常被大多数临床医生当作同义词使用，但重要的是要记住，一些病理学家继续使用术语胃泌素瘤（gastroinoma）通过免疫组化来指定任何含有胃泌素的肿瘤。50%的卵巢癌、部分支气管癌、听神经瘤、嗜铬细胞瘤、结直肠癌和其他多发性内分泌腺瘤1型中均可于血清中检测到胃泌素；然而，除了部分卵巢肿瘤外，高胃泌素血症并不常见。因此，确立ZES、胃泌素瘤的临床诊断，单独空腹高胃泌素血症是不合适的。

二、系统性肥大细胞增多症和骨髓增生性疾病伴嗜碱性粒细胞增多症

全身性肥大细胞增多症是一种罕见的疾病，其特征是肥大细胞浸润许多器官，肥大细胞释放组胺。全身肥大细胞增多症的主要症状包括潮红、心动过速、哮喘、瘙痒和头痛。血清组胺水平的升高引起了一些患者胃酸的大量分泌。十二指肠溃疡发生在大约40%的病例。像肥大细胞一样，嗜碱性细胞也含有组胺。偶见与嗜碱性相关的骨髓增生性疾病（如真性红细胞增多症、嗜碱性慢性骨髓性白血病）会伴有胃酸分泌过多和消化性溃疡。然而，在真性红细胞增多症中，由于血液黏度增加而导致的黏膜血流量减少可能比高组胺血症更容易引起溃疡。

三、特发性高分泌性十二指肠溃疡

一些十二指肠溃疡患者基础酸输出量升高，但无高胃泌素血症，无幽门螺杆菌感染或使用非

甾体抗炎药的证据，这些患者酸分泌过多的原因尚不清楚。

四、胃窦G细胞功能亢进

在幽门螺杆菌被发现之前，有一种罕见的综合征，其特征是胃酸分泌过多，伴有空腹血清胃泌素水平升高和明显的餐后高胃泌素血症。以前认为该综合征是由原发的胃窦G细胞功能亢进所致。目前看来，该综合征是幽门螺杆菌感染的结果，尽管可能有一种非常罕见的、原发的胃窦G细胞功能亢进与幽门螺杆菌无关。

第九节　吸烟、饮酒及饮食因素

十二指肠溃疡（DU）和胃溃疡（GU）是最常见的胃肠道疾病之一，估计在一般人群中终生患病率为5%～10%，消化性溃疡的定义是一种黏膜缺损，其直径至少为0.5 cm。在目前报道的消化性溃疡的各种危险因素中，包括吸烟、饮酒，其中幽门螺杆菌感染是最主要的危险因素之一，是胃癌的确定危险因素。

一、吸烟

吸烟是消化性溃疡及其并发症的一个危险因素。吸烟可能对消化性溃疡的愈合产生不利影响，如果不治疗幽门螺杆菌感染，消化性溃疡可能容易复发。如果幽门螺杆菌已经被根除，吸烟似乎并不会影响消化性溃疡的复发率，然而，这个观点目前还存在争议。

消化性溃疡是一种常见的胃肠道疾病，其发病机制是多因素的，吸烟对其有明显的不良作用。吸烟和慢性尼古丁摄入刺激基础酸输出，这在十二指肠溃疡中更为明显。这种胃酸分泌的增加是通过肥大细胞脱颗粒后释放的组胺刺激H_2受体介导的，也由于吸烟者的功能性顶叶细胞体积或分泌能力的增加。吸烟也通过增加主细胞数量或增强其分泌能力来刺激胃蛋白酶原的分泌。

吸烟还会增加胆盐反流率和胃胆盐浓度，从而增加十二指肠胃反流，增加吸烟者患胃溃疡的风险。吸烟不仅会诱发溃疡，而且还会加剧幽门螺杆菌、酒精、非甾体抗炎药或应激引起的溃疡。多形核中性粒细胞通过增加黏膜活性氧中间体的生成，在溃疡发生中发挥重要作用，而吸烟增强了这一作用。烟中的尼古丁通过camp蛋白激酶a信号系统提高内源性抗利尿激素水平，在胃、十二指肠病变的发展中起促进作用。

吸烟会增加血小板激活因子（PAF）和内皮素的产生，这是一种强效胃溃疡致病原。尼古丁会降低循环表皮生长因子（EGF）的水平，并减少唾液腺分泌EGF，而EGF是胃黏膜细胞更新所必需的。尼古丁还能减少吸烟者胃黏膜中前列腺素的生成，从而使黏膜易发生溃疡。活性氧中间产物的产生和活性氧中间产物介导的胃黏膜细胞凋亡也被认为是吸烟加重溃疡的重要机制。

吸烟通过抑制一氧化氮合成从而阻止细胞更新过程来减少胃黏膜血管生成。吸烟或烟草提取物抑制溃疡的自发愈合和药物诱导愈合。烟草提取物还通过降低鸟氨酸脱羧酶的活性来抑制胃黏膜细胞的增殖，鸟氨酸脱羧酶可以合成促进生长的多巴胺。

干预试验表明，吸烟者在停止吸烟之后其溃疡愈合率较持续吸烟者明显增加。吸烟使胰腺分泌碳酸氢盐的速率下降，而碳酸氢盐分泌的减少与十二指肠球部pH值之间密切相关。有研究报道吸烟使胃排空时间明显延长，超过基础值的40%，这一作用在胃溃疡的致病机制有待进一步研究。胃黏膜的完整性是由一些控制胃黏膜上皮细胞死亡和细胞增殖的侵袭性和防御性因素相互作用而维持的，而吸烟通过破坏这种平衡而增强溃疡。

二、酒精

临床中一个常见的错误是认为酒精摄入是消化性溃疡的一个强烈的危险因素。事实上，发表的数据很少支持这一观点。葡萄酒和啤酒是强效的胃酸分泌刺激剂，但饮酒在消化性溃疡发病机制中的重要性是值得怀疑的。尽管无水乙醇已被证明会损害实验动物的胃肠黏膜，通常在酒精饮料中发现的乙醇浓度已被证明只会对人类造成浅表黏膜损伤，其重要性尚不清楚。胃壁黏液由黏液颈细胞分泌，形成一层厚厚的黏液，覆盖在胃黏膜上。增加的黏液起到阻挡氢离子扩散的屏障作用，增强胃液的缓冲作用，从而抑制胃溃疡的形成。胃黏膜是胃组织的浅表层，它通过分泌胃黏液来阻止消化酶向胃壁扩散。乙醇穿透黏膜层至黏膜下层，引起糜烂、出血、溃疡等病变。乙醇在胃黏膜中产生活性氧（ROS），耗尽黏液层，导致胃黏膜细胞死亡。乙醇诱导的胃黏液消耗是胃溃疡发生的主要病理机制。酒精性肝硬化患者的溃疡患病率似乎增加，但没有肝硬化的饮酒者没有这种联系。事实上，一项回顾性研究表明，适度饮酒甚至可能预防消化性溃疡。

三、饮食因素

没有研究证实饮食和消化性溃疡疾病之间有确切联系。溃疡患者经常描述与摄入某些食物（如辛辣食物）有关的消化不良，但这类食物导致溃疡的证据几乎不存在。咖啡、茶和可乐是强效胃酸分泌刺激剂，但流行病学研究尚未证实这些饮料与消化性溃疡之间的关联。值得注意的是，含咖啡因和不含咖啡因的咖啡刺激胃酸分泌的能力似乎是一样的。虽然传统上给消化性溃疡患者开一种温和的饮食处方，但这种饮食已被发现对壁细胞有相当的刺激性，并没有显示出对预防或治疗消化性溃疡有任何好处。

四、消化性溃疡相关疾病

有研究报道一些慢性疾病与消化性溃疡有关。例如，在30%的慢性肺病患者中发现消化性溃疡。这种关联的机制尚不清楚，尽管吸烟可能是这两种疾病的基础。肝硬化患者出现消化性溃疡及其并发症的风险增加。慢性肾衰竭被认为是消化性溃疡的危险因素，但这方面的研究结果存在矛盾。其他据称与消化性溃疡相关的疾病，包括库欣病、甲状旁腺功能亢进和冠状动脉病，但缺乏确凿证据，这些慢性疾病患者中幽门螺杆菌感染的频率尚不清楚，幽门螺杆菌对这些疾病与消化性溃疡之间的关系也没有充分的探讨。

有内窥镜筛查研究报道肝硬化患者消化性溃疡（PU）的患病率约为5%～20%，而一般人群的患病率为2%～4%。另有研究表明，肝硬化患者发生PU出血的风险明显高于一般人群。有资料表明，PU引起的上消化道出血恶化了肝硬化患者的预后。肝硬化患者的发病率和死亡率都很高。Leontiadis等人对PU出血患者的共患病对死亡率的影响进行了Meta分析，结果显示，PU出血合并肝病患者的死亡率为26.9%，无肝病患者的死亡率为6.3%。在一般人群中，幽门螺杆菌（Hp）感染是PU的发病机制的中心。如果有研究证明幽门螺杆菌也是肝硬化患者发生PU的独立危险因素，那么根除幽门螺杆菌可间接预防肝硬化患者发生PU出血。因此，对于同时有幽门螺杆菌感染的肝硬化患者，在发生PU之前消灭幽门螺杆菌是非常重要的，研究肝硬化中幽门螺杆菌感染与PU的关系具有重要的临床意义。肝硬化患者是否需要抗幽门螺杆菌及幽门螺杆菌药物的提前使用已成为一个非常重要的临床问题。关于肝硬化患者幽门螺杆菌感染与PU之间的关系存在争议。有的结果提示肝硬化患者幽门螺杆菌感染与PU无关，有的结果提示肝硬化患者幽门螺杆菌感染与PU相关或弱相关。

　　肝硬化患者幽门螺杆菌感染与PU关系的确切机制尚未完全阐明。由于PU在肝硬化患者中的患病率远远高于普通人群，我们有理由推断，肝硬化患者在没有幽门螺杆菌感染的情况下可能会导致PU，并且可能会增加幽门螺杆菌感染的致溃疡作用。在肝硬化患者几种可能的致溃疡机制已被提出：胃前列腺素 E_2 水平下降，高胃泌素血症，门系统分流导致溃疡源性因素逃避肝脏清除，以及继发于门静脉高压和充血性胃病的胃黏膜防御功能受损，这可能使黏膜更容易受到其他因素的损伤或降低其修复损伤的能力。总之，PU在肝硬化患者中的致病机制似乎是一个多因素事件，它可能增加幽门螺杆菌感染的溃疡效应。

　　慢性肾脏疾病（chronic kidney disease，CKD）和终末期肾脏疾病（end stage renal disease，ESRD）在全球越来越普遍。对医生来说，CKD和ESRD患者的常见症状和并发症的管理是重要的。与普通人群相比，CKD和ESRD患者有更多的胃肠道症状。具体来说，ESRD患者胃肠道疼痛症状和消化性溃疡发生率较高。幽门螺杆菌根除后，尿毒症患者消化性溃疡的复发率高于非尿毒症患者，溃疡发展后，ESRD患者的并发症发生率较高。最近在台湾的一项基于该地区人口的研究显示，在CKD患者中消化性溃疡的发生率在10年里从13.2上升到每1000人每年19.8。这一增幅是无CKD患者的10～12倍。根据这些统计数据，明确消化性溃疡患者的高风险和早期内镜检查对于ESRD患者至关重要。然而，对ESRD患者消化性溃疡的危险因素了解甚少。关于ESRD患者消化性溃疡的危险分层的数据很少。描述潜在的危险因素，改善患者管理，可降低消化性溃疡的发生率，进而减少消化性溃疡出血的发生。

　　接受透析的患者通常有营养问题。2009年，国际肾营养与代谢学会推荐了蛋白质-能量消耗综合征这一术语来描述ESRD患者的营养问题。ESRD患者营养不良与慢性炎症和高死亡率相关。为了降低与营养不良相关的发病率和死亡率，评估患者的营养状况应成为ESRD患者护理的常规部分，但诊断标准和实验室参数仍有争议。以往的诊断标准，如国际肾营养与代谢学会的标准，或主观目标评估和法国蛋白质-能量消耗评分，都是由多因素、主观症状和实验室结果组成的。在临床环境中使用所有的营养评估工具较难。因此，我们定义了易于在透析中心使用的简单实验室结果，并分析了它们与消化性溃疡的关联。本研究包括的在临床环境中易于测量和解释的营养因素包括：血清白蛋白低于3.8 mg/dL，总胆固醇低于140 mg/dL，尿酸低于5 mg/dL，血清肌酐低于8 mg/dL。当使用这些营养指标时，满足这些阈值中的2个或2个以上的患者有较高的消化性溃疡患病率。低血清白蛋白水平反映了内脏蛋白质储存减少、蛋白质营养不良和炎症。CKD中营养不良和炎症相关的机制包括食欲抑制和促炎细胞因子增强的蛋白质分解代谢。炎症应激和营养不良都可能损害胃黏膜的功能，诱发消化性溃疡的发展。

　　一些研究认为，幽门螺杆菌感染可能在透析患者消化性溃疡的发生中不起重要作用。此外，ESRD患者的幽门螺杆菌感染率明显低于一般人群，根除幽门螺杆菌对ESRD患者的溃疡复发率无影响。在一项为期2年的前瞻性观察研究中，ESRD患者幽门螺杆菌根除后消化性溃疡的复发率高于无肾脏疾病的患者。Tseng和Lin推测，ESRD患者消化性溃疡复发可能与幽门螺杆菌感染以外的因素有关。

　　其他消化性溃疡的危险因素，如阿司匹林、非甾体抗炎药和抗血小板药物的使用，仍未被证实为ESRD患者消化性溃疡的危险因素。在一项对827例血液透析患者的回顾性研究中，使用非甾体抗炎药和阿司匹林未被确定为消化性溃疡的危险因素。台湾一项以全岛人群为基础的大型研究显示，使用阿司匹林不会增加CKD患者患消化性溃疡的风险。虽然非甾体抗炎药的使用被认为是非透析性CKD患者发生消化性溃疡的危险因素，但ESRD患者使用非甾体抗炎药与消化性溃疡发生的关联尚未明确。补充先前发表的证据，在该研究中，没有发现消化性溃疡的发生与阿司匹林或非甾体抗炎药的使用之间的关联。然而，由于该研究回顾性设计固有的局限性，阿司匹林和非甾体抗炎药的使用可能没有得到适当的报道，因为无法从其他当地诊所收集处方信息。此外，没有收集预防性药物的数据，如质子泵抑制剂，它可以抵消阿司匹林和非甾体抗炎药的作用。需要更大规模、前瞻性、随机对照试验来确定消化性溃疡与其他药物使用之间的关系。

虽然幽门螺杆菌感染和非甾体抗炎药的使用在消化性溃疡的形成和出血中发挥重要作用，消化性溃疡在肝硬化、肾衰竭和慢性阻塞性肺病等慢性疾病患者中并不少见。在文献中，吸烟或慢性阻塞性肺病患者患消化性溃疡的风险较高。此外，慢性阻塞性肺病患者经常患有其他与吸烟有关的慢性疾病，如高血压、冠状动脉疾病或心力衰竭，并使用类似的药物，包括抗血小板药物或皮质类固醇。这些药物可能是溃疡源性或延迟溃疡愈合。

以往的研究表明慢性阻塞性肺病患者确实比普通人群有更高的消化性溃疡出血风险，吸烟和慢性阻塞性肺病是消化性溃疡的危险因素。Huang 等研究发现慢性阻塞性肺病患者有消化性溃疡病史的比例较高。以前，大多数评估消化性溃疡出血危险因素的研究主要集中在非甾体抗炎药或阿司匹林的使用，或幽门螺杆菌感染。很少有研究探讨消化性溃疡出血与吸烟或慢性阻塞性肺病之间的关系。丹麦一项以人群为基础的队列研究表明，吸烟是溃疡穿孔的危险因素，但不是溃疡出血的危险因素。另一项病例对照研究发现，同时存在肺部疾病的患者溃疡出血的风险增加，但没有具体说明相关的肺部疾病。

慢性阻塞性肺病增加溃疡出血的风险可能有几个原因。第一，慢性阻塞性肺病不仅以慢性局部炎症为特征，而且以全身炎症为特征。因此，慢性阻塞性肺病患者暴露于继发于慢性缺氧的氧化应激，并产生活性氧（ROS），可能损伤胃或小肠黏膜。第二，慢性阻塞性肺病患者患有其他与吸烟有关的慢性疾病，如高血压、冠状动脉疾病或心力衰竭，并且有更多的患者使用抗血小板药物，这可以预防心血管事件，但增加溃疡出血的风险。第三，慢性阻塞性肺病患者经常需要类固醇来控制肺部炎症。类固醇诱导的消化性溃疡是有争议的，但据报道类固醇可以延缓消化性溃疡的愈合。

（冯彦虎）

参考文献

［1］MALFERTHEINER P, MEGRAUD F, O'MORAIN C A, et al. Management of Helicobacter pylori infection — the Maastricht V/Florence Consensus Report［J］. Gut, 2017, 66(1): 6-30.

［2］JACEK B, ALICJA F, MONIKA S, et al. Helicobacter pylori Virulence Factors — Mechanisms of Bacterial Pathogenicity in the Gastric Microenvironment［J］. Cells, 2021, 10(1): 27.

［3］NIHAL E R, JOHN J L, JULIE A. Proton pump inhibitors: from CYP2C19 pharmacogenetics to precision medicine［J］. Expert Opinion on Drug Metabolism & Toxicology, 2018, 14(4): 447-460.

［4］LANAS A, CHAN F. Peptic ulcer disease［J］. Lancet, 2017, 390(10094): 613-624.

［5］RADOMSKI B M, ŠEŠELJA D, NAUMANN K. Rethinking the history of peptic ulcer disease and its relevance for network epistemology［J］. HPLS, 2021, 43(4): 113.

［6］HIKICHI T, SATO M, WATANABE K, et al. Peptic Ulcers in Fukushima Prefecture Related to the Great East Japan Earthquake, Tsunami and Nuclear Accident［J］. Internal Medicine, 2018, 57(7): 915-921.

［7］LEE Y B, YU J, CHOI H H, et al. The association between peptic ulcer diseases and mental health problems: A population-based study: a STROBE compliant article［J］. Medicine, 2017, 96(34): e7828.

［8］HSU C C, HSU Y C, CHANG K H, et al. Depression and the Risk of Peptic Ulcer Disease: A Nationwide Population-Based Study［J］. Medicine, 2015, 94（51）: e2333.

［9］MINAIYAN M, SAJJADI S E, AMINI K. Antiulcer effects of Zataria multiflora Boiss. on indomethacin-induced gastric ulcer in rats［J］. Avicenna Journal of Phytomedicine, 2018, 8（5）: 408−415.

［10］AKBULUT S, CALISKAN A R, SARITAS H, et al. Analysis of risk factors affecting the development of peptic ulcer perforation: case-control study［J］. Przeglad Gastroenterology, 2021, 16（1）: 23−28.

［11］KIM Y S, LEE J H, SONG J, et al. Gastroprotective Effects of Inulae Flos on HCl/Ethanol-Induced Gastric Ulcers in Rats［J］. Molecules, 2020, 25（23）: 5623.

［12］CHUANG Y S, WU M C, YU F J, et al. Effects of alcohol consumption, cigarette smoking, and betel quid chewing on upper digestive diseases: a large cross-sectional study and meta-analysis［J］. Oncotarget, 2017, 8（44）: 78011−78022.

第五章

消化性溃疡的发病机制

第一节　胃肠黏膜的保护因素

正常胃、十二指肠黏膜防御机制可分为三个主要组成部分：上皮前防御机制、上皮防御机制和上皮后防御机制，其中包括黏液屏障、黏膜屏障及黏膜上皮修复、黏膜和黏膜下层丰富的血流、表皮生长因子等前列腺素和肽类物质以及自由基清除系统。美国 Wallace 等首先将胃黏膜所具有的相关保护因素定义为一个网络体系，这个网络体系是基于胃的解剖和功能而形成的，并且最终将该网络体系分为5层，上述5层防御机制相互作用，共同维护黏膜完整性。第一层是指由胃黏膜所分泌的、具有保护防御作用的相关产物，其并非指某一特定产物，而是包含一类物质，其中最为重要的是黏液-碳酸氢盐屏障。此外，表面活性磷脂、免疫球蛋白及有关抗菌物质（乳铁蛋白等）也在其中发挥重要作用。第二层指胃黏膜上皮层屏障，即上皮细胞及细胞间的紧密连接。第三层为黏膜的微循环，包括胃黏膜血流。第四层是指黏膜的免疫细胞-炎症系统，包括肥大细胞和巨噬细胞等，通过感受机体内源性的刺激，引起一系列相关免疫反应，最终发挥出生理调控作用，以达到胃黏膜保护作用。第五层是由修复重建因子等构成的黏膜修复过程。总之，目前认为胃黏膜保护机制是一个表现为多层次、立体化的网络体系。

一、黏液屏障由黏液-碳酸氢盐屏障和表面活性磷脂组成

胃、十二指肠黏膜表面附有牢固的呈连续状的黏液层。当人们进食食物后，黏膜表面所形成的厚重的黏液层可以在消化食物时充分减轻食物与黏膜本身的机械摩擦刺激，从而起到减少食物对消化道黏膜的刺激与损伤的作用。胃、十二指肠黏膜的黏液层可以被看作是由两层所构成：内层黏液贴近上皮层，从而牢固地附着于上皮层，只有在损伤上皮层的情况下，刮擦及抽吸等机械方式才能将该层黏液移除；外层黏液十分松散，上述普通机械手段即可移除该层黏液。

（一）黏液-碳酸氢盐屏障

胃黏膜可以在含有高浓度盐酸的胃液以及胃蛋白酶作用下维持其完整性，在这其中发挥至关重要作用的是胃黏膜表面存在的黏液-碳酸氢盐屏障。胃的黏液是由多种细胞参与分泌，其中主要包含胃表面上皮细胞、黏液颈细胞、贲门腺和幽门腺，与此同时，十二指肠的布鲁纳氏腺也向管腔内分泌黏液和碳酸氢盐，胃黏液的主要成分为高相对分子质量的糖蛋白。分泌的黏液可以形成覆盖在胃、十二指肠黏膜表面的凝胶层，这层凝胶厚度为0.25～0.5 mm，此外，该凝胶层可以

与黏液细胞及壁细胞分泌的HCO_3^-共同形成黏液-碳酸氢盐屏障，加强该物理屏障作用，从而将上皮与胃蛋白酶相隔离，并且能够减缓H^+向黏膜方向的弥散。与此同时，黏液层内的HCO_3^-能中和H^+，形成H_2CO_3，后者被碳酸酐酶迅速分解为H_2O和CO_2，达到使黏膜表面pH值近中性的作用，在中性pH环境下蛋白酶无法发挥分解蛋白质的作用。相关研究表明，含有HCO_3^-的黏液层能够抵御外源性物质（如细菌产物、活性氧、胆汁酸以及一些药物）的损伤。

（二）表面活性磷脂

疏水的磷脂是由胃黏液上皮细胞生成、贮存及分泌的，它是胃黏液凝胶层中重要的脂类成分，在构成胃黏液凝胶层中发挥重要作用，是其中不可或缺的结构。磷脂由于具有上述特性，因此在胃黏液凝胶层抵御水溶性有害因子（如H^+）方面发挥至关重要的作用。Tanaka等试验表明磷脂酸可预防阿司匹林对胃黏膜的损伤，具有增强胃黏膜防御功能的作用。此外，蛋白酶等大分子物质也会被含有磷脂的黏液层阻止通过，从而隔离胃蛋白酶或抑制其水解作用，促进黏膜防御修复。

（三）十二指肠分泌

众所周知，十二指肠腺体（Burnner腺）由分泌部及导管两部分结构构成。其中单层柱状上皮构成十二指肠腺体的导管部分，它穿过黏膜肌层，具有分泌碱性黏液的功能，该黏液极为黏稠，内含糖蛋白，可阻止胃酸对十二指肠黏膜的损伤。

二、黏膜屏障及黏膜上皮修复

胃、十二指肠黏膜的第二道防御屏障指黏膜上皮层屏障，由顶端细胞膜与上皮细胞之间组成紧密连接复合物构成。该层的保护作用取决于上皮细胞的生物学特征以及上皮细胞细胞间的紧密连接方式。这种保护是通过上皮重建、上皮细胞间离子转运系统以及上皮细胞再生来实现的。

当胃酸分泌时，位于黏液下部柱状上皮，通过阻止氢离子逆向侵入黏膜以及防止钠离子从黏膜内扩散到胃腔而发挥作用。当胃、十二指肠黏膜出现表浅损伤时，损伤表面可形成由纤维蛋白、胶状黏液以及细胞碎片组成的黏液帽，它起到一定保护创面的作用。与此同时，由于其pH接近中性或碱性微环境，有助于上皮重建和修复，而在缺血和酸性环境中，上皮重建会受阻。此外，位于受损黏膜附近的上皮细胞可向损伤处移动并逐步覆盖创面，起到保护黏膜上皮完整性的作用。

胃肠道上皮细胞层形成了一个具有选择性的通透屏障，该屏障具有可调节性并位于胃腔内容物与组织间隙之间。相关研究发现，该屏障所具有的通透性是由上皮细胞及细胞间的紧密连接的速率限制所决定的，并且在维持黏膜完整性和代偿上皮层连续性方面，这种紧密连接性多蛋白复合体所具有的精密调节功能也是至关重要的。同时，上皮细胞间离子转运系统在维持黏膜上皮层屏障完整性中有着巨大作用。离子转运系统包括黏膜上皮细胞Na^+-H^+和$Cl^--HCO_3^-$两套交换系统。当黏液-碳酸氢盐屏障受损时，胃黏膜上皮细胞借上述两套转运系统完成H^+置换，以维护细胞内pH稳定，防止胃蛋白酶以及细胞酸化对其本身的溶解消化，从而在对胃黏膜保护过程中发挥重要作用。与此同时，十二指肠的上皮细胞也存在$Na^+-HCO_3^-$交换，其同样起到维护细胞内中性环境的作用。

胃黏膜上皮细胞具有一种固有的特性：当各种损伤因素破坏胃黏膜本身的连续完整性时，损伤部位邻近的健康细胞会及时迁移到损伤部位，并可在3～7天进行快速更新覆盖修复损伤部位。该特性使胃黏膜上皮在胃酸及胃蛋白酶的侵袭下能够快速修复，保持完整，所以在胃黏膜修复过程中有着不可或缺的地位。

三、胃黏膜上皮细胞下层防御机制

（一）黏膜屏障及黏膜上皮修复

黏膜的微循环构成第三层防御屏障，其主要指胃黏膜血流（gastric mucosal blood flow，GMBF），该屏障被认为是胃黏膜保护机制的中心环节。目前认为，黏膜微循环所形成的血液流动在维持上皮细胞完整性和影响保护性上皮细胞功能（如黏液生成和碳酸氢盐分泌）的过程中十分重要。研究发现，胃壁的小动脉在黏膜下层可以分成更为纤细的小动脉支，为黏膜下层与肌层供应大量能量和底物，这些毛细血管最终在肌层汇入静脉。存在于胃壁中的小动脉丛与小静脉丛并不直接交通，而是由毛细血管在胃腺体之间上行至上皮表面。在此过程中，毛细血管不仅运输氧气和养料来维持黏膜细胞功能、清除细胞代谢产物和二氧化碳，而且接收碳酸氢盐。当壁细胞分泌H^+时，其基底侧的$Cl^--HCO_3^-$交换系统就会泵出一个HCO_3^-，胃壁间的毛细血管网会将HCO_3^-运送到上皮细胞，最后由上皮细胞将HCO_3^-转运至黏液层，缓冲上皮表面H^+反向弥散，通过HCO_3^-将反渗的、过量的H^+中和或携走，这个转运过程既调节了上皮细胞内的pH，又加固了黏液-碳酸氢盐屏障。GMBF受上皮细胞自分泌和旁分泌以及局部代谢产物、中枢神经系统、肠神经系统的调节。约75%的微循环局部调节是代谢性调节，这些代谢性调节，如CO_2增多、组织氧张力降低、K^+浓度高等都可以使局部微血管扩张，从而导致GMBF增加。胃黏膜的丰富血流量使局部微环境被维持在相对稳定的状态下，这是因为这些血流可以为细胞代谢提供充足的养料与能量。所以当胃黏膜缺血时，细胞代谢受限，导致胃黏膜中和酸的能力下降，进而组织中H^+聚集，最终使胃黏膜出现损伤。

（二）胃黏膜相关神经调节

胃的运动受多种神经系统协同调节控制，其中中枢神经系统、自主神经系统和肠神经系统通过传出纤维和传入纤维共同调控、介导胃的分泌和运动。此外，中枢神经系统、肠神经系统对GMBF也具有一定的调节作用。迷走神经节前纤维起源于脑干的背核，节后神经和肠神经从交通，神经兴奋可增加胃分泌和运动；交感神经传出段起于$T_5 \sim T_9$脊髓段，节后纤维的轴突支配胃血管、黏膜下神经丛和肠神经丛，其作用为抑制胃分泌和运动，并使血管收缩，上述神经对胃黏膜具有双重作用。GMBF增加可缓冲和消除H^+反向弥散，该反应受神经系统调节，当黏膜受到H^+等伤害性损伤刺激时，相关损伤信息通过肽能传入中枢神经系统，且外周神经末梢会释放生物活性肽，继而刺激NO的生成和释放，黏膜下层微动脉扩张，黏膜血流增加。此外，迷走胆碱能M受体对胃黏膜具有保护作用，它通过增加胃黏膜的血流、刺激前列腺素在胃黏膜的释放而发挥作用。相关研究显示，褪黑素就是通过烟碱受体的神经通路来起到降低乙醇对胃黏膜损伤的作用。

四、免疫细胞-炎症系统

黏膜的免疫细胞-炎症系统构成第三层防御屏障，对黏膜保护起到双重作用。肥大细胞和巨噬细胞可感受机体内源性的刺激，也可以识别反向弥散的H^+，起到生理调控作用。但炎症反应可使局部释放溶酶体酶，引起嗜碱性粒细胞和肥大细胞脱颗粒，释放炎症介质造成组织损伤。

五、多种修复重建因子参与黏膜修复重建过程

保护性细胞因子通过增加黏液分泌，参与调节H^+及HCO_3^-分泌，促进上皮细胞及细胞间紧密连接、增加GMBF、加强生长修复等途径，使胃黏膜修复加快。

（一）生长因子

表皮细胞生长因子（epidermal growth factor，EGF）又名尿抑胃酮（urogastrone），是一种多肽分子，广泛分布于胃、十二指肠及全部肠黏膜、肾脏、甲状腺、胰腺等器官，人类体液（如血、尿、胃液及胰液等）中也存在 EGF。人 EGF 具有 2 个亚型：①第一个亚型为 α-EGF，该亚型由 53 个氨基酸组成的单链多肽构成；②第二个亚型为 β-EGF，该亚型由 42 个氨基酸残基多肽构成。EGF 能刺激 RNA、DNA、透明质酸、胶原的合成，对上皮细胞增殖起到积极作用，使消化道黏膜增粗、增厚，增强黏膜修复能力，促进溃疡愈合。EGFR（带有酪氨酸激酶活性的跨膜糖蛋白）是 EGF 的特异性受体，两者相互结合后发挥调节细胞生长与分化作用。此外，EGF 可增加碳酸氢盐及黏液的分泌，调动上皮细胞间的活动并且快速进行细胞有丝分裂，增加胃黏膜血流，且具有抑制胃酸、胃泌素作用。

血管内皮生长因子具有体内血管新生（induce angiogenesis in vivo）的作用，由内皮细胞、成纤维细胞、巨嗜细胞等产生一种高度保守的同源二聚体糖蛋白。该糖蛋白是由 2 条相对分子质量均为 24 000 的单链以二硫键组成二聚体，具有刺激内皮细胞分化增殖以及迁移、促进管状结构的形成以及增加血管通透性的作用。血管内皮生长因子通过上述作用，促进血管生成。它是目前已知的功效最强的血管生成促进因子。由此可知，血管内皮生长因子在胃黏膜组织中血管形成及损伤重建过程中均起到重要的作用。上述作用使胃黏膜血流增加，为细胞代谢提供充足的养料与能量，促进胃肠黏膜上皮细胞的增殖、修复，保障胃肠道黏膜的完整性，加快溃疡愈合。

转化生长因子（TGF）为 2 种多肽类生长因子，即 TGF-α、TGF-β。巨噬细胞以及表皮细胞所产生的由 50 个氨基酸组成的 TGF-α，通过 EGF 受体与 EGF 协同调节上皮细胞的增殖，诱导上皮发育。TGF-α 在维持黏膜完整性方面具有一定的作用，还可增加胃黏膜血流量，减少胃酸分泌，加快黏膜上皮细胞的增殖以及上皮损伤后的修复，因此在溃疡修复中扮演着重要的角色。TGF-β 是转化生长因子家族成员之一，由超过 30 种结构相关的多肽组成，是具有多功能的细胞因子，该细胞因子在炎症反应及组织修复中发挥一定的作用，且几乎在所有细胞的生长分化、免疫增殖、凋亡过程中起到调节作用。它有三个亚型，TGF-β_1、TGF-β_2 以及 TGF-β_3，在胃黏膜中 TGF-β 的主要存在形式是 TGF-β_1。TGF-β 的生物学效应可通过多种受体来完成，TGF-β 受体中 TGF-βR I 和 TGF-βR II 是信号转导过程中所必需的，转化生长因子与相应受体结合后才能有效作用相应信号通路下游的效应分子进而使该信号传导通路被激活。相关研究表明，TGF-βR I 表达减少可引起胃的弥漫性炎症和溃疡形成。

成纤维细胞生长因子家族成员——碱性成纤维细胞生长因子（base fibroblast growth factor，bFGF）作为一种促细胞分裂的肝素结合蛋白，可以诱导细胞增殖与分化，起到促进上皮组织增生、肉芽组织生长来调控溃疡修复的作用。胃黏膜损伤后，bFGF 与细胞表面的酪氨酸蛋白激酶高亲和力受体（GFR）或硫酸乙酰肝素蛋白聚糖的低亲和力受体（HSPG）结合，激活信号转导途径，从而发挥其生物活性作用。

（二）NO 及 NO 合成酶（NOS）

NO 是一种由血管内皮细胞释放、具有极不稳定生物自由基的脂溶性小分子物质，广泛分布在生物体内各组织中，可快速透过生物膜弥散，在机体各系统（如神经、胃黏膜、血管、免疫等）的损伤修复过程中均发挥着极为重要的生物学作用。L-精氨酸在组成型 NO 合成酶（cNOS）和诱导型 NO 合成酶（iNOS）的催化作用下由血管内皮细胞和感觉神经末梢产生和释放 NO，激动剂如乙酰胆碱（ACh）、5-羟色胺（5-HT）等能够刺激胃血管内皮细胞中相应的膜受体而产生 NO。NO 从血管内皮扩散到血管壁平滑肌，激活可溶性鸟苷酸环化酶（sGC），将三磷酸鸟苷

（GTP）转化为第二信使环鸟苷酸（cGMP），使细胞内cGMP水平升高。cGMP通过蛋白激酶G导致血管直径增大从而增加器官血流量。NO活性的终止是通过氧化成硝酸盐和亚硝酸盐实现的。NO保护胃黏膜的机制包括：①NO不影响基础状态下的胃酸分泌，但在黏膜损伤时，NO能够使胃酸分泌减少，进而直接保护胃黏膜，该作用的发挥依赖于与降钙素基因相关肽（CGRP）协作。所以在应激状态下胃黏膜主要通过内源性NO介导增强其适应性。②NO可以通过相关信号通路使血管直径增大从而增加器官血流量，是内源性血管舒张因子。在胃黏膜损伤修复过程中，它能扩张黏膜血管直径来维持或增加GMBF，从而发挥保护胃黏膜完整性或促进黏膜修复的作用。其次，NO在维持血管壁完整性方面具有一定作用，对损伤因子诱发的血管通透性增加起到较强的抑制作用。最后，它阻止胃黏膜血管内皮上血小板的黏附聚集，从而减少甚至阻止血小板血栓的形成。③NO能够与多种因子（如生长因子、前列腺素、感觉神经肽等）协同发挥作用，加快胃黏膜的修复，降低其对损伤的敏感性。④当胃黏膜受到刺激时（如：炎症刺激、酒精刺激、Hp感染、非类固醇抗炎药、缺血等），NO可抑制中性粒细胞的浸润、组胺释放以及氧自由基产生，从而起到保护胃黏膜的作用。⑤胃黏液细胞通过促进NO合成增加黏蛋白合成与分泌来强化黏液屏障，这与该细胞可以通过表达较高水平NOS来促进NO合成相关。

（三）前列腺素（PG）

PG是一族含20个碳原子的化学结构十分相似的不饱和脂肪酸。它分布于机体许多组织结构中，胃内合成多种前列腺素（如PGE、PGA、PGF、PGI），其中PGE为最主要的组成成分，在对胃黏膜保护过程中具有极其重要的作用。胃黏膜上皮细胞通过环氧合酶（COX）不断地合成和释放PG。COX被认为存在两种同分异构体，即结构型COX-1和诱导型COX-2。研究发现结构型COX-1存在于正常胃黏膜中，它能够持续刺激分泌具有保护黏膜作用的PG，通过相关作用及分泌物质来调控细胞生理活性，保护消化道黏膜，维持内环境稳定。诱导型COX-2表达明显区别于结构型COX-1，前者的高表达只发生在胃黏膜细胞受到明显外来因素刺激后。诱导型COX-2在细胞受伤的刺激后表达增多，使得细胞合成PGEA增快，最终发挥加强黏膜修复及愈合的作用。时至今日，PG对胃黏膜的保护机制尚未完全阐明，一般认为有以下机制：①通过促进HCO_3^-分泌进而加强黏液-碳酸氢盐屏障起到对胃黏膜的保护作用。②具有抵御H^+等有害因子侵入的作用，该作用主要是通过促进黏液表面活性磷脂（具有疏水性）的生成来强化胃黏膜的疏水性来达到保护胃黏膜的目的。③可能具有降低壁细胞内cAMP含量进而减少胃酸分泌的作用。目前认为该作用是通过抑制H^+受体相关的cAMP活性而发挥的。④通过促进一些大分子化合物合成（如胃黏膜细胞DNA、RNA及蛋白质等），维持胃黏膜血管的完整性，诱导胃黏膜细胞的快速更新，从而进一步保护胃黏膜。⑤抑制血小板在血管内皮黏附和聚集及肥大细胞活化，同时通过扩张黏膜血管维持胃微循环的完整性，进而促进黏膜修复。

（四）三叶因子

三叶因子家族（trefoil factor family，TFF）是一类小分子多肽，主要由胃肠道黏液细胞分泌产生，因为它们的结构中均存在6个半胱氨酸残基和3个二硫键，两两相连形成一个三叶草样形状而得名。相关研究发现，这种三叶草样的特殊结构具有较强的抗蛋白酶水解、耐热以及抗酸能力，这与整个肽链折叠、扭曲密切相关，该结构使得终端不易暴露。目前TFF分三种：TFF_1、TFF_2、TFF_3。其中TFF_2主要在胃体及胃窦的黏液颈细胞和下段十二指肠腺表达，TFF_3主要由肠黏膜杯状细胞大量分泌，在十二指肠中含量最高。TFF目前被认为从以下3个方面对消化道黏膜发挥保护机制作用：①具有防止上皮细胞遭受各类侵害（包括化学及机械性）作用。它能够与黏液糖蛋白结合形成凝胶复合物，该复合物能够强化黏液凝胶层，从而发挥黏膜防御屏障作用。②能降低细胞之间的紧密连接，诱导损伤黏膜周围上皮细胞的移动，并且通过与黏液糖蛋白的共同作用促进受损上皮黏膜细胞及时修复。③可通过与其受体或转运蛋白结合促进细胞分化，修复胃肠黏膜。因此，TFF在胃肠上皮修复中起重要作用。

（五）热休克蛋白（heat shock protein，HSP）

热休克蛋白（HSP）是一种在进化过程中高度保守性蛋白。该蛋白在细胞受到刺激及损伤时发挥重要作用，其能够抑制应激下胃黏膜细胞的凋亡，维持细胞稳定，避免黏膜进一步损伤。在刺激或损伤等不良环境中HSP的合成进一步增加，与错误折叠、无折叠以及新生成蛋白相结合，发挥分子伴侣的作用，帮助蛋白修复错误折叠或推进蛋白正确折叠，从而使蛋白得到修复，抑制氧化损伤。HSP在正常胃黏膜和胃溃疡组织中均有表达，在应激状态下，胃黏膜受到损伤，细胞内蛋白质的结构产生一定的变化，从而生成异常的变性聚集蛋白，进而激活热休克基因，诱导合成HSP70。后者可促使应激状态下的胃黏膜细胞得以恢复，从而促进缺血再灌注、增加黏膜血流量，减少应激性溃疡的发生。

第二节　胃肠黏膜的损害因素

消化性溃疡是一种常见的慢性胃肠道疾病。目前认为，溃疡的发生与攻击因子以及防御因子密切相关，两者失衡导致疾病发生。在正常的生理状态下，胃肠黏膜对抗攻击因子（包括胃蛋白酶以及胃酸等）的侵蚀有极大的抵抗能力，能使黏膜维持稳定。但是在应激、感染、药物等特殊情况下，出现保护因子减弱或攻击因子过强情况时，消化道局部黏膜的抵抗能力明显下降，黏膜逐步出现损伤，消化性溃疡发生。综上所述，其实消化性溃疡是攻击因子与防御因子共同作用的结果。

一、幽门螺杆菌感染

幽门螺杆菌（helicobacter pylori，Hp）是一种长约$2.5 \sim 4.0 \ \mu m$、宽约$0.5 \sim 1.0 \ \mu m$的革兰阴性、螺旋形、微嗜氧、有鞭毛的细菌。由于胃酸等因素，胃内的酸环境使一般细菌很难存活，Hp产生的大量尿素酶帮助幽门螺杆菌在胃上皮黏液层定植和致病。相关研究表明，Hp的致病能力受多种因素影响，其中包括细菌毒力、宿主遗传易感性以及环境因素等多方面，目前该细菌的致病机制尚不完全明了。幽门螺杆菌相关疾病的严重程度与许多毒力因素有关，而细菌毒力因子与细菌定植、逃避宿主防御和损害宿主组织有关。目前所知的毒力因子包括尿素酶、黏附因子、蛋白酶、脂肪酶、过氧化氢酶、超氧化物歧化酶、血小板激活因子等。一些菌株还合成其他增加毒性的毒力因子，它们由称为CagA致病岛的特殊基因序列编码，其次为编码空泡细胞毒素蛋白的VacA基因。

Hp对消化道黏膜损伤机制有：

1.致使胃酸分泌增多

Hp具有$4 \sim 7$条带鞘的鞭毛，鞭毛运动有效地协助Hp贴近并通过释放黏附素定植于宿主的胃上皮细胞。其定植完成后，可以释放毒素及尿素酶，前者可以引起组织损伤；后者改变胃腔pH值，改变后的胃腔环境更为适宜Hp生存，同时其能够使胃酸分泌增多，减弱生长抑素抑制胃泌素刺激胃酸分泌的作用，从而导致黏膜受损。

2.黏膜屏障削弱

Hp感染后释放尿素酶使胃内氨增多，可使黏膜细胞空泡变性并降低黏液中黏蛋白含量，加重胃黏膜病变并破坏黏液离子的完整性，使胃黏膜变薄，削弱其屏障功能的同时使壁细胞和泌酸腺体减少，引起H^+逆扩散，导致黏膜损伤发生。此外，Hp可激活磷脂酶以及脂肪酶，减少胃黏膜血流量，血流量减少会引起胃黏膜对外界刺激防御能力降低，降低黏膜表皮生长因子水平，促进溃疡发生、发展。

3.免疫机制

Hp感染胃黏膜后，可通过激活PAKI、NIK信号通路或激活NF-κB，诱导宿主的先天免疫反应。Hp感染致黏膜内产生Thl占优势的宿主免疫应答，Thl细胞分泌IL-2、TNF-α和IFN-γ造成胃上皮的损伤。Hp还可刺激浆细胞产生幽门螺杆菌特异性抗体，这些抗体多为非分泌型IgA，可参加体液免疫反应，最终可造成宿主自身的损伤。此外，Hp可诱发机体出现特异性免疫应答反应，通过刺激机体产生大量抗原性物质，大量释放相关炎症介质，损伤胃黏膜。

4.幽门螺杆菌的毒力

Cag PAI是在细胞毒素相关基因A（CagA）表达式阳性幽门螺杆菌菌株中发现的具有致病岛特征的基因。在细胞内，CagA被磷酸化，并与Src-homology 2（SH2）域形成复合物，如SHP2、Grb2和CSK蛋白，并改变许多宿主信号通路，导致异常的细胞骨架变化，细胞增殖，通过NF-κB途径分化并诱导IL-8等促炎细胞因子的分泌，参与幽门螺杆菌损伤胃黏膜的发病机制。

5.Hp感染

Hp感染后消化道微生态环境改变，稳定的内环境被打破，防御失衡，促进溃疡的形成。值得注意的是，Hp感染诱发溃疡的发生机制在不同部位存在区别。胃窦处Hp具有抑制D细胞活性的作用，该作用可导致更多胃酸被分泌，出现高胃泌素血症，而这种存在于胃窦的高胃酸状态更容易诱发十二指肠溃疡；胃体部Hp感染的患者，Hp直接作用于泌酸细胞、下调质子泵，引起胃酸分泌过少，这种状态更容易诱发胃溃疡。

二、胃酸和胃蛋白酶侵袭增强

酸的存在是消化性溃疡发生的必要条件，胃酸、胃蛋白酶对黏膜自身消化导致溃疡的最终形成。1910年施瓦茨提出他的著名格言："没有酸，就没有溃疡"，从而说明胃酸是溃疡形成及发展中重要的攻击因子。在幽门螺杆菌发现之前，近100多年来消化性溃疡被认为是胃酸稳态失调的结果，胃酸一直被认为是消化性溃疡发生的必要条件，但其损害作用一般只有在正常黏膜防御和修复功能遭破坏时才发生，许多关于消化性溃疡的研究都集中于确定十二指肠溃疡和胃溃疡患者胃酸分泌异常。胃蛋白酶亦被认为是溃疡发生的主要原因，是导致胃黏膜损伤的攻击因子之一。胃蛋白酶是主细胞分泌的胃蛋白酶原经H^+激活转变而来，它能降解蛋白质分子，所以对黏膜有侵袭作用。此外，胃蛋白酶可以通过将芳香族氨基酸间的多肽键选择性地裂解，从而达到刺激胃泌素释放的目的。众所周知，胃泌素是一种由胃黏膜G细胞所分泌形成的激素，在刺激壁细胞产生分泌盐酸的过程中发挥作用。研究发现，胃酸和胃蛋白酶协同作用远比两者单一作用加强更加容易导致溃疡的发生，综上所述，在溃疡的形成过程中胃蛋白酶亦发挥重要作用。消化性溃疡患者胃酸分泌增多，主要与以下因素有关：

1.有研究发现，消化性溃疡患者的平均壁细胞数量比正常人高出约1.5～2倍，其平均数为19亿，这导致溃疡患者分泌胃酸较正常人明显增强。遗传因素和（或）胃泌素长期作用可能是导致壁细胞数量增加的原因。

2.胃窦通常由不分泌酸的柱状上皮排列，但G细胞分泌胃泌素的功能却受到胃液pH的负反馈调节，研究发现非分泌酸的上皮细胞更容易发生消化性溃疡，当胃窦部的pH<2.5时，G细胞

分泌胃泌素的功能会明显被抑制，最大酸输出量降低。同时，当食物与胃酸进入十二指肠后，肠黏膜释放缩胆囊肽、肠抑胃肽、胰泌素以及血管活性肠肽等，从而加强对胃酸分泌的抑制作用。当胃肠的正常微生态环境被破坏后（如 Hp 感染、非甾体抗炎药损伤等），多种机制影响胃酸分泌的正常反馈抑制机制，就可以导致溃疡产生。

3.在正常情况下，胃肠活动受多种神经调节，其中副交感神经起着主要作用，交感神经的作用则较弱。多数副交感纤维是兴奋性胆碱能纤维，少数是抑制性纤维。兴奋性胆碱能纤维能释放乙酰胆碱，而乙酰胆碱对 G 细胞和壁细胞均有作用，它可以刺激上述两种细胞分泌胃泌素及盐酸，当迷走神经张力增高时，上述作用加强，可加重黏膜损伤。

4.血管活性肠肽、生长抑素等对胃酸分泌有抑制作用，部分十二指肠溃疡患者上述物质减少而患者壁细胞上胃泌素受体的亲和力增加，可导致大量胃酸分泌，致使十二指肠溃疡发生。

三、NSAID 药物相关

非甾体抗炎药（nonsteroidal anti-inflammatory drug，NSAID）被广泛用于治疗发热、风湿及炎症性疾病、运动损伤等各种情况，以帮助减轻疼痛和炎症，但是许多使用者会产生胃肠道副作用，所以这也是消化性溃疡的一个常见病因。绝大多数与幽门螺杆菌感染无关的消化性溃疡与摄入非甾体抗炎药有关，长期摄入 NSAID 的患者发生消化性溃疡及胃肠道出血、穿孔和或梗阻的风险明显高于普通人群。研究发现，在接受慢性非甾体抗炎药治疗的患者中，有15%～45%的患者会出现无症状溃疡，而 NSAID 引起的溃疡中胃溃疡较十二指肠溃疡多见。溃疡形成及其并发症发生的危险性除与服用 NSAID 种类、剂量、疗程有关外，尚与高龄及同时服用抗凝血药、糖皮质激素等因素有关。非甾体抗炎药诱导的损伤可分为两类：依赖于环氧化酶抑制的损伤和不依赖于环氧化酶抑制的损伤，即通过系统反应和局部作用两方面导致黏膜损。①局部作用（不依赖于环氧化酶抑制）：胃黏膜屏障包括由胃黏液、HCO_3^-、表面活性磷脂等构成的黏液-碳酸氢盐-磷脂屏障，由胃黏膜上皮细胞紧密连接形成的上皮细胞屏障，以及为胃黏膜提供营养物质，清除毒素、自由基等有害物质的黏膜微循环。阿司匹林和绝大多数 NSAID 在酸性胃液中为脂溶性非离子状态，这种状态使其容易通过细胞膜进入细胞内，通过氧化磷酸化解偶联消融线粒体膜电位，释放细胞色素 C，引起 Caspase 蛋白酶级联，以及导致活性氧的爆发、细胞内脂质过氧化等引起线粒体损伤，促进细胞凋亡。与此同时，可使细胞酸化、细胞完整性降低、细胞通透性增加，改变黏膜胶质层的疏水性并形成大量的 H^+，削弱黏液-碳酸氢盐-磷脂屏障，使黏膜局部损伤。随着药品研制的精细化，NSAID 药物的局部作用因为肠溶制剂的研发被在很大程度上克服，这提示局部作用不是其主要的致溃疡机制。②系统作用（依赖于环氧化酶抑制）：该机制主要是通过抑制环氧化酶（COX）产生作用，是非甾体抗炎药诱导胃肠道毒性的主要机制。环氧化酶（COX）是花生四烯酸合成前列腺素的关键限速酶，COX 有两种异构体，即结构型 COX-1 和诱生型 COX-2（前文已详细叙述），COX-1 存在于包括胃在内的大多数身体组织中，大多数非甾体抗炎药（COX-2 特异性抑制剂除外）通过抑制环氧化酶，会降低胃、十二指肠黏膜前列腺素浓度，导致前列腺素对黏膜损伤保护的机制丧失；相比之下，COX-2 被认为是 COX 参与炎症的主要亚型，在胃中几乎没有 COX-2，COX-2 主要存在于炎症区域，由炎症刺激诱导产生，促进炎症部位前列腺素的合成。传统的 NSAID 特异性差，在抑制 COX-2 的同时抑制了 COX-1，导致具有增加黏液和碳酸氢盐分泌、促进黏膜血流增加等作用的前列腺素 E 合成不足、胃黏膜保护因素减弱。另外，花生四烯酸有两条代谢途径：一条是经环氧酶代谢生成 PG 和 TXA2；另一条是经脂氧酶（LOX）代谢生成白三烯（LT）。当 COX 途径被抑制时，LOX 代谢途径被激活，LT 增多且平滑肌强收缩，中性粒细胞大量聚集、消化道黏膜血管收缩，影响黏膜微循环，造成黏膜局部缺血损伤及细胞的损伤。

四、胃蠕动功能与排空失调

胃蠕动功能异常是患者产生溃疡因素之一。胃排空的延缓和胃窦部的食物潴留可刺激胃窦部G细胞分泌胃泌素，增加胃酸的分泌。同时胃排空时间延长又促进了十二指肠内容物的反流，加重黏膜损伤。如患者幽门环出现持续开放等功能不全的表现，就有可能引起十二指肠内容物的反流，当十二指肠内的胆汁酸以及溶血卵磷脂反流时，黏膜屏障出现缺损，损伤的胃黏膜抵御胃蛋白酶以及胃酸的能力下降，从而导致胃溃疡形成。而胃排空加快，十二指肠压力以及蠕动异常，使十二指肠中酸负荷量增加，黏膜受损，可引起十二指肠球部pH降低而促发十二指肠溃疡。

五、其他黏膜损伤因素

（一）胆盐

当幽门括约肌收缩功能异常时，胆汁、小肠液等十二指肠内容物可反流进入胃内，反流的胆汁含有胆酸盐，后者可以利用一系列相关因子在人碳酸酐酶Ⅱ（human carbonic anhydrase Ⅱ，HCA Ⅱ）和配体之间形成较弱的连接，从而取代强连接，最终抑制HCA Ⅱ的生理活性，降低了胃黏膜的保护作用；同时胆盐能导致H^+反向弥散加强，进一步破坏胃黏膜屏障，从而使溃疡产生。

（二）氧自由基

氧自由基是高度化学反应活性的含氧基团。在化学物质刺激及缺血等情况下，胃黏膜可产生大量的氧自由基，通过脂质过氧化和共价结合等方式造成黏膜组织损伤。

（三）肿瘤坏死因子（TNF）

肿瘤坏死因子（TNF）是一种小分子非糖蛋白，由单核-巨噬细胞受炎症因子刺激后所分泌，按结构可分为TNF-α和TNF-β，其中TNF-α是一种单核因子而TNF-β是一种淋巴因子。相关研究发现，TNF-α在胃溃疡形成中起重要作用，而TNF-β直至目前我们对其功能仍知之甚少。低浓度TNF-α在诱导细胞生长分化过程中具有一定的作用，而高浓度TNF-α能刺激淋巴细胞刺激因子以及T细胞生长因子的分泌，使中性粒细胞出现移动。其具体机制为调控内皮细胞上黏附分子和中性粒细胞表达，诱导中性粒细胞黏附、白细胞穿出血管壁，损伤胃黏膜内细胞，减少微循环血流，损伤胃黏膜。同时，TNF-α能够作用于靶细胞膜的磷脂代谢，使脂质过氧化、氧自由基出现，导致组织细胞损伤。

（四）内皮素（ET）

内皮素是由21个氨基酸组成的多肽，作为目前已知最强的缩血管物质，它作用时间持久，不受α受体、H_1受体及5-HT受体阻断剂拮抗。ET可以通过自分泌和旁分泌的方式作用于靶细胞上的特异性受体，促进三磷酸肌醇（IP3）与二酰甘油（DG）的形成，继而促进肌醇四磷酸（IP4）生成。IP3是参与G蛋白耦联受体介导的信号转导的第二信使，在磷脂酰肌醇途径中，能够促进细胞内肌浆网释放Ca^{2+}来介导血管的收缩，同时还可激活磷脂酶A2、磷脂酶D及花生四烯酸的代谢。而IP4能使细胞膜钙通道开放，使细胞外的钙流入细胞内，当细胞内Ca^{2+}浓度升高时可引起细胞收缩，上述机制明显减少胃黏膜血流量使黏膜损伤。

（五）白细胞介素-1β（IL-1β）

白细胞介素（interleukin，IL）是由多种细胞产生并作用于多种细胞的一类炎症相关细胞因子，它可通过自分泌和旁分泌方式驱动多种病理生理进程。IL-1主要由活化的单核—巨噬细胞产生，其存在形式有2种类型：IL-1α和IL-1β，以IL-1β为主，后者与相应受体结合后可以起到促进炎症和抑制胃酸分泌作用。研究发现，IL-1β能通过抑制H^+的分泌，从而最终导致胃黏膜萎缩，同时刺激多核粒细胞和单核细胞趋化浸润至炎症部位，释放溶酶体酶，引起炎症介质释放从而造成组织损伤。

（六）吸烟

已经证明吸烟可以刺激基础酸输出，增加胃溃疡和十二指肠溃疡的患病率，并对消化性溃疡的愈合产生不利影响，但其导致溃疡的机制还不很清楚。目前认为有以下原因：增加胃黏膜对五肽促胃液素的敏感性及胃酸分泌；延长胃排空时间、降低幽门括约肌压力，增加胆盐反流率和胃胆盐浓度，从而增加十二指肠内容物胃反流；增加血小板激活因子（PAF）和内皮素的产生并减少胃黏膜中前列腺素的生成及碳酸氢盐分泌，从而使黏膜易发生溃疡；增加活性氧中间产物的产生，妨碍自由基的清除。

（七）遗传

遗传因素曾一度被认为是消化性溃疡发病的重要因素，相关流行病学调查发现，溃疡患者的一级亲属溃疡发病率是正常人的3倍以上。O型血患者患十二指肠溃疡的可能性较其他血型患者高，这可能与前者细胞表面表达更多幽门螺杆菌黏附受体相关；单卵双胞胎患者发生溃疡的一致性高于双卵双胞胎患者。但上述原因但随着幽门螺杆菌的发现及对其致病原因逐渐深入的探索，其在消化性溃疡发生、发展过程中的重要作用使得遗传因素的作用变得有待进一步探索。

（八）精神心理因素

消化性溃疡属于心身疾病的范畴，许多报告表明，凡能加重个人情绪压力的因素（如社会经济、生活环境、个人性格等）都可能导致消化性溃疡的发生。在大多数患者中，单靠情绪压力不足以引起溃疡，因为无论情绪因素如何，根除幽门螺杆菌和消除非甾体抗炎药通常都能防止溃疡复发。然而，一些研究仍然表明，压力会导致消化性溃疡，紧张的社会环境、剧烈的社会竞争、持续高强度的劳动，都使溃疡的发病率显著升高；易急躁的个性，以及某些人格缺陷、心理承受能力低等亦将导致溃疡发生概率高于其他人。Jolu等的流行病学调查表明，具有上述性格特征的个体其溃疡的发病率为对照组（即没有个性缺陷的人）的1.4倍（$P<0.05$）。应激状态下胃黏膜防御功能削弱与胃黏膜损伤因子作用相对增强是应激性溃疡发病的主要机制。在应激状态下，胃排空率下降，黏膜局部微循环障碍，黏膜及上皮屏障功能降低；同时由于屏障功能减弱，使反向H^+增多，进一步导致了溃疡的发生。此外，下丘脑、室旁核和边缘系统及神经内分泌的失调，5-羟色胺（5-HT）、儿茶酚胺等中枢介质可能参与并介导了应激性溃疡的发生。

第三节　消化性溃疡的发病学说

一、Hp导致消化性溃疡产生相关学说

（一）漏屋顶学说

Hp被发现后，诞生了一系列经典学说，被广为推崇的就是"漏屋顶学说"（leaking roof theory）。它把存在炎症以及被Hp感染后的胃黏膜假设成破损屋顶，此时由于消化道黏膜损伤（屋顶漏雨），致使H$^+$（酸雨）出现反向弥散，"酸雨"从而从破损"屋顶"向下渗漏，黏膜进一步损伤，从而溃疡形成。这一学说中认为治疗消化性溃疡最重要的是清除幽门螺杆菌。在通过H$_2$受体阻断剂和质子泵抑制剂等抑酸药物对症治疗后，胃酸的生成受到抑制、H$^+$反向弥散减少，溃疡愈合。但是这种治疗大多只具有短期的疗效，因为胃黏膜炎症及Hp感染仍然存在，"漏雨的屋顶"没有被修好，没有最终改变溃疡的病程。只有根除Hp、改善黏膜炎症，修好"漏雨的屋顶"才能有效持续防雨，即达到治愈溃疡的目的。

（二）胃泌素-胃酸相关学说

这一学说主要指的是在患者感染幽门螺杆菌之后，胃窦部分泌释放胃泌素，进而提升胃酸的分泌量，这一情况在DU形成的过程中会发挥非常重要的作用。幽门螺杆菌感染会使胃泌素水平升高的作用原理还并不是非常清晰，当前认为可能有以下几方面的因素：①Levi提出幽门螺杆菌的鞭毛运动具有帮助该细菌突破到宿主胃黏膜上皮细胞的作用，当幽门螺杆菌到达相关部位后释放的黏附素可以使其牢牢地附着于宿主细胞上，此时Hp会释放尿素酶分解尿素释放氨，氨在幽门螺杆菌周围形成保护膜可使胃窦部pH值增高，从而对胃泌素刺激胃酸分泌的抑制作用减弱，导致分泌更多胃酸，使十二指肠的酸负荷增加；②胃窦黏膜中，胃黏膜分泌生长抑素的D细胞减少，而生长抑素有抑制G细胞分泌胃泌素的作用；③在人体感染了幽门螺杆菌之后，其胃泌素分泌细胞的数量没有增多，但是胃泌素却明显增多，证明可能是因为胃窦黏膜中的细胞对刺激的敏感性变强。以上共同导致黏膜受损。

（三）胃上皮学说

研究发现十二指肠球部溃疡多位于有胃上皮化生处，幽门螺杆菌通过定植于十二指肠内的胃化生上皮处，引起黏膜损伤并导致十二指肠溃疡形成。目前认为十二指肠球部的胃上皮化生是十二指肠对酸负荷的一种代偿反应，在夜晚胃酸的分泌量会明显地增加，胃排空速度也会有所加快，胃泌素敏感性的不断提升，使十二指肠的负担也进一步加重，导致其黏膜与上皮化生，而十二指肠胃上皮化生是幽门螺杆菌定植并导致溃疡形成的先决条件。幽门螺杆菌释放的毒素、破坏性的酶类及其激发的免疫反应导致十二指肠炎症的产生。炎症黏膜由于对其他致溃疡因子的攻击耐受力下降，导致溃疡的发生，或者重度炎症本身导致溃疡产生。在十二指肠内，幽门螺杆菌仅在胃上皮化生部位附着、定植，此为本学说的一个有力证据。

（四）介质冲洗学说

已经证实幽门螺杆菌感染导致多种炎性介质的释放，包括空泡细胞毒素、乙醛、血小板活化因子、白细胞介素等，这些炎性介质在胃排空时冲至十二指肠而导致十二指肠黏膜损伤。如空泡细胞毒素是幽门螺杆菌分泌的一种蛋白毒素，VacA可以帮助Hp入侵宿主细胞，导致宿主细胞中的空泡化和随后的细胞损伤，并形成溃疡等情况。幽门螺杆菌只存在于胃黏膜表面，十二指肠在出现化生情况之前不会存在幽门螺杆菌寄生，但是在幽门螺杆菌释放出炎性因子之后，十二指肠黏膜出现胃上皮化生，所以其炎症产物可能是幽门螺杆菌相关胃溃疡与十二指肠溃疡的联系点，这就解释了为何幽门螺杆菌虽然主要定植于宿主胃窦但仍与十二指肠溃疡密切相关。

（五）免疫损伤学说

免疫损伤学说认为幽门螺杆菌通过免疫机制导致溃疡的产生，持续免疫反应是导致疾病发生的原因，该原因与未能根除幽门螺杆菌密切相关。在感染幽门螺杆菌之后，人体会产生特异性免疫反应，一种是体液免疫，幽门螺杆菌刺激机体产生相应抗体来抵抗幽门螺杆菌的入侵，而形成的抗体能够激活补体，诱导中性粒细胞在感染位置聚集起到更好地清除幽门螺杆菌作用，但这种免疫反应同时可以释放出炎性递质和活性氧化代谢物，使胃上皮细胞出现免疫损伤；第二种是细胞免疫，在感染幽门螺杆菌之后，会形成化学性趋化因子，选择性地激活Th1细胞，T细胞大量增殖，产生细胞因子，进而有效地激发细胞免疫反应。幽门螺杆菌可引起从急性炎症反应到体液及细胞免疫等一系列免疫反应，最终导致黏膜损伤的发生。

二、创伤学说

有人认为溃疡形成的原因是胃或十二指肠的原发性损伤。这些损伤的因素有机械性刺激、温热性刺激、化学性刺激。这些刺激使黏膜损伤成为"自体消化"的起点，继而发展为溃疡，这一学说阐述了引起溃疡病的外因，但是没有重视更为重要的内因。可以这么认为，只有具有内因外界的创伤因素才能发挥作用引起溃疡。

三、血管学说

胃黏膜具有丰富的血供，正常状态下胃黏膜能快速更新，不会形成溃疡。但当胃黏膜血流异常，缺血、缺氧使维持黏膜细胞功能受到影响，碳酸氢盐分泌减少，无法有效缓冲上皮表面H^+反向弥散，局部微环境的相对稳定受损，进而引起胃黏膜损伤而致溃疡。

四、炎症学说

有研究发现，胃或十二指肠黏膜形成的炎性改变在几乎所有的溃疡中均可以见到，无论是单纯的、浅表的炎症性黏膜糜烂还是深大溃疡产生的整个过程都时刻存在炎症反应，并且这些炎性改变早在溃疡形成前就已经存在了。因此认为，胃炎是形成溃疡的第一阶段，继之才会发生典型的溃疡。

五、消化学说

这一学说将胃酸增多、胃腔内pH值改变、胃蛋白酶作用增强以及胃液分泌增多作为主要关注点，上述物质增多可促使十二指肠黏膜组织的蛋白发生水解，从而形成溃疡，所以以前把本病称为"消化性溃疡"，但是溃疡病患者并非都是胃酸增多，有的患者胃酸正常甚至还缺乏。而一些胃酸很高的人，并不一定发生溃疡。所以消化学说有一定的道理，但亦不能阐明与本病发生有关的各种错综复杂的问题。

六、皮层内脏学说

临床上因精神心理应激因素导致消化性溃疡加重或延长恢复时间的病例常可见到。皮层内脏学说的创始人贝柯夫认为，大脑皮层机能状态的紊乱是溃疡病发生过程的主导因素，当大脑皮层活动障碍时，皮层与皮层下部的正常关系失调，导致交感神经受抑制，副交感神经张力增强而形成溃疡。

（魏丽娜）

参考文献

［1］TARNAWSKI A S, AHLUWALIA A. The Critical Role of Growth Factors in Gastric Ulcer Healing: The Cellular and Molecular Mechanisms and Potential Clinical Implications［J］. Cells, 2021, 10（8）: 1964.

［2］SHEPHARD R J. Peptic Ulcer and Exercise［J］. Sports Medicine, 2017, 47（1）: 33-40.

［3］SINGH M P, CHAWLA V, KAUSHIK D. Pharmacodynamic Stance of Phytoconstituents as a Gastric Ulcer Protective Mechanism: An Overview［J］. Current Molecular Medicine, 2022, 22（5）: 431-441.

［4］SIKIRIC P, BRZOZOWSKI T. Physiological and Pharmacological Mechanisms in Gastrointestinal Protection, Ulcer Healing and Mucosal Repair — An Update［J］. Current Pharmaceutical Design, 2020, 26（25）: 2933-2935.

［5］ALHARBI K S, AL A F, ALZAREA S I, et al. Effects of the Anthocyanin Hirsutidin on Gastric Ulcers: Improved Healing through Antioxidant Mechanisms［J］. Journal of Natural Products, 2022, 85（10）: 2406-2412.

［6］BJARNASON I, SCARPIGNATO C, HOLMGREN E, et a1. Mechanisms of Damage to the Gastrointestinal Tract from Nonsteroidal Anti-Inflammatory Drugs［J］. Gastroenterology, 2018, 154（3）: 500-514.

［7］LEE S, JEONG S, KIM W, et al. Rebamipide induces the gastric mucosal protective factor, cyclooxygenase-2, via activation of 5'-AMP-activated protein kinase［J］. Biochemical and Biophysical Research Communications, 2017, 483（1）: 449-455.

［8］WONGRAKPANICH S, WONGRAKPANICH A, MELHADO K, et al. A Comprehensive Review of Non-Steroidal Anti-Inflammatory Drug Use in the Elderly［J］. Aging Disease, 2018, 9（1）: 143-50.

［9］YARLA N S, BISHAYEE A, SETHI G, et al. Targeting arachidonic acid pathway by natural products for cancer prevention and therapy［J］. Seminars of Cancer Biology, 2016, 2（1）: 40-41.

［10］BHATTACHARYYA A, CHATTOPADHYAY R, MITRA S, et al. Oxidative stress: an essential factor in the pathogenesis of gastrointestinal mucosal diseases［J］. Physiological Reviews, 2014, 94（2）: 329-54.

［11］YOO J H, PARK E J, KIM S H, et al. Gastroprotective Effects of Fermented Lotus Root against Ethanol/HCl-Induced Gastric Mucosal Acute Toxicity in Rats［J］. Nutrients, 2020, 12（3）: 808.

［12］QU B, HAN X, REN G, et al. Influence of H. pylori CagA Coupled with Alcohol Consumption on Cytokine Profiles in Men［J］. Medicine, 2016, 95（5）: e2721.

［13］DU Y, ZHAO W, LU L, et al. Study on the antiulcer effects of Veronicastrum axillare on gastric ulcer in rats induced by ethanol based on tumor necrosis factor-alpha（TNF-alpha）and endothelin−1（ET−1）［J］. Asian Pacific Journal of Tropical Biomedicine, 2013, 3（12）: 925−930.

［14］DINCA A L, MELIT L E, MARGINEAN C O. Old and New Aspects of H. pylori-Associated Inflammation and Gastric Cancer［J］. Children, 2022, 9（7）: 1083.

［15］GARLANDA C, DINARELLO C A, MANTOVANI A. The Interleukin−1 Family: Back to the Future［J］. Immunity, 2013, 39（6）: 1003 – 1018.

［16］WU Y, CHEN H, ZOU Y. Lactobacillus plantarum HFY09 alleviates alcohol-induced gastric ulcers in mice via an anti-oxidative mechanism［J］. Journal of Food Biochemistry, 2021, 45（5）: e13726.

［17］KUMADOH D, ARCHER M A, YEBOAH G N, et al. A review on anti-peptic ulcer activities of medicinal plants used in the formulation of Enterica, Dyspepsia and NPK 500 capsules［J］. Heliyon, 2021, 7（12）: e08465.

［18］MENG W, BAI B, SHENG L. Role of Helicobacter pylori in gastric cancer: advances and controversies［J］. Discovery Medicine, 2015, 20（111）: 285−293.

第六章
消化性溃疡的检查方法及进展

第一节　幽门螺杆菌检测

幽门螺杆菌（Hp）是诸多消化道疾病发生的重要危险因素，所有慢性萎缩性胃炎患者都应进行幽门螺杆菌是否感染的检测。对幽门螺杆菌感染检测阳性患者原则上应给予药物治疗，并应使用非侵入性检测方法确认其被成功根除。

一、分离培养

如果能够通过实验室进行细菌培养并成功分离，从微生物学角度是能够确定幽门螺杆菌感染的理想标准。临床上采集胃组织活检标本进行细菌分离培养，可对分离得到的细菌进行药敏试验、基因测序分型等分析。一般科研单位和大部分医院都没有相关的技术和设施，加之Hp主要是微需氧细菌，对营养要求高，培养法的成功率较低，必须使用全血或血清培养，目前各大研究机构及实验室使用较多的培养基有哥伦比亚培养基、布鲁斯培养基等。在培养过程中非常容易发生污染，其他细菌和污染物会阻止Hp的繁殖，使用抗Hp药能压制其他有益菌的繁殖。目前更加主张将广谱抗生素应用于选择性培养基中以提高Hp的培养率。当然，Hp病灶分布不均，取样位置也影响Hp的分离率，研究发现取胃窦和胃底部黏膜进行培养Hp的分离率最高。目前耐药细菌逐渐增多，给临床药物的选用造成了很大障碍，但是在有条件的单位还可以进行细菌培养联合药敏测定，可成为抗Hp药物选用的有效基础。

二、病理活检

病理活检观察Hp的有无是Hp是否感染的金标准。不过，在具体操作时，活检标本过小或活检取的主要是坏死细胞的时候、制片不好、检查的经验不足等也可能干扰检查结果。采用多点活检以及联合免疫组织化学特殊染色技术，有助于提升病理检查的精度和阳性率，但是可能会引起胃黏膜出血。对于伴有重度胃萎缩的患者，在胃窦、胃角切迹、胃体三个部位进行多点活检，可以将Hp感染的判断准确率提高到接近100%。诊断为消化性溃疡的老年患者与未进行年龄分组的全人群进行比较，前者的病理活检诊断Hp阳性概率比较高（85.71%/65.71%，$P<0.05$），可能是因为老年患者大多有合并多系统的不适症状，自行使用不恰当的抗生素进行不规范的治疗，导致机体抑制了Hp的生存环境。

三、¹³C-UBT 或 ¹⁴C-UBT

Hp 可在胃内生成尿素酶，已经感染 Hp 的患者如果经口服以 ¹³C 或 ¹⁴C 标记了 C 元素的尿素溶液，尿素经过消化道被尿素酶分解，产生的 ¹³C 或者 ¹⁴C 标记的 CO_2 气体由呼吸道中排出，收集患者呼出的气体装入特定的容器，用专有的设备测定同位素标记 CO_2 的含量，才能确认是不是被 Hp 污染。¹³C-UBT 测定的灵敏度和特异度都很好，与传统病理组织学检测、微生物培养基测定的灵敏度、特异度比较组间没有区别。¹³C-UBT 测定能更真实地反映 Hp 感染的状态，并且具有迅速、无痛苦、依从性好、可反复进行的诸多优点。有学者认为 ¹³C-UBT 可作为 Hp 感染检测新的"金标准"。因为 ¹³C 无放射性污染，所以可以使用于小孩和孕妇。有学者通过临床实验比对了 Hp-慢性萎缩性胃炎 A 抗体与 ¹³C-UBT 实验的差异。96% 的 Hp 感染患者在除菌后复查 Hp-慢性萎缩性胃炎 A 抗体为阳性，而采用 ¹³C-UBT 进行除菌后的 Hp 复测，阳性率仅有 16%，所以，目前来说 ¹³C-UBT 是一个对根除 Hp 治疗效果最好的办法。随着工业化生产化学试剂、分析仪等的价格下降，¹³C-UBT 将会在 Hp 感染研究领域中起越来越重要的作用。

四、快速尿素酶试验（RUT）

快速尿素酶试验具有反应迅速且成本低廉的优点，特别是在内镜检查过程中需要快速取得结果的时候更是首选，但是因为反应强度与活检钳取的组织的细菌含量直接相关，而且因为 Hp 在胃黏膜呈灶性分布，而非均一分布，所以活检的部位也会影响 Hp 的判断结果。Hp 中产生的两种不同的同工尿素酶称为内、外尿素酶。外尿素酶也是蛋白质水解的重要因素，而内尿素改性酶则可保证在活体胃中的 pH 为 2.5～6.5 时对 Hp 的顺利代谢。内尿素酶是在酸性环境中保证 Hp 胞质周边 pH 值平衡的决定性成分。有学者在体外试验中发现，当 pH 值提高至 4.0～5.5 之间时，Hp 胞质附近的 pH 值就出现增高，因而内尿素酶的活力发生下降。所以，能导致胃内 pH 值增高的环境因子，如严重萎缩、A 型胃炎所致的胃酸缺乏、碱性的如胆汁反流等，也会引起 RUT 出现假阳性的情况。另外，除了幽门螺杆菌，消化管内尚有数十种正常细菌能够分泌尿素改性蛋白质，所以 RUT 试验出现假阳性是必然的。同时，尿素酶是蛋白质分子，但少量尿素酶并不能够使 RUT 化学试剂在短时间内产生令人眼可辨认的化学反应，加之不同人对化学试剂反应的颜色变化判断结果不一致，也会产生误差。目前的临床试验资料表明，RUT 优势是灵敏性较高，但缺点是特异性较低，与 ¹³C-UBT、组织学、微生物培养法等检验手段的特异性相比有明显的统计学价值，且假阳性率也较高。所以 RUT 方法应该和其他检验手段一起实施，才可以减少错误，否则可能会加重患者负担，浪费医疗资源。

五、Hp-IgG 测定

幽门螺杆菌的细鞭毛及其他所产生的各种抗体成分可以激活宿主的免疫应答反应，诱发机体抗体形成，在理论上测定血清中的 Hp 抗体就可以反映 Hp 感染状况，这是 Hp-IgG 检测的基本原理。但是该检测方法有其不可避免的缺陷。Hp 感染后在药物治疗前，Hp 抗体阳性可说明有现症感染。但是血清抗 Hp-IgG 在药物治疗根除后半年左右仍可持续存在，假阳性率居高不下。Hp-IgG 的灵敏性、特异性都较 RUT、¹³C-UBT、组织学、细胞培养等四类检验法为低，差异更具有统计学意义。所以 Hp-IgG 可以进行低 Hp 感染的流行病学研究，但是不能单独作为 Hp 现症感染的确定依据。血清抗体中以 Ure 抗体为主，以萎缩性胃炎 A 抗体和 VacA 抗体为辅。ELISA 法测定 Hp-IgG 抗体滴度，对初筛患者、分析病情有一定的临床价值。

六、其他无须胃镜检查的非侵入性方法

（一）粪便抗原检测

在《第五次全国幽门螺杆菌感染处理共识报告》中，国内学者已经明确鼓励应用粪便Hp抗原检测进行Hp诊断。

粪便抗原检测的步骤：取样棒蘸取约50 mg的粪便，插入装有稀释液的试管。充分摇匀后密封拧紧，静置2 min。打开收集管，先弃去头2滴稀释标本，垂直滴加2滴（约80 μL）无气泡的标本于水平放置的检测卡的加样孔内。在10～20 min内读取结果。如位于质控区（C）和结果区（T）的两条红色条带同时显像判读为Hp感染阳性；如只有质控条带变红，则判读为阴性。如果质控条带未显色，则提示检测无效。

粪便抗原检测Hp假阴性的原因：Hp菌群在萎缩的胃黏膜中因胃黏膜萎缩与肠化生在胃黏膜的定植密度降低，而导致粪便中的Hp抗原数量减少，取样不当可能导致粪便携带Hp量减少，造成假阴性结果；温度不当会导致结果错误：收集的粪便标本只有保存在-20 ℃以下才能保持能够检测的抗原活性；腹泻患者的稀水样粪或不成型的粪便中Hp抗原稀释倍数过高，浓度低于最低检测值而造成假阴性结果。

2021年，陈辉华等人对208例病例进行研究统计发现，^{14}C-UBT和粪便Hp抗原同时检测的结果的差异无统计学意义，后者的阳性预测值、阴性预测值、灵敏度、准确度、特异度均高于前者。粪便抗原检测特别适用于无法配合^{14}C-UBT检测的患者。但是对于消化性溃疡合并有出血的患者，UBT实验具有更好的Hp检测准确性。但是粪便抗原检测容易出现假阳性的结果，所以不推荐消化性溃疡合并有出血的患者单独用粪便抗原检测。为尽量避免质子泵抑制剂对结果的影响，推荐消化性溃疡合并有出血患者在血流动力学稳定条件下尽早完善UBT检测Hp。

（二）唾液中幽门螺杆菌的检测

大多数研究者认为，在幽门螺杆菌的传播过程中，人类是唯一的传染源。从牙菌斑、舌背、口腔溃疡表面、唾液中均可分离检测出Hp，提示了Hp可经口传播。另外，口腔与胃内两种场所中Hp菌株基因型相似，也提示口腔环境、唾液、牙菌斑是幽门螺杆菌的储存场所和传染源，唾液中的Hp与胃黏膜中的Hp之间可能存在一定的病因学联系，唾液中有幽门螺杆菌寄生者，大多数同时患有胃内的幽门螺杆菌感染，目前还认为口腔内存在Hp的寄居是导致慢性胃炎Hp感染及除菌后再次感染的重要原因。

唾液中幽门螺杆菌的检测步骤：晨起空腹未清洁口腔的情况下，用无菌的滴管吸取3～4滴受检者的唾液加到预充了缓冲液的取样杯中，摇匀；更换一支新的吸管转移4滴混合液在测试板的加样孔中静置5～15 min；结果判断：如位于质控区（C）和结果区（T）的两条红色条带同时显像判读为Hp感染阳性；如只有质控条带变红，则判读为阴性。如果质控条带未显色，则提示检测无效。

（三）血清Hp抗体检测

Hp感染后，全身血液中会产生Hp-IgG抗体。Hp感染后是难以自行消失的（虽然极少数患者存在自然除菌的可能性）。所以只要检测到Hp-IgG抗体阳性，一般即提示Hp感染。但是特殊情况是，在根除Hp后半年后仍可以检测到Hp-IgG抗体，所以容易出现假阳性。李慧敏等的研究显示，血清学Hp-IgG抗体检测的特异性为30.56%。2002年，国外学者曾对297例具有明显消化道症状的Hp阳性患者，用不同方法进行检测，对Hp感染的诊断效能进行比较，结果发现血清

Hp诊断敏感性高于唾液和粪便Hp诊断，但是特异性明显低于唾液和粪便Hp诊断（$P<0.05$）。2019年，林美梅等学者对279例体检人群进行血清Hp抗体检测与粪便Hp抗原检测对比，发现阳性率分别为58.78%和46.95%，两种方法整体检测效能对比见表6-1。粪便抗原法更适合诊断Hp现症感染，血清Hp抗体法能够准确排除未患病人群。粪便抗原法检测可以作为Hp感染诊断及根除后的评估，可以广泛应用于儿童、孕妇、老人等人群，也可以作为流行病学调查的手段。如果联合唾液法、粪便抗原法进行同步检测，则能明显提高结果的敏感性和阴性预测值（$P<0.05$），可考虑在临床工作中应用。

表6-1 血清Hp抗体检测与粪便Hp抗原检测结果对比

体检者	粪便Hp抗原阳性	粪便Hp抗原阴性	合计
血清Hp抗体阳性	129	35	164
血清Hp抗体阴性	2	113	115
合计	131	148	279

第二节　电子胃十二指肠镜

胃镜从最初的直管的硬式内镜到现今全世界普遍推广使用的电子胃十二指肠镜，经历了多次技术更迭，内镜的可操作性、患者的耐受性大大改善，检查效果和效率也明显提高。

一、电子胃十二指肠镜的发展历程

胃镜诞生之初为直管形式的硬式内镜，经历了半可弯曲式内镜的改良过程，进而借助光纤才真正进入了临床成规模的使用。为了改变老式胃镜不能弯曲、无法调整观察角度的弊端，20世纪50年代后期，英国工程师在胃镜的设计当中将导光纤维纳入应用，自此胃镜检查可以进行任意角度的变换，且插入部明显变得柔软，受检者耐受性显著改善，畏惧心理大幅减少，而对医生来说，胃镜检查再也不是痛苦的行刑过程。引入光纤之后，胃镜前端观察到的图像质量明显改善。在此基础上，人们又在胃镜插入部中增设了活检孔道、水气通道，再后来，随着光源技术的进步，又将冷光源以及先进的照相装置叠加在新型的胃镜设备中。20世纪80年代，美国工程师首先将电子成像技术引入胃十二指肠镜中，从而使胃镜插入部进一步变得纤细、柔软、易操作。这就是电子胃十二指肠镜的诞生过程。后来日本多家光学影像企业在此基础上对电子胃十二指肠镜进行了持续改良。

二、电子胃十二指肠镜的基本配置和原理

目前全世界各大医疗机构运营的不同品牌、不同系列的电子胃十二指肠镜基本都是由内镜插入部前端的光学感应系统、外置主机的图像处理系统以及能够实时呈现动态图像的显示器组成，电子胃十二指肠镜主机中的冷光源释放几乎不产生热量的光线，经胃镜主机与插入部之间的连接部内的光纤进入上消化道管腔内部，照射黏膜面，反射形成的光信号被电子胃十二指肠镜插入部前端的图像传感器转换成电子信号，电子信号再通过插入部及连接部传输到电子胃十二指肠镜主机的图像处理系统，最后投射到显示器，成为人眼可见的彩色图像。图像传感器也经历了从CCD

到 CMOS 的迭代过程。图像清晰度愈加提升，从最初的只能发现隆起的进展期肿瘤到现在可以发现微小的早期病变。现在，高解析度的图像传感器和高分辨率的显示器已经成为电子胃十二指肠镜的主流设备。

电子胃十二指肠镜的光源系统也从最开始的氙气灯、中期的白光灯，演变到现在能够投射激光、LED 光源的内镜专用冷光源。另外，为了满足人们对电子胃十二指肠镜检查及治疗的需求，在材料科学及技术进步的基础上，逐步出现了配合电子胃十二指肠镜手术的各种附件，以及二氧化碳泵、附送水泵。

随着成组的光学放大技术的进步，上消化道黏膜的微观结构得以能够被我们看到，如果配合特殊的激光及大倍率放大技术，甚至能观察到细胞甚至细胞器。对于黏膜下的病变、消化管壁外的病变，内镜先端部的超声装置能够让医生通过内镜就可以观察到病变的层次、大小、密度。

目前的柔性的电子胃十二指肠镜可以常规进行病理活检以及息肉切除等治疗。早期微小的黏膜病变均可以在内镜下在保留器官完整性的同时完成肿瘤的治愈性切除。近些年来，全世界各大医疗机构不断地推出新的治疗术式，各大机构研究人员对光学技术不断进行更新，目前已经出现了例如窄带光谱成像技术、蓝激光以及共聚焦放大内镜等技术，电子胃十二指肠镜已经成为未来上消化道疾病诊断及治疗的主流方向和重要工具。

三、电子胃十二指肠镜下消化性溃疡的特点

消化性溃疡最常见的是胃溃疡和十二指肠溃疡，其发生的基本机制是胃酸和胃蛋白酶对黏膜自身的消化，从而造成深度跨越黏膜肌层的黏膜缺损，电子胃十二指肠镜是消化性溃疡诊断的首选方法。

普通白光内镜下，胃溃疡及十二指肠溃疡大多呈圆形或者椭圆形，少数呈不规则的形状。胃溃疡多见于胃体小弯、胃窦及胃角，而十二指肠溃疡多发生在球部前壁。位于十二指肠球部以远的十二指肠肠段的溃疡被称为球后溃疡。一般消化性溃疡为单发，一小部分患者可能有 2 个或 2 个以上的溃疡同时存在，称为多发性溃疡。大于 2 cm 的胃溃疡和大于 1 cm 的十二指肠溃疡需要警惕恶性肿瘤的可能性。

溃疡的深度可各不相同，浅者可能仅跨越黏膜肌层到达黏膜下纤维结缔组织层，深者则可达浆膜层。消化性溃疡的常见并发症有出血、穿孔以及消化管梗阻。

（一）消化性溃疡的内镜分期

普通的白光胃镜下，可以将消化性溃疡的病程发展分为活动期（A_1、A_2）、愈合期（H_1、H_2）和疤痕期（S_1、$S2_1$）。

A_1 期：主要为活动期炎症的表现，溃疡基底部的苔较厚，而且颜色多为黄白色，周围黏膜明显充血水肿。

A_2 期：与 A_1 期相比，此期的溃疡基底部苔为白色，周边的炎症开始减退，所以黏膜的肿胀消退明显，界限清楚，溃疡的边缘能见到少量的红色修复上皮。

H_1 期：溃疡进一步缩小，基底的苔开始变薄，周边黏膜的活动性炎症几乎完全消退，皱襞开始出现向心性集中。

H_2 期：溃疡基底显著缩小，苔基本消失，修复上皮基本覆盖溃疡。皱襞进一步集中。

S_1 期：溃疡基底消失，缺损的黏膜完全被发红的再生上皮修复且替代，周边的正常黏膜皱襞向中心平滑地集中，称为红色溃疡瘢痕期。

S_2 期：修复上皮进一步增厚，但颜色逐渐等同于周边黏膜，集中的皱襞黏膜开始变平坦，称为白色溃疡瘢痕期。

（二）消化性溃疡合并出血的Forrest分类

1974年，Forrest针对合并出血的消化性溃疡进行了内镜分期，根据溃疡基底血管的状态及近期发生再出血风险的不同，分为镜下活动性出血、近期可能再出血、无出血。镜下活动性出血分为急性的喷射样出血Ⅰa期和活动性渗血Ⅰb期。近期很可能会再出血分为Ⅱa期裸露的血管、Ⅱb期附着血凝块的黑色溃疡基底，Ⅰa、Ⅰb、Ⅱa期的溃疡是内窥镜止血术的适应症。

（三）溃疡瘢痕期的补充内镜分类

有日本的内镜专家将瘢痕期的消化性溃疡细分为a、b、c三期。现有的多项研究结果显示：Sa期和Sb期瘢痕期溃疡比Sc期的溃疡发生复发的风险明显为高，说明只有进入Sc期的溃疡才算比较巩固。

Sa期：溃疡疤痕中央轻微凹陷，修复黏膜颜色发红，呈向心性排列。

Sb期：溃疡疤痕中央的凹陷消失，修复上皮呈粗颗粒状。

Sc期：溃疡疤痕中央的凹陷消失，修复黏膜与周围黏膜色泽相同，呈细颗粒样。

（四）电子胃十二指肠镜下消化性溃疡的良、恶性鉴别

国际癌症研究中心（International Agency for Research on Cancer，IARC）统计显示，我国属于胃癌高发区，一项针对中、美胃癌生存率对比研究发现，中国人群近端胃癌体积、淋巴转移数量均高于美国人群，因胃癌死亡的患者是美国的1.7倍。电子胃十二指肠镜是早期胃癌与良性胃溃疡进行鉴别的重要工具和必备手段。

1.良性溃疡的修复上皮呈均匀排列的放射栅栏状，恶性溃疡的再生上皮排列不规则，边缘呈不规则的虫蚀样。

2.H期非肿瘤性胃溃疡与Ⅲ+Ⅱc型、Ⅱc+Ⅲ型早期胃癌的鉴别（见表6-2）。

3.0～Ⅱc型早期胃癌与正常黏膜存在明确或者大致的分界线，而良性溃疡的瘢痕几乎找不到与正常黏膜的分界线。

表6-2　H期良性胃溃疡与Ⅲ+Ⅱc型或Ⅱc+Ⅲ型早期胃癌的内镜鉴别

部位	愈合期良性溃疡	Ⅲ+Ⅱc型或Ⅱc+Ⅲ型早期胃癌
溃疡底部	白苔清洁,均匀覆盖	白苔不均匀、不一致,底部凹凸不平,有时可见岛状凸起的黏膜
边缘	边缘平滑,光整,境界清楚	边缘呈不规则的锯齿状,境界不清,白苔可超过边界
再生上皮	栅状,向心性放射状排列,从外侧向内侧逐渐移行,外缘与周围黏膜间没有明显的分界线,逐渐融入周围黏膜	斑点状,不规则,凹凸不平,颜色减褪;外缘与周围黏膜间有较明显的界限,分界线有时呈不规则的锯齿状或虫蛀状
皱襞集中	粗细均匀,连续且平滑地缓缓向溃疡集中	皱襞中断,急速变细,融合或呈虫蛀样

当然，依据内镜并不能完全确定性质，上述鉴别点不典型时，必须进行内镜活检病理检查。

四、放大电子胃十二指肠镜对消化性溃疡的诊断价值

（一）放大电子胃十二指肠镜的诊断基础

正常胃黏膜向腔内分泌黏液或者消化液的腺体开口叫作胃小凹，在放大电子胃十二指肠镜下呈现不规则的点状或线圈状，总数量以百万为计。围绕腺管的微血管（micro-vessels，MV）经上皮下毛细血管网（SCEN）、集合静脉、黏膜下毛细血管网回流到粗大的黏膜下静脉。胃黏膜上皮出现病变时，上皮表面的微结构（micro-structure，MS）必然出现异型。胃黏膜小凹开口结构在放大电子胃十二指肠镜下可表现为圆点状、线状、斑块状或者绒毛状。

（二）良、恶性胃溃疡的放大电子胃十二指肠镜鉴别诊断

良性溃疡边缘MS以稀疏而粗大的线状、斑块状为主，恶性溃疡边缘部分的MS主要为绒毛状。良性溃疡愈合时伴随胃黏膜上皮的修复、腺体的重建和黏膜毛细血管网再生，但是修复上皮的结构和血管排列非常规则，极向基本一致，而且密度基本均匀。恶性溃疡的发展过程中肿瘤细胞在增殖过程中需要大量血管的生成来维持自身生长，且这种无序的生长是不平衡、不均匀的，结构排列紊乱，且微血管不规则如迂曲、扩张。在放大电子胃十二指肠镜下就会不可避免地出现正常规则SCEN的消失。日本八尾建史及小山恒男的研究均提示67.8%的良性胃溃疡周边黏膜为正常毛细血管网，只有8.9%的良性胃溃疡才会出现不规则的SCEN，而这些病例经过活检病理确认仅为个别腺体中度异型增生。

放大电子胃十二指肠镜下，恶性溃疡边缘上皮内多见MV的迂曲、不规则，伴有毛细血管网的消失。MS及异常MV的出现对于恶性溃疡的诊断具有较高的灵敏性、特异性及准确性。

窄带光谱成像（narrow band imaging，NBI）技术的原理是经过滤装置，把白光中的其他波长的颜色过滤掉，只保留波长为415 nm的蓝色光谱和540 nm的绿色光谱，因为这两个波长的光能够最大限度地被血红蛋白吸收，从而增加消化道黏膜上皮和黏膜下血管模式的对比度和清晰度，将放大电子胃十二指肠镜与NBI结合起来，从而实现在肉眼下即可清楚地观察黏膜表面微结构及微血管结构，并通过对溃疡病变边缘、底部的胃小凹结构、微血管形态改变的观察可实现较为准确地判断消化性溃疡的性质。

放大电子胃十二指肠镜结合NBI进行诊断，观察的最重要的内容就是上皮微细结构形态的变化和微血管的形态变化，对胃部凹陷性病变鉴别诊断及凹陷型早期胃癌诊断来说，是一种精确、有效的检查方法。使用放大电子胃十二指肠镜结合NBI，可以鉴别良性消化性溃疡、胃底腺型胃癌、神经内分泌肿瘤、上皮下肿瘤及恶性胃溃疡。例如：胃MALT淋巴瘤在放大NBI电子胃十二指肠镜下腺管结构尚规则，但微血管增粗、色深染，呈粗大的树枝状，有学者认为蜘蛛状的异常微血管结构和胃小凹消失是淋巴瘤特征性的改变。通过对放大电子胃十二指肠镜下这些细微形态的辨别和判断，除了可以鉴别消化性溃疡的性质外，还可以在一定程度上判断恶性肿瘤的分化程度。例如规则的呈网状的血管结构往往提示高中分化型腺癌，而螺旋状的血管及波浪状的微血管则更有可能提示未分化型胃癌。

（三）胃溃疡行放大电子胃十二指肠镜检查的适应症

1.在常规白光电子胃十二指肠镜观察时发现胃溃疡形态不规则，普通白光下鉴别良、恶性有困难者；

2.胃溃疡经规范治疗仍迁延不愈的病例；

3.内镜病理活组织检查诊断为中–重度不典型增生，或者判断为高级别上皮内瘤变者。

（四）胃溃疡行放大电子胃十二指肠镜检查的准备工作

放大观察必须具备的设备：放大电子胃十二指肠镜、黑色先端帽、附送水泵。

步骤：患者需空腹 8 h 以上，口服去泡剂及去除黏液的药物，对于胃肠道蠕动过快的患者可在术前肌注山莨菪碱 10 mg，不能配合者内镜插入的患者可安排麻醉下无痛电子胃十二指肠镜检查。务必检查放大电子胃十二指肠镜头端是否安装好黑帽，保持外露 1～2 mm，且固定牢固，放大电子胃十二指肠镜下首先洗净胃腔，充分吸引胃内液体，确定观察步骤，无死角、连续（重叠边界）对胃内进行拍照摄影，找到病变后冲洗表面黏液，确认无污物和黏液覆盖后，遵循由远及近、由外周到中央、顺时针或者逆时针循序渐进的方式观察微表面结构、微血管形态，适当注水利于清楚观察病变，多方位拍照观察后，以放大 NBI 电子胃十二指肠镜下可疑病变处为主，进行病理活检（对于拟行 ESD 术者仅对重点部位取活检 1～2 块），根据病理结果，结合放大 NBI 电子胃十二指肠镜诊断，诊断为良性溃疡者可以选择定期随访，分别于 1 个月、3 个月、6 个月后复查电子胃十二指肠镜，观察溃疡愈合情况，必要时再取组织活检送病理；如果首次病理活检诊断为不典型增生中到重度（高级别上皮内瘤变）或者直接诊断为早期胃癌者，评估浸润深度及淋巴结侵犯情况，依据早期胃癌 ESD 的扩大适应症，可行 ESD 术，获取大块组织标本，进行病理学检查，如有切缘病变残留或脉管、神经免疫组化检查阳性，进一步追加外科手术；不适于或拒绝 ESD 术者进行外科手术治疗。

五、共聚焦激光显微电子胃镜

一般安排普通胃镜检查后 1 周左右行共聚焦激光显微电子胃镜检查。共聚焦激光显微电子胃镜可以将图像放大接近 1000 倍，可以动态实时观察胃黏膜细胞及亚细胞结构。检查过程中需要荧光显像，所以检查前必须进行荧光素钠静脉试验，无过敏反应患者提前 15 min 口服链酶蛋白酶原颗粒或者糜蛋白酶、小苏打口服溶液、二甲基硅油进行胃腔消泡及黏液去除，共聚焦激光显微电子胃镜插入胃内找到病灶，将胃镜头端固定面对病灶，在静脉注射荧光素钠显像后控制旋钮调节扫描平面的深度，进行共聚焦成像，并可以在内镜发现异型部位后进行靶向活检。

六、电子胃十二指肠镜在高发区的筛查作用

目前临床胃早癌筛查主要以 >40 岁的人群为主，我国人口众多，对于胃癌筛查，确定更加合理的年龄段，能提高胃早癌检出的同时还可以节省医疗资源。此外，多项研究表明胃癌前疾病好发于中老年人。除胃溃疡有症状组外，胃癌前疾病检出率均随着年龄增长而增高，而胃溃疡有症状组检出率最高的年龄段是 50～60 岁，原因可能是因为老年胃溃疡患者机体敏感性下降。大样本的具有统计学意义的数据提示，进展期胃癌的 5 年生存率低于 30%，但是经过外科手术或者内镜治疗的早期胃癌患者，5 年生存率能够达到 90% 以上，这提示我们在临床工作中，在胃癌诊治体系中，早诊断、早治疗才是关键。随着电子胃十二指肠镜的普及和现代内镜技术的发展，早期胃癌发现率明显提高，部分地区已将电子胃十二指肠镜检查列入体检项目。新近统计发现，电子胃十二指肠镜白光下胃早癌检出率约为 0.5%，有症状检查者更加重视电子胃十二指肠镜检查，检出率较无症状组更高。白光内镜下发现可疑病灶进一步采用内镜染色、窄带光谱成像 + 放大内镜，能提高胃早癌确诊率。一方面，窄带光谱成像 + 放大电子胃十二指肠镜通过对可疑病灶范围、深度判断，初步判断病变性质；另一方面，经过电子胃十二指肠镜染色、窄带光谱成像 + 放大内镜观察，病灶活检部位更加精确，从而提高胃早癌确诊率。

七、恶性胃溃疡在电子胃十二指肠镜检查中的漏诊

（一）漏诊原因

1.国内大量胃镜受检者和少之甚少的消化科医师，未能细心观察内镜特征，如位置、组织学分化、最长直径、肿瘤形态、黏膜断裂、会聚褶皱、颜色变化和表面不规则性。

2.未借助于染色、内镜窄带成像（narrow band imaging，NBI）技术、放大等辅助技术以及超声胃镜检查。

3.操作技术欠缺，特别是年资较浅的医师，胃镜的功能和性能不能完全发挥，比如胃体垂直部观察不仔细，仅完成一个旋镜动作，速度太快，难以检查到小病灶。对于胃镜操作娴熟的消化科医师能快速准确取到可疑病灶点，检出率大大提高，形似溃疡的胃早癌的患者中，大多数是由高年资的医师检出。

4.组织取样的部位不一。有文献报道称在黏膜粗糙处取活检的诊断准确率较高，对于局部病变为凹陷性病变的病灶宜从病灶边缘垂直取样，多个疑似病变位点则宜多点取样。对于肿瘤标志物有异常的形似良性溃疡的早期胃癌患者，要格外细心。检查时胃腔充分扩张，黏液冲洗干净，对于细小糜烂、溃疡及其他可疑处进行活检。

（二）降低漏诊率

1.为降低内镜检查的漏诊率，需要从内镜医师和检测技术两方面加以努力。对于内镜医师，加强培养，不断提高学习能力，不断提高操作技能，培养耐心，提高观察力。同时，灵活运用染色、NBI、放大等辅助技术；做到活检精准或多点便于内镜医师准确观察到黏膜细微病变，提高其判别组织病变范围、组织良恶性的准确率。

2.诸多资料显示不足40岁的人群，工作以及生活的压力较大，使其并不能轻易接受内镜查体，所以接受电子胃十二指肠镜健康查体的主要对象还是政府单位和个别的高端人士，而此类人群主要集中在40岁以上，所以体检早癌发现年龄段一般在50岁左右。可见，为提高胃癌诊断准确率，需在日常保健工作中做好宣传教育工作，更应该注重对青年人的宣教工作，提升其对电子胃十二指肠镜检查的关注度和重视度。溃疡的发生和发展，与饮食、行为习惯等诸多因素相关，而患者职业就是其中较为重要的一个因素。研究发现，电子胃十二指肠镜健康查体中，医务人员胃溃疡检出率高达5.83%。从职业因素可见，部分人群饮食、心理压力明显比其他人群高，加之饮食的不规律，极易导致溃疡的大幅发生。因此，可对前来查体的人员进行宣教，告知其在日常生活中，可根据自身职业特性来调节心理和生理状态，继而降低溃疡发生率。同时溃疡的发生对象中，男性发生率明显比女性高，形似良性溃疡的胃早癌是常见的消化道恶性肿瘤，其具有良性病变的诸多特征，容易漏诊。对此类胃早癌及其癌前病变及时检出并实现标准化治疗，可以大幅提升患者的生活质量，保留患者的术后劳动能力，并且能够显著降低社会医疗负担。

第三节　X射线钡餐及超声造影检查

X射线钡餐造影检查是传统的诊断消化性溃疡的非侵入性的方法。近年来，随着超声技术的进步，又诞生了体外超声造影检查技术，二者均为间接诊断，相对直观、简单，适宜基层医院推

广普及。

一、X射线钡餐造影检查

含有硫酸钡的造影剂在溃疡的隆起或者凹陷部位局部聚集，因为X射线无法通过硫酸钡，所以填充或者涂布了硫酸钡造影剂的消化性溃疡可以在X射线的照射下形成隆起或者凹陷的部位，为检出和诊断提供间接证据。通过X射线钡餐造影检查，我们不但可以通过静态画面间接判断消化性溃疡所处的位置，还可以观察局部的溃疡形态、溃疡可能的浸润深度、溃疡的整体大致大小以及侵犯的范围等，如果在检查室内观察，我们还可以动态实时看到消化性溃疡及其所处胃壁的蠕动情况，反映出消化性溃疡的形变自如程度，从而间接判断溃疡性病变的浸润深度。由于硫酸钡造影剂能够借助体位变换和液体流动涂布在食管、胃、小肠甚至全消化管的黏膜面，故而有可能显示全消化管的形态和结构，所以更适宜用于诊断功能性胃肠道病变。而特殊部位的消化性溃疡，例如贲门胃底、胃幽门前区、胃体大弯侧的小溃疡，可通过转动患者体位、立体充盈及压迫等方式来显示，将有助于发现病变、尽可能地避免漏诊。但是，我们也要注意到，借助硫酸钡等造影剂在X射线照射下间接显影检查非常容易漏诊胃黏膜尤其是特殊部位的微小病灶，而且无法对可疑病灶进行病理活组织检查和幽门螺杆菌的检测。

（一）X射线钡餐造影检查诊断消化性溃疡的直接征象

龛影是因为黏膜发生缺损凹陷时，造影剂充填入缺损区域，在X射线投射时呈现佛龛样的图像特征，是诊断消化性溃疡最直接的图像征象。根据"佛龛"口部大小、透亮区范围的不同，可呈现出类似于"项圈""狭颈""日晕"样的征象。

（二）X射线钡餐造影检查诊断消化性溃疡的间接征象

位于胃体小弯侧的胃溃疡，造影剂涂布后X射线投射，变换体位，在切线位观察，可以看到呈半圆或锥形的龛影，而且良性溃疡的边缘比较光整，底部较为平整。龛影口部因为黏膜水肿变薄，造影剂涂布量少时能够看到一圈能部分透过X射线的透明带，此为间接征象。

X射线钡餐造影检查的步骤：在检查前患者需要禁食水6～12 h。服用Ⅰ型硫酸钡混悬液和温水的混合液体，以使产气量达到约300 mL时X射线下观察。口服30 mL浓度为200%的硫酸钡，变换体位进行气钡双重造影检查。

X射线钡餐造影检查诊断良性溃疡及恶性溃疡的效率观察：国内有学者对X射线钡餐造影检查和电子胃十二指肠镜两种方法诊断胃溃疡进行了对比研究。目前，结论尚不完全一致。2014年，董慧萍纳入了84例患者，这84例患者均首先进行了X射线钡餐造影检查，间隔1周，待其体内的钡剂排空后对其进行电子胃十二指肠镜检查。该项研究的结果统计显示二者在发现和诊断胃部溃疡的效力基本一致（表6-3）。

表6-3　X射线钡餐造影检查和电子胃十二指肠镜检查两种方法诊断胃溃疡

不同检查方法	n	胃溃疡	恶性胃溃疡	假阴性率	P
X射线钡餐造影检查	84	80（95.2%）	12（14.3%）	4（4.8%）	>0.05
电子胃十二指肠镜检查	84	84（100.0%）	12（14.3%）	0（0）	

2019年，谢平坤等研究者的回顾性分析显示（表6-4），如果以电子胃十二指肠镜检查的诊断结果为基准，利用X射线钡餐造影检查对胃溃疡的诊断符合率仅为63.00%，二者的检查准确性具有统计学差异。

表6-4　X射线钡餐造影检查和电子胃十二指肠镜检查两种方法诊断胃溃疡

项目	胃溃疡	恶性胃溃疡	χ^2值	P
最终临床诊断	100(100%)	5(5%)		
X射线钡餐造影检查	63(63%)	5(5%)	28.970	<0.001
电子胃十二指肠镜检查	100(100%)	5(5%)		

以上两个临床研究均提示X射线钡餐造影检查对相当部分的胃溃疡存在漏诊的概率。原因在于：X射线钡餐造影检查是利用X射线不能穿透或者只能部分穿透硫酸钡造影剂的物理特性来间接显影从而反映病灶的大体特征，与放射科医师的经验、专业技能及观察角度、体位变换等因素有关，另外，X射线可以直接损伤人体皮肤细胞，还会诱发其他疾病的发生。病程较长的可疑患者，如果症状不典型，或者体征不明显，目前均建议直接进行电子胃十二指肠镜检查，因为可以同时钳取活组织标本行病理学检查，减少了诊断时间，且能明显降低误诊或漏诊风险。

二、胃肠超声造影

胃肠超声造影是通过口服充盈剂消除胃腔内原有的气体等内容物对超声波的干扰，以便使其能够顺利穿透，从而清晰显示胃壁的结构。

基本原理：利用特殊的造影剂与黏膜缺损凹陷处的多重小气泡的回声不同来进行诊断及溃疡大小、位置、深度的判断。胃肠超声造影操作简单、安全快捷，对人体伤害小，同时新型造影剂不断更新，改进口味及服药舒适性，不仅成人容易接收，儿童也不排斥，大众可接受率高。

超声造影检查中消化性溃疡的特点：对于胃溃疡，测量直径通常<2.5 cm。胃溃疡所在的胃壁局限性增厚，一般呈现低回声的特点，层次显示相对清晰，增厚的胃壁中央黏膜因为溃疡缺损而出现凹陷，表面大多呈斑片状以及半球形的强回声。对于十二指肠球部溃疡，溃疡直径大多<1.5 cm，超声造影中，层次显示欠清，当球部形态不规则、造影面积显著减小、多处黏膜凹陷时，应该诊断十二指肠球部多发溃疡。

超声造影检查的方法：将超声诊断仪探头频率设置于2.5～7.6 MHz区间，一般选用3.5 MHz，检查前一天嘱咐患者减少饮食量，检查前8 h禁食、水，检查开始前10 min，让患者服用热水500 mL+超声造影剂，然后仰卧，通过探头扫查进行分析，确定患者胃溃疡症状和形态。

超声造影检查中消化性溃疡的诊断效率：李萍等人于2020年对120例患者进行了超声造影检查和电子胃十二指肠镜检查两种方法诊断胃溃疡的效果对比。结果如表6-5所示。

表6-5　超声造影检查和电子胃十二指肠镜检查诊断胃溃疡的效果对比

组别	n	符合病例数	符合率
电子胃十二指肠镜检查组	60	60	100%
超声造影检查组	60	49	81.67%
χ^2值			12.110
P			0.005

结果显示，超声造影检查检出率较高，但是误诊、漏诊比例并未明显减低，各种病因导致造影剂局部异常，或者局部造影剂呈现假象时，容易与胃溃疡混淆诊断。超声造影检查与X射线钡餐造影检查有共同的短板，就是对较小病灶容易发生漏诊，而且无法判断有无活动性出血。但超

声造影在重复性扫查、患者依从性方面有很大的优势。

胃双重超声造影检查是联合静脉造影检查对病灶部位血流灌注情况进行超声判断，从而实现消化性溃疡良、恶性的鉴别。

综上所述，X射线钡餐造影检查、电子胃十二指肠镜检查与超声造影检查在诊断胃溃疡方面各有优点和弊端，电子胃十二指肠镜的诊断准确率最高，误诊及漏诊率最低，是诊断消化性溃疡的金标准，应优先使用。但是对于身体状况较弱，无法耐受电子胃十二指肠镜检查或者存在心理恐惧的患者，可以选择性使用X射线钡餐造影检查与超声造影检查。

第四节　胶囊内镜

胶囊内镜诞生最初的目的是完成对全小肠的内镜观察，世界上第一颗胶囊内镜由以色列Given影像公司生产，其大小为26 mm×11 mm，每秒可以拍摄2张图片，它内置的电池可以维持拍摄状态8 h。在人类历史上首次成功进行对小肠的检查；随后，陆续有学者采用胶囊内镜完成对全消化道的观察摄图，并用其在不明原因的消化道出血诊断中进行了应用。

一、传统胶囊内镜

传统胶囊内镜的基本检查方法和流程：一般患者需要在检查前3天少渣饮食，提前1天晚餐为半流质饮食，提前8 h进行肠道清洁准备（推荐使用2～3袋聚乙二醇电解质溶液，以排便呈水样无渣无色为止），而后空腹行胶囊内镜检查。阵列传感器与数据记录仪连接后包裹于特定的胶囊背心中，穿戴于患者的上半身。确认胶囊工作状态正常，经口吞服胶囊。检查结束后，通过电脑将数据进行下载导出，由内镜专业人员进行全面浏览和内容分析，需要注意的是，胶囊工作期间不能接近强磁场。

（一）传统胶囊内镜的优点

患者耐受性和依从性较好，不会引起患者疼痛及心理恐惧。

（二）传统胶囊内镜的不足

最初的胶囊内镜无法对自身进行定位，需通过计算摄影时间，并结合胶囊在肠道中的运动规律和速度进行定位，而且这种定位是非常粗略的估算。胶囊滞留指胶囊内镜在消化道内超过14天未完整排出肛门，有可能造成肠梗阻、穿孔等。非甾体抗炎药所致的肠道狭窄、克罗恩病、小肠肿瘤、放射性肠炎和外科吻合口狭窄、憩室等是常见的滞留原因。传统的胶囊内镜无法调整观察方向及角度，不能回退观察，不能像普通内镜一样可从不同的方向和角度仔细观察病变，所以很有可能不能完整地显示病变的形态。无法对目标病灶进行活检或切除。人们担心传输的胶囊信号与其他植入的电子设备之间存在潜在干扰，最显著的是心脏起搏器、除颤器和左心室辅助设备。到目前为止，在体内和体外的研究证明胶囊内镜与心脏装置之间没有干扰。

（三）传统胶囊内镜的技术改进

针对上述不足，人们对胶囊内镜做出了陆续改进。2005年，为了预判胃肠道狭窄可能导致的胶囊滞留问题，国外的科研企业推出了外壳为可降解乳糖材料的探路胶囊，这种胶囊在消化道内滞留超过30 h会自行开始降解，所以可以用来提前预判胶囊滞留的风险。第二代胶囊内镜改进了传感器和软件算法，从而使得可以确定胶囊在腹部的定位。

二、磁控胶囊内镜

2013年，磁控胶囊内镜可以通过体外磁场主动控制，精确改变胶囊内镜的位置与方向，使胶囊内镜在开阔的消化管腔内可定向移动至目标位置，并通过多角度转动拍摄确保完整检查和诊断准确性。根据体外磁控方法的不同，可以分为机械式、手柄式、核磁共振式三种类型，不同类型磁控胶囊胃镜的性能参数各具特点，对胃的完整观察率为85%～97%。磁控胶囊内镜可以进行连续拍摄，通过无线连接将拍摄的图像实时传输到工作站。与传统胶囊不同的是磁控胶囊的摄像头自带光源可以自动调节亮度，不仅提供了清晰的图像，而且节省了电量消耗，能够大幅延长检查时间。

（一）临床效果

磁控胶囊内镜检查的灵敏度及特异度均>80%（表6-6）。当然，这些数据存在一定的异质性。各种磁控胶囊胃镜的总体诊断准确度较高，与传统胃镜检出胃部疾病的一致率为86%～96%，而且磁控胶囊内镜是一种可用于儿童的安全、有效的胃病筛查手段。

表6-6　磁控胶囊内镜的诊断

胶囊类型	作者	发表年份	杂志名称	研究类型	研究人群（方法）	对比部位	样本量
NaviCam MOCG	Liao等	2016	Clinical Gasdnentendogy and Hepatology	前瞻性7个中心	有上消化道症状者	胃部	350
	Zou等	2015	Endoscopy	前瞻性2个中心	有上消化道症状者	胃部	68
	Qian等	2018	Digesive and Liver Disease	前瞻性单中心	有浅表性胃肿瘤者	胃部	10
	Chen等	2019	Endoscopy	前瞻性单中心	无症状者与食管疾病患者	食管	25
	宋军等	2014	临床内科杂志	前瞻性单中心	有上消化道症状者	上消化道	37
	顾元婷等	2016	中华消化内镜杂志	回顾性单中心	拟行内镜检查者（含无症状者）	胃部	500
	王吉等	2016	中华消化杂志	前瞻性单中心	有上消化道症状者	上消化道	40
	郜玉兰等	2017	中国内镜杂志	回顾性单中心	拟行内镜检查者（含无症状者）	胃部	61
						上消化道	61
	陈雨霏等	2019	中华全科医学	前瞻性单中心	有上消化道症状者	上消化道	30
	梁光春等	2019	黑龙江医药	前瞻性单中心	有上消化道症状者	胃部	46

续表6-6

胶囊类型	作者	发表年份	杂志名称	研究类型	研究人群（方法）	对比部位	样本量
Miro Cam-Navi	Rahman 等	2016	Gastrointestinal Endoscopy	前瞻性单中心	无上消化道症状者	胃部	26
	Ching 等	2018	Endoscopy	前瞻性单中心	缺铁性贫血患者	上消化道	49
	Ching 等	2019	Gastrointestinal Endoscopy	前瞻性单中心	急性上消化道出血患者	上消化道	33
	Beg 等	2020	Gastrointestinal Endoscopy	前瞻性单中心	无症状者与食管疾病患者	食管	50
Endocapusle MCCE	Rey 等	2010	Endoscopy	前瞻性单中心	拟行内镜检查者（含无症状者）	胃部	53
	Rey 等	2012	Gastrointestinal Endoscopy	前瞻性单中心	拟行内镜检查者（含无症状者）	胃部	61
	Denzer 等	2015	Journal of Clinical Gasdnentendogy	前瞻性2个中心	有上消化道症状者	胃部	189
SMCE	Lai 等	2019	Digtive Endoscopy	前瞻性2个中心	有上消化道症状者	胃部	161
OMOM	梁雪月 等	2018	中国医药指南	前瞻性单中心	拟行内镜检查者（含无症状者）	胃部	120
	张群丰 等	2019	无线互联科技	回顾性单中心	拟行内镜检查者（含无症状者）	胃部	98

（二）适应症

不愿接受、不能耐受传统经麻醉或者非麻醉侵入性电子胃十二指肠镜的检查者；体检人群的胃部检查；早期胃癌筛查；观察药物相关性胃肠道黏膜损伤；胃部病变的复查或随访等；胃外科术后及电子胃十二指肠镜下微创治疗术后的复查随访。

（三）禁忌症

1.绝对禁忌症

拒绝接受任何腹部外科手术者（胶囊超期滞留必须经外科开腹手术取出）；体内装有电子耳蜗、心脏起搏器、金属药物泵、神经刺激器等电子装置以及磁性金属体；孕期女性。

2.相对禁忌症

胃肠道梗阻、狭窄及瘘管形成；吞咽障碍者。

（四）检查前注意事项

1.检查前签署胶囊内镜检查知情同意书；

2.1周内不得服用造影剂；

3.检查前3天开始无渣饮食；

4.检查前戒烟、忌酒；

5.禁忌饮用有色饮料和药品；

6.检查前1日晚餐进半流食，晚8时后禁食；

7.检查前饮清水1杯，进行初步的胃腔冲洗；

8.体表不得留存金属物品。

（五）肠道准备

提前40 min服用5～10 mL消泡剂，如二甲硅油散，或者达克罗宁胶浆或者利多卡因胶浆等含有硅油成分的消泡剂，消除胃腔内的气泡，以大幅改善胶囊的视野清晰度；有条件的医院可使用链霉蛋白酶（德佑），用于溶解黏液；服祛泡剂后开始360°变换体位，以使上述药物均匀涂布在胃腔表面，然后开始分次饮水，总量为0.5～1 L，目的是清洗胃黏膜表面的黏液及其他附着物，并且充盈胃腔，使胶囊有足够大的空间进行姿态调整。

（六）穿戴检查背心后开始检查

1.食管的检查

通常，坐位或者站立位的时候，由于重力的作用，磁控胶囊内镜可以在2～4 s内滑行通过食管及贲门坠落进入胃腔。但是如果吞服磁控胶囊内镜后立即更换为平卧位并将磁头置于胸骨柄处进行牵制，可使磁控胶囊内镜在食管内停留时间延长，从而可以从容观察食管黏膜。

2.进入胃腔后的检查

观察胃底、贲门。嘱检查者平卧位，将磁头移动至脐左侧，增大磁头与腹壁的距离，使胶囊内镜落于胃后壁，通过平移、旋转体外磁场控制设备，检查胃前壁黏膜情况。减小磁头与腹壁的距离，使磁控胶囊内镜吸附于胃前壁，检查胃后壁黏膜情况。右侧卧位时将磁头移至左侧腹部，可观察胃角、胃底及胃窦。检查完毕后，将便携记录仪中的数据导入工作站进行图像分析。

（七）检查后注意事项

磁控胶囊内镜检查结束后即可立即饮食；在磁控胶囊内镜排出肛门前绝对禁忌进行核磁共振检查或者接近强磁场区域；注意排便情况并确认磁控胶囊内镜是否排出；腹部X射线检查即可轻易确认磁控胶囊内镜是否已经排出体外。

（八）报告内容

1.描述性报告

按照由近端向远端的解剖观察顺序，将胃腔分为上、中、下三部分，上段胃包括贲门、胃底、胃体上部及穹降部，中段胃腔即胃体中段、胃角，需要具体描述胃体中段小弯、大弯侧、前壁、后壁侧所见。胃角分为前壁、中壁、后壁进行描述，下部胃腔即胃窦，也应该按照前壁、后壁、小弯侧、大弯侧分别描述所见黏膜改变，对于胃底小弯侧也就是贲门垂直部的胃癌高发区应着重描述，且应选择完整显示的24张以上的图片。

2.诊断结论性报告

每个诊断都应该遵循"精确解剖定位+疾病类型（补充说明）"的原则，每个病变都应该单独进行观察和描述，具体病变描述内容可以参照使用传统的电子胃镜报告。

虽然磁控胶囊内镜的安全性很高，但仍应该严格把握胶囊内镜检查的适应症和禁忌症，如怀疑胶囊尚未排出体外，可通过定位器判断。与胃准备有关的症状、体征例如恶心、呕吐、腹泻、头疼、腹痛、腹胀和异物感比较罕见，大多呈一过性，且程度轻微。

第五节　病理学检查

消化性溃疡本质上是机体的一种防御机制，可防止出血，其发生的基本机制是胃酸和胃蛋白酶对黏膜自身的消化，从而造成深度跨越黏膜肌层的黏膜缺损，包括胃溃疡和十二指肠溃疡，临床上以十二指肠溃疡较多见，但临床病理标本以胃溃疡居多。急性溃疡因局部血供障碍，导致经久不愈，成为慢性溃疡。

一、胃溃疡的典型内镜表现

电子胃十二指肠镜下可将溃疡分成活动期、愈合期和疤痕期三个不同的疾病进展阶段，每期又分为前、后两个亚期，典型的内镜表现如下：

A_1期：主要为活动期炎症的表现，溃疡基底部的苔较厚，颜色为白色或黄白色，周围黏膜明显充血水肿。

A_2期：与A_1期相比，此期的溃疡基底部苔为白色，周边的炎症开始减退，所以黏膜的肿胀消退明显，界限清楚，溃疡的边缘能见到少量的红色修复上皮。

H_1期：溃疡进一步缩小，基底的苔开始变薄，周边黏膜的活动性炎症几乎完全消退，皱襞开始出现向心性集中。

H_2期：溃疡基底显著缩小，苔基本消失，修复上皮基本覆盖溃疡。皱襞进一步集中。

S_1期：溃疡基底消失，缺损的黏膜完全被发红的再生上皮修复且替代，周边的正常黏膜皱襞向中心平滑地集中，称为红色溃疡瘢痕期。

S_2期：修复上皮进一步增厚，但颜色逐渐等同于周边黏膜，集中的皱襞黏膜开始变平坦，称为白色溃疡瘢痕期。

二、消化性溃疡的大体病理学特征

（一）消化性溃疡数量

胃溃疡可单发或多发，十二指肠球部溃疡基本都是单个发生，少有多发情况。复合性溃疡是胃和十二指肠同时有溃疡的特殊疾病状态。

（二）溃疡的大体肉眼形态

内镜下肉眼观察，消化性溃疡的外观形态大部分是圆形或卵圆形的，偶有呈线状的溃疡，多为愈合期，且多平行于胃腔横径。大部分胃溃疡直径在5 mm～2.5 cm之间，溃疡深浅不一，边缘常比较锐利，周边皱襞黏膜呈放射状向心性集中聚合，如将溃疡沿小弯切开，可见其略呈漏斗状，其轴斜贯胃壁。溃疡的切面常能见溃疡基底部为灰白色的纤维瘢痕组织，肌层常已被破坏，溃疡底部小动脉管壁因闭塞性脉管炎而显著增厚，溃疡边缘的黏膜肌层与肌层无法区分层次结构，底部则因组织坏死或炎性渗出物覆盖而呈灰褐色或者灰黄色，较深的溃疡可穿透黏膜下层（SM）到达固有肌层，浆膜面常有脂肪组织粘连，穿透至浆膜层的溃疡也不罕见，此类溃疡的浆膜面有大量的纤维蛋白渗出物，或增厚，或与胃壁外的大网膜或者其他脏器粘连。

（三）消化性溃疡的好发部位

良性胃溃疡的好发部位依次为胃角＞胃窦＞胃体＞胃底及贲门。恶性胃溃疡的好发部位依次为胃角＞胃窦＞胃体＞胃底贲门。有国内的研究曾对老年患者的溃疡发病位置与全人群的溃疡发病部位进行对比统计，结果为，老年患者/全人群患者胃角的概率为 11.43%/2.85%，胃窦的概率为 25.71%/8.57%，十二指肠部位的概率为 42.85%/71.42%，其中的数据统计差异具有统计学意义（$P<0.05$）。不同性质溃疡的肉眼形态特点：良性胃溃疡多直径≤2 cm，肉眼形态呈圆形或椭圆形，边缘光滑且组织相对柔软，弹性好，形变相对自如，溃疡中央的基底部相对光滑。恶性胃溃疡的形态特点：溃疡常不规则、边缘常隆起、凹凸不平，溃疡长经常＞2 cm，底部不平或出血，活检见组织坚韧或较硬。

（四）消化性溃疡在显微镜下的组织病理表现

胃壁的神经细胞多有退变，导致胃壁营养不良，溃疡周围的黏膜有不同程度的炎症、腺体萎缩、肠化生或假幽门腺化生。慢性溃疡有其四层典型的结构，由管腔内朝向壁外依次为渗出层、坏死层、肉芽层和瘢痕层。第一层主要是中性粒细胞和纤维蛋白；第二层是因组织退变坏死而无结构的嗜伊红组织；第三层是炎性肉芽组织，含丰富的毛细血管和大量炎性细胞，其中毛细血管长轴与溃疡面垂直；第四层是致密的胶原纤维，与溃疡面呈平行排列，常发生玻璃样变性，瘢痕组织中的小动脉常因发生血栓闭塞性内膜炎而致管腔狭窄、管壁增厚。愈合时溃疡边缘的黏膜上皮向发生组织缺损的中央基底部表面匍匐增生，逐渐取代遮盖全部溃疡面。慢性溃疡因为长期迁延不愈，它的底部常有大量纤维瘢痕组织，而正处于活动期溃疡的渗出层和坏死层增厚非常明显。

下面五项中，如具备第一项可明确诊断胃溃疡；

第一项：可以观察到确切的黏膜肌层缺损，并与它下方的发生纤维化的黏膜下层组织发生了融合。

第二项：可以观察到确切的再生的黏膜组织，舌状突出的不规则的黏膜上皮，疏松的富含毛细血管的间质。如果黏膜较平坦且内部缺乏固有腺体，应考虑是修复性的新生的黏膜。

第三项：黏膜中或再生的黏膜下层内能够观察到炎性肉芽组织。

第四项：能够明确观察到不仅仅是少量炎性渗出物，还能观察到成片的坏死组织。

第五项：结合临床资料中胃镜检查显示有溃疡存在。

如同时具备二（或三）、四、五，则病理报告结论可描述诊断为"符合胃溃疡改变"。

（五）胃溃疡黏膜病理活组织检查的鉴别诊断

临床上为了明确病变的性质、程度、范围和确定手术术式等，往往需行胃黏膜活检病理检查，然而活检标本大多无典型的溃疡表现，从而增加了病理诊断的难度，镜下往往只能见到肉芽组织、坏死组织，以及溃疡边缘的再生黏膜等，这些变化不是溃疡的特异性病变，且往往又不在同一组织块内，如果出现以下表现应考虑胃溃疡：

1.胃黏膜糜烂

黏膜缺损不超过黏膜层。病变表层往往只见少许炎性渗出物，无大片坏死组织和瘢痕组织。

2.胃炎性息肉

镜下可见明显增生的胃小凹上皮或增生的腺上皮组织片段；间质毛细血管较丰富，纤维组织增生亦较旺盛；部分息肉表面可见糜烂或坏死。上述表现与胃溃疡的活检病理表现极为相似，但在息肉间质中可见黏膜肌断续地呈束状伸入增生的腺体间。

3.溃疡型胃癌

部分凹陷型胃癌病例经过适当的治疗，会出现一过性的假性愈合或者接近愈合的过程，但是这并不意味着肿瘤被真正治愈。

0～Ⅱc或0～Ⅱc+Ⅱa型早期胃癌存在愈合→恶化→溃疡的过程，也有形成糜烂和溃疡的倾向，称"恶性溃疡的周期"。这与良性溃疡类似，恶性溃疡尤其是凹陷型的溃疡较为多见。此时外观上看起来已经愈合的溃疡面修复再生的新生黏膜或者黏膜下层下方，仍然保留着没有被治疗的癌组织。这种时候，如果内镜医生活检组织钳取得过浅，组织量过少，或者未取到关键性病灶，也可能在标本处理的过程中蜡块包埋方向不准确，遗漏了癌组织，这会导致病理医生在显微镜下观察不到癌细胞，导致患者缺乏积极的随访和胃镜复查，最终导致患者失去最佳的治疗时机。遇到这种内镜怀疑、病理不支持的病例，绝对不能掉以轻心，必须进行规律的随访和胃镜复查，并进行规范的活组织取检。另外，病理医师应参考胃镜和X射线检查等临床资料，慎重地进行鉴别诊断，不要轻易放过任何可疑病变。对于临床医生高度怀疑恶性的病例，如果病理医生在显微镜下未观察到明确的典型的病理学改变，应该将活检组织的蜡块再做多切、深切，必要时可加作免疫组化染色或者特殊染色进行鉴别，仍然不能确诊者，应该建议临床医生重新进行内镜检查及活检。为了准确做出病理诊断，胃黏膜活检取材至关重要。对疑有恶变的胃溃疡，应在溃疡边缘多取材，以期在黏膜组织中，尤其是在再生黏膜里或坏死组织中找到散在的癌细胞。鉴别良、恶性溃疡时，除两者深、浅不同外，要特别注意从溃疡边缘、溃疡周围隆起和黏膜皱襞尖端形态等方面仔细观察、比较。通过胃镜下胃黏膜表面的色泽以及萎缩或者伴随性增生、化生等改变进行判断，其中如若发现胃镜下黏膜组织有明显的糜烂、表浅性或者恶性溃疡、无蒂息肉以及火山口样改变或者伴随明显增生结节的出现，则提示高级别上皮内瘤变的可能性更大。

邱晓娣等对87例术前胃镜诊断重度不典型增生以上的患者进行了术前、术后的病理对比研究分析，见表6-7。

表6-7　术前胃镜活检检查的结果和术后病理组织检查结果比较

检查结果	n	重度不典型增生	原位癌	非原位癌的早期胃癌	进展期胃癌
术前胃镜活检	87	31(35.63%)	56(64.37%)	0(0%)	0(0%)
术后病理组织检查	87	25(28.74%)	42(48.28%)	11(12.64%)	9(10.34%)

可以看出活检与术后病理诊断之间诊断符合率较低，Luz的研究中，胃镜下不同级别上皮内瘤变的病变内镜诊断与术后病理诊断符合率仅为1/3左右。Kappa的分析结果也表明，胃镜下不同级别上皮内瘤变的判定与病理结果差异较大。部分学者通过Borrmann分型研究也证实，胃镜活检与病理诊断存在一定的差异。笔者认为胃镜下病变的判断与病灶病变最为明显的部位有关，但良性溃疡以及糜烂等病理改变可能导致假阳性的出现。具体分析胃镜下黏膜改变以及相关病理诊断结果后发现，随着病变由高级别上皮内瘤变进展为早期胃癌或者进展期胃癌，胃镜诊断与病理学诊断的差异逐渐增大，提示对于早期病变，胃镜的诊断价值较为理想，而进展期胃癌的诊断主要依靠病理组织学诊断。

三、溃疡型早期胃癌的病理诊断

正确认识胃癌的癌前状态依赖于内镜检查和病理学检查的相互结合。胃早癌是正常胃黏膜发生癌变较长过程中一个较短的时间段，病情隐匿，无明显症状。早期胃癌的肉眼形态常常不典型，表现为局部浅表糜烂、胃溃疡、疣状隆起、胃息肉等，较容易与浅表性胃炎、胃溃疡等消化道疾病相混淆。虽然内镜诊断技术不断发展，放大内镜、染色内镜、共聚焦内镜等新方法、新技术层出不穷，但胃炎样癌、小胃癌、微小或片状糜烂、息肉癌变和溃疡型胃癌等，内镜下仍然较难判断其良、恶性。近年来，随着对幽门螺杆菌的重视，根除幽门螺杆菌治疗人数的急剧增加，而抗生素及质子泵抑制剂的广泛应用导致早期胃癌病灶表面会发生假性修复性愈合，内镜下发现及诊断愈加困难，甚至，部分患者经多次活检仍不能病理确诊，延误治疗。所以，重新认识早期胃癌，尤其是溃疡型胃癌的病理诊断，显得尤为重要。

世界卫生组织将胃癌的癌前变化分为癌前状态和癌前病变，前者是指与胃癌相关的胃良性疾病，有发生胃癌的危险性；后者是指较易转变为癌组织的病理学变化，主要指异型增生，即上皮内瘤变。萎缩、肠化和异型增生均是广义的胃癌前病变。

（一）慢性胃炎的病理诊断

1.胃黏膜肠化生是一种非常普遍的胃黏膜癌前病变。经过规范培训的内镜医师，在熟练掌握放大内镜（magnifying endoscopy，ME）操作技巧并且具备稳定的诊断能力后，用放大内镜结合电子、化学染色，对内镜下慢性胃炎的分型有一定的意义。病理学上，肠上皮化生（肠化生）是指胃固有腺体被以杯状细胞为特征的肠腺所取代。肠化生的分布范围越广，发生胃癌的危险性越高。《中国慢性胃炎共识意见》指出，AB-PAS和HID-AB黏液染色能区分肠化生亚型，不完全型和（或）结直肠型肠化生与胃癌发生的相关性可能更高。肠化生范围和肠化生亚型对预测胃癌发生危险性均有一定的价值。放大内镜的化学染色技术可将消化道黏膜的细微结构和微血管放大120倍，更清楚地显示消化道黏膜的微细构造，对于慢性胃炎、胃恶性肿瘤和肠化生的诊断及鉴别诊断有相当大的参考价值。目前，靛胭脂染色技术结合放大内镜检查对肠化生和早期胃癌的诊断已经有了很大的准确率。由于日益进步的消化内镜电子染色技术结合了光学放大技术，因此，目前人们对慢性胃炎的内镜检查鉴别与确诊方式已经有了更多的选择。共聚焦激光显微内镜技术能够在检测过程中实时动态观测胃黏膜的超微结构，其独特的光学"活检"技术对胃肠黏膜表面结构的观察水平可达到细胞水平，可即时清晰地识别胃小凹开口、上皮细胞、杯状细胞等微小变化，可选择性地对可疑部分实施靶向活检，可以大大提高活检的精确度。

2.异型增生，又称不典型增生，是细胞再生过程中的过度增生和分化缺失，具有癌变风险。轻度者有时可逆转为正常；重度者有时与高分化腺癌不易区别，应密切观察。

参照新悉尼系统的直观模拟评分法（visual analogue scale，VAS），并结合我国慢性胃炎共识意见，慢性胃炎病理观察内容包括5项组织学变化和4个分级。组织学变化包括幽门螺杆菌感染、慢性炎性反应（单个核细胞浸润）、活动性（中性粒细胞浸润）、萎缩（固有腺体减少）、肠化生5项；严重程度分为"无、轻度、中度、重度"4级。

目前主张采用表格法对炎症程度、是否活动、萎缩、肠化生、幽门螺杆菌感染的组织学变化进行半定量分析。区分为无（-）、轻度（+）、中度（++）、重度（+++）四个级别。

炎症程度分级综合了炎症细胞的密度、黏膜内炎症细胞的散布。数量仅仅略超过正常范围而没有其他异常时，需要结合内镜考虑为正常胃黏膜。除菌后的胃黏膜，炎症程度可以降低，但萎缩和肠化生不易消失。以此辅助可以判断Hp相关性胃炎。活动性程度：慢性炎症背景中上皮内的中性粒细胞浸润的程度。萎缩是指胃黏膜中固有腺体的数量下降。胃底/体部壁细胞的主细胞比例下降；胃窦的黏液腺体数量下降。组织学上有两种类型：①化生性萎缩，固有层部分或全部由肠上皮腺体组成；②非化生性萎缩，固有腺体数目减少，取代成分为纤维组织或慢性炎性细胞。不同医生的判断会有差异，尤其是萎缩比较轻微时。

一般的化生：在胃底/体部的假幽门腺化生和肠上皮化生。胃窦部典型的为肠上皮化生。当胃底/体发现假幽门腺化生之后，与通常胃窦底部真正的幽门腺体几乎无法区别。萎缩与肠化生的病理判断误差产生的原因：多数情况下肠化生即提示已经出现了萎缩。但在胃黏膜切片中，偶可看到仅局限于小凹位置的肠上皮化生。这时的胃黏膜固有腺体没有减少，未合并萎缩。还有一个可能是因取材较浅，所以只看到了表层上皮的肠化生，而无法确定萎缩程度。内镜与病理组织学上的萎缩与想象中并非完全一致，内镜医生需要与病理医生进行充分沟通，从而才能做出对慢性胃炎的客观评判。肠化生是肠型胃癌发病途径中的重要一环，而肠化生分型预测胃癌风险的重要性目前仍有争论。相比于分型，对肠化生范围的评价可能更有意义。Hp：诸多的共识建议，在胃镜复查时报告快速尿素酶检测结果对内镜医生的诊断会更有利。病理切片上找Hp，可按照各医院常规情况和不同的检查目的而开展。异型增生归类于肿瘤性疾病，又常被称作上皮内瘤变。有维也纳分类和日本分类，但国内并没有统一的规范。世界卫生组织（WHO）国际癌症研究协会推荐使用的术语是上皮内瘤变，低级别上皮内瘤变是轻度异型增生和中度异型增生，而高级别上皮内瘤变则包括重度异型增生和原位癌。

（二）溃疡型早期胃癌病理诊断的基本概念

早期胃癌病理学类型：主流的胃癌病理学类别为日本的中村分型和世界卫生组织（WHO）分型，国内医院和科研机构应用较多的是WHO分型。

按照该分型，胃癌分为高分化管状腺癌、中分化管状腺癌、低分化腺癌、乳头状腺癌、黏液腺癌、印戒细胞癌、未分化癌；分化程度分为未分化型和分化型，分化型包括高分化管状腺癌、中分化管状腺癌、乳头状腺癌；未分化型包括低分化腺癌、印戒细胞癌、未分化癌。

早期胃癌浸润深浅划分：早期胃癌按照其浸润深浅，又可划分为黏膜内癌和黏膜下癌。黏膜内癌又可划分为上皮内癌和（或）黏膜内癌，仅侵入固有膜的表层、中层、深层或黏膜肌层。黏膜下癌又可划分为癌组织浸入黏膜下层的上1/3、中1/3和下1/3。

上皮内瘤变：上皮内瘤变是指一类形态学以细胞大小和结构异型为主要表现、生物遗传学是以基因克隆性变化、在生物活动上以易发展的有侵犯性和转化能力强的浸润性癌为特点的癌前疾病。上皮内瘤变一般包括低级别上皮内瘤变（LGIN）和高级别上皮内瘤变（HGIN）。LGIN相当于轻型异型增生和中度异型增生，而HGIN则相当于重度异型增生和原位癌。

（三）溃疡型早期胃癌病理诊断中黏液表型的应用价值

按WHO分型，胃癌的癌前病变包括胃炎相关的异型增生和腺瘤，其中腺瘤根据其形态特征和黏液表型不同可分为胃型、肠型。

黏蛋白MUC5AC分布于全胃的小凹上皮细胞和颈黏液细胞的胞质中，MUC6在胃幽门腺的胞质中表达，同时也在胃体的颈黏液细胞和主细胞中表达。不同黏蛋白的表达模式改变影响肿瘤的侵袭性。胃癌的黏蛋白表达模式具有异质性，正常在胃中表达的黏蛋白MUC1、MUC5AC及MUC6下调，而反映肠型黏液的黏蛋白MUC2、MUC3、MUC4表达上调。早期胃癌在浸润和转移的过程中尽管保留了其形态学特征，但倾向于发生黏液表型的丢失，随后会发生形态学的去分化。因此，我们有理由猜测黏液表型的丢失与肿瘤的形态学去分化相关。

胃肠混合表型的早期印戒细胞癌比胃型的早期印戒细胞癌更易发生黏膜下浸润，胃肠混合表型的早期印戒细胞癌与胃型的早期印戒细胞癌发生机制不同，肿瘤周围黏膜中的肠化生也与黏膜下浸润有关，侵袭性更高。

肿瘤坏死因子受体相关因子-2和Nck相互作用蛋白激酶是由TNIK基因编码的蛋白激酶，免疫组织化学染色提示，胃癌组织中TNIK的阳性率为66.67%，癌旁组织中TNIK的阳性率为11.54%，胃溃疡中TNIK的阳性率为21.43%。三者比较具有统计学差异（$P<0.05$），TNIK与胃癌预后不良直接相关，可作为潜在基因治疗靶点。

已经有大量的研究证实，E-钙黏附蛋白间的相互作用可确保细胞间紧密接触，胃癌的发生一定程度上与上皮钙黏附的表达异常有关。颗粒蛋白前体是分泌型生长因子的上皮蛋白家族成员之一，在肿瘤发生、胚胎发育、炎症调节、伤口愈合中起重要作用。颗粒蛋白前体高表达与多种癌症扩散相关。2022年，王嘉菲等学者的研究证实上述两者在恶性胃溃疡中的表达呈负相关。颗粒蛋白前体、E-钙黏附蛋白mRNA联合诊断溃疡型胃癌的价值比分别独立使用两者进行诊断时更具有意义。而且他们的研究发现，溃疡型胃癌组织中颗粒蛋白前体、E-钙黏附蛋白表达与淋巴结转移、浸润程度、分化程度以及肿瘤的TNM分期相关，颗粒蛋白前体阳性表达和E-钙黏附蛋白阴性表达均为溃疡型胃癌的独立危险因素，对患者的预后判断具有参考价值。

（四）溃疡型早期胃癌病理诊断中AB/PAS的应用价值

AB/PAS黏液染色是用奥兰和过碘酸雪夫染料显示细胞内黏液的方法。当活检标本中癌细胞数量很少时，黏液染色对辅助诊断的价值大。因为费用低廉、反应迅速，更推荐AB/PAS染色作为胃黏膜活检病理检查的重要辅助染色。

（五）溃疡型早期胃癌病理结果的规范记录

1.病理报告中必须记录肿瘤的位置、肉眼分型、大小、组织学类型，未分化型癌的比例、大小，肿瘤浸润的深度，病变内有无溃疡，有无血管、淋巴管浸润以及切缘的评价结果。

2.肿瘤面积大小：复原图上肿瘤的最大长径×垂直于长径的短径。

3.当肿瘤病灶中混合有多种组织类型时，应按照面积大小进行降序记录，例如tub1 > pap > por。以高中分化管状腺癌和乳头状腺癌为主的胃癌是分化型，而以低分化腺癌、印戒细胞癌或黏液腺癌为主的胃癌是未分化型。

4.组织学类型的异质性。

5.切缘分为水平切缘HM和垂直边缘VM。切缘有肿瘤残留时，以pHM1和pVM1进行描述；如果没有肿瘤残留，以pHM0和pVM0进行描述。通常情况下，水平和垂直边缘的组织在切除过程中会受到电刀损伤或者凝固。有时，非肿瘤上皮受损后可能与肿瘤细胞相混淆，需小心判别。不能评估切缘情况时，则分别用pHMX和pVMX代替描述。

6.浸润深度的评估：肿瘤浸润的最深层，按T分类记录。Tis表示为pT1a（M）。即便癌细胞通过取代黏膜下异位的胃腺生长到黏膜下层，只要没有明显的间质反应，都应该记录为pT1a（M）。对于侵入黏膜下层的癌症，应测量从黏膜下层边缘到侵入的癌症最深部分的距离（μm）。当在肿瘤浸润的下方远处发现血管浸润时，应该以血管浸润处作为最深的侵袭深度。例如，即使连续浸润的最深部分是黏膜肌层，如果在黏膜下层的某一部位发现明显的淋巴浸润，则侵袭深度记录为pT1b（SM）。如果测量的浸润深度<500 μm，记录为pT1b1（SM1），浸润深度≥500 μm时记录为pT1b2（SM2）。如果黏膜肌层断裂或被肿瘤细胞浸润冲散消失，应从顶端开始测量到最深处的距离。由于病变内有溃疡而无法确定黏膜肌层，只要癌症位于覆盖溃疡的再生黏膜内，且没有明显的黏膜下组织浸润，则病变可归为pT1a（M）。用desmin抗体进行免疫组化染色也有助于识别黏膜肌层。

7.溃疡的评估：溃疡的有无是评估是不是治愈性切除的非常关键的因素。显微镜下根据溃疡有、无分别描述为pUL1和pUL0。大多数pUL1病例有UⅠ或者UⅡ的疤痕，必然伴有纤维化，黏膜下组织增厚，并且从黏膜肌层的受侵部分开始，向下扩大。活检产生的疤痕常常是黏膜肌层下方或者附近的一个重度纤维化的中心点，在纤维化已经消失的UⅠ或者UⅡ型溃疡中，就很难辨别到底是溃疡瘢痕还是活检瘢痕。

第六节　粪便检查

通过粪便检测，可以明确是否存在幽门螺杆菌感染，以及消化道菌群的状态，辅助消化性溃疡尤其是恶性溃疡的诊断。目前的研究认为幽门螺杆菌诱发胃癌的分子机制是幽门螺杆菌定位于胞浆膜的细胞毒素相关基因A（cagA）通过Ⅳ型分泌系统转位至胃上皮细胞，由Src-家族酪氨酸激酶进行磷酸化，从而激发宿主细胞信号转导通道的级联效应，导致宿主细胞的细胞骨架重构形成新的表型。

一、幽门螺杆菌粪便抗原的检测

近些年来，通过粪便来检测幽门螺杆菌抗原判断是否存在幽门螺杆菌感染得到了大量的临床应用。其优点是取材简单、花费少、操作简便，是一种良好的非侵入性检测幽门螺杆菌感染的方法，特别适合于不适宜或者不能接受内镜检查、不能接受放射性元素的老人、幼儿、孕妇等患者。《第五次全国幽门螺杆菌感染处理共识报告》推荐应用粪便幽门螺杆菌抗原检测进行幽门螺杆菌感染的诊断。

步骤：取样棒蘸取约50 mg的粪便，插入装有稀释液的试管。充分摇匀后密封拧紧，静置2 min。打开收集管，先弃去头2滴稀释标本，垂直滴加2滴（约80 μL）无气泡的标本于水平放置了检测卡的加样孔内。在10～20 min内读取结果。如位于质控区（C）和结果区（T）的两条红色条带同时显像判读为Hp感染阳性；如只有质控条带变红，则判读为阴性。如果质控条带未显色，则提示检测无效。

粪便抗原检测幽门螺杆菌感染假阴性的原因：Hp菌群在萎缩的胃黏膜中因胃黏膜萎缩与肠化生在胃黏膜的定植密度降低，导致粪便中的Hp抗原数量减少，取样不当可能导致粪便携带Hp量减少，造成假阴性结果；温度不当会导致结果错误：收集的粪便标本只有保存在-20 ℃以下才能保持能够检测的抗原活性；腹泻患者的稀水样粪或不成型的粪便中Hp抗原稀释倍数过高，浓度低于最低检测值而造成假阴性结果。

2021年，陈辉华等人对208例纳入研究的病例同时进行14C-UBT检测和粪便幽门螺杆菌抗原检测，结果显示二者的检测结果并没有明确的统计学差异，后者的阳/阴性预测值、灵敏度、准确度、特异度均高于前者。粪便幽门螺杆菌抗原检测特别适用于无法配合14C-UBT检测的患者。但是对于消化性溃疡合并有出血的患者，UBT实验具有更好的幽门螺杆菌检测准确性。鉴于粪便抗原检测假阳性结果，不推荐消化性溃疡合并有出血的患者单独用粪便抗原检测。同时依据取样时间与诊断效能的负相关性，为尽量避免质子泵抑制剂（PPI）对检测结果的影响，推荐该类患者在血流动力学稳定条件下尽早完善UBT检测幽门螺杆菌。

2012年，彭文红等研究者对74例胃癌患者与80例健康人进行粪便幽门螺杆菌抗原检测。胃癌组粪便幽门螺杆菌抗原阳性率远高于健康对照组，说明幽门螺杆菌与胃癌的发生关系密切（表6-8）。

表6-8　胃癌患者与健康人群粪便幽门螺杆菌抗原检出率

组别	n	幽门螺杆菌
胃癌组	74	32(43.24%)
对照组	80	1(1.25%)

表格源自：彭文红，鞠红梅，张文玲，等.粪便幽门螺杆菌抗原检测对消化系统肿瘤诊断的意义［J］.军医进修学院学报，2012，33（12）：1257-1258.

二、恶性消化性溃疡患者粪便菌群的特点

恶性消化性溃疡与人体消化道菌群的相关性已成为近些年来临床的研究热点。人类的肠道内存在复杂的微生物环境，其中的菌群由50余个菌门、超过500种细菌组成。目前已知人体正常的肠道菌群在门水平接近90%由厚壁菌门和拟杆菌门组成，其余10%由放线菌门、拟杆菌门和梭杆菌门等组成。

上消化道菌群与食管癌、胃癌、肝癌、胰腺癌的发生、发展有关。微生物与人体的代谢及免疫系统关系复杂，肠道菌群可能对消化道不同部位肿瘤的发生、发展均有干预作用。研究发现，健康对照组人群的粪便菌群中，双歧杆菌、普拉梭菌、伶俐瘤胃球菌的丰度较整体肿瘤组患者高。胃癌组的梭状梭菌及罗斯氏菌较对照组显著少，提示上消化道肿瘤患者的粪便菌群可能存在共同特征。胃癌的菌群研究样本多来源于胃液或胃活检，肠道菌群研究缺乏。部分已被证实对肠癌等肿瘤的发生、发展有干预作用的肠道细菌也可能与食管鳞癌、胃癌的发病相关。食管癌及胃癌患者治疗后粪便中厚壁菌门部分菌种减少、拟杆菌门黑色普雷沃菌丰度升高。

胃癌患者的肠道菌群中亦存在与健康人群有显著差异的标志性菌群，主要集中在厚壁菌门及放线菌门，与结直肠癌有一致性，提示这些细菌与上消化道肿瘤的发生、发展可能有关。另外，将更无创、简便的粪便菌群分析的方法应用于上消化道肿瘤研究领域是可行的。

应用现有的四联或者三联疗法治疗由Hp感染导致的消化性溃疡效果较好，但同时会诱发患者明显的消化道不良反应，如恶心、干呕、厌食、烧心等。质子泵抑制剂及铋剂以及抗生素均会对胃肠道菌群产生较大的影响。王义江等学者对十二指肠溃疡患者进行了Hp感染组与未感染组在接受除菌治疗后肠道菌群的测定，结果发现：Hp感染组与Hp未感染组的双歧杆菌、乳杆菌、类杆菌、产气荚膜梭菌、肠球菌、肠杆菌、酵母菌检出数量无统计学差异（$P<0.05$）。Hp感染组与Hp未感染组的肠道菌落多样性指数无统计学差异（$P<0.05$）。在除菌治疗后，Hp感染组肠道双歧杆菌、乳杆菌、类杆菌检出数量均下降（$P<0.05$）。在治疗结束后，随着时间延长，肠道菌群出现修复性的动态变化，因为可以观察到Hp感染组治疗后1个月的双歧杆菌、乳杆菌、类杆菌检出数量比治疗后1周和2周都有所升高（$P<0.05$）。另外，徐昌彬等发现，复方嗜酸乳杆菌由嗜酸乳杆菌、粪链球菌、枯草杆菌等益生菌复合而成，能够在受损的肠道黏膜表面形成保护屏障，减轻局部炎症，加速肠黏膜修复。他们把复方嗜酸乳杆菌加到消化性溃疡的治疗过程中，然后对比溃疡愈合状况、粪潜血阳性率、幽门螺杆菌根除率以及治疗后肠道菌群变化，他们发现，这样的治疗方式能够提升溃疡愈合状况，而且治疗后患者粪便培养基中大肠杆菌、肠球菌菌群数量均低于未加用复方嗜酸乳杆菌的患者，而粪便培养基中乳酸杆菌、双歧杆菌数量均高于未加用复方嗜酸乳杆菌的患者（$P<0.05$）。

第七节　计算机断层扫描（CT）

胃是一个空腔脏器，且走行迂曲。传统的X射线钡餐检查是利用硫酸钡等造影剂在胃腔内壁的涂布和填充效应来间接反映腔外疾病的状况，对于壁外或者胃壁内的上皮下肿物、黏膜下肿物不能提供有效的诊断价值，更不能提供恶性胃溃疡向外侵犯及淋巴结、脏器的转移情况。而采用计算机断层扫描（CT）则可以弥补这个不足。

一、计算机断层扫描（CT）检查在消化性溃疡诊断中的价值

（一）计算机断层扫描（CT）的原理

X射线对人体检查部位具有一定厚度的层面进行扫描，由探测器接收透过该层面的X射线，转变为可见光后，由光电转换器转变为电信号，再转为数字信号，输入计算机经过特定的图像处理软件加工形成肉眼可见的黑白或者彩色断层图像，供医生进行诊断。

CT最初仅能进行头颅CT扫描，后期逐渐经历了全身扫描CT、单排螺旋CT、多排螺旋CT、容积CT、能量CT，直至最新的Revolution能谱CT（能将能谱、宽体、快速扫描、低辐射剂量和超清图像进行融合）。各种软、硬件技术的飞速发展，使CT在人体各部位检查中用途越来越广泛。

（二）多层螺旋计算机断层扫描（MSCT）

多层螺旋CT能够以容积扫描的形式，通过回顾性图像重建和多平面重组图像的方式进行多角度、多方位的呈现，因为其扫描速度快、同期进行多相位强化扫描、丰富的图像后处理软件模式等显著优势，从而能够大幅度减少伪影发生，在消化道溃疡发现及评价中有良好的应用前景，能够提高恶性溃疡肉眼形态、TNM分期甚至分化程度判断的准确性。

（三）计算机断层扫描（CT）检查的优势

CT检查可以从矢状位、冠状位等多角度对恶性消化性溃疡的部位、范围、大小、生长方式、周边毗邻关系进行清晰的呈现，对于治疗方案的选择、手术切除范围的预估、淋巴结侵犯情况的判断有极为重要的价值。为了克服胃肠道自然蠕动带来的伪影干扰，后来开发出了CT低张造影扫描技术。检查前肌肉注射20 mg山莨菪碱20 min后，胃壁的平滑肌开始舒张，痉挛逐渐消失，蠕动减弱，管腔可达原来的2～3倍，此时采用CT进行低张造影扫描可更加清楚地显示病灶。CT低张造影扫描不仅可较好地显示胃壁病变，还可较好地发现病变扩散情况。

（四）螺旋计算机断层扫描（CT）的检查步骤

1.检查前禁食8～10 h，扫描前30 min在候检室肌注10 mg盐酸消旋山莨菪碱。

2.口服清水800～1200 mL，使胃部最大限度地充盈。

3.嘱患者取仰卧位，使用高压注射器经肘前静脉注射非离子造影剂碘帕醇80～100 mL，推注后30 s、60 s、100 s分别行动脉期、门脉期及平衡期扫描，屏气后一次性结束扫描。高龄受检者（≥70岁）各期扫描时间可延迟5～10 s。

4.可以利用计算机软件对目标区域扫描原始数据采用多平面重组、容积再现技术、仿真内镜技术进行重建诊断。

二、恶性胃溃疡的多层螺旋CT诊断价值

(一) 多层螺旋CT影像特点

1.胃壁增厚

恶性胃溃疡表现为局灶性或者节段性胃壁增厚。胃壁的厚度平均约为1.8 cm。胃腔变形，常伴有狭窄，以食管胃接合部及胃窦远端及幽门管常见。

2.软组织肿块影

进展期恶性胃溃疡一般呈球形膨胀性生长，可以向腔内隆起，也可以向腔外隆起，当然也可以呈现不规则分叶状的形态。

3.癌性溃疡

局限型恶性胃溃疡的口部呈堤状隆起，与正常胃壁之间呈坡状移行；浸润型恶性胃溃疡的边缘呈不规整的凹陷，伴随有底部粗糙不平。

4.胃腔狭窄

弥漫浸润性恶性胃溃疡（也称为皮革胃）可导致全胃胃壁呈广泛性增厚、僵硬和狭窄。

5.黏膜皱襞间距变窄、融合消失

黏膜皱襞的集中、中断和破坏。

6.恶性胃溃疡异常强化

黏膜内的病变在注射对比剂后35～40 s即可明显强化；若病变累及肌层，则强化峰值时间在50～60 s之后。

(二) 多层螺旋CT诊断恶性胃溃疡大体分型的价值

总体判断准确率约为63.5%（61/96）（表6-9）。

表6-9 多层螺旋CT诊断进展期恶性胃溃疡与术后病理结果比较

CT分型	术后病理结果				合计
	肿块型 （Ⅰ）	局限溃疡型 （Ⅱ）	浸润溃疡型 （Ⅲ）	弥漫浸润型 （Ⅳ）	
肿块型	10	0	0	0	10
局限溃疡型	1	20	7	0	28
浸润溃疡型	4	9	21	6	40
弥漫浸润型	0	2	6	10	18
合计	15	31	34	16	96

三、恶性胃溃疡的淋巴及血管侵犯

(一) 恶性胃溃疡淋巴结侵犯的CT表现

淋巴结的直径与转移相关，是判断淋巴结转移的重要依据，但不能仅以大小作为判断标准，

还应结合淋巴结的形态及增强表现。转移性淋巴结密度周边高密度、中心低密度，且分布不均匀，强化效应不均匀，另外还对相邻血管产生压迫的比例较高。若病变浸润至胃浆膜层，则可直接扩散至邻近脏器和组织，其中大网膜最易受累，其次为胰腺、肝脏、食管下端、横结肠及十二指肠等。增强CT各观察面上均可见到恶性胃溃疡与邻近器官间的脂肪垫变薄甚至消失，接触面呈结节样层次不齐。贲门癌及小弯肿瘤向周围直接侵犯肝脏，可表现为与肝脏分界模糊或肝脏边缘密度减低。多层螺旋CT术前诊断淋巴结转移的敏感性、特异性、准确率分别为67%、84%、76.6%，临床上认为，>10 mm的淋巴结考虑为转移的可能性大。而在多层螺旋CT的众多淋巴结诊断标准中，短轴直径>15 mm的临界值显示出最高的特异性（100%）。三维多层螺旋CT造影能够显示胃黏膜的细节，可以提高早期胃癌的检出率，同时也有助于改善术前胃恶性溃疡诊断的准确性。

（二）恶性胃溃疡血管侵犯的CT表现

血行转移亦为病变扩散的主要途径。病变浸润至胃浆膜层，可脱落到腹腔，种植于大网膜及盆腔脏器的腹膜上造成种植转移。腹膜转移首先可见大网膜或肠系膜内的小结节影，当病灶增多时，小结节可融合成大斑片影、索条影，最终融合呈盔甲样。网膜转移患者术前检查漏诊的原因可能是采用常规的腹部窗宽、窗位，导致小结节病灶滤过，加宽窗宽、降低窗位则有助于病变显示。盆腔内有播散灶的病例漏诊可能是因扫描范围小。因此，胃癌患者术前行CT检查进行评估时，扫描范围应包括盆腔。国内有研究对98例原发性胃恶性溃疡患者资料进行分析发现，腹部增强CT对诊断胃癌壁外血管侵犯结果与术后病理结果的一致性较高（表6-10）。

表6-10 腹部CT诊断胃恶性溃疡壁外血管侵犯的结果

腹部CT	术后病理结果		合计
	阳性	阴性	
阳性	30	2	32
阴性	0	66	66
合计	30	68	98

四、CT图像技术在胃恶性肿瘤预后的诊断价值

根据董梦艺等的研究结果，基于CT影像建立的手工和深度影像组学标签，并结合临床危险因素建立的联合预测模型可较好且无创、方便地预测患者Ki-67表达水平，有望协助临床决策，改善患者预后

五、Revolution能谱CT

（一）技术支撑

Revolution能谱CT在结构上进行创新，成像原理先进，可实现单个CT球管双能量成像；探测器单元等焦距排列向球管倾斜，使每一个X射线光子以90°射入探测器，从而能够消除伪影；整个机架一体化的构造完成了高速旋转、信息传递、无线供电的供应链流程；使用单灯丝球管，连续动态变焦，高低压瞬间切换与高压发生器同时联动，其动态变焦为能谱采集时同源、同时、同向提供了硬件支撑。

（二）成像原理

高清晰采样CT球管和动态编码的采集系统可对目标运动进行建模和分析，再结合多模型的迭代重建算法、物质分离与定量分析原理实现从单纯依靠CT值的单参数成像向多参数成像的转变。

（三）技术优势

与传统模式不同，Revolution能谱CT提供了数种定量及定性的分析方法，结合独特的多参数成像为基础的综合诊断模式，如基物质图像、单能量图像、能谱曲线等，将是鉴别消化道肿瘤同源性、无机物成分鉴别、多物质定量、定性分析的一种新方法。

第八节　消化性溃疡合并出血的血管介入诊疗

上消化道出血是常见的临床急、重症，根据出血性质及治疗方式的不同可以分为非静脉曲张性出血和静脉曲张性出血，前者包括消化性溃疡及急性胃黏膜病变等，少见病因有食管贲门黏膜撕裂症、血管畸形、Dieulafoy病及胰腺、胆道疾病和医源性因素等，后者以食管胃底静脉曲张破裂为代表。其中以消化性溃疡最为常见。消化性溃疡的病理过程分为活动期、愈合期和瘢痕期三个不同的疾病进展阶段，每期前、后又分为两个亚期，A期及B期的溃疡，合并出血的风险更高，典型的内镜表现如下。A_1期：主要为活动期炎症的表现，溃疡基底部的厚苔为黄白色，周围黏膜充血水肿。A_2期：与A_1期相比，此期的溃疡基底部苔为白色，周边的炎症开始减退，所以黏膜的肿胀消退明显，界限清楚，溃疡的边缘能见到少量的红色修复上皮。H_1期：溃疡进一步缩小，基底的苔开始变薄，周边黏膜的活动性炎症几乎完全消退，皱襞开始出现向心性集中。H_2期：溃疡基底显著缩小，苔基本消失，修复上皮基本覆盖溃疡。皱襞进一步集中。S_1期：溃疡基底消失，缺损的黏膜完全被发红的再生上皮修复且替代，周边的正常黏膜皱襞向中心平滑地集中，称为红色溃疡瘢痕期。S_2期：修复上皮进一步增厚，但颜色逐渐等同于周边黏膜，集中的皱襞黏膜开始变平坦，称为白色溃疡瘢痕期。瘢痕期的溃疡几乎没有发生出血的风险。

近年来，介入放射学在急诊出血性疾病中发挥越来越重要的作用，放射性核素扫描是检测消化道出血最敏感的方法，能检出低至0.1 mL/min的出血。既往放射性核素扫描主要用于定位诊断慢性、不明原因的消化道出血。血管造影具有快速、微创、诊疗一体化等优点，对于内镜及药物治疗、外科手术治疗失败的活动性大出血，可以作为备选的方法，甚至有文献报道，急诊经导管动脉栓塞术可成为急诊消化道出血的首选治疗方法。该方法可检出大于0.5 mL/min的出血。而锥形束CT三维血管成像联合动态血管造影可实现实时引导插管并评估治疗效果，在消化管壁及壁外血管造影中具有巨大的应用前景。治疗合并出血的消化性溃疡，除了基础的PPI等药物治疗，目前主流推荐内镜下止血技术，如止血夹、血管内及血管外栓塞剂注射止血、OTSC止血、单极或双极电凝止血等，如果出现上述止血方式效果欠佳、反复出血，经导管动脉栓塞止血术与外科手术治疗均被建议，后续研究表明，经导管动脉栓塞止血术与手术相比，虽然再出血的发生率更高，但死亡率方面并无差别，同时经导管动脉栓塞止血术的并发症明显更少、住院时间更短。Forrest Ⅰa级溃疡患者中，栓塞治疗后溃疡的分级明确下降，这足以说明栓塞后出血动脉闭塞或远端压力降低，利于凝血块形成，再出血风险明显降低（表6-11）。

表6-11　各级溃疡栓塞后Forrest分级变化

栓塞前级别		栓塞后溃疡变化
		Forrest 分级
Forrest Ⅰa级	$n=8$	Ⅱa，Ⅱb
Forrest Ⅰb级	$n=12$	Ⅱb，Ⅱc
Forrest Ⅰa级	$n=16$	Ⅱb，Ⅱc
Forrest Ⅱb级	$n=13$	Ⅱc，Ⅲ

一、经导管动脉栓塞治疗消化性溃疡并出血

（一）经导管动脉栓塞治疗消化性溃疡并出血的适应症

1.非静脉曲张性上消化道出血，24 h出血量约为400～1000 mL；
2.急诊胃镜确诊高危溃疡（Forrest分级Ⅰa～Ⅱb级）；
3.药物、外科手术或内镜下止血失败的患者。

（二）经导管动脉栓塞治疗消化性溃疡并出血的基本方法

1.在数字胃肠X射线机引导下穿刺右股动脉，行腹腔动脉、肝总动脉及肠系膜上动脉造影过程中，存在造影剂外溢、边缘染色深或者存在有动脉痉挛的情况时，用明胶海绵颗粒、自制明胶海绵条或者弹簧圈进行栓塞。如果未发现上述征象，可根据经验进行选择性栓塞。栓塞完毕复查造影确认出血征象是否消失，确认栓塞效果满意后撤管。需要注意术前30 min须停用血管收缩剂。栓塞后出血的动脉血管闭塞，或出血动脉压力降低，从而有利于血凝块的形成，可达到止血目的，为进一步治疗争取时间和机会。对于造影阴性的情况，是否进行经验性栓塞目前存在争议，但由于消化道出血通常是间歇性的，因此大多数中心倾向于根据内镜检查结果进行经验性栓塞。

2.消化性溃疡合并出血血管造影的特点：直接征象表现为对比剂外溢于空腔脏器内经久不散，量大者甚至可勾勒出肠道的大体轮廓；量小者可表现为假性动脉瘤形成。而间接征象为动脉直径粗细不均，胃十二指肠动脉痉挛变细。

（三）经导管动脉栓塞治疗消化性溃疡并出血效果评价

1.治疗有效：术后24～72 h内再无呕血；1周内黑便转黄；内镜检查见出血停止；
2.再出血：出血停止72 h后再次出现呕血或者便血、血红蛋白进行性下降等征象；
3.术后2～14天复查胃镜；
4.从目前的临床数据分析，急诊经导管动脉栓塞术治疗十二指肠溃疡出血是安全的，无肠缺血坏死等并发症发生。部分患者可能会出现一过性的肠缺血症状，表现为剑突下疼痛或腹部隐痛，大部分均可自行缓解。

（四）经导管动脉栓塞治疗消化性溃疡的并发症

1.胃黏膜缺血；
2.胃肠穿孔。

（五）影响经导管动脉栓塞治疗消化性溃疡的因素

1. 出血动脉判断的准确性

Forrest Ⅰa级呈现喷射样出血时候，出血量大，造影剂浓集明显，对于行介入诊疗的医师来说，更容易发现出血点位，进行准确的栓塞止血。而Forrest分期Ⅱa～Ⅱb期的患者，因瞬时出血速度减缓，造影剂流动缓慢，血凝块形成、覆盖出血创面时出血可能停止，如果出血部位周围有大量血液积聚，此时造影可呈阴性，或仅见末梢血管增多紊乱等炎性表现，难以判断出血部位。出血速度越慢，越不利于及时确定出血部位。

2. 选择栓塞目标血管

应将肠系膜上动脉造影纳入急诊经导管动脉栓塞术的常规造影。近年来，随着导管、导丝、同轴微导管技术的改良，临床上选择动脉插管至三级及三级以上动脉的技术得到了广泛应用，确保了血管造影及栓塞术的准确性及有效性，也可减少对正常组织血供的不良影响。

3. 判断栓塞终点以及栓塞剂

常用的栓塞材料包括钢丝圈、三丙烯明胶微球（embosphere）、聚乙烯醇（PVA）颗粒、明胶海绵颗粒、胶类栓塞剂等。目前大部分研究均显示联合应用弹簧钢圈加颗粒栓塞剂等进行治疗，可以带来更好的预后。更加前沿的研究方向主要为生物材料栓塞剂，如形状记忆泡沫、可降解生物聚合物和原位凝胶溶剂等。另外，既往局部灌注血管加压素治疗效果良好，成功止血率达70%～80%，但是再出血率高达20%，如果首次局部灌注难以止血，则再次出血的风险高达40%。除了部分患者血管加压素药物用量及用药时间受到限制，而且该类病变侧支循环丰富，所以局部灌注难以彻底止血。另外，毛细血管水平栓塞和栓塞范围过大，为了避免对靶器官的损害，应避免使用小颗粒栓塞剂和液体栓塞剂。近年来，新型的栓塞药物α-氰基丙烯酸正丁酯作为液体栓塞剂，可以在血液中快速发生聚合反应，医务人员可通过调整α-氰基丙烯酸正丁酯与碘化油的比例调控凝固的快慢，尤其适用于凝血功能下降患者。对于靶血管迂曲、纤细、血管痉挛等微导管不能超选到位的患者，颗粒性栓塞剂难以达到根治性栓塞，而α-氰基丙烯酸正丁酯适用于此类患者，另外，α-氰基丙烯酸正丁酯价格较低，经济、实用。但是它容易发生堵管，操作不当有异位栓塞的可能，需要术者掌握凝固时间。

（王鹏飞）

参考文献

［1］廖桂彬,龚嘉倩,赵利娜,等.尿素呼气试验和粪便抗原检测对消化性溃疡出血患者幽门螺杆菌感染诊断价值的Meta分析[J].中国全科医学,2022,25(3):354-362.

［2］UEDO N, GOTODA T, YOSHINAGA S, et al. Differences in routine esophagogastroduodenoscopy between Japanese and international facilities: A questionnaire survey[J]. Digestive Endoscopy, 2016, 28(1): 16-24.

［3］丁百静,刘云燕,李生,等.放大窄带成像内镜对不明性质胃溃疡的诊断价值[J].胃肠病学和肝病学杂志,2015,24(7):815-818.

［4］汤北岭,李启松,赵云.形似良性溃疡的早期胃癌的临床观察[J].中华消化病与影像杂志（电子版）,2021,11(6):268-270.

［5］赵倩,杨振威,赵艳,等.体检人群胃镜检查发现胃癌及胃癌前疾病结果分析[J].临床消化病杂志,2022,34(1):26-30.

［6］谢平坤,胡燕标,陈旭东,等.X射线钡餐与电子胃镜检查诊断胃溃疡的应用比较[J].中华

全科医学,2019,17(12):2083-2086.

［7］WANG A, BANERJEE S, BARTH B A, et al. Wireless capsule endoscopy［J］. Gastrointestinal Endoscopy, 2013, 78(6): 805-815.

［8］廖专,李兆申.胶囊内镜20年发展与展望［J］.中国实用内科杂志,2022,42(1):1-7.

［9］国家消化系统疾病临床医学研究中心,国家消化内镜质控中心,中华医学会消化内镜学分会胶囊内镜协作组,等.中国磁控胶囊胃镜临床应用指南［J］.中华消化内镜杂志,2021,38(12):949-963.

［10］廖专,王贵齐,陈刚,等.中国磁控胶囊胃镜临床应用专家共识［J］.中华健康管理学杂志,2017,11(6):487-496.

［11］房静远,杜奕奇,刘文忠,等.中国慢性胃炎共识意见［J］.胃肠病学,2017,22(11):670-687.

［12］梅丽红.早期胃癌的临床病理特点与内镜下的表现分析［J］.中国内镜杂志,2018,24(2):75-79.

［13］刘海潮,白明辉,苏宝威,等.TNIK在胃癌组织中的表达及其临床意义［J］.中国普外基础与临床杂志,2020,27(3):320-325.

［14］李宁宁,白春梅,赵林,等.消化道肿瘤患者与健康人群粪便菌群差异分析［J］.中国医学科学院学报,2019,41(5):636-645.

［15］蔡尚志,罗小平,刘曦.经导管动脉栓塞治疗急性非静脉曲张性上消化道出血研究进展［J］.中国介入影像与治疗学,2020,17(5):303-306.

［16］邱嘉裕,徐珺,潘晓林.2021年美国胃肠病学会《上消化道溃疡出血的管理指南》解读［J］.中国全科医学,2021,24(36):4549-4554.

［17］胡跃峰,陈广,魏建,等.高危溃疡致胃肠道出血血管造影表现及栓塞治疗效果［J］.中国介入影像与治疗学,2021,18(2):87-90.

［18］张金龙,袁冰,管阳,等.α-氰基丙烯酸正丁酯胶栓塞肝胆胰外科术后出血的安全性和有效性［J］.介入放射学杂志,2021,30(11):1146-1149.

第七章
消化性溃疡的诊断及鉴别诊断

第一节　消化性溃疡的临床表现

消化性溃疡是指在幽门螺杆菌感染、长期大量使用非甾体抗炎药物等多种致病因子的作用下，消化道黏膜通过自身消化产生炎症反应，进而使得消化道黏膜发生变性、损伤、坏死乃至脱落，最终导致溃疡形成，溃疡病变较轻者主要局限于黏膜层，严重者可穿透肌层甚至浆膜层。目前发现的病变部位主要有食管、胃、十二指肠、空肠、胃-空肠吻合口附近、具有胃黏膜的Meckel憩室等，临床上主要以胃溃疡和十二指肠球部溃疡最为多见。由于溃疡病变部位的不同、溃疡侵犯黏膜深浅的差异、患者之间的个体区别以及近些年来对抑酸药物和抗酸药物的大量使用等，使得消化性溃疡的临床表现千差万别。

一、消化性溃疡的症状

在临床上，约有三分之二的消化性溃疡患者没有明显的症状。最为典型的症状为中上腹部疼痛或者中上腹部不适。该腹痛的性质大多数为钝痛，也有部分患者表现为隐痛、胀痛、灼痛、剧痛、尖锐痛和饥饿样不适等，一般情况下不产生放射痛，在继发并发症的情况下可出现放射痛。消化性溃疡的中上腹部疼痛比较特殊，具有如下特点：

1.因消化性溃疡大多数起病隐匿、病情迁延、病程缓慢，使得有些患者的病史可长达数年至十余年之久，因此该疼痛主要呈现慢性过程。

2.大多数消化性溃疡的发病具有季节性，常常在季节交换更替时发病，如秋冬交际或者冬春交际，发作期的持续时间长短不一，短则数周，长则数月，缓解期的持续时间也不尽相同。

3.有相当多一部分消化性溃疡患者的中上腹部疼痛发作具有一定的规律性，比如胃溃疡患者的腹痛常常在进餐后0.5～1 h内发生，随着食物的消化、吸收腹痛逐渐得以缓解，直到下一次进餐后腹痛再次发作，周而复始，因此也被称为"餐后痛"。十二指肠球部溃疡患者的腹痛则多见于夜间或者空腹饥饿时，进餐后腹痛可明显缓解，直到下一次进餐前饥饿时再次出现腹痛，如此规律反复，故而也被称为"饥饿痛"。

4.消化性溃疡产生的中上腹部疼痛绝大多数可以被抑酸药物或者抗酸药物所缓解。胃溃疡的腹痛部位在中上腹部略偏左，十二指肠球部溃疡的腹痛则主要位于中上腹部稍偏右。

上述典型的中上腹部疼痛作用机制目前尚不十分明确，研究发现可能主要与胃酸的异常分泌，从而对溃疡壁神经末梢产生持续性刺激相关。然而，也有相当一部分病例无上述典型的腹痛症状，而是仅仅表现为反酸、嗳气、恶心、烧心、厌食、食欲不振、腹胀、腹泻、胸骨后疼痛、早期饱腹感、消化不良等消化系统非特异性症状，也可伴有神经官能症状。还有不少数患者则以"消化道出血、消化道穿孔、胃肠道梗阻、消化性溃疡癌变"等并发症为首发症状，常见者如呕血、黑便、乏力、低热、心悸、眼花、头晕、晕厥、剧烈腹痛、反复呕吐、严重腹胀、肛门停止排便和排气、消瘦、体重减轻、进行性吞咽困难、全身疼痛、神志改变、呼吸困难、心跳加速等，这明显增加了消化性溃疡诊断的困难。

二、消化性溃疡的体征

消化性溃疡的体征常常不典型，大多数患者在发作期可出现剑突下局限性压痛，胃溃疡患者的疼痛部位略偏左，十二指肠球部溃疡患者的疼痛部位稍偏右，缓解期患者多无异常体征。也有部分患者表现为并发症相关的体征，如与消化道出血有关的体征，包括全身皮肤黏膜和口唇甲床苍白、心率增快、呼吸频率加快、血压降低甚至测不出、脉压明显减小、尿量减少、四肢湿冷、意识障碍等，与消化道穿孔相关体征有腹部膨隆、肠鸣音减弱、心动过速、肝浊音界消失、腹部明显压痛、反跳痛、肌紧张、腹部僵硬等，与胃肠道梗阻相关体征有胃肠型、蠕动波、肠鸣音亢进高调或气过水声等，与消化性溃疡癌变相关体征有腹部肿块、腹腔积液等。

第二节　消化性溃疡的诊断

伴有与病因密切相关的易感因素（如幽门螺杆菌感染，长期大量使用非甾体抗炎药、阿司匹林、糖皮质激素及其他药物，长期吸烟、饮酒，应激、遗传因素及饮食因素等），慢性、节律性、周期性发作的中上腹部疼痛，剑突下轻压痛，结合电子胃十二指肠镜下查见溃疡，且病理学检查所证实，幽门螺杆菌检查提示阳性，抗酸药物或者抑酸药物具有显著疗效，即可明确诊断。需要注意的是，在胃十二指肠镜检查过程中应密切关注溃疡发生的部位、大小、范围、颜色、形态、边缘、底部、表面情况、侵入深度、内镜下溃疡的分期、触之是否容易出血、是否伴有新生毛细血管生成、溃疡周围黏膜相关情况，取活检做病理学检查等。对于不典型溃疡，必要时可行化学染色内镜（包括物理染色和化学染色两种方法）、电子染色内镜、荧光内镜、放大内镜、超声内镜、窄带光成像、激光共聚焦显微内镜等检查以明确诊断。然而，对于不能耐受或者不能接受胃十二指肠镜检查的患者，可选择X射线钡餐造影检查，若发现位于腔外的龛影，也可明确诊断。同时还需注意有无合并出血、穿孔、梗阻、癌变等并发症，必要时完善相关检查检验如血常规、粪常规、尿常规、大便潜血实验、胃液检测、病原学培养、降钙素原、C反应蛋白、红细胞沉降率、肿瘤标志物、血型鉴定、动脉血气分析、电解质、肝功能、肾功能、凝血功能、淀粉酶、腹部B超、胸部X射线立位片、腹部X射线立位片、腹部CT、腹部MRI以及腹部血管造影等，一般都可以明确诊断。

第三节　鉴别诊断

因消化性溃疡的临床表现大多数无特异性，受抗酸药物和抑酸药物广泛使用的影响，使得消化性溃疡相关的中上腹部疼痛的特征变得不再典型，容易与消化系统其他相关疾病相混淆，因此在诊断消化性溃疡时需要与以下几种疾病进行鉴别。

一、胃癌

大量研究结果显示，消化性溃疡是胃癌较为常见的癌前疾病。两者临床表现类似，但恶性程度、治疗方案和预后相差甚远，因此，消化性溃疡诊断时需仔细排除胃癌，以免延误病情。胃癌是指发生在胃黏膜上皮细胞的恶性肿瘤。现有研究结果表明，由于种族、地区、年龄、性别等方面的不同，胃癌的发病率存在着一定的差异，具体表现为农村地区的胃癌发病率显著高于城市地区的胃癌发病率，我国北部的胃癌发病率明显高于我国南部的胃癌发病率，男性的胃癌发病率高于女性的胃癌发病率，老年人群的胃癌发病率高于青年人群的胃癌发病率等。大量研究结果表明，胃癌的发生、发展常常会经历以下步骤：正常胃黏膜在受到长期慢性炎症刺激后，逐渐会出现慢性浅表性胃炎，若治疗效果欠佳导致病情继续发展，则会出现萎缩性胃炎，萎缩性胃炎继续发展演变会伴有完全性肠上皮化生，继而出现不完全性肠上皮化生，若不及时有效地控制病情，放任病情继续恶化，则可能出现轻中度异型增生或者低级别上皮内瘤变，随着病情不断进展，病变可发展为重度异型增生、原位癌或者高级别上皮内瘤变，最终出现癌变。

多种原因参与胃癌的发生、发展，目前研究发现主要包括：

1.饮食、生活和环境因素

饮用清洁水、摄入较为新鲜的蔬菜和水果可明显降低胃癌的发病率，而长期进食霉变、腌制、烟熏、高硝酸盐、高亚硝酸盐、加工肉类等食物，在一定程度上可增加胃癌的发生率，长期大量吸烟和饮酒同样也会增加胃癌的发生风险。

2.感染因素

胃癌的发生主要与幽门螺杆菌感染密切相关。此外，研究发现EB病毒也可能参与胃癌的发生、发展。

3.遗传因素

现有的研究证据表明，胃癌的起源进展具有明显的家族聚集倾向。数据显示，与没有胃癌家族史的人群进行比较，有胃癌家族史的人群发生胃癌的风险较其大约高4倍。

4.癌前情况

癌前情况主要包含癌前疾病（也被称为癌前状态）和癌前病变两部分。前者虽然主要见于胃部良性疾病，如慢性萎缩性胃炎、残胃炎、肥厚性胃炎、胃溃疡、胃息肉、家族性腺瘤样息肉病、遗传性非息肉病性结直肠癌等，但其与胃癌的发生、发展息息相关；后者则是一种在病理学上的概念，具体是指比较容易转变为胃癌组织的一些病理学变化，最为常见的是慢性萎缩性胃炎患者的病理学上发生肠上皮化生、异型增生或者上皮内瘤变的情况时，发生恶变的可能性较大。

与消化性溃疡较为相似，胃癌的病变部位同样多见于胃窦部，其他较为不常见的病变部位有贲门、胃体、全胃。在临床上，根据癌症病灶在胃十二指肠镜下的具体表现，可将胃癌分为早期胃癌、进展期胃癌。前者诊断的关键在于癌症病灶局限于胃壁的黏膜下层，不论局部淋巴结有无转移，因其病变累及部位较浅，患者的临床表现多不典型，一部分患者可有消化不良，如腹部胀满不适等非特异性临床表现。随着患者病情的不断恶化，当癌灶突破胃的黏膜下层时，即为进展期胃癌，患者可能出现与胃炎、消化性溃疡等消化系统疾病相类似的症状，如恶心、呕吐、反酸、嗳气、上腹部隐痛、上腹部饱胀不适、食欲减退、餐后上述症状明显加重等，除此之外，尚可能出现一些具有警示作用的症状，如持续性腹部疼痛进行性加重且伴腰背部放射痛、食欲不振、厌食、早饱感、反复发作的呕吐、呕血、黑便、发热、腹泻、消瘦、体重减轻、消化不良、疲劳、虚弱、乏力、贫血、黄疸、水肿、吞咽困难、皮肤瘙痒、恶病质等临床表现。当癌症累及其他部位或出现转移（如肝转移、骨转移、肺转移、脑转移、卵巢转移、腹腔转移、淋巴结转移等）时，患者可有相应部位癌症浸润压迫等相关症状。除此之外，部分胃癌患者可出现副瘤综合征的表现，如弥漫性脂溢性角化病、黑棘皮病、膜性肾病、血液高凝状态、结节性多动脉炎、微血管病性溶血性贫血等疾病的临床表现。早期胃癌不仅症状不典型，体征也不明显，可能仅仅表现为上腹轻压痛。进展期胃癌则可能查及上腹部深压痛、轻度肌紧张、上腹部肿块、胃肠型、蠕动波、振水音、锁骨上窝淋巴结肿大、移动性浊音阳性等，以及当癌症累及其他部位或出现转移时，患者可有相应部位出现相对应的特异性体征。然而依据上述临床表现并不能顺利地鉴别胃癌和胃溃疡，尚需进行无创和有创检查检验来进行区分。其中胃十二指肠镜+活检是现如今诊断胃癌的"金标准"。当行胃十二指肠镜检查发现有溃疡病变时，应仔细观察溃疡及其周围黏膜的情况，与消化性溃疡所导致的良性溃疡进行详细的区分和鉴别。由胃癌所导致的恶性溃疡，具有大多数形态不规则、直径常常>2 cm、边缘表现为结节状、底部凹凸不平、表面覆盖污秽状黄脓苔等特点。也有不少胃癌患者的恶性溃疡没有上述典型的内镜下特点，使得与良性溃疡较难进行区分。此时还需留取胃组织进行病理活检以明确诊断。除普通白光内镜之外，化学染色内镜（包括物理染色和化学染色两种方法）、电子染色内镜、荧光内镜、超声内镜、放大内镜、窄带光成像、激光共聚焦显微内镜等能更为仔细地观察癌症的细微变化，大大提高胃癌的检出率。当患者对胃十二指肠镜检查不能耐受或者不能接受时，可选择X射线钡餐检查。此外，腹部B超、体表肿物彩超检查、超声引导下体表肿物穿刺活检、胸腹部增强CT、胸腹部增强MRI、正电子发射计算机断层扫描（positron emission tomography-computed tomography，PET-CT）、全身骨扫描、诊断性腹腔镜探查、腹腔积液常规生化细菌学细胞学检查、血常规、粪常规、大便潜血实验、肿瘤标志物（如CA72-4、CEA、CA19-9、AFP、CA125、CA242、肿瘤特异性生长因子、胃蛋白酶原Ⅰ、胃蛋白酶原Ⅱ等）、胃泌素-17、平均血小板体积、血小板分布宽度、凝集素微阵列或凝集素组织化学检测、血浆氨基酸代谢谱、分子病理检测（如组织病理学检测、免疫组化检测、聚合酶链反应、原位杂交检测、基因测序检测等）、化学治疗相关标志物（如Ki-67、MSI-H等）检测、分子靶向治疗相关标志物（如HER-2、VEGFR2、EGFR、MET等）检测、免疫治疗相关标志物（如PD-1、PD-L1、EBES、MSI/dMMR、TMB、NTRK等）检测、二代测序等有助于协助诊断、病变分期、指导治疗、疗效评价以及预后评估。临床上胃癌的治疗采用以手术为主的综合治疗，早期胃癌可行内镜下黏膜切除术（endoscopic mucosal resection，EMR）、内镜黏膜下剥离术（endoscopic submucosal dissection，ESD）、内镜下激光治疗、内镜下微波治疗、内镜下氩气刀治疗以及外科手术治疗，进展期可辅以放射治疗、化学治疗（如氟尿嘧啶+铂类/紫衫类等）、靶向治疗（如抗HER2的曲妥珠单抗和维迪西妥单抗、抗VEGFR2的阿帕替尼、抗血管生成雷莫芦单抗等）、免疫治疗（如纳武利尤单抗等）、射频治疗、介入治疗、光动力治疗、支架置入治疗、腹腔内灌注治疗、血管栓塞治疗、辅助用药（如胸腺法新、皮下注射红色诺卡氏菌细胞壁骨架等）、中医中药治疗、止痛治疗、对症治疗以及营养支持等。根据胃癌的上述病史、症状、体征和辅助检查，与消化性溃疡不难鉴别（见表7-1）。

表7-1　良、恶性溃疡的鉴别

	胃溃疡	胃癌的癌性溃疡
年龄	青壮年	中老年
病史	较长,慢性、周期性发作	较短,持续进行性发展
临床表现	节律性腹痛,全身情况好,内科抗酸治疗疗效明显	腹痛无节律性,全身情况差,内科抗酸治疗疗效欠佳
粪便潜血阳性	短暂阳性	持续阳性
胃酸分泌	正常或降低	明显降低
X射线钡餐	腔外龛影,黏膜皱襞纠集	腔内龛影,黏膜皱襞破坏、中断、消失
胃十二指肠镜	溃疡较小(<2.5 cm)、边缘平整、底部干净、表面光滑	溃疡较大(>2.5 cm)、边缘凹凸不平、底部覆盖污秽苔、表面结节状

二、Zollinger-Ellison综合征

胃十二指肠镜下发现溃疡的数量多和溃疡的位置不典型,消化性溃疡患者对正规抗溃疡药物治疗效果欠佳,行胃大部分切除术后随即很快出现吻合口溃疡、出血、穿孔,且经病理组织学活检排除胃癌者等,应与Zollinger-Ellison综合征进行鉴别。Zollinger-Ellison综合征,也被称为胃泌素瘤,关键在于该疾病伴有大量的胃泌素分泌,主要是由分泌胃泌素的细胞(也就是胃窦G细胞)大量异常增生、其他各种可以分泌大量胃泌素的肿瘤病变所引起。目前关于胃泌素瘤的病因尚不十分明确,其主要好发于男性,临床以腹泻,高胃酸分泌症,高胃泌素血症,多发性、顽固性、难治性、反复发作、非寻常性、非典型部位的消化性溃疡为特征。作为第二常见的功能性胰腺神经内分泌肿瘤,胃泌素瘤的起病缓慢且隐匿,研究发现症状出现到明确诊断一般间隔5年左右,大多数为散发病例,大约有20%～25%的病例为遗传病例,即遗传性Zollinger-Ellison综合征,也被称为多发性内分泌腺瘤综合征。"胃泌素瘤三角区"是胃泌素瘤最为常见的发病区域,该区域的上界为胆总管与胆囊管的交界处、内界为胰腺颈部和胰腺体部的交界处、下界为十二指肠第2部分和十二指肠第3部分的交界处,主要见于十二指肠和胰腺。其他则可起源于胃胰周淋巴结、胃、肝脏、胆管、脾脏、空肠、卵巢、网膜、肠系膜、肾包膜、胸腺、心脏和肺脏等部位。因胃泌素瘤的病变组织体积较小,病变进展较为缓慢,且临床上此病例极为少见,再加上抑酸药物或者抗酸药物的广泛大量使用,使得其在精确定位和明确诊断等方面还存在着极大的挑战。胃泌素瘤,顾名思义,主要是因多种原因引起胃泌素大量异常分泌进而刺激胃部的壁细胞过度分泌大量的胃酸,以至于形成多发、严重、顽固的溃疡。与消化性溃疡的病变部位较一致,大多数胃泌素瘤引起的溃疡也多见于十二指肠球部和胃窦部小弯侧,然而还有一部分溃疡的病变部位不典型,可见于食管下段、十二指肠球部以远、空肠等部位。因此,其临床表现与消化性溃疡既有相似之处又有不同特点,如反酸、烧心、腹痛、恶心、呕吐、呕血、黑便、厌食、食欲不振、便秘、腹泻、消瘦、吞咽困难、体重减轻等非特异性消化道不适。当含有大量胃酸的胃液进入人体小肠后,小肠长期处于严重的酸性环境当中,导致存在于小肠内的脂肪酶失去活性,不能成功地分解、消化、吸收食物中的脂肪,以至于脂肪随粪便排出体外,使得人体出现脂肪性腹泻,即脂肪泻。研究表明大约有2/3的胃泌素瘤患者可出现脂肪泻,该腹泻为大量水样便,约5～30次/日,常常伴有腹痛,严重腹泻的患者可出现不同程度的脱水、低钾血症、代谢性酸中毒等水电解质酸碱平衡紊乱的症状。除此之外,还可能出现胰腺、肾上腺、脑垂体、甲状腺、甲状

旁腺等多发性内分泌腺瘤综合征相关的临床表现。促胃液素瘤的体征多不典型，大多数表现为腹部轻压痛、疲倦、乏力以及多发性内分泌腺瘤综合征相对应的临床体征。因此，当出现以上情况时，应当怀疑Zollinger-Ellison综合征，此时需要对胃液、胃酸、空腹血清胃泌素、胃内pH、食管内pH、血清铬粒素A、血浆胆囊收缩素等进行促胰液素激发试验、钙剂激发试验、分泌素激发试验、标准餐刺激试验检测，胃十二指肠镜检查+活组织病理检查为诊断Zollinger-Ellison综合征"金标准"。因其最终都会转变为恶性，因此，需进一步根据细胞增殖活性对其进行病理分级（具体内容详见表7-2）。必要时也可进一步完善胃泌素-激素梯度功能实验，检查胰腺多肽、血清钙、血清降钙素原、甲状旁腺激素、催乳素、突触素、生长抑素、NSE、AFP、CEA、CA125、CA19-9、白介素-2、白介素-8、血管内皮生长因子等，行超声内镜、对比增强超声、X射线钡餐检查、体表彩超、腹部B超、超声造影、多期腹部增强CT、腹部增强MRI+DWI、选择性血管造影、生长抑素受体显像、PET-CT、单光子发射计算机断层成像（single photon emission computed tomography，SPECT）、术中超声、外周血mRNA测序、外周血miRNA测序、循环肿瘤细胞定量、基因组检测、细针抽吸细胞学检查以及多发性内分泌腺瘤综合征相对应的检查检验等以协助病变定位定性诊断、有效地进行鉴别诊断、精准地确定临床分期、准确地进行病理分级、协助制定治疗方案、判断疗效以及评估预后等。

根据其临床特点，胃泌素瘤的治疗主要针对以下几方面：

1.针对胃酸过度分泌的治疗：胃酸过度分泌，导致溃疡经久不愈，因此要积极地抑制胃酸分泌。根据指南推荐，目前临床上多使用质子泵抑制剂、H_2受体拮抗剂等抑制胃酸分泌，因其抑酸作用高效且持久，故而该治疗手段也被作为胃泌素瘤基础治疗的首选。

2.有研究发现，胃泌素瘤中存在大量的生长抑素受体的表达，因此，在治疗上可以采用生长抑素及其类似物，如奥曲肽、兰瑞肽、帕瑞肽等，既可以显著控制患者的症状、加速溃疡的愈合，又可以明显抑制肿瘤的生长、疾病的进展。

3.因胃泌素瘤有恶变的潜能，因此抑制肿瘤生长具有明显减缓肿瘤恶化的效果，目前临床上较为常用的药物有：生长抑素及其类似物（如奥曲肽、兰瑞肽、帕瑞肽等）、α-干扰素或者长效聚乙二醇α-2b干扰素制剂、化学治疗药物（如链霉素、替莫唑胺、卡培他滨、5-氟尿嘧啶、亚叶酸钙、顺铂、卡铂、奥沙利铂、依托泊苷、伊立替康、多西环素、多柔比星、环磷酰胺等）、抗血管生成药物（如舒尼替尼、索凡替尼、贝伐单抗等）、靶向治疗药物（如依维莫司等）以及免疫治疗药物（如PD-1单抗等）等。

4.对于药物治疗无效的胃泌素瘤，可选择内镜下治疗或外科手术治疗；对于转移病灶，如肝转移癌，除了可以选择上述治疗方案以外，还可以选择射频消融治疗、肝动脉栓塞治疗、肝动脉化疗栓塞治疗、肝动脉放射性聚合物微球栓塞治疗、温和栓塞治疗、经皮乙醇消融治疗、微波消融治疗、选择性内放射治疗等介入局部治疗以及肝移植治疗。

5.除此之外，多肽放射受体治疗等核素治疗也可有效抑制肿瘤进展和远处转移。伴随着人们对Zollinger-Ellison综合征认识的加深、科学技术手段的进步，Zollinger-Ellison综合征与消化性溃疡之间的差别越发明显，胃泌素瘤的误诊率和漏诊率明显降低。

表7-2　胃泌素瘤病理分级

分级	Ki-67阳性指数	核分裂象计数
G_1	<3%	<2/10个高倍视野
G_2	3%～20%	2～20/10个高倍视野
G_3	>20%	>20/10个高倍视野

三、慢性肝病

慢性肝病是指因各种原因所导致的慢性肝脏损伤疾病的总称。因慢性肝病患者中消化性溃疡的发生率明显增加，且部分患者的临床表现与消化性溃疡极为相似，因此在消化性溃疡诊断过程中需与其进行鉴别。因致病原因多种多样，慢性肝病的类型较多，临床上主要包括慢性病毒性肝炎、药物性肝损伤、酒精性肝病、自身免疫性肝炎、原发性硬化性胆管炎、血色病、肝豆状核变性、α-抗胰蛋白酶缺乏症、肝囊肿、肝脓肿、各种原因所致的肝硬化、肝血管瘤、肝癌以及全身其他系统疾病累及肝脏等。

此类疾病具有如下特点，因此与消化性溃疡鉴别较为容易：

1.慢性肝病的病因主要有以下几种。我国作为"乙肝大国"，肝炎病毒感染即为最为常见的病因，其次是长期大量饮酒的酒精损伤、长期大量服用各种处方药或非处方药引起的药物损害、化学毒物损害、自身免疫异常、胆汁排泄障碍、各种病原菌（如细菌、真菌、肝炎病毒以外的其他病毒、寄生虫等）引起的感染、代谢性疾病、肝脏血液循环出现障碍、肥胖、性别、营养失调、长期进食霉变食物、遗传因素以及原因不明等。

2.慢性肝病大多数起病前具有相似的诱因，如大量进食油腻食物、暴饮暴食、长期大量饮酒、长期熬夜、精神紧张、空腹等。

3.慢性肝病的临床表现大同小异，大多数患者无明显症状或者仅仅表现为消化系统非特异性症状，目前发现的已有症状主要包括右上腹部疼痛或不适、肝区隐痛、全身不适、虚弱、乏力、食欲减退、不思饮食、消化不良、厌油腻、腹胀、恶心、呕吐、黄疸、皮肤瘙痒、小便色黄、大便色浅、发热、皮疹、嗜睡、倦怠、生活工作能力下降、注意力不集中、精力下降、兴趣缺乏、烦躁不安、体重减轻、恶病质、内分泌代谢紊乱以及慢性肝病并发症相关的症状。相对应体征则主要有肝病面容、全身皮肤黏膜及巩膜黄染、肝掌、蜘蛛痣、肝区压痛、肝区肿块、肝脏肿大、脾脏肿大、移动性浊音阳性、双下肢水肿、皮肤瘀点瘀斑、鼻出血、牙龈出血、消化道出血、慢性肝病并发症相应的体征等。

4.针对上述多种慢性肝病，其相关的辅助检查主要有肝炎病毒的检测（相应的抗原、抗体、DNA、RNA等检测）、肝功能、血常规、肾功能、凝血功能、AFP、α-抗胰蛋白酶、血氨、血浆氨基酸、血气分析、血糖、血脂、电解质、血清透明质酸、Ⅲ型前胶原肽、层黏连蛋白、Ⅳ型胶原、载脂蛋白A1、铁蛋白、AST/血小板计数（APRI评分）、肝纤维化4因子指数、肝脏瞬时弹性纤维检查、吲哚氰绿排泄试验、自身免疫相关抗体（如抗核抗体、抗平滑肌抗体、抗可溶性肝抗原抗体、抗肝肾微线粒体抗体-1型、抗肝细胞溶质抗原-1型等）、免疫球蛋白、血清抗线粒体抗体、脑电图、肝脏彩超、超声造影、腹部CT、腹部MRI+磁共振弹性成像、数字减影血管造影、选择性肝动脉造影、PET-CT、PET-MRI、SPECT-CT、胃十二指肠镜、ERCP、肝静脉压力梯度测定、腹腔积液常规生化细菌学细胞学检查、活组织病理活检、营养风险筛查、营养状况评估以及相应并发症相关的检查化验等，其中组织活检为明确诊断的"金标准"。

5.当患有慢性病毒性肝炎、药物性肝损伤、酒精性肝病、自身免疫性肝炎等疾病时，患者的肝脏受到长期慢性损伤，逐渐进展出现肝纤维化，若此时不积极治疗或者治疗效果欠佳，导致肝脏继续受到损害，进而出现肝硬化，严重者可能继发肝癌。由于大多数慢性肝病患者存在上述疾病进展过程，故而早发现、早诊断、早治疗显得格为重要。慢性肝病治疗的关键在于根除病因、避免诱因、避免肝功能进行性恶化、改善患者症状、警惕肝衰竭的发生、提高患者的生活质量等。具体的治疗方案有抗肝炎病毒治疗（如使用拉米夫定、替比夫定、干扰素-α、恩替卡韦、阿德福韦、替诺福韦等）、停用导致肝脏损伤的药物（如非甾体抗炎药、抗病原体感染相关的药物、抗结核药物、抗肿瘤药物、生物制剂、中药等）、肝炎病毒疫苗接种、禁酒、加速酒精代谢的治疗（如使用美他多辛等）、针对酒精依赖和酒精戒断患者的治疗（如使用双硫仑、阿坎酸、纳曲酮、苯二氮䓬类药物等）、针对自身免疫性疾病相关的免疫抑制治疗（如使用糖皮质激素、甲氨蝶呤、硫唑嘌呤、6-巯基嘌呤、环孢素 A、他克莫司、西罗莫司、吗替麦考酚酯、利妥昔单抗、英夫利昔单抗等）、保肝退黄抗炎抗肝纤维化治疗（如使用双环醇、水飞蓟素、甘草酸制剂、腺苷蛋氨酸、N-乙酰半胱氨酸、还原型谷胱甘肽、多烯磷脂酰胆碱、精氨酸谷氨酸注射液、熊去氧胆酸、奥贝胆酸、糖皮质激素等）、皮肤瘙痒的治疗（如使用考来烯胺、利福平、纳洛酮、昂丹司琼、舍曲林等）、乏力的治疗（如使用氟西汀、秋水仙碱、昂丹司琼、甲氨蝶呤、莫达非尼等）、骨质疏松的治疗（如补充钙剂、维生素 A、维生素 D、维生素 E、维生素 K、双膦酸盐类等）、肝脏并发症相对应的治疗（如限制钠盐摄入、放腹水缩血管输白蛋白利尿等针对腹水治疗；使用生长抑素类似物、质子泵抑制剂、成分输血、抗生素抗感染、三腔二囊管压迫、急诊内镜下套扎或硬化剂注射、TIPS 等针对消化道出血治疗；广谱足量肝肾毒性小的抗生素针对感染治疗；清洁肠道，使用乳果糖、稀醋酸、利福昔明、益生菌等针对肝性脑病的治疗；使用华法林、低分子肝素等抗凝治疗、尿激酶溶栓治疗、手术取栓治疗等针对血栓的治疗；脾切除针对脾功能亢进治疗等）、肝癌治疗（如外科手术治疗、射频消融治疗、冷冻消融治疗、激光消融治疗、微波消融治疗、高强度超声聚焦消融治疗、无水乙醇注射治疗、不可逆电穿孔治疗、TACE、肝动脉灌注化学治疗、经门静脉栓塞治疗、放射治疗、化学治疗、分子靶向治疗、免疫治疗、生物治疗、中医中药治疗以及联合治疗等）、调脂治疗、中成药治疗、维持肠内营养及水电解质酸碱平衡、营养支持治疗、人工肝治疗以及肝移植治疗等。

四、胆囊疾病

胆囊疾病是指发生在胆囊疾病的统称，根据不同的病因可将其分为胆囊炎、胆囊结石、胆囊息肉和胆囊癌等。作为临床上的常见病和多发病，胆囊疾病所引起的消化系统非特异性临床表现容易与消化性溃疡相混淆，且胆囊疾病可合并消化性溃疡，故而在临床上诊断消化性溃疡时尚需要与胆囊疾病进行鉴别。伴随着近些年来人民生活水平的极大提升，胆囊炎和胆囊结石的发病率也日益增长，因此也被认为是一种"富贵病"，胆囊炎患者常常合并胆囊结石，两者互为因果，成为恶性循环。胆囊炎合并胆囊结石的危险因素主要包括进食油腻食物、高脂肪饮食、饱餐、肥胖、合并有糖尿病、高血压、冠心病、高血脂等、不吃早餐、缺乏运动、家族史以及不明原因等。除了胆囊结石和上述危险因素可以诱发胆囊炎以外，细菌感染、各种原因导致的胆汁排空受阻、胆囊血运异常、胆汁酸代谢失调、胰液反流等均可以诱导胆囊炎的发生。临床上约有70%的胆囊炎和胆囊结石患者无明显症状，有些患者仅仅在健康体检做腹部彩超时发现胆囊壁增厚或者胆囊结石，有症状的患者主要表现为与上述诱因相关的反复发作的右上腹部疼痛或者右上腹部不适，也有部分患者表现为胆绞痛，其详细特征为持续性的右上腹部疼痛，伴有阵发性加剧，可向右肩部和右背部放射，还有一部分患者表现为反酸、嗳气、进餐后饱胀、恶心、厌油腻等非特异性的消化系统表现。当伴有胆源性胰腺炎、Mirizzi综合征、胆道梗阻、胆石性肠梗阻以及胆囊癌等并发症时，可伴有相对应的临床症状，如寒战、高热、左中上腹部持续性剧烈腹痛（可向腰背部放射）、腹胀难忍、呕吐、呕吐后腹痛不缓解、心悸、气短、黄疸、皮肤瘙痒、小便色黄、大便色浅、肛门停止排便排气以及休克等表现。胆囊炎和胆囊结石患者绝大多数同样无阳性体征，偶有少数患者仅仅出现右上腹部局限性的轻压痛、Murphy征阳性、肝区叩击痛阳性等，当伴有上述并发症时，可出现中上腹部或者全腹部压痛、反跳痛、肌紧张、肠鸣音减少、皮肤瘀斑（Cullen征、Grey-Turner征）、移动性浊音阳性、体温升高、心率增快、呼吸急促、全身皮肤黏膜和巩膜黄染、右上腹部包块、胃肠型、蠕动波、体重减轻、轻度脱水貌、低血压、休克、意识障碍等。针对原发病及其并发症，可采用的辅助检查包括血常规、血糖、血脂、电解质、血气分析、降钙素原、肝功能、肾功能、红细胞沉降率、C反应蛋白、病原学培养、血尿淀粉酶、血清脂肪酶、腹部B超、超声内镜、腹部CT、腹部MRI、腹部X射线立位平片、肝胆管胆囊收缩素刺激闪烁显像、组织细胞病理活检。针对胆囊炎和胆囊结石原发病的治疗主要有以下几方面，如提倡定时定量规律低热量低脂肪高膳食纤维饮食、适量运动，口服熊去氧胆酸药物溶石治疗，阿嗪米特和米曲菌胰酶片等消化酶类药物缓解胆源性消化不良症状，匹维溴铵减轻患者腹痛症状，胆绞痛发作时应禁食水并服用非甾体抗炎药或者哌替啶镇痛治疗、抗生素抗感染治疗，值得注意的是，禁用吗啡缓解胆绞痛，内科治疗无效时可采用外科手术治疗。除此之外，尚需对其出现的并发症进行治疗，包括生命体征的密切监测、禁食、禁水、不禁药、大量补液以维持循环血量、吸氧等呼吸功能支持、胃肠减压和肠内营养等胃肠道功能维护、血液净化以清除毒素和避免重要脏器损害、生长抑素及其类似物发挥抑酶作用、质子泵抑制剂和H_2受体拮抗剂抑制胃酸的分泌、止痛治疗、抗生素进行抗感染治疗、维持水电解质酸碱平衡、ERCP、经皮穿刺肝胆管引流术、外科手术治疗等。胆囊息肉也被称为"胆囊息肉样病变"，发病率大约为4%～7%，临床上可分为假息肉和真息肉，前者主要是指胆固醇假息肉，后者包括良性息肉（腺瘤）和恶性息肉（腺癌）。胆囊息肉患者大多数无明显临床症状和阳性体征，少数临床表现同胆囊炎和胆囊结石，腹部B超、超声内镜、超声造影、腹部增强CT、腹部增强MRI+DWI、PET、超声引导下经皮细针穿刺活检有助于明确诊断。因部分患者可发生癌变，故而对于有恶变高危因素的胆囊息肉（如年龄>60岁、亚洲人群和印度人、孤立性息肉、胆囊结石、胆囊壁>4 mm、伴有原发性硬化性胆管炎等）建议早期行外科胆囊切除术。胆囊癌是胆囊疾病中预后最差的一种疾病，可发生在胆囊底部、体部、颈部和胆囊管，与引起胆囊炎合并胆囊结石患者的危险因素较为相似，胆囊癌患者的高危因素有胆囊结石、胆囊息肉样病变、慢性胆囊炎症、保胆手术后胆囊、胆囊腺肌症、胆道感染、原发性硬化性胆管炎、糖尿病、肥胖、吸烟、毒物和化学试剂暴露、老年、女性、先天性胰胆管汇合异常、家族遗传、基因突变等。胆囊癌的发生、发展是环境因素、遗传因素等综合作用的结果。原发癌灶所引起的临床表现亦与胆囊炎合并胆囊结石患者无明显差异，主要表现为非特异性消化道症状，仅仅在晚期和远处转移时表现出发热、黄疸、皮肤瘙痒、小便色黄、大便色浅、腹痛等，体格检查时全身皮肤黏膜和巩膜黄染、右上腹包块等。因此，胆囊癌诊断时主要依靠辅助检查，指南推荐须完善CEA、CA19-9、CA125、CA15-3、CA242、CA724等肿瘤标志物检测，以及肝功能检查、腹部B超、腹部增强CT及三维可视化处理、腹部增强MRI及MRCP、ERCP或PTCD、PET-CT、腹腔镜探查以及病理活检等。依赖组织活检一般诊断不难，治疗方案首选外科手术治疗，必要时可联合化学治疗、靶向治疗、放射治疗、免疫治疗、介入胆道支架置入治疗、腹腔转移灶热灌注化学治疗、肝移植手术等。

五、慢性胰腺炎

慢性胰腺炎是消化系统常见疾病，临床多表现为慢性腹痛，这与消化性溃疡患者表现的典型的慢性反复发作性上腹部疼痛特点较为相似，但由于两者的治疗方案和预后截然不同，所以临床上在进行消化性溃疡的诊断时需要与慢性胰腺炎进行鉴别。慢性胰腺炎是由遗传因素、环境因素等多种原因引起的，长期反复刺激胰腺组织使其发生局部、阶段性、弥漫性的慢性、迁延性、进展性、难治性炎症，最终引起胰腺的组织形态或者胰腺的功能活性发生不可逆的损害，严重影响患者的健康，需终身治疗。

（一）病因

目前的研究表明，引起慢性胰腺炎的常见病因主要包括以下几类：

1.长期大量饮酒

酒精及其代谢产物作用于胰腺，产生持续的细胞毒性作用，进而导致胰腺发生慢性、进行性的损伤和纤维化，最终导致胰腺分泌的黏液变得十分黏稠、胰液的引流不通畅、胰腺导管内结石的形成。

2.胆系疾病

各种胆道系统疾病均可能阻塞胰液流出道，进而导致胰液的不畅通引流，致使胰管内高压，使得胰腺炎经久不愈、反复发作。

3.自身免疫性慢性胰腺炎

部分胰腺炎的发病与免疫系统功能异常有关，目前研究发现部分慢性胰腺炎患者可同时合并如干燥综合征、硬化性胆管炎等自身免疫性疾病。

4.遗传性慢性胰腺炎

患者具有家族遗传倾向，研究显示此类患者的家族人群中多伴有相同的基因突变。

5.其他原因

如吸烟、胰腺外伤、胰腺手术、高钙血症、高脂血症、胰腺先天性解剖异常、慢性肾衰竭、甲状旁腺功能亢进、某些药物及毒素等引起胰腺炎。

6.特发性慢性胰腺炎

除外上述病因引起的、目前病因尚不明确的慢性胰腺炎。

7.急性复发性胰腺炎

患者有2次及2次以上的上述急性胰腺炎发作病史。

（二）症状

慢性胰腺炎患者的症状主要包括以下三部分：

1.上腹部疼痛

上腹部疼痛最为常见，腹痛性质多为胀痛或者钝痛，发病初期腹痛为间歇性，发作间歇期可无明显症状，随着病情的不断演变进展，可逐渐转变为长期持续性剧烈腹痛，该症状往往比消化性溃疡患者的腹痛更为持久也更为严重，且腹痛与体位的变化有很大的关系，如腹痛在弯腰、侧卧蜷曲、坐位前倾时可明显减轻，而在平卧位时腹痛加重。腹痛的部位也时常不固定，有的局限于上腹部，偏左或偏右，也有的可累及全腹，更有甚者可呈腰带状放射到两侧腹部以及后腰背部。此外，腹痛的程度也各有不同，轻者可以忍受，较为严重者尚需使用止痛药（如麻醉剂等）方能缓解。

2.胰腺外分泌功能不全的表现

早期可无任何临床症状，随着胰腺外分泌功能缺陷的不断加重，患者可出现腹泻、餐后饱胀、纳差、体重减轻、营养不良、水肿以及维生素A、维生素D、维生素E、维生素K缺乏相关的表现。其中慢性胰腺炎的腹泻也被称为"脂肪泻、油花样腹泻"，是最具有特征性的临床表现，大便次数每天大约3～4次，大便量多、伴恶臭、带有气泡、颜色较淡，大便化验时可见其中脂肪含量明显增多。

3.胰腺内分泌功能不全的表现

慢性胰腺炎患者的胰岛 β 细胞被大量破坏，导致胰岛素的分泌明显减少，出现胰源性糖尿病/3C 型糖尿病或者糖耐量受损。

（三）体征

慢性胰腺炎患者的体征常常与症状不完全匹配，多数患者仅仅表现为上腹部、侧腹部、腰背部的轻压痛，急性发作期可有腹部压痛、反跳痛、肌紧张的腹膜刺激征表现。当出现胰腺内分泌功能缺陷、外分泌功能缺陷时可有舟状腹、消瘦、营养不良的体征。当慢性胰腺炎反复发作导致胰腺假性囊肿形成时，可扪及腹部包块，肿块表面光滑。当慢性胰腺炎患者的胰腺病变压迫胆总管时，胆管梗阻，胆汁引流不畅，患者会出现黄疸、全身皮肤黏膜及巩膜黄染等。当出现胰源性门静脉高压时可见腹壁静脉曲张。此外，慢性胰腺炎患者还可能同时伴有胰管结石、胰管狭窄或者不规则扩张、胰瘘、胆总管狭窄、胰腺实质钙化、胰源性十二指肠梗阻、胰源性门静脉高压、假性动脉瘤、胰源性胸腔积液、胰源性腹腔积液以及胰腺癌等并发症，出现相对应的症状和体征。

（四）检查与诊断

诊断慢性胰腺炎同样需要借助辅助检查，与之相关的检查化验主要包括腹部 X 射线平片、腹部彩超、腹部 CT、腹部 MRI+MRCP、超声内镜+在其引导下行细针穿刺抽吸活组织检查、ERCP、胰腺外分泌功能的检测（包括直接法和间接法，前者为收集胰液进行各胰酶含量的测定，后者主要包括血常规、生化全项、尿液检测、粪便弹性蛋白酶-1 检测、^{13}C 混合三酰甘油呼气试验、胰泌素刺激磁共振胆胰管成像等）、胰腺内分泌功能的检测（空腹血糖检测、随机血糖检测、OGTT）以及胰腺病理组织活检等。根据反复发作性或者持续性的上腹部疼痛、慢性腹泻或者脂肪泻、黄疸、消瘦、腹部包块以及糖尿病，结合上述相关的辅助检查，明确诊断、确定分期和严重程度并不困难，与消化性溃疡易于鉴别。慢性胰腺炎的确诊主要依赖于病理组织活检，其特点为胰腺腺泡的萎缩、胰腺实质的破坏和胰腺间质的纤维化。

（五）治疗

慢性胰腺炎的治疗原则包括去除上述病因、缓解慢性腹痛、改善胰腺内外分泌功能、治疗伴有的并发症以及提高患者的生活质量等。具体手段主要包括：

1.准备

建议患者戒烟、禁酒、适当活动，清淡易消化、高能量饮食，避免辛辣刺激、高脂肪、高蛋白食物。

2.针对腹痛的治疗

除了上述措施以外，还需要胰酶制剂、生长抑素及其类似物、抗氧化剂、非弱强吗啡三阶梯止痛治疗，内科治疗无效时可选择行 CT 或 EUS 引导下腹腔神经阻滞术、经颅磁刺激、脊髓刺激治疗、ERCP 下行胰管括约肌切开减压术、胰管支架置入术、胰管取石术以及外科手术治疗。

3.胰腺外分泌功能不全的治疗

主要为少食多餐，外源性补充胰酶、脂肪，同时联合质子泵抑制剂或 H_2 受体拮抗剂等抑酸药物，针对不同的症状还可以补充中链甘油三酯、维生素 A、维生素 D、维生素 E、维生素 K 以及肠内外营养治疗等。

4.胰腺内分泌功能不全的治疗

主要是针对糖尿病的治疗，即"五驾马车"的治疗方案。

5.自身免疫性慢性胰腺炎的治疗

可以选择糖皮质激素、免疫抑制剂等药物治疗。

6.并发症的治疗

胰腺假性囊肿首选保守治疗，内科治疗无效时，可选择内镜下经十二指肠乳头引流术、EUS 引导下经胃十二指肠壁引流囊液，介入治疗无效者可选择外科手术治疗；胰管结石同样首选内科保守治疗，无效者可根据结石体积和 X 射线是否透过选择 ERCP、体外震波碎石术联合 ERCP 治疗，仍然无效时可选择外科手术治疗；胰管狭窄的患者主要选择ERCP胰管支架置入治疗，同时可联合胰管狭窄处扩张、胰管括约肌切开治疗；胆总管狭窄的治疗同样为内科保守治疗、ERCP下胆道支架置入治疗以及外科手术治疗；胆道梗阻、胰瘘、胰源性十二指肠梗阻、胰源性门静脉高压、假性动脉瘤、胰源性胸腔积液、胰源性腹腔积液以及胰腺癌等不宜介入治疗，可首选外科手术治疗，如胰腺切除术、胰管引流术、Beger术、改良Beger术、Frey术、改良Frey术、Berne术等。

7.中医中药治疗

需要注意的是，当慢性胰腺炎患者出现急性发作时，治疗原则基本同急性胰腺炎的治疗。

六、慢性胃炎

（一）临床表现

当慢性胃炎患者临床表现为上腹部疼痛、恶心等非特异性消化系统症状时，与消化性溃疡极为相似，两者需仔细鉴别。慢性胃炎是消化系统常见病、多发病，在各种胃疾病中其发病率居于首位，严重影响着患者的生活质量。慢性胃炎主要是由于胃黏膜上皮在受到长期、慢性、反复炎症刺激后，胃黏膜的固有腺体发生萎缩，严重者出现固有腺体消失的疾病。与消化性溃疡类似，幽门螺杆菌感染同样是导致慢性胃炎的主要原因。除此之外，多种原因引起的胆汁反流和十二指肠-胃反流，长期服用大量非甾体抗炎药、糖皮质激素、抗血小板、阿司匹林等相关药物和毒物，机体存在针对壁细胞或者内因子的自身抗体等免疫功能异常，长期进食过热、过冷、刺激性、粗糙的食物，进食高盐腌制食物、进食硝酸盐和亚硝酸盐含量较高的食物，饮用过多咖啡和浓茶、饮食结构单一，新鲜水果、新鲜蔬菜、维生素、微量元素等摄入严重不足，长期消化吸收不良、大量吸烟饮酒，老年人胃黏膜退行性改变，其他病原体（细菌、病毒、寄生虫、真菌）感染等均可导致胃发生慢性炎症。

（二）分类

慢性胃炎的分类主要包括以下几种：

1.根据发病部位进行分类

慢性胃炎包括慢性胃窦炎、慢性胃体炎、慢性全胃炎。慢性胃窦炎主要是由幽门螺杆菌感染引起，病变多位于胃窦部，部分患者的炎症可蔓延累及胃体部；慢性胃体炎则主要是由自身免疫异常引起，病变主要位于胃体部和胃底部；慢性全胃炎可由幽门螺杆菌感染扩展而来。

2.根据胃十二指肠镜下的表现进行分类

慢性胃炎可分为慢性萎缩性胃炎、慢性非萎缩性胃炎或者慢性浅表性胃炎。前者在胃十二指肠镜下表现为胃黏膜的变薄、黏膜色泽的变淡、黏液分泌的减少、黏膜皱襞的变细变平坦、有时黏膜下血管可透见；后者在胃十二指肠镜下则表现为胃黏膜呈红黄相间、黏膜皱襞的肿胀增粗。

3.根据致病因素的不同进行分类

慢性胃炎可分为幽门螺杆菌胃炎、非幽门螺杆菌胃炎。顾名思义，前者的致病因素为幽门螺杆菌感染，而后者的致病因素则主要为非幽门螺杆菌感染。

4.特殊类型的分类

慢性胃炎还可分为放射性胃炎、化学性胃炎、肉芽肿性胃炎、淋巴细胞性胃炎、嗜酸细胞性胃炎以及其他病原体性胃炎。

（三）症状

与消化性溃疡患者的临床表现相似，慢性胃炎患者大多数无明显不适症状，有些患者可出现早饱感、中上腹部不适、胀满、钝痛、烧灼感、食欲不振、恶心、反酸、烧心等消化不良的症状。慢性胃炎患者的体征也不十分典型，偶有上腹部的轻压痛。自身免疫异常引起的慢性胃炎患者主要表现为贫血、疲软、厌食、体重减轻、全身乏力、焦虑、抑郁等精神心理表现等，消化道的症状常常较少、较轻微。慢性胃炎可能会伴有上消化道出血、消化性溃疡、胃癌等并发症，此时可表现为相关的症状和体征。

（四）检查与诊断

由于患者的上述临床症状和体征不典型，故而在进行慢性胃炎的诊断时，尚需完善胃十二指肠镜检查+组织病理活检，化学染色内镜（有物理染色和化学染色两种方法），电子染色内镜，超声内镜，荧光内镜，放大内镜，窄带光成像，激光共聚焦显微内镜，幽门螺杆菌检测，胃酸、胃蛋白酶原Ⅰ、胃蛋白酶原Ⅱ、胃泌素-17、血清抗壁细胞抗体、血清内因子抗体、维生素B_{12}水平检测，腹部B超，腹部CT，腹部MRI，血常规，尿常规，粪常规+潜血实验，血脂、血糖、肝功能、肾功能、红细胞沉降率、C反应蛋白、白介素、降钙素原、CA19-9、CA125、CEA、AFP、甲状腺功能、贫血检测以及其他病原学培养等进行综合诊断，一般情况下较容易确诊，不易误诊和漏诊。

（五）治疗

与其他疾病治疗目标一致，慢性胃炎治疗的目标同样是根除致病因素、缓解不适症状、延缓胃黏膜不可逆的进展恶化、预防并发症的发生、改善患者的生活质量。具体的治疗措施有：

1.针对病因的治疗

幽门螺杆菌感染引起的慢性胃炎，可采用标准的抗幽门螺杆菌方案（质子泵抑制剂+铋剂+2种抗菌药物）进行治疗；胆汁反流和十二指肠-胃反流引起的慢性胃炎，可服用促进胃肠动力的药物（如莫沙必利、多潘立酮等）、具有结合胆酸作用的胃黏膜保护剂（如考来烯胺、熊去氧胆酸、铝碳酸镁制剂等）来治疗；长期口服药物引起的慢性胃炎患者，可在不影响原疾病治疗的同时减少或停止损伤胃黏膜药物的使用，同时给予抑酸药物及胃黏膜保护药物治疗；若因免疫功能异常所致者，可给予糖皮质激素、免疫抑制剂以及补充造血原料叶酸和维生素B_{12}等治疗；长期慢性饮食单一的患者，建议增加食物的种类，实现食物的多样性；营养缺乏的患者应及时给予缺乏营养物质的补充，尽可能做到营养均衡；消化、吸收不良的患者可以服用助消化的药物；尽管老年人的胃黏膜退行性改变无法避免，但仍然可以通过改变饮食习惯减缓进程，如忌暴饮暴食、忌辛辣、刺激、过冷、过热、高盐腌制食物，避免饮用过多咖啡和浓茶，戒烟戒酒，食物宜清淡、易消化，富含纤维素、维生素，鼓励患者进食新鲜蔬菜、新鲜水果等；其他病原体感染引起的慢性胃炎可针对相应病原学治疗。

2.对症治疗

根据患者的不适症状，选择抑制胃酸（如使用质子泵抑制剂和H_2受体拮抗剂等）、缓解疼痛（如使用阿托品、颠茄合剂、普鲁本辛等）、保护胃黏膜（如使用硫糖铝、铝碳酸镁制剂、吉法酯、瑞巴派特、聚普瑞锌、替普瑞酮、依卡倍特等）、促进胃肠蠕动（如使用多潘立酮、莫沙必利、伊托必利、西尼必利等）、服用复方消化酶制剂（如复方消化酶、多酶片、阿嗪米特、米曲菌胰酶片、胃蛋白酶合剂、胰酶肠溶胶囊、稀盐酸等）、抗精神心理因素（如使用抗焦虑药物、抗抑郁药物等）、中医中药治疗（如服用荆花胃康胶囊、健胃消食片、摩罗丹、三九胃泰、养胃舒胶囊以及针灸治疗等）以及心理干预等。

由于慢性胃炎病理状态下的异型增生、不典型增生可作为癌前状态，因此口服选择性COX-2抑制剂，如塞来昔布等进行病变逆转，若药物不能逆转可选择内镜EMR、ESD或者外科手术治疗。

七、功能性消化不良

（一）临床表现

因消化性溃疡患者多数表现为消化不良表现，且与功能性消化不良常常重叠出现，因此在诊断消化性溃疡时需与功能性消化不良相鉴别。根据是否具有器质性病变，胃肠病可分为器质性胃肠病、功能性胃肠病。后者是一组表现为慢性持续性、间歇性、反复发作性的胃肠道症状而无器质性改变的胃肠道功能性疾病。临床上主要因其所表现的临床症状不同进行分类、命名，如功能性消化不良、功能性便秘、肠易激综合征等。功能性消化不良是最为常见的功能性胃肠病，主要是由于胃、十二指肠功能紊乱引起的一系列消化不良的症状，而无器质性、代谢性、系统性疾病的一组临床综合征。

（二）病因和发病机制

其病因和发病机制目前尚不明确，研究较为清楚的是其可能因素如下：

1.胃肠道动力异常

最为常见的有胃排空延迟、胃十二指肠运动协调能力失常，与患者的早饱感、餐后饱胀不适、恶心等有关。

2.内脏神经敏感性异常增高

如胃的感觉容量较正常人明显降低，患者多有早饱症状，这可能与外周感受器、传入神经、神经中枢、传出神经及效应器等的功能异常相关，与患者表现出的进食后上腹部疼痛不适、饱胀、恶心、呕吐、嗳气等有关。

3.胃底容受性舒张功能的减退

同样与患者表现出来的早饱感症状有关。

4.社会、精神和心理因素

当患者长期处于焦虑、抑郁、应激、高压状态下，功能性消化不良的发生率可能明显增高。

5.其他

如幽门螺杆菌感染、其他病原菌感染、胃酸分泌异常、免疫功能异常、多基因遗传、性别、年龄（中年女性）、长期服用大量非甾体抗炎药等药物和毒物、不良饮食习惯和生活方式（如饮用牛奶、咖啡、浓茶、酒精、碳酸产气饮料，进食洋葱、巧克力、辣椒，喜爱甜食和产气食物，缺乏运动和睡眠，进食不规律，长期大量吸烟饮酒等）等也可导致功能性消化不良。

研究发现，上述致病因素常常不是单独起作用的，而是两种或两种以上致病因素之间相互影响、相互作用，共同导致了功能性消化不良的发生。

（三）症状

大多数的功能性消化不良起病隐匿、病情进展缓慢，但病程常呈现持续性、间歇性、反复发作性，对患者的生活质量具有显著的影响。此外，患者的临床表现多无特异性，较为常见的临床症状有上腹部的疼痛不适、上腹部胀气、上腹部烧灼感、恶心、呕吐、嗳气、食欲不振、早饱感、进食后饱胀不适等，也有不少患者同时可伴有头痛、失眠、焦虑、抑郁、注意力不集中等精神心理表现。根据上述临床表现的不同，功能性消化不良可分为两种亚型：第一种患者主要表现为上腹部的疼痛、上腹部的烧灼感，也被称为上腹痛综合征；第二种患者主要表现为早饱感、进食后饱胀不适，被称为餐后不适综合征。

（四）检查与诊断

尽管功能性消化不良患者无器质性病变，但仍需完善幽门螺杆菌感染、胃十二指肠镜检查、血常规、生化全项、粪常规+潜血检查、红细胞沉降率、腹部B超、结肠镜、腹部CT、腹部MRI、病原学检测、胃排空实验和胃容受性实验等检测胃感觉运动功能等以排除其他器质性疾病和明确诊断。临床根据患者上述病史、症状、体征及辅助检查，较容易诊断。

诊断根据包括：

1.出现进食后饱胀不适、早饱感、上腹的烧灼感、上腹部的疼痛不适等症状中的一种或多种，病程呈持续、反复发作的慢性过程（即病程在6个月以上，且近3个月以来上述症状持续出现）；

2.排便后上述症状依然不能被有效缓解；

3.除外其他可以解释上述症状的器质性疾病。

（五）治疗

根据目前已有的研究，功能性消化不良尚无特效的治疗手段，临床治疗目标主要在于去除病因、改善症状、延缓病情进展、改善患者的生活质量。具体方案为：

1.一般治疗

主要在于对患者的教育，提高患者对本病的认识，协助患者养成良好的饮食、生活习惯，停用可能致病的药物和毒物，戒烟戒酒，有助于改善患者的不适症状。

2.饮食习惯和生活方式的调整

规律、清淡易消化饮食，鼓励患者进食米饭、面包、酸奶、苹果、蜂蜜、冰糖等改善症状的食物，减少粗粮、高糖、高脂肪、辛辣、刺激、产气食物的摄入，避免过度进食牛奶、咖啡、浓茶、酒精、碳酸产气饮料，进食不宜过多、过快、过热、过凉等。

3.药物治疗

采用质子泵抑制剂和H_2受体拮抗剂等抑制胃酸分泌，改善患者上腹痛综合征相关症状；采用促进胃肠动力药物（如多潘立酮、莫沙必利、伊托必利、西尼必利等）改善餐后不适综合征相关症状；幽门螺杆菌感染引起者，可采用标准的抗幽门螺杆菌方案（质子泵抑制剂+铋剂+2种抗菌药物）进行根除治疗；与社会、精神、心理因素相关的功能性消化不良，可适当规避相关危险因素，必要时使用抗焦虑药物或抗抑郁药物治疗（如使用阿米替林、舒必利、氟西汀、坦度螺酮、西酞普兰、普瑞巴林、米氮平等）；必要时可联合消化酶类助消化药物、中医中药治疗（如服用枳术宽中胶囊、健胃消食片、三九胃泰颗粒、荆花胃康胶囊，针灸治疗，穴位贴敷治疗以及中药热熨法等）以及心理疏导（如认知行为疗法、元认知疗法、压力管理办法、催眠疗法等）等，明显改善部分患者的症状。

（王祥）

参考文献

［1］YUN Z Y, LI N, ZHANG X, et al. Mean platelet volume, platelet distribution width and carcinoembryonic antigen to discriminate gastric cancer from gastric ulcer［J］. Oncotarget, 2017, 8（37）:

62600-62605.

[2]中华消化杂志编委会.消化性溃疡诊断与治疗规范[J].中华消化杂志,2016,36(8):508-513.

[3] YOON J Y, CHA J M, KIM H I, et al. Seasonal variation of peptic ulcer disease, peptic ulcer bleeding, and acute pancreatitis: A nationwide population-based study using a common data model[J]. Medicine, 2021, 100(21): e25820.

[4] YAWAR B, MARZOUK A M, ALI H, et al. Seasonal Variation of Presentation of Perforated Peptic Ulcer Disease: An Overview of Patient Demographics, Management and Outcomes[J]. Cureus, 2021, 13(11): e19618.

[5] RAU W, HOHAUS C, JESSEN E. A Differential Approach to Form and Site of Peptic Ulcer[J]. Scientific Reports, 2019, 9(1): 1-21.

[6] JING F, HU X, CAO Y, et al. Discriminating Gastric Cancer and Gastric Ulcer Using Human Plasma Amino Acid Metabolic Profile[J]. IUBMB Life, 2018, 70(6): 553-562.

[7]中华医学会肿瘤学分会.中华医学会胃癌临床诊疗指南(2021年版)[J].中华医学杂志,2022,102(16):1169-1189.

[8] SMYTH E C, VERHEIJ M, ALLUM W, et al. Gastric cancer: ESMO Clinical Practice Guidelines for diagnosis, treatment and follow-up[J]. Annals of Oncology, 2016, 27(5): v38-v49.

[9] AJANI J A, D'AMICO T A, BENTREM D J, et al. Gastric Cancer, Version 2.2022, NCCN Clinical Practice Guidelines in Oncology[J]. Journal of National Comprehensive Cancer Network, 2022, 20(2): 167-192.

[10] JOSHI S S, BADGWELL B D. Current Treatment and Recent Progress in Gastric Cancer[J]. Cancer Journal of Clinical Medicine, 2021, 71(3): 264-279.

[11] FARSIMADAN M, HERAVI F S, EMAMVIRDIZADEH A, et al. Evaluation of Helicobacter pylori Genotypes in Obese Patients with Gastric Ulcer, Duodenal Ulcer, and Gastric Cancer: An Observational Study[J]. Digestive Disease, 2022, 40(3): 355-361.

[12] SONNENBERG A. Differences in the birth-cohort patterns of gastric cancer and peptic ulcer[J]. Gut, 2010, 59(6): 736-743.

[13] WASHIO M, HIKI N, HOSODA K, et al. Slaparoscopic and endoscopic cooperative surgery for advanced gastric cancer as palliative surgery in elderly patients: a case report[J]. Surgery Case Report, 2021, 7(1): 241.

[14]中华医学会消化病学分会胃肠激素与神经内分泌肿瘤学组.胃肠胰神经内分泌肿瘤诊治专家共识(2020年版)[J].中华消化杂志,2021,41(2):76-87.

[15]中华医学会病理学分会消化疾病学组.中国胃肠胰神经内分泌肿瘤病理诊断共识(2020年版)[J].中华病理学杂志,2021,50(1):14-20.

[16]吴文铭,陈洁,白春梅,等.中国胰腺神经内分泌肿瘤诊疗指南(2020年版)[J].中华外科杂志,2021,59(6):401-421.

[17] PAVEL M, ÖBERG K, FALCONI M, et al. Gastroenteropancreatic neuroendocrine neoplasms: ESMO Clinical Practice Guidelines for diagnosis, treatment and follow-up[J]. Annals of Oncology, 2020, 31(7): 844-860.

[18] MERINO C X, ALLER J, ARBIZU J, et al. Consensus document on the progression and treatment response criteria in gastroenteropancreatic neuroendocrine tumors[J]. Clinical and Translational Oncology, 2018, 20(12): 1522-1528.

［19］SHAH M H, GOLDNER W S, BENSON A B, et al. Neuroendocrine and Adrenal Tumors, Version 2.2021, NCCN Clinical Practice Guidelines in Oncology［J］. Journal of National Comprehensive Cancer Network, 2021, 19(7): 839−868.

［20］SHAO Q Q, ZHAO B B, DONG L B, et al. Surgical management of Zollinger-Ellison syndrome: Classical considerations and current controversies［J］. World Journal of Gastroenterology, 2019, 25(32): 4673−4681.

［21］ROSSI R E, ELVEVI A, CITTERIO D, et al. Gastrinoma and Zollinger-Ellison syndrome: A roadmap for the management between new and old therapies［J］. World Journal of Gastroenterology, 2021, 27(35): 5890−5907.

［22］ALSHATI A, KACHAAMY T. Classical features of Zollinger-Ellison syndrome, in images［J］. Gastrointestinal Endoscopy, 2019, 89(6): 1255−1257.

［23］ITO T, CADIOT G, JENSEN R T. Diagnosis of Zollinger-Ellison syndrome: Increasingly difficult［J］. World Journal of Gastroenterology, 2012, 18(39): 5495−5503.

［24］KONG W, ALBERS M B, MANOHARAN J, et al. Pancreaticoduodenectomy Is the Best Surgical Procedure for Zollinger-Ellison Syndrome Associated with Multiple Endocrine Neoplasia Type 1［J］. Cancers, 2022, 14(8): 1928.

［25］RINKE A, AUERNHAMMER C J, BODEI L, et al. Treatment of advanced gastroenteropancreatic neuroendocrine neoplasia, are we on the way to personalised medicine?［J］. Gut, 2021, 70(9): 1768−1781.

［26］MASSIRONI S, CAVALCOLI F, ELVEVI A, et al. Somatostatin analogs in patients with Zollinger-Ellison syndrome(ZES): an observational study［J］. Endocrine, 2022, 75(3): 1−8.

［27］BHATTACHARYA S, BLAU J E, COCHRAN C, et al. Validity of Secretin Stimulation Testing on Proton Pump Inhibitor Therapy for Diagnosis of Zollinger-Ellison Syndrome［J］. American Journal of Gastroenterology, 2021, 116(11): 2216−2221.

［28］DEVARBHAVI H, AITHAL G, TREEPRASERTSUK S, et al. Drug-induced liver injury: Asia Pacific Association of Study of Liver consensus guidelines［J］. Hepatology International, 2021, 15(2): 258−282.

［29］EUROPEAN ASSOCIATION FOR THE STUDY OF THE LIVER. EASL Clinical Practice Guidelines: Management of alcohol-related liver disease［J］. Journal of Hepatology, 2018, 69(1): 154−181.

［30］NOJKOV B, CAPPELL M S. Distinctive aspects of peptic ulcer disease, Dieulafoy's lesion, and Mallory-Weiss syndrome in patients with advanced alcoholic liver disease or cirrhosis［J］. World Journal of Gastroenterology, 2016, 22(1): 446−466.

［31］中华医学会肝病学分会. 自身免疫性肝炎诊断和治疗指南(2021年版)［J］. 中华内科杂志,2021,60(12):1038−1049.

［32］中华医学会肝病学分会,中华医学会消化病学分会,中华医学会感染病学分会. 原发性胆汁性肝硬化(又名原发性胆汁性胆管炎)诊断和治疗共识(2015年版)［J］. 中华肝脏病杂志,2016,24(1):5−13.

［33］WILES R, THOENI R F, BARBU S T, et al. Management and follow-up of gallbladder polyps: Joint guidelines between the European Society of Gastrointestinal and Abdominal Radiology (ESGAR), European Association for Endoscopic Surgery and other Interventional Techniques (EAES), International Society of Digestive Surgery-European Federation (EFISDS) and European Society of Gastrointestinal Endoscopy (ESGE)［J］. European Radiology, 2017, 27(9): 3856−3866.

［34］FOLEY K G, LAHAYE M J, THOENI R F, et al. Management and follow-up of gallbladder polyps: updated joint guidelines between the ESGAR, EAES, EFISDS and ESGE［J］. European Radiology, 2022, 32(5): 3358-3368.

［35］中华医学会外科学分会胆道外科学组,中国医师协会外科医师分会胆道外科专业委员会.胆囊癌诊断和治疗指南(2019年版)［J］.中华外科杂志,2020,58(4):243-251.

［36］BENSON A B, D'ANGELICA M I, ABBOTT D E, et al. Hepatobiliary Cancers, Version 2.2021, NCCN Clinical Practice Guidelines in Oncology［J］. Journal of National Comprehensive Cancer Network, 2021, 19(5): 541-565.

［37］IMOTO A, MASUDA D, OKUDA A, et al. A Duodenal Ulcer Caused by Pancreatic Ductal Hypertension with Chronic Pancreatitis［J］. Internal Medicine, 2015, 54(24): 3151-3155.

［38］中华医学会消化病学分会.中国慢性胃炎共识意见(2017年版)［J］.中华消化杂志,2017,37(11):721-738.

［39］SIDDIQUE I, AL-QABANDI A, AL-ALI J, et al. Association between Helicobacter pylori genotypes and severity of chronic gastritis, peptic ulcer disease and gastric mucosal interleukin-8 levels: Evidence from a study in the Middle East［J］. Gut Pathogens, 2014, 6(1): 41.

第八章
消化性溃疡的并发症及处理

第一节　出　血

消化性溃疡是消化系统常见疾病之一，发病率占世界总人口的10%～12%。出血是消化性溃疡最常见的并发症，约占所有上消化道出血病因的50%，严重威胁着人类的健康。消化性溃疡并出血（PUB）的患者经积极治疗后出现以下临床转归：出血停止、再出血及死亡。文献报道PUB患者早期再出血率为14.7%，急诊手术率为2.9%，死亡率为5.4%。因受年龄、机体状况等多种因素影响，临床预后不尽相同。

一、病史资料

影响消化性溃疡并出血（PUB）患者预后的病史包括药物服用史、合并疾病等，其中非甾体抗炎药（NSAID）的服用与PUB患者预后密切相关。

随着年龄的增长，老年患者心脑血管事件、风湿性关节炎等疾病发生率增加，对非甾体抗炎药（NSAID）的使用增加。

NSAID不仅是影响消化性溃疡出血的危险因素，而且是影响其再出血的因素。

Burhan等报道NSAID尤其阿司匹林是消化性溃疡并出血的独立危险因素。

Lau等报道PUB的患者再出血的发生率为13.9%，非甾体抗炎药是影响再出血的危险因素之一。也有研究结果表明非甾体抗炎药与PUB再出血无关。目前文献认为非甾体抗炎药是影响PUB再出血的危险因素，但与PUB患者早期再出血、死亡之间的关系目前尚无确切的报道。

NSAID引起PUB及其再出血的主要机制是通过抑制环氧化酶（COX）活性，干扰胃黏膜前列腺素合成，使胃及十二指肠黏膜失去前列腺素的保护作用，从而造成消化道黏膜的损害。

高龄、合并重要脏器疾病也是影响消化性溃疡并出血（PUB）患者预后的危险因素。既往有冠心病、慢性呼吸系统疾病、慢性肾病、肝硬化、脑血管疾病等PUB的患者预后较差。

Leontiadis等对3220例消化性溃疡并出血的患者预后分析表明，年龄大于70岁、合并严重疾病是再出血的危险因素，而再出血是死亡的危险因素。

沙伟红等对588例消化性溃疡并出血的患者预后分析表明，高龄、严重的伴随疾病提示病情危重，死亡风险增高。有学者认为老年患者随着年龄的增长，机体各器官功能逐渐衰退，且老年患者存在一定程度的动脉硬化、血管舒缩功能不良和凝血机制障碍，一旦出血常不易自止，且代偿能力差，故再出血及死亡危险增高。

另外，影响 PUB 预后的危险因素包括吸烟、使用抗凝药物、既往出血史等。

Kapsoritakis 报道吸烟、使用抗凝剂是 PUB 患者再出血的危险因素，再出血是死亡的独立危险因素。但这些因素与 PUB 预后的报道较少，还需要进一步研究。

二、临床资料

消化性溃疡并出血（PUB）常见的临床表现包括呕血及黑便，失血量较大时出血周围循环衰竭，如血压下降、休克等。有研究表明呕血、收缩压<90 mmHg 是 PUB 再出血的危险因素。国内的一个回顾性研究表明呕血量大于 500 mL 的上消化道出血患者，死亡率高达 34.6%，是呕血量小于 500 mL 患者的 2 倍，是单纯便血患者的 5.8 倍，而 PUB 是上消化道出血最常见的病因，这个结论是否适用于 PUB 的患者目前尚无具体的研究。

意大利的一项回顾性研究对 738 例 PUB 的预后分析表明休克、呕血是其发生再出血的危险因素。

总之，低血压、休克、呕血均提示出血量大，容易导致有效血容量不足，再出血及死亡风险增高。近年来有文献报道 PUB 患者输血量大可能是影响再出血的因素，但关于输血量与 PUB 预后关系的报道较少，尚无确定的结论。

三、实验室辅助检查

消化性溃疡并出血（PUB）的辅助检查包括血常规、生化检查、幽门螺杆菌（Hp）检查等。其中血红蛋白水平测定是再出血的辅助检查之一。

文献报道 PUB 患者出血后第一次血常规检查血红蛋白≤90 g/L 患者的死亡风险是血红蛋白>90 g/L 患者的 6.5 倍。

目前血红蛋白影响 PUB 患者再出血的报道较多，但血红蛋白具体剂量与 PUB 患者预后之间的关系目前没有统一的数据。有研究报道血红蛋白低于 10 g/L 的 PUB 患者再出血风险增大，有的则报道血红蛋白低于 80 g/L 是再出血危险因素，也有少数学者认为 PUB 的患者出血量较大时，有效血容量减少、血液浓缩，血红蛋白水平并不能反映出血的真实情况，故预测再出血时需值得考虑。

另外，血清白蛋白可能与 PUB 再出血有关。有学者通过多因素分析表明血清白蛋白<3 g/dL 是 PUB 发生再出血的独立危险因素。但临床工作中 PUB 的患者血红蛋白水平严重下降时，往往伴有血清白蛋白水平的下降，且血清白蛋白水平的下降也见于合并其他疾病，如慢性消耗性疾病、肾病、肝硬化失代偿期等。综上所述，笔者认为血红蛋白预测再出血的价值优于血清白蛋白。

幽门螺杆菌（Hp）是与消化性溃疡的发病与预后密不可分的因素。目前临床上 Hp 常用的检查方法包括快速尿素酶试验、血清 Hp 抗体检查以及尿素呼气实验等。

Huang 等的 Meta 分析显示 Hp 感染使 PUB 的风险增加了 1.79 倍。在一定程度上，Hp 的再感染可能是消化性溃疡再出血的原因之一。

一项 Meta 分析显示：成功根除 Hp 后，PUB 患者的再出血率可以降低到 1%。Schilling 等的研究发现，一旦内镜止血成功，Hp 感染的存在并不影响 PUB 患者的短期（21 天）再出血率。鉴于上述，我们认为 Hp 感染是消化性溃疡发生出血的危险因素，但与 PUB 再出血及死亡之间的关系尚不确定。

四、胃镜检查

胃镜检查结果中影响 PUB 预后的危险因素包括 Forrest 分级及溃疡大小、位置等。其中 Forrest

分级是PUB再出血重要的危险因素。Forrest分级为：

Ⅰa：血管喷血；

Ⅰb：活动性渗血；

Ⅱa：血管显露；

Ⅱb：无活动性出血，但有红色血凝块；

Ⅱc：无活动性出血，但溃疡底部可见黑色基底；

Ⅲ：溃疡基底干净。

文献报道Forrest分级为Ⅰa级再出血率为100%，Ⅰb级再出血率为31.3%，Ⅱa级再出血率为41.2%。

另有文献报道PUB的患者出血斑的演变可以作为预后因素，入院第一天38.7%血管裸露的溃疡、28.8%有黏附凝血块的溃疡、13.2%有出血点的溃疡、5.1%基底干净的溃疡发生再出血，且有黏附凝血块的胃溃疡比同样的十二指肠溃疡更易发生再出血。

邹开芳等报道消化性溃疡并出血患者裸露血管与再出血有着密切的关系。

总之，不管是裸露血管还是出血斑都是依据Forrest分级进行分析的，因此我们认为Forrest分级是影响PUB患者预后的重要因素。

消化性溃疡的位置及大小与其预后有一定的关系。文献报道消化性溃疡并出血的患者溃疡直径>2 cm是住院期间再出血的危险因素之一，也有文献报道消化性溃疡并出血的患者溃疡大小与其预后无关。

Vildan等报道位于前壁的消化性溃疡出血后发生再出血的风险增加。

另外，孙晓滨等报道超声胃镜下消化性溃疡底部血管深度与出血有重要的关系，但是否与再出血有关，还需要进一步研究。关于PUB患者溃疡位置、血管深度与其预后的报道目前较少见，尚未达成统一的共识。

五、治疗方法

治疗方法是影响消化性溃疡并出血（PUB）的预后因素之一，包括抑酸剂的使用及内镜治疗等。其中关于抑酸剂种类、给药方式、剂量与PUB患者预后之间的报道较多。

许多研究表明与H_2受体拮抗剂相比较，质子泵抑制剂明显降低了PUB再出血的发生率。

我国台湾学者报道PUB的患者内镜成功止血后，使用奥美拉唑预防再出血的效果优于使用西咪替丁。

Simon等报道对于出血风险较高的溃疡，大剂量奥美拉唑每日80 mg静脉滴注或持续静脉注射与常规剂量奥美拉唑40 mg静脉滴注后改为口服相比，前者明显减少了再出血、死亡等不良预后的发生。

但Garrido等报道每日静脉注射大剂量泮托拉唑80 mg与对照组相比，并没有减少再出血的发生。有学者认为只有持续静脉注射质子泵抑制剂才能有效地将胃内pH提高到6以上，从而达到止血、减少再出血发生的目的。但Emst报道消化性溃疡并出血的患者内镜治疗后奥美拉唑剂量及给药方式与对照组相比并没有统计学差异。总体上我们认为质子泵抑制剂在消化性溃疡并出血患者的预后方面优于H_2受体拮抗剂，且给药方式及剂量与消化性溃疡并出血的预后有关。

除药物之外，内镜治疗也是影响PUB的预后因素。

PUB的患者内镜下止血方法很多，如喷撒药物、注射药物、金属夹、电凝、微波和激光烧灼等，总体止血率高达82%～100%。

文献报道对于有裸露血管的PUB患者，内镜治疗24 h的止血率优于单纯药物治疗，考虑裸露的血管多数为动脉血管，尽管检查时已无喷射性出血，但血管压力仍较高，易发生再出血。

何建琴等报道消化性溃疡Forrest分级为Ⅰ级、Ⅱa级的患者内镜止血成功率为95.9%，内科药物保守治疗的成功率为80.8%，两者相比具有统计学差异，而两种治疗方法对Ⅱb级、Ⅲ级的消化性溃疡并出血预后无明显差别，提示内镜治疗可减少有高危因素的PUB患者再出血的发生。

Chung等对3386例PUB的患者预后分析表明经内镜注射肾上腺素及热凝固治疗后48 h再出血率为8.2%，死亡率为5%，内镜下活动性出血是再出血的危险因素之一。

有文献报道内镜下注射肾上腺素>12 mL是预测PUB再出血的独立危险因素。

总之，内镜治疗是影响PUB预后的因素之一，尤其是对再出血有着重要的影响，但具体哪种治疗方式能减少再出血的发生，目前尚无具体报道。

综上所述，消化性溃疡并出血的患者预后受许多因素的影响，主要包括高龄，合并心、肺、肾、脑等重要脏器严重疾病，呕血，低血压，休克，Forrest分级，血红蛋白，治疗方法等。临床上我们需抓住这些影响因素，进行积极的干预，才能减少再出血及死亡的发生。相信随着医疗事业的发展和科学技术的进步，PUB患者预后的研究工作将会取得更大的进步。

第二节　穿　孔

胃溃疡和十二指肠溃疡因与胃酸-蛋白酶的消化作用有关，故统称为"消化性溃疡"。急性穿孔是消化性溃疡常见的严重并发症，一般应行紧急手术处理。消化性溃疡穿孔（PPU）手术分为治疗溃疡病的确定性手术和单纯穿孔修补术。确定性手术包括胃大部切除术和迷走神经切断术，随着质子泵抑制剂和抗Hp治疗的广泛应用，溃疡内科治疗效果显著提高，加之在急性穿孔合并腹膜炎的情况下手术风险增大，确定性手术已经很少采用。单纯穿孔修补术方法简单，创伤轻，风险小，疗效确切，已成为治疗PPU的主要手段。修补穿孔的具体方法较多，各有优劣，评价不一，就此展开以下综述。

一、传统开腹修补手术

单纯穿孔缝合联合大网膜覆盖术和大网膜填塞术是传统开腹修补手术中的主要手术方法，对于穿孔口径大、瘢痕重、孔洞难以直接缝闭的情况，大网膜填塞术是合适的选择。国内也有报道，行单纯缝合修补后采用带蒂肝圆韧带覆盖，同样安全有效。对于胃小弯侧高位溃疡合并穿孔的患者，宜切除溃疡后缝合修补。上述传统开腹手术方法疗效确切，但创伤大，切口感染率高。

二、腹腔镜修补术（LR）

腹腔镜PPU修补术由Mouret等于1990年首先报道。相对于开腹手术，腹腔镜PPU修补术具有明显的微创优势，因此得以越来越广泛地开展。

Vakayil等利用数据库回顾分析了6260例成人PPU修补术，其中616例接受了LR，5644例接受了开腹修补术（OR），研究表明LR组切口感染率、切口裂开率和死亡发生率低于OR组，住院时间短于OR组。

Quah等最近利用7个随机对照试验数据进行的Meta分析亦显示，LR降低了术后并发症发生率，住院时间更短，并指出LR应该作为PPU优先选择的治疗方案。Quah等甚至认为LR是单纯性溃疡穿孔治疗的金标准。

腹腔镜下缝合修补穿孔联合网膜覆盖术是主要方法。Wang等的研究比较了43例无缝合大网膜覆盖和64例缝合法大网膜覆盖的疗效，两组都没有发生瘘，无缝合组手术时间明显缩短，认为无缝合大网膜覆盖法同样安全有效。

Lau等于1996年报道了腹腔镜下明胶海绵填塞和纤维蛋白胶封闭，认为安全易行，但是这种技术并没有被广泛接受，因为有报道显示瘘的发生率较高。

关于LR戳孔布局，国内外分别报道了五孔法、四孔法、三孔法、两孔法及单孔法。

Kim等研究了中转开腹率的影响因素，全组77例行腹腔镜穿孔修补术，其中8例中转开腹，经多变量分析指出，影响中转开腹率的唯一因素是穿孔的大小，穿孔直径>9 mm更易中转开腹。

三、内镜技术

夹闭法：内镜下夹闭法一直在探索中不断发展，传统TTSC内镜夹（through-the-scopeclip）可用于直径<10 mm的医源性穿孔；OTSC吻合夹（over-the-scopeclip）的问世，被誉为近年来内镜技术的重大进步，可全层闭合较大的穿孔。

Voer-Mans等报道了33例OTSC成功应用于消化道穿孔的经验，但33例患者均为医源性穿孔。最近Wei等的临床研究表明，OTSC用于穿孔直径<15 mm的PPU患者安全快捷。如果腹腔积液多，建议联合经皮穿刺置管引流。

支架法：自膨胀式金属支架置入作为内支撑引流可作为新的治疗选择。Bergstrom等的研究报道中8例采用该法，7例取得成功。

另一项金属支架治疗10例PPU的研究也显示了好的临床效果，其比外科手术创伤更小，并发症更少。

Yo等报道了1例十二指肠球部溃疡穿孔缝合修补术后瘘的病例，经胃镜下置入覆盖式自膨胀金属支架后治愈。支架法存在移位等可能，其安全性和有效性还有待更多的临床资料证实。

四、双镜联合网膜栓堵术

Bingener等于2013年报道了2例双镜联合网膜栓堵术，将其归入自然腔道内镜手术（nntural orifiee transuminal endoscopie surgical，NOTES）。

具体方法是全麻后经脐部戳孔置入腹腔镜，探查腹腔，经口咽置入胃镜，内镜钳经穿孔处进入腹腔，在腹腔镜器械辅助下将大网膜或肝圆韧带拽入穿孔处，钛夹固定，患者术后恢复顺利。研究者认为该技术无须气腹，无腹腔镜下缝合技术要求，有一定的临床应用价值。

五、缝合修补联合干细胞治疗

Liu等的动物实验表明，胃穿孔缝合修补后，局部注射同种脂肪组织来源的间充质干细胞，能显著促进愈合，值得进一步研究。

六、修补术中的腹腔冲洗和引流

腹腔充分冲洗是解决腹腔污染的措施，一些外科医生喜欢用6～10 L甚至高达30 L的温盐水冲洗腹腔，报道显示可以降低败血症的风险。外科医生多在手术结束时放置引流，但没有证据表明引流可以降低腹腔积液的发生率。相反，放置引流可能导致引流部位的感染，增加肠梗阻的风险。

七、修补术后的并发症和死亡率

PPU修补术后的并发症包括切口感染、切口裂开、切口疝、消化道瘘、腹腔脓肿、肠梗阻和肺炎等。Wiihelmsen等的研究表明，最常见的术后并发症是消化道瘘和切口裂开，每5例患者中约有1例由于术后并发症而接受了再次手术，LR比开腹手术和腔镜中转开腹手术的并发症发生率更低。

死亡是PPU的严重并发症。Imhof等报道PPU术后死亡率约为6%~10%。一项大型人群研究表明，糖尿病患者PPU30 d死亡率显著增加。

八、修补术预后评分系统影响预后的主要危险因素

危险因素的内容包括年龄>60岁、穿孔时间>24 h、有低血压休克、有伴随疾病等。通过文献可以确定大约11种用于预测PPU结果的评分系统：Boey评分；美国麻醉医师学会（ASA）评分；脓毒症评分；Chadson合并症指数；Mannheim腹膜炎指数；急性生理和慢性健康评估；简化急性生理评分Ⅱ（SAPSⅡ）；POSSUM-phys评分；消化性溃疡穿孔（PULP）评分；Hacettepe评分；Jabalpur评分。其中最为常用的是Baey评分和ASA评分。Shicuro等观察了62例接受PPU急诊手术的患者，认为术前行腹部CT检查评估腹腔积液量，有助于预测术后并发症的严重程度。

第三节　幽门梗阻

幽门梗阻是一种常见并且严重的疾病，通常由消化性溃疡引起。消化性溃疡可以导致幽门区域的各种问题，如黏膜肿胀、肌痉挛和瘢痕形成等。消化性溃疡的形成与多种因素有关，包括胃酸分泌过多、Hp感染以及黏膜屏障的受损。尤其需要强调的是，目前关于根除Hp治疗的观点已经形成了共识，将其作为治疗幽门梗阻的重要手段之一。通过彻底消除Hp感染，可以有效减少溃疡病情发展为幽门梗阻的风险，进而提高患者的生活质量。

一、幽门梗阻的非手术治疗

（一）基础治疗

在非手术治疗幽门梗阻的过程中，患者应采取以下一系列措施：首先，患者需要暂时停止进食，以减小对幽门区域的压力，并且通过胃肠减压的方法，即通过导管将胃内的气体和液体抽取出来，以减小幽门区域的胃内压力。此外，为了排空胃内的食物和液体，可以采取相应的措施。此过程中，还需要给予患者适当的补液，如静脉输液，以及必要时进行输血，以纠正由于幽门梗阻导致的水电解质失衡的情况。同时，可以适度应用促胃动力药物，以增加胃肠道的蠕动，从而有助于解除幽门区域的梗阻。抑酸治疗也是非手术治疗的一种常用方法，通过抑制胃酸的分泌，可以减轻幽门区域的炎症反应和水肿情况。另外，抗生素的使用也是非手术治疗中的一项重要措施，它可以对幽门梗阻引起的感染进行有效的控制。

（二）药物治疗

针对慢性炎症梗阻，抗炎和抗结核治疗具有重要意义。在这一方面，阿托品这一药物可以有效降低胃肠道的蠕动，从而缓解患者的症状。此外，甲氧氢普胺也被广泛应用，其主要作用是抑制胃液的分泌，从而对幽门梗阻产生止痛效果。需要强调的是，中医在幽门梗阻治疗方面也有独到之处，其采用的治疗方法与西医不同，注重通过调整体内的阴阳平衡来达到治疗的目的。中医的治疗理念与现代药物治疗形成了互补，为患者提供了更多的选择和可能性。因此，在药物治疗

方面，包括西医和中医在内的多种方法被广泛运用于幽门梗阻的治疗中，以期达到更好的疗效。

（三）化疗粒子植入

内镜下化疗粒子植入是一种新型肿瘤治疗技术，其主要目的是通过局部注射化疗药物来对肿瘤进行治疗。这种治疗方法具有许多优势，其中之一是能够直接将化疗药物注射到肿瘤局部。

在这一领域，5-氟尿嘧啶（5-FU）是一种我国拥有自主知识产权的重要间质化疗药物。通过将化疗粒子植入肿瘤局部，可以有效缓解患者的梗阻症状，并达到治疗的效果。

尽管手术治疗后的化疗可以提高患者的生存率，但近年来化疗粒子在临床实践中的应用却逐渐减少。这一现象可能与其他治疗方法的发展以及对化疗粒子治疗效果的评估有关。进一步的研究和探索仍然需要进行，以便更好地了解内镜下化疗粒子植入在肿瘤治疗中的应用价值，并为患者提供更加有效的治疗策略。

（四）光动力疗法

光动力疗法（PDT）是一种基于光动力效应的疾病诊断和治疗方法，通过利用特定波长的激光来激发光敏剂，产生高活性的单态氧。这种单态氧与生物大分子发生反应，从而引发细胞的损伤或死亡。光动力疗法可广泛应用于早期肿瘤的治疗，并可作为辅助化疗或手术的有效手段。在早期肿瘤治疗中，光动力疗法表现出一定的局限性，因为肿瘤较为表浅，导致光能量的穿透深度有限，难以达到肿瘤的深层组织。因此，为了达到理想的疗效，通常需要进行多次光动力疗法治疗。

然而，对晚期肿瘤的治疗，光动力疗法显示出了显著的优势。由于晚期肿瘤通常较大且较深，光能量能够更好地渗透到深层组织，进而实现对肿瘤的全面照射。光动力疗法在晚期肿瘤中展现出良好的疗效，能够有效减轻症状，提高患者的生活质量，并延长患者的生存期。尽管光动力疗法在晚期肿瘤的治疗中表现良好，但其长期疗效仍存在一定的不确定性。由于肿瘤的复杂性和多样性，患者的治疗反应可能存在差异，因此长期疗效的评估仍需进一步的研究和观察。

（五）内镜治疗

1.气囊扩张

气囊扩张（EBD）是一种被广泛应用于治疗良性幽门梗阻的非手术方法，逐渐取代了传统的手术治疗方式。尽管相较于手术治疗而言，EBD并没有明显的优势，但其具有低廉的费用和较小的治疗风险，因此成为许多医生和患者首选的治疗方法。然而，需要注意的是，EBD的治疗效果往往是短暂的，因此可能需要多次扩张，并在必要时考虑手术治疗。一次扩张可能无法完全解除幽门梗阻，因此患者可能需要接受多次扩张以得到满意的治疗效果。另外，有些患者可能会在治疗过程中出现EBD失败或再狭窄的情况，这也会导致进一步的幽门梗阻症状。在这些情况下，手术治疗可能是必要的选择。在进行EBD治疗时，需要注意以下几个方面以确保治疗的成功和患者的安全。首先，必须选择适当的患者进行治疗，这包括评估患者的病情、病史、身体状况和合并症等因素。针对患者的特定情况进行个体化的治疗方案制定，有助于提高治疗的效果。其次，在进行扩张前，患者需要进行8～12 h的禁食。这是为了避免食物残渣在治疗过程中干扰气囊的扩张效果，并减少术后并发症的风险。禁食的时间应根据患者的具体情况和医生的建议进行调整。此外，在进行气囊扩张时，选择合适的时机也是至关重要的。治疗时机应考虑患者的症状、病程、并发症以及其他相关因素。对于急性幽门梗阻的患者，及时进行扩张可以迅速缓解症状，并防止进一步的并发症发生。同时，设定扩张的频数和宽度时也需要慎重考虑。扩张的频率和幅度应根据患者的具体情况进行调整，以最大限度地提高治疗效果并减少并发症的发生。医生需要根据自身经验和临床指南进行权衡，并在治疗过程中进行实时的调整和监测。另外，导丝引导也是EBD治疗中需要注意的一个环节。导丝的正确引导可以确保气囊准确地定位于幽门狭窄处，提高治疗的准确性和成功率。在导丝引导时，医生需要熟悉操作技巧，并遵循严格的无菌操作流程，以减少感染和其他并发症的风险。最终，气囊扩张的治疗目的是缓解幽门梗阻引起的症状。通过扩张幽门狭窄部位，恢复正常的食物通过和胃排空，可以显著改善患者的症状和提高患者的生活质量。

2.支架植入

支架植入作为一种常用的治疗方法，涉及多个方面的考虑。首先，支架的材质选择至关重要，因为不同的材质具有不同的生物相容性和机械性能，需要根据具体病情和患者特点做出合适的选择。其次，表面覆膜的应用可以改善支架的组织相容性和抗血栓形成能力，提高治疗效果。此外，支架的作用方式也是需要考虑的因素，可以选择自膨胀支架、药物洗脱支架或放射性支架等，以适应不同的病理情况。最后，植入时间的选择也很关键，需要在综合考虑疾病发展、手术风险和患者状况的基础上确定最佳的时机。

自20世纪90年代早期开始，支架植入在提高消化系统恶性肿瘤患者生存期方面得到了广泛应用。手术无法实施时，内镜下支架植入成为一种有效的替代治疗方法。通过内镜的引导，可以准确定位和植入支架，为患者提供了一种非侵入性的治疗选择。这种方法不仅可以缓解恶性肿瘤导致的症状，还可以提高患者的生活质量和延长其生存期。

Del Piano等的研究结果表明，相较于外科手术，支架植入在临床上具有更好的效果。通过对比两种治疗方式的数据，可以发现接受支架植入治疗的患者平均住院时间明显减少，且并发症发生率和30天死亡率也明显低于接受外科手术治疗的患者。这表明支架植入具有较低的手术风险和较少的并发症，并且在短期内能够获得良好的治疗效果。

根据相关研究，对于患有恶性幽门梗阻的患者，植入金属支架后，其症状明显得到改善，如恶心、呕吐等明显减少，食欲得到恢复，从而提高了患者的生活质量。这主要是由于支架的植入能够扩张幽门狭窄区域，恢复胃肠道的通畅性，减轻了梗阻引起的不适感。此外，支架的应用还可以减轻患者的疼痛症状，并且降低了肿瘤引起的并发症发生率。

尽管支架植入术在治疗恶性幽门梗阻方面具备一定的临床价值，然而其远期效果存在一些不尽如人意之处，同时也伴随着一系列并发症的风险，包括支架移位、阻塞、出血以及穿孔等。与非覆膜支架相比，覆膜支架的治疗效果虽然相似，但却面临更高的支架移位风险。具体而言，虽然覆膜支架在短期内能够有效地缓解幽门梗阻症状，但长期效果却并不理想。这一点主要归因于覆膜支架可能存在的材料老化、薄弱性以及支架与周围组织之间的不稳定接触。支架移位的风险在覆膜支架中更加明显，可能是由于覆膜层在支架内的滑动以及持久性的机械作用所致。

二、结论

幽门梗阻的病因和治疗方法具有多样性，因此在制定治疗方案时需要根据具体情况进行个体化选择。在非手术治疗方法中，尤其是内镜下治疗逐渐成为主流，逐步取代了传统的手术治疗方法。对于良性幽门梗阻，主张采用内镜下球囊扩张术作为首选治疗方法；而对于恶性梗阻，则推荐采用内镜下支架植入术进行治疗。这些非手术治疗方法在临床实践中表现出良好的效果，可为幽门梗阻患者提供有效的治疗选择。

第四节　癌　变

一、幽门螺杆菌（Hp）

Hp 是一种定居于胃黏膜间的非侵害性细菌，它是引发胃疾病的主要因素之一。幽门螺杆菌在胃腔中生存的能力受到定植因子和致病因子的影响。定植因子包括菌体的形态结构和特异性受体的存在，而致病因子主要是幽门螺杆菌所分泌的一系列产物。

幽门螺杆菌是一种螺旋状的微需氧杆菌，这种细菌具有逃避胃酸杀菌的能力，使其能够在胃腔中存活。幽门螺杆菌具有特异性受体，这使其能够选择性地定植于胃窦部位，这一特性有助于维持其与宿主胃黏膜的密切接触。

幽门螺杆菌通过产生大量的尿素酶在酸性环境中生存。尿素酶能够将胃腔中的尿素转化为氨气和二氧化碳，从而形成一种相对中性的微环境，为幽门螺杆菌的存活提供了便利。此外，尿素酶还能参与氨气的中性化反应，产生氨，进一步中和周围的酸。

幽门螺杆菌感染在早期并无特异症状，但感染的持续存在会导致相关疾病的发生。幽门螺杆菌感染被认为与胃炎、消化性溃疡和胃癌等胃部疾病的发生密切相关。这些疾病的发生与幽门螺杆菌引起的炎症反应、细菌产生的毒素以及宿主免疫反应的相互作用密切相关。

幽门螺杆菌感染引起的免疫反应是当前研究的热点之一。感染幽门螺杆菌后，宿主免疫系统会产生一系列炎症介质和细胞因子，试图清除细菌。然而，由于幽门螺杆菌具有一定的免疫逃避能力，宿主的免疫反应往往无法完全清除细菌，导致感染的持续存在。

幽门螺杆菌感染的迁延不愈现象引起了广泛关注。研究人员发现，幽门螺杆菌感染导致的免疫反应可能通过多种机制抑制宿主免疫系统的功能，从而使感染得以持续存在。例如，幽门螺杆菌能够抑制宿主的 T 细胞活化和细胞毒性 T 细胞的杀伤作用，同时也能够干扰宿主的免疫记忆反应。

二、Hp 感染与胃溃疡癌变

（一）胃溃疡癌变

胃溃疡癌变是指胃溃疡上皮由于长期慢性炎症的刺激而发生癌变的现象。对于判断胃溃疡是否发生了癌变，有以下几个标准可以参考：首先，溃疡处的肌层发生了断裂，这是胃溃疡癌变的一个重要指标；其次，溃疡边缘的黏膜出现了融合现象，这也是胃溃疡癌变的一个常见特征；此外，癌细胞巢位于溃疡的边缘位置，也是判断胃溃疡癌变的重要依据之一；最后，溃疡底部出现了闭塞性动脉炎等病理改变，也可以作为胃溃疡癌变的判断标准之一。

胃溃疡癌变一直是医学界存在争议的话题。关于胃溃疡是否会恶变成癌症，专家们的观点不一。一方面，一些专家认为溃疡可能存在癌变的风险，或者与胃癌发生关联；另一方面，也有专家对此持不同意见。无论如何，胃癌作为胃溃疡的严重并发症，其发生机制和相关因素仍然值得深入探讨。

临床观察和动物实验的研究结果表明，胃溃疡在一定条件下可以发展为癌症。通常情况下，癌症发生在反复受损后得以修复的溃疡周围区域。这些溃疡周围区域常常存在一系列基础病变，包括细胞增生、血管生成异常、组织纤维化等。这些病变过程可能与溃疡的恶性转变密切相关。

Hp（幽门螺杆菌）感染是胃溃疡与胃癌发生关联的重要因素之一。研究发现，Hp感染可以诱导胃上皮细胞的异常增殖，并引发细胞凋亡（程序性细胞死亡）。此外，Hp感染还能激活炎症反应，导致胃黏膜的炎症病理改变。长期持续的炎症反应与细胞变异密切相关，促进了胃癌的发生和进展。

值得一提的是，胃溃疡癌变的发生是一个复杂的多因素过程。除了Hp感染外，其他一些因素，如遗传因素、环境因素、饮食习惯等，都可能对胃溃疡的癌变潜力产生影响。因此，深入研究这些潜在因素以及它们之间的相互作用对于预防胃溃疡癌变具有重要意义。

炎症是一种生物学过程，当机体受到感染、创伤或其他刺激时，细胞会被引发并释放炎症介质。这些炎症介质的作用导致细胞浸润，从而促使机体产生一系列炎症反应。在炎症反应过程中，一些细胞可能会合成和释放致癌物质，这些物质对细胞和组织的正常功能产生不良影响，并有可能引发癌症。此外，长期存在的炎症状态还会进一步导致DNA的损伤，进而增加了癌症的发生风险。

关于胃溃疡癌变的研究显示，在我国的胃溃疡患者中，有约20.9%的人最终发展为胃癌。此外，还发现溃疡周边病变与胃溃疡癌变之间存在密切的联系。溃疡周边病变是指在胃溃疡附近出现的异常组织结构或病变，它们可能与胃溃疡的形成和癌变有着紧密的联系。

（二）Hp感染促进胃癌癌前病变及胃癌的形成

胃癌的发生是一个漫长的过程，其中Hp感染与胃癌的发生密切相关，被认为是胃癌的重要致病因素。

然而，目前有关Hp感染在胃溃疡癌变中作用的研究报道相对较少。已有研究表明，Hp感染可以加速肠上皮的化生过程，这是胃癌形成的初步阶段，最终可能导致异型增生的出现。具体而言，Hp感染在胃黏膜上引发炎症反应，刺激细胞增殖和分化过程，从而导致正常细胞发生异常变化。这些异常变化可能包括细胞形态的改变、核型异常以及细胞功能的紊乱，最终形成异型增生病变。这些病变可能是胃癌发生的先兆，为癌前病变的形成奠定了基础。

肠上皮化生是长期感染Hp的结果，异型增生则是肠上皮化生长期发展的结果。从Hp感染引起胃炎到最后胃癌的发生可能需要十几年到几十年的时间，在这一过程中，Hp定植于胃黏膜并与其他因素共同作用导致了胃黏膜萎缩及胃癌的发生。大量研究表明，Hp感染所引起的萎缩性胃炎可能是导致胃癌发生的重要环节，Hp感染导致胃癌的发生是一种间接方式，Hp感染引起的急、慢性炎症增加了DNA损伤的机会，而且通过Hp刺激胃黏膜炎症细胞释放炎性介质、AFP、氧自由基等引起细胞增殖过快，提高了恶变的概率。Hp通过诱导巨噬细胞和上皮细胞中NO通路的活化导致自由基产生，从而发生点突变和DNA的过氧化物损伤，DNA氧化损伤可导致胃上皮细胞基因修饰，从而引发癌变作用，DNA氧化损伤越多、时间越长，Hp感染患者发生胃癌的危险性就越大。

目前的研究表明，Hp感染与两型胃癌（即肠型胃癌和弥漫型胃癌）之间存在联系，这一推断得到了广泛的支持和证实。进一步的研究发现，Hp感染能够引发长期的炎症反应，从而显著增加胃癌的发生风险。这种炎症反应与自由基的生成有关，而自由基是一类高度反应性的化学物质，具有对细胞膜、DNA和其他重要生物分子的破坏性。

学术界普遍认为，Hp感染所引发的慢性炎症与端粒酶活化以及干细胞增生密切相关。具体而言，慢性炎症的存在可以导致端粒酶的活化，进而促使干细胞的异常增殖。这一现象可能是由于Hp感染诱导了一系列炎症细胞因子的释放，从而刺激了细胞增殖过程。

值得注意的是，Hp感染引起的慢性炎症不仅刺激了细胞的增殖，还增加了DNA错误复制的机会。Hp感染通过多种途径干扰了细胞的正常DNA复制和修复过程，导致DNA损伤和错误复制的累积。这进一步提高了胃癌发生的风险。

此外，Hp感染还能够促进胃癌血管的形成和扩散。研究发现，Hp感染可通过多种途径激活血管生成过程，包括血管内皮生长因子的释放、血管生成相关基因的表达增加以及炎症反应的介导。这些因素共同作用，为癌细胞提供了充足的血液供应和氧气，进而助长了肿瘤的生长和扩散过程。

1.Hp产生的毒力因子作用

幽门螺杆菌（Hp）所产生的毒力因子损伤胃黏膜，从而引发炎症反应，并增加了DNA受损的可能性。Hp所产生的毒力因子通过多种机制参与胃黏膜的病理过程。其中，一种重要的机制是尿素酶的活化。Hp感染时，细菌会释放尿素酶，它能够催化尿素分解为氨和二氧化碳。由此产生的氨可以对胃黏膜细胞产生直接的损伤作用。首先，氨具有碱性，可以中和细胞内的酸，破坏细胞内的酸碱平衡，从而干扰细胞的正常功能。其次，氨还可以直接影响细胞内的ATP合成过程。氨通过与ATP结合，形成无机磷酸酶，抑制ATP的产生。这样一来，细胞内的能量供应减少，腺上皮细胞逐渐发生萎缩，导致胃黏膜的结构和功能异常。

胃黏膜的萎缩是Hp感染后常见的病理改变之一。随着Hp感染的持续存在，毒力因子的作用逐渐积累，导致胃黏膜的细胞变性、凋亡和炎症反应的加剧。这一过程在临床上被称为胃黏膜萎缩。胃黏膜萎缩严重程度的增加与Hp感染的持续时间、细菌株的毒力以及宿主的免疫反应密切相关。

2.胃黏膜上皮细胞增殖与凋亡失衡

胃黏膜上皮细胞的增殖与凋亡是一个动态平衡的过程，在这个过程中，胃癌的发生与细胞增殖过度以及凋亡异常密切相关。

幽门螺杆菌（Hp）的毒力因子对胃黏膜细胞具有损伤作用，它会增加DNA损伤的机会，进而引发胃癌。

Hp感染会刺激炎症因子的释放，进而促进血管生成和细胞分裂。此外，Hp还能够诱导胃黏膜上皮细胞发生凋亡。

3.Hp感染导致基因突变

Hp感染引发胃癌的机制非常复杂，涉及多个基因的变化，而对于该疾病的预防和治疗方法尚未完全明确。通过研究，已经开始逐渐了解Hp感染在胃癌发生过程中的作用。

Hp对胃癌相关基因的变异起到了重要的作用，它可以干扰细胞内的基因表达，从而导致细胞过度增殖，并最终促进了胃癌的发生。这些基因的变异和异常表达，使细胞失去正常的生长和分化调控，从而破坏了胃黏膜的结构和功能。

在胃疾病的进程中，伴随着基因异常改变的发生，某些特定基因与胃癌之间的密切联系得到了证实。研究表明，p16、bel-2和Cox-2等基因在胃癌早期发展中扮演着重要的角色。这些基因的异常表达与细胞增殖、凋亡和肿瘤转移等关键过程密切相关。

p16基因是一种抑制性肿瘤抑制基因，其正常功能是阻止细胞无限增殖和肿瘤的发生。在Hp感染的作用下，p16基因常常发生突变或失活，导致其功能受损，进而使细胞无法受到正常的增殖调控，从而为胃癌的发生提供了有利条件。

bel-2基因是一种抗凋亡基因，它的过度表达会使细胞逃避程序性细胞凋亡的限制，从而促进肿瘤细胞的生长和存活。在Hp感染的影响下，bel-2基因的异常表达被观察到，并且证明与胃癌的发生密切相关。

Cox-2基因在胃癌的发生中也发挥着重要作用。Cox-2是环氧合酶-2的简称，它是一种限速酶，负责将花生四烯酸转化为前列腺素。Hp感染会导致Cox-2基因在胃黏膜中的过度表达，从而使细胞产生大量的前列腺素，进而刺激细胞的增殖和炎症反应，促进胃癌的发生和进展。Cox-2作为一种诱导型酶，其表达水平受到多种因素的调控。Hp感染引起的炎症反应和细胞损伤会刺激Cox-2的表达上调，进而导致前列腺素的过度合成。这种过度合成的前列腺素可以通过促进细胞增殖、抑制细胞凋亡、诱导血管生成和抑制免疫反应等途径，直接或间接地参与胃癌的发生和进展过程。

　　综上所述，Hp感染与胃癌之间存在着紧密的联系。通过引发基因突变和异常表达，Hp感染对胃黏膜细胞的增殖、凋亡、肿瘤转移等关键过程产生了重要影响。尤其是p16、bcl-2和Cox-2等基因的异常改变，对胃癌的早期发展具有促进作用。虽然目前还没有直接的证据能够证明Hp感染是胃癌发生的唯一因素，但通过深入的研究和探索，有望逐渐揭示Hp感染在胃癌发生机制中的具体作用和重要性。

（李波、马龙）

参考文献

[1] 李波,李汛,周文策,等.内窥镜逆行性胰胆管造影联合腹腔镜及胆道镜治疗Mirizzi综合征[J].中华普通外科杂志,2012,27(5):381-383.

[2] 王芳红,周文策,张磊,等.胆囊癌中Ki67和MMP-2的表达及临床意义[J].兰州大学学报（医学版）,2014,40(4):37-51.

[3] 邵永胜,张应天.消化性溃疡并发症的处理[J].腹部外科,2008,21(4):212-213.

[4] 倪志展,王松,朱俩辰,等.消化性溃疡穿孔修补术的远期疗效[J].中华普通外科杂志,2021,36(1):47-49.

[5] 吕昂,吴鹏波,谭诗云.合并慢性肾脏病的消化性溃疡患者的临床及胃镜下特征分析[J].医学研究杂志,2022,51(3):24-27.

[6] 刘艳.胃镜止血治疗在消化性溃疡伴出血患者中的临床效果观察[J].现代实用医学,2022,34(10):1375-1377.

[7] 朱共元,司丕成,黄勇,等.营养风险评估对老年胃十二指肠溃疡穿孔患者术后并发症的预测价值[J].胃肠病学,2019,24(4):220-223.

[8] HUDNALL A, BARDES J M, COLEMAN K, et al. The surgical management of complicated peptic ulcer disease: An EAST video presentation[J]. Journal of Trauma and Acute Care Surgery, 2022, 93(1): e12-e16.

[9] SHARBATDARAN A, SAKLA N. Gastric outlet obstruction secondary to chronic peptic ulcer disease[J]. Lancet, 2023, 402(10406): 997.

[10] NASIR A, BAI Q. Use of over-the-scope clips in patients with bleeding duodenal ulcers: Is it ready for global adoption?[J]. Gastrointestinal Endoscopy, 2023, 98(2): 269.

[11] MALFERTHEINER P, CAMARGO M C, EL-OMAR E, et al. Helicobacter pylori infection[J]. Nature Reviews of Disease Primers, 2023, 9(1): 19.

[12] SHIH I C, CHEN H C, CHUANG C H. An Unusual Cause of Refractory Gastric Ulcer[J]. Gastroenterology. 2023;164(7): 1059-1061.

[13] LANAS A, CHAN FKL. Peptic ulcer disease[J]. Lancet, 2017, 390(10094): 613-624.

[14] KAMADA T, SATOH K, ITOH T, et al. Evidence-based clinical practice guidelines for peptic ulcer disease 2020[J]. Journal of Gastroenterology, 2021, 56(4): 303-322.

第九章
特殊类型的消化性溃疡

第一节　复合溃疡

复合溃疡（combine ulcers）是指胃和十二指肠同时存在消化性溃疡，是一种特殊类型的消化性溃疡。

一、病因与发病机制

相关文献报道，大多数患者，先发生十二指肠溃疡，而后发生胃溃疡，即同时存在胃溃疡及十二指肠溃疡。其发病机制为十二指肠球部发生溃疡，十二指肠球部黏膜充血、水肿，导致幽门梗阻、胃排空不畅，引起胃潴留，食物刺激胃窦促胃液素的释放，导致胃内胃酸分泌明显增多，从而发生胃溃疡；胃溃疡多见于胃窦。复合溃疡男性患者较女性患者多见，年龄分布与胃溃疡相同，其发生率占全部消化性溃疡的7%左右。

二、临床表现

复合溃疡与普通消化性溃疡临床表现基本相同。但是也有特点，对于十二指肠溃疡患者，若出现左上腹或左侧胸椎旁疼痛，考虑合并有胃溃疡。复合溃疡患者溃疡出血发生率较高，消化道大出血多见。有文献报道十二指肠溃疡出血发生率为20%～25%，复合溃疡出血的发生率为55%～65%。十二指肠溃疡与胃溃疡的溃疡活动期没有相关性，即胃溃疡是否在活动期与十二指肠球部溃疡时相无关。复合溃疡患者中，胃溃疡的溃疡面积较十二指肠溃疡的面积大。

三、诊断与鉴别诊断

复合溃疡的确诊依靠X射线钡剂检查，随着消化内镜技术的发展，目前内镜检查对于复合溃疡的诊断更有价值，磁控胶囊胃镜检查也越来越多地用于临床及体检。复合溃疡须注意与胃泌素瘤相鉴别。

四、治疗

复合溃疡的治疗，首选内科规律抗溃疡治疗，治疗方法与普通的消化性溃疡相同。但是对于有严重并发症患者，如病程中出现消化道大出血危及生命、幽门梗阻规律抗溃疡治疗无效者，溃疡急性穿孔者，需要外科手术治疗。

第二节 幽门管溃疡

幽门管溃疡（pyloric ulcer）是指发生在幽门管区域的一种特殊类型的消化性溃疡。

一、发病率

幽门管溃疡的发病率相对较小。男性患者多于女性患者，多见于50～60岁。国内一项研究发现，14500例胃镜检查中，幽门管溃疡患者有142例（9.8%），男：女为3.6∶1，31～50岁89例。另一组报道中，幽门管溃疡占722例消化性溃疡中的70例。

二、病理

（一）病理表现

1.溃疡形状：表浅溃疡形成，形状为圆形或椭圆形。
2.好发部位：胃窦小弯侧，胃窦后壁少见。
3.单发溃疡多见，也可见2个以上的多发溃疡。
4.合并胆汁反流：出现胆汁反流较普通溃疡多。
5.溃疡周围炎症：黏膜充血、水肿明显，炎症反应重。

（二）显微镜下表现

幽门管溃疡周围黏膜明显充血、水肿，也可见黏膜糜烂及出血，也可见幽门变形。黏膜多有慢性炎症、胆汁反流及胃潴留。

三、临床表现

幽门管溃疡临床表现有以下特点：呕吐症状多见，不具备典型的周期性和节律性的普通溃疡特点，有的表现为饥饿痛，有的表现为餐后痛，有的表现为饥饿痛和餐后痛，也有些患者无临床症状。国内一项研究发现，呕吐患者占所有幽门管溃疡的39.4%。幽门管溃疡易发生幽门管充血、水肿，也可见幽门管变形，导致胃流出道梗阻，引起食物在胃内潴留，患者多表现为恶心、呕吐，呕吐物为胃内容物。幽门管溃疡出现出血时，可出现黑便与呕血。幽门管溃疡患者并发消化道出血较多，呕血、便血患者可达50%。常发生反复的溃疡出血，且出血易停止。可能是因为幽门括约肌频繁地收缩，导致溃疡面血痂易脱落。规律抗溃疡治疗效果欠佳，幽门梗阻占23.8%。恶性溃疡较少见。

四、诊断

幽门管溃疡临床症状不典型，临床上出现中上腹慢性疼痛不适，黑便和（或）恶心、呕吐，应当考虑本病，应积极行胃镜检查，目前胃镜检查为诊断本病常用方法，且为诊断本病的金标准，胃镜下表现为：
1.幽门管见圆形或椭圆形规则溃疡，溃疡表面覆有白苔，周围黏膜可见充血、水肿。
2.可见多发溃疡，可见复合溃疡，即同时存在幽门管溃疡和十二指肠球部溃疡。

3.合并胆汁反流较为多见。

4.溃疡周围黏膜充血、水肿明显。

5.幽门管可变形，幽门口呈鱼口状改变，也可见幽门梗阻。

幽门管溃疡应与幽门管恶性溃疡相鉴别。幽门管溃疡呈形状规则的圆形或椭圆形，溃疡较表浅，周围黏膜无明显隆起和中断，覆薄白苔，无污苔，对于可疑恶性溃疡患者，行内镜下活检以进一步明确诊断。

五、治疗

幽门管溃疡治疗与普通消化性溃疡治疗相似。包括一般治疗：规律作息及饮食，禁食辛辣刺激性食物，戒烟戒酒；药物治疗：抑制胃酸分泌、保护胃黏膜；若Hp阳性，给予规律抗幽门螺杆菌治疗。对于合并幽门梗阻患者，若内科规律抗溃疡治疗无效，必要时外科手术治疗；对于消化道出血患者，内科治疗及内镜下治疗无效时需要外科手术治疗。

第三节　球后溃疡

发生在十二指肠球部之后环行皱襞移行部或其以后部位的溃疡称为十二指肠球后溃疡，简称球后溃疡（post bulbar ulcer）。据文献报道，球后溃疡占消化性溃疡的5%。并发症较多。因解剖位置关系，临床上容易漏诊。近年来，随着内镜技术发展及诊疗水平的提高，球后溃疡内镜检出率有所提高。

一、流行病学

球后溃疡男性较女性多见，男女比例为11∶1～16∶1；各年龄阶段均可发病，中青年多见，平均发病年龄为29～49岁；占消化性溃疡的5%；检出率为3.5%。

二、临床表现

球后溃疡有以下临床表现：

1.中青年患者较多见，可能与生活方式、饮食习惯、压力有一定的关系。

2.与十二指肠球部溃疡临床症状相同，主要表现为上腹部饥饿样疼痛，较十二指肠球部溃疡疼痛明显。

3.多数患者有Hp感染。

4.治疗时间长，疗效差。

5.出血、梗阻并发症发生率较高，穿孔较少见。

三、并发症

（一）出血

出血部位多为十二指肠后壁。青壮年且长期吸烟饮酒、生活不规律，反复出现溃疡患者，易并发消化道出血。据文献报道，其发生率为40%～70%，较普通十二指肠球部溃疡发生率高，为其2～4倍，十二指肠血供来源于胰十二指肠上动脉，溃疡累及胰十二指肠上动脉，短期内出血迅猛，内科治疗及内镜下止血困难者，应积极外科手术治疗。

（二）梗阻

溃疡致周围黏膜充血、水肿导致肠腔狭窄，溃疡瘢痕引起狭窄，可出现梗阻，但是内镜下诊断较为困难，必要时行上消化道造影。

（三）穿孔

穿孔较为少见，球后溃疡多位于十二指肠的后内侧壁。溃疡穿透肠壁引起小网膜囊和胰腺炎症，症状似急性胰腺炎，应与急性胰腺炎相鉴别，也可因为炎症及粘连导致胆总管周围形成瘢痕，导致梗阻性黄疸。

四、诊断

球后溃疡因其部位的特殊性，临床上易漏诊及误诊，行胃镜检查及上消化道 X 射线造影检查可诊断。

（一）胃镜检查

胃镜检查为目前诊断球后溃疡最有效的手段，其内镜下特点为：

1.发生部位

球后溃疡多位于十二指肠降段，乳头以上。

2.溃疡形态

球后溃疡为多发性、表浅小溃疡，可见单发深大溃疡，约60%球后溃疡合并球部溃疡。

3.周围黏膜

溃疡周围黏膜出现明显的充血、水肿，引起十二指肠梗阻，可见肠腔狭窄、变形，内镜通过困难情况。

4.易合并出血

十二指肠血供来源于胰十二指肠上动脉，溃疡累及血管，易并发消化道大出血，另外易发生反复出血，原因为球后溃疡周围血供丰富，溃疡面下血管发生栓塞，毛细血管糜烂破溃，胃内酸性食物反复刺激，血痂形成困难，故易反复出血，出血凶猛和反复出血为球后溃疡的临床特点。

（二）上消化道 X 射线造影检查

主要诊断依据为龛影及十二指肠球后肠管狭窄。十二指肠降部的内侧、后壁出现龛影，壶腹部以下较为少见，大小多数在1 cm 以下。另外，因溃疡周围黏膜充血、水肿及溃疡瘢痕可引起局部肠腔狭窄，可有局部激惹和黏膜改变。

五、鉴别诊断

球后溃疡部位特殊，临床上易漏诊。若溃疡在十二指肠降部，应与十二指肠球后恶性肿瘤相鉴别，必要时内镜下活检，因十二指肠腺癌或转移癌好发于降部。十二指肠球后结核、球后克罗恩病等较少见，内镜下活检鉴别。若患者出现不典型疼痛，应与胆囊炎、胰腺炎、胰腺癌等鉴别。发生球后溃疡时注意排除胃泌素瘤。

六、治疗

球后溃疡的内科治疗与十二指肠球部溃疡相同，即抑制胃酸分泌，修复黏膜，必要时抗 Hp 治疗，但内科治疗效果较差。近年来，随着内镜技术的发展，内镜下止血治疗技术已成熟，若出现消化道出血，可行胃镜检查及内镜下止血治疗，若内镜下止血治疗困难，应积极外科手术治疗。若出现消化道穿孔，应积极外科手术治疗。

巨大溃疡（giant ulcer）包括巨大胃溃疡、巨大十二指肠溃疡。巨大胃溃疡指溃疡的直径大于 2.5 cm 的胃溃疡，深度超过黏膜肌层的黏膜缺损性病变；巨大十二指肠溃疡指溃疡直径大于 2 cm 的十二指肠溃疡。巨大胃溃疡占胃溃疡的 10.3%～15.25%。巨大胃溃疡恶性的可能性较大，文献报道在 155 例胃巨型溃疡发现恶性占 69.7%，良性占 30.3%，但更多的文献报道巨型胃溃疡不一定是恶性的，良性溃疡还是占多数。要与胃癌做鉴别诊断。

（一）巨大胃溃疡

男性患者较女性患者多见，文献报道，男女比例为 1.58：1，发病年龄为 22～80 岁，60～80 岁老年患者多见，病程较长，可长达 3 年以上，可能与老年患者动脉硬化、微循环功能降低，导致胃黏膜屏障防御功能减弱、溃疡愈合较慢有关，加之老年患者服用 NSAID 药物、类固醇激素等可引起胃黏膜损伤导致溃疡形成。文献报道，巨大胃溃疡内镜检出率为 1.68%。临床表现主要为上腹部不适、消瘦、贫血、呃逆、嗳气等，无特异性表现。也有患者因消化道出血为首发症状就诊。

胃巨大溃疡应当与胃恶性溃疡相鉴别，根据临床症状、内镜检查病理和影像学检查相互鉴别。临床上胃恶性溃疡患者，一般年龄较大，病程长，食欲减退明显，全身基础状况差，大便潜血呈持续阳性。胃巨大良性溃疡内镜下呈圆形或椭圆形，形状规则，基底光滑为白色、黄白色苔，周围黏膜充血、水肿。恶性溃疡表现为形状不规则，边缘不清，基底凹凸不平，覆有污秽苔，周围黏膜增生隆起，部分黏膜中断，或呈杵状增粗，活检质脆，易出血。胃巨大溃疡在 X 射线下呈圆形或椭圆形，形状规则，溃疡较深。恶性溃疡表现为溃疡大小不规则，溃疡穿透胃壁，胃蠕动差。对于巨大溃疡应常规活检以明确病理性质。怀疑恶性溃疡，但一次活检阴性患者，应在短期（1～2 周）内科系统治疗后再次胃镜检查取病理，以免误诊。胃巨大良性溃疡治疗与普通溃疡治疗基本相同。

（二）巨大十二指肠溃疡

巨大十二指肠溃疡好发部位为十二指肠后壁，也可在球后，溃疡大小在 2 cm 以上，也可达 3～6 cm，球部整个可见溃疡，病变穿孔可引起腹腔脓肿，也有报道穿孔导致胰腺炎性肿块。临床表现：大多数以上腹疼痛为主要症状，由于溃疡慢性炎症影响周围组织，导致溃疡周围组织粘连，因而疼痛剧烈，疼痛的范围也较广泛，且可向腰背部或右上胸放射，可出现严重的呕吐和体重减轻等症状，应与胆囊及胰腺疾病疼痛相鉴别。

巨大十二指肠溃疡的诊断主要为内镜检查及 X 射线检查。内镜下主要表现为：巨大溃疡形成，周围黏膜充血、水肿，底部光滑附有白苔，巨大溃疡可致肠腔狭窄变形。X 射线上消化道造影：见巨大龛影，易被误诊为十二指肠假性憩室，但龛影的大小和形状不变，且其中没有黏膜皱襞。其治疗与普通溃疡治疗基本相同，并发出血的患者先内科治疗，在内镜下治疗及药物治疗无效时，应当积极手术治疗，对于出现消化道穿孔、梗阻的患者应行手术治疗。

第四节　老年人溃疡

老年人溃疡（peptic ulcer in the aged，PUA）是指 60 岁以上的老年患者的消化性溃疡，包括胃溃疡、十二指肠溃疡或同时患有胃溃疡及十二指肠溃疡，属于特殊类型的消化性溃疡。随着人口老龄化，近年来PUA的发生有上升趋势，受到人们的重视。文献报道，随着年龄的增长胃溃疡发病率增加。在我国65岁以上胃溃疡发病率为5.2%，70岁以上胃溃疡发病率为8.5%。国外大量尸检统计，PUA的尸检发现率约为5%。

一、病因

对于老年人溃疡，其发病原因目前不完全清楚。目前认为可能的因素为：随着患者年龄的增长，出现胃黏膜萎缩、胃血流量减少以及胃黏膜–黏液屏障功能减弱，基础疾病较多，以及服用NSAID药物等。

二、临床表现

老年人消化性溃疡在临床上诊断较为困难，因其临床症状不典型，容易漏诊及误诊。临床上多表现为以下4种情况：

1.有腹部疼痛症状，但节律性腹痛少。

2.无腹部疼痛症状，表现为呃逆、嗳气、腹胀、恶心、呕吐、食欲不振等消化不良非特异性临床表现。

3.无消化系统临床症状，在体检或因其他疾病行相关检查发现消化性溃疡。

4.并发症为首发临床症状。

体征多不典型，老年人患胃溃疡及十二指肠溃疡的比例相当。胃溃疡以高位溃疡多见，应当与恶性溃疡相鉴别。

三、并发症

（一）出血

文献报道，老年人溃疡并发大出血率为20%～40%，对于老年患者，发生消化道出血时，其临床表现与出血量有时不相符合，有患者出血量大，但是临床表现较轻，有的仅表现为头晕、心慌等症状，这些患者容易被误诊。对于老年人溃疡患者，其年龄越大出血量也越大，再次出血比例升高，老年患者血管动脉硬化多见，其弹性差，脆性增加，故内镜下止血较青年患者困难。

（二）穿孔

约16%～28%的老年人溃疡并发穿孔，发生穿孔时症状不典型，表现为定位不明确的腹痛，体格检查时腹部有压痛和肌紧张，但多数有反跳痛，发生穿孔时死亡率高。

（三）幽门梗阻

老年人消化性溃疡幽门梗阻发生率为3%～8%，呕吐后容易引起电解质代谢紊乱，低钾血症及脱水多见，可发生代谢性碱中毒。

（四）癌变

老年人消化性溃疡癌变率为5%左右，常见胃溃疡发生癌变，而十二指肠溃疡发生癌变极少，但是也有文献报道十二指肠溃疡发生癌变的病例。

四、治疗

老年人消化性溃疡的治疗与普通溃疡的治疗相似，老年人具有特殊性，其胃黏膜修复能力较差，故溃疡愈合较慢，疗程一般较普通溃疡长。此外，老年人溃疡的复发率较高，部分患者需要长期维持治疗。对于根除Hp治疗失败、Hp检测阴性且溃疡深大、有溃疡并发症、易复发和长期服用NSAID者，应长期维持治疗。对于溃疡并发出血患者，首选内科治疗，若治疗效果差，应选择手术治疗，但PUA并发出血的患者，外科手术死亡率可高达25%，对于并发消化道穿孔的患者，内科保守治疗效果差，应尽早外科手术治疗，但手术死亡率明显高于青壮年溃疡患者。

第五节　儿童期溃疡

儿童期溃疡（Peptic ulcer in childhood）是指14岁以下的儿童发生的消化性溃疡。儿童期溃疡发病率较成人溃疡发病率低，近年来有增加趋势，可能与儿童内镜检查技术发展及环境变化有一定关系。

一、发病率

儿童期溃疡可发生在各个阶段儿童，7～14岁患儿较多，男性多于女性，比例为2.64∶1，可能因为雌激素刺激十二指肠黏膜分泌碳酸氢盐，黏膜防御功能增强，从而减少溃疡发生。十二指肠溃疡多见，与胃溃疡比例为4∶1。

二、病因和发病机制

（一）胃及十二指肠黏膜防御功能欠佳

儿童黏膜屏障发育不完善，胃酸分泌过多，故易发生溃疡。

（二）Hp感染

儿童溃疡患者，Hp检出率为60%左右，规律抗Hp治疗后溃疡发生明显减少。

（三）精神因素

7～14岁患儿较多，可能因为学习负担重，焦虑、睡眠不足，精神刺激及创伤后诱发，儿童神经系统发育不完善，缺乏紧张调节能力，这提示精神因素与消化性溃疡相关。

（四）应激状态

如严重败血症、大面积烧伤等可导致全身循环障碍，降低胃黏膜抵抗力，继发应激性溃疡。

（五）饮食习惯

小儿饮食无规律，进食刺激性食物等不良饮食习惯可诱发消化性溃疡。

（六）遗传因素

消化性溃疡的发生与遗传有一定的关系，文献报道，O 型血患者发生十二指肠溃疡的概率较其他血型患者高。文献报道，37.5% 患儿有溃疡家族史。

三、临床表现

儿童期消化性溃疡可分为原发性溃疡和继发性溃疡。原发性溃疡年长儿多见，多呈慢性病程，继发性溃疡又称为应激性溃疡，婴幼儿多见。

儿童期消化性溃疡无特异性临床症状，临床表现较为复杂，年龄越小越复杂，临床易漏诊、误诊，也有患儿因并发症就诊。临床上主要表现为：上腹痛，呈阵发性，疼痛性质为隐痛、绞痛、胀痛，无明显周期性、节律性疼痛，无明显餐后疼痛、饥饿疼痛。恶心，呕吐，嗳气，食欲不振，腹胀，反酸，继发性溃疡因应激状态，如败血症、大面积烧伤等而发生。也有因上消化道出血，即呕血、呕吐物为咖啡色样物，解黑便，头晕乏力等原因就诊。

四、并发症

（一）出血

消化性溃疡引起的胃或十二指肠出血，主要表现为柏油样便，呕咖啡样物或呕血，便血，胃溃疡出血多可出现呕咖啡样胃内容物，十二指肠溃疡出血多为柏油样便，出血量大时出现呕血，患儿因溃疡出血引起贫血，也可因贫血为首发症状就诊。

（二）梗阻

十二指肠溃疡引起的梗阻较多见，临床上表现为恶心、呕吐，上腹部胀满，胃镜检查见幽门狭窄、痉挛，瘢痕形成。

（三）穿孔

穿孔的临床表现为剧烈腹部疼痛、发热，伴有恶心、呕吐，体格检查为急性病容，腹壁紧张，腹部明显压痛、反跳痛，十二指肠球部前壁溃疡穿孔多见，穿孔大小一般为 0.5～1.0 cm。

五、诊断

随着内镜技术的发展，儿童胃镜检查技术较前明显提高，目前诊断儿童期溃疡主要依据胃镜检查及 X 射线检查。

（一）临床特点

儿童期消化性溃疡因年龄不同，临床特点不同。患儿有以下临床表现应考虑本病：

1.上腹部疼痛，呈阵发性，疼痛性质为隐痛、绞痛、胀痛，无明显周期性、节律性疼痛，无明显餐后疼痛、饥饿疼痛。

2.恶心、呕吐，餐后加重，呕吐物为胃内容物。

3.呕血、解柏油样便，患儿不明原因贫血。

4.父母有溃疡病患儿。

5.有服用损伤胃黏膜药物（如 NSAID、糖皮质激素药物）病史。

（二）内镜检查

内镜检查是诊断消化性溃疡最直接、最有效的办法，内镜检查不仅可以明确诊断，而且可行内镜下溃疡出血止血治疗，消化性溃疡内镜下为圆形、椭圆形溃疡，也可见线形溃疡，周围黏膜充血、发红，溃疡面附着有白苔，十二指肠球部溃疡好发于前壁，胃溃疡好发于胃窦。小儿胃镜检查一般为无痛胃镜检查，检查前应当严格麻醉评估。

（三）X射线检查

儿童期胃溃疡X射线检查见消化道造影表现为浅龛影，可见胃窦痉挛、狭窄及排空延迟，十二指肠球部溃疡表现为圆形或椭圆形龛影，周围黏膜纠结、紊乱，球部激惹。

六、鉴别诊断

在考虑儿童期消化性溃疡的诊断时，应注意排除其他疾病。

（一）腹痛

腹痛最常见的原因如下：

1.肠痉挛

特点是无规律性脐周痛，几分钟或稍长时间自行缓解，剑突下无压痛，不伴其他症状。

2.胆道蛔虫症

多诉右上腹痛，较剧烈，不能忍受，常呕出胆汁与蛔虫，结合排蛔虫史、大便镜检出现蛔虫卵等有助于鉴别。

3.腹型癫痫

发作有规律，周期性发作，持续数分钟到数十分钟。有时伴意识障碍，脑电图异常及抗癫痫药治疗有效可鉴别。

4.腹型过敏性紫癜

常伴腹痛，称为腹型，可于紫癜前、后发生或与紫癜同时发生，多为全腹痛，疼痛也较剧烈，常伴呕吐。

（二）呕血

对呕血患儿首先排除鼻咽部出血，新生儿和小婴儿呕血可见于食管裂孔疝等；年长儿呕血需与肝硬化食管静脉曲张破裂出血及全身出血性疾病鉴别，有时还应与咯血相鉴别。

（三）便血

主要表现为柏油样便，也可为血便，腹痛、便血，应与过敏性紫癜、肠套叠、坏死性小肠结肠炎相鉴别，无痛性便血应与Meckel憩室、肠息肉鉴别。

七、治疗

治疗目的为消除临床症状，促进溃疡愈合，防止溃疡复发，预防溃疡并发症。

（一）一般治疗

规律进食，尽量避免辛辣刺激性食物，避免损伤胃黏膜药物，如NSAID，避免坚硬、过酸等对胃黏膜损伤食物。

（二）药物治疗

1.目的

抑制胃酸分泌、修复黏膜，Hp阳性患儿必要时规律抗Hp治疗。常用药物如下：

（1）质子泵抑制剂

H^+-K^+-ATP酶抑制剂，作用于胃壁细胞，抑制细胞内H^+转移至胃腔内，从而升高胃内pH值，儿童常用药物为奥美拉唑，剂量为每日0.6～0.8 mg/kg，空腹服用，服用2～4周。

（2）胃黏膜保护剂

如硫糖铝混悬凝胶，在胃内与蛋白形成大分子复合物，凝聚成糊状物覆盖于溃疡的表面起保护作用，也可增加内源性前列腺素形成，促进溃疡愈合。常用剂量为每日10～25 mg/kg，分4次口服，服用2周。还有枸橼酸铋钾、蒙脱石散等。

（二）抗Hp治疗

1.药物治疗

临床常用的药物有：

（1）枸橼酸铋钾6～8 mg/(kg·d)；

（2）阿莫西林50 mg/(kg·d)；

（3）克拉霉素15～30 mg/(kg·d)；

（4）甲硝唑25～30 mg/(kg·d)。

2.手术治疗

出现以下情况，应当评估是否需要外科手术治疗：

（1）消化道穿孔；

（2）难以控制的消化道出血，失血量大，48 h内失血量超过血容量的30%；

（3）幽门梗阻，经胃肠减压等内科治疗3天仍无改善者；

（4）慢性难治性疼痛。

八、预后

儿童期溃疡临床症状不典型，常因并发症如出血、穿孔就诊，年龄越小预后越差，尤以新生儿期最危险，如合并消化道穿孔，则患儿的病死率较高；年长患儿，溃疡病的程度比成人轻，多数患儿经规律的内科治疗4周内溃疡即能愈合，仅少数病例可致局部瘢痕性狭窄，引起幽门梗阻，需手术治疗。

第六节　无症状性溃疡

无症状性溃疡是指没有任何消化系统症状的消化性溃疡。文献报道其发生率为5%～10%，尸检中约为3%～24%。部分消化性溃疡者无明显临床症状，早期诊断较为困难。对于无症状性消化性溃疡，应引起临床医师的重视，掌握其临床特点，避免严重并发症的发生，做到早期识别。

一、病因和发病机制

无症状性溃疡的无痛机制可能与十二指肠末梢神经反应不灵敏、疼痛者的阈值高有关，特别是老年人，其症状不典型或无明显症状，可能是老年人与其痛觉刺激不够敏感，胃神经末梢反应迟钝等相关。

二、临床表现

无症状性溃疡起病隐匿，患者可无症状，多数患者因消化道出血首次就诊，消化道出血为无症状性溃疡就诊的主要原因。另有少部分患者见不典型症状，如感腹胀、呃逆、嗳气、食欲不振、反酸、烧心、乏力等症状，易被忽视。易被误诊为消化不良、功能性胃肠病、胃食管反流病、慢性胃炎等。

三、治疗

无症状性溃疡的治疗与普通的消化性溃疡的治疗基本相同，主要是临床上早期识别，积极抗溃疡治疗。

药物治疗主要包括：

1. 抑制胃酸分泌

常用药物为：

（1）H_2RA：西咪替丁、雷尼替丁等。

（2）PPI：奥美拉唑、雷贝拉唑。

2. 规律抗Hp治疗

若患者Hp阳性，规律抗Hp治疗。

四、预防

一方面，注意预防，消除诱因，如规律饮食、避免辛辣刺激性的食物、慎用非甾体抗炎药等；另一方面，无症状性溃疡是消化性溃疡的特殊类型，临床医师应高度重视，尽早行胃镜检查，早发现、早诊断、早治疗。

第七节　难治性溃疡

难治性溃疡（refractory peptic ulcer）是指消化性溃疡通过规律抗溃疡治疗，即十二指肠球部溃疡治疗8周、胃溃疡治疗12周后溃疡不能愈合，或溃疡愈合后在维持治疗情况下复发者。消化性溃疡通过规律抗Hp治疗及抑酸治疗，多数能愈合。但仍有少部分消化性溃疡通过规律抗溃疡治疗效果差，难以愈合，或停药后溃疡易复发。

一、影响溃疡愈合的因素和对策

（一）幽门螺杆菌（Hp）感染

Hp感染是消化性溃疡的主要病因。规律抗Hp治疗，可促进溃疡的愈合，可明显降低消化性溃疡的复发率。Hp持续感染有以下原因：一方面，根除Hp困难。患者抗Hp治疗依存性差，不能规律服用抗Hp药物，近年来Hp耐药，既往治疗方案无效。另一方面，Hp结果呈假阴性。检测Hp感染之前，患者可能服用质子泵抑制剂、铋剂、抗生素等药物，导致结果呈假阴性。

（二）服用NSAID

服用NSAID可引起消化性溃疡，长期服用NSAID，影响溃疡愈合，导致溃疡复发，所以要遵医嘱，严格按说明书使用NSAID，避免滥用药物，以免发生不良反应。

（三）吸烟

吸烟是消化性溃疡的危险因素，可增加消化性溃疡的发病率。吸烟影响溃疡愈合，还可降低Hp的根除率。

（四）影响溃疡愈合的其他疾病

如尿毒症患者、肝硬化失代偿期患者及心肺基础疾病患者消化性溃疡发病率较普通人群高。溃疡愈合慢，多数为难治性溃疡，存在影响溃疡愈合的其他疾病，需要积极规律抗溃疡治疗。

（五）溃疡本身因素

内镜观察显示消化性溃疡的愈合速度一般为每周3 mm，因此，巨大溃疡愈合较慢。对于多次反复的溃疡，周围黏膜纤维化、变形，也会影响溃疡愈合。

（六）溃疡样病变

对于恶性肿瘤、克罗恩病、结核以溃疡样病变表现，规律抗溃疡无效，应当尽早行胃镜检查，取活检及其他辅助检查，以明确诊断，以免误诊而耽误治疗。

二、难治性溃疡的药物治疗

（一）抗Hp

对于Hp阳性溃疡患者，规律抗Hp治疗可促进溃疡愈合。

（二）药物治疗

常用药物：

1.H_2RA

目前国内常用的H_2RA有西米替丁、雷尼替丁、尼扎替丁等，如一种药物治疗效果差，可加大剂量或换用另一种药物。

2.质子泵抑制剂（PPI）

PPI抑制H^+由细胞内转移到细胞外，一般服用6～8周，难治性溃疡患者，必要时可服用至12周。

3.胃黏膜保护剂

胃黏膜保护剂种类较多，如硫糖铝混悬凝胶，与胃内蛋白质结合形成大分子化合物，覆盖于胃黏膜表面，从而起到保护胃黏膜作用。

三、预防溃疡复发的措施

（一）去除病因

戒烟、规律抗 Hp 治疗，停用 NSAID。

（二）维持治疗

对于溃疡复发的高危人群必要时维持治疗，这类人群包括有溃疡并发症史、复发史、难治性溃疡、巨大溃疡、伴有影响溃疡愈合和复发的疾病、Hp 难以根除或持续服用 NSAID 者等。维持治疗的药物有 H_2RA 和 PPI，可用标准剂量半量 H_2RA、全量 H_2RA 或标准剂量 PPI。

第八节　NSAID 相关性溃疡

NSAID 相关性溃疡（NSAID-associated peptic ulcer disease）是服用 NSAID 引起的一种消化性溃疡，文献报道，全世界有超过 3000 万人每天服用非甾体抗炎药物，因为其具有镇痛、抗炎、解热及抗血小板聚集的作用。其副作用也较为多见。NSAID 相关性溃疡老年人群中较为多见，其中以老年女性多见，临床上表现多为无痛性消化性溃疡，其中胃溃疡较十二指肠溃疡多见，出现消化道出血及穿孔并发症较为多见。

一、发病机制

NSAID 通过抑制环氧合酶（COX）发挥作用，这是一种合成前列腺素和血栓素的酶。COX 有两种亚型：COX-1 和 COX-2。COX-2 具有促炎作用，诱发疼痛和发热，而 COX-1 调节前列腺素的合成，参与胃肠道黏膜保护、凝血早期阶段、血管内皮完整性和肾脏血流动力学。NSAID 抑制胃肠道黏膜中 COX-1 和 COX-2 活性，引起前列腺素（PG）合成减少。PG 的主要作用是调节胃肠道黏膜血流及黏膜完整性。NSAID 具有两个主要家族：非选择性非甾体抗炎药和选择性 COX-2 抑制剂。不同的非甾体抗炎药发生消化性溃疡和心血管事件的风险有显著差异。与 NSAID 相关的消化性溃疡的危险因素包括年龄大于 60 岁、既往有消化性溃疡病史、Hp 感染等。

二、临床表现

NSAID 相关性溃疡临床表现无特异性，大多数与消化不良症状相似，如恶心、呕吐、呃逆、嗳气、食欲不振等，最主要的特点就是服用 NSAID 病史，故应详细询问病史及药物服用史。患者也可出现消化性溃疡相关的并发症，如消化道出血、穿孔及幽门梗阻等，老年患者易出现上述症状，在服用药物的早期容易出现，随着药物服用时间的延长，胃黏膜对药物适应，上述症状逐渐消失。内镜检查结果与临床症状不一定相符合。

三、诊断

有服用 NSAID 病史，具有上消化道不适症状，如呃逆、嗳气、恶心、呕吐、反酸、食欲减退和相应的消化性溃疡的体征，随着内镜技术的发展，内镜检查发现有胃黏膜损害，胃溃疡或十二指肠溃疡形成。对于 NSAID 相关性溃疡，其危险因素有以下几个：吸烟、饮酒、高龄、既往有溃疡病史、长期服用NSAID病史。内镜检查对于NSAID相关性溃疡的诊断和治疗方面有重要作用。NSAID相关性溃疡好发于胃窦部，溃疡较小且表浅，边缘整齐，单个病灶多见，也有多发。病理活检可与恶性肿瘤相鉴别。

四、治疗

NSAID相关性溃疡治疗较为困难，尤其是对于长期服用NSAID又不能停止患者。

（一）药物治疗

1.根据药品说明书及医嘱安全、合理地使用NSAID。
2.常用药物
（1）H_2受体拮抗剂（H_2RA）：雷尼替丁等。
（2）PPI：雷贝拉唑、泮托拉唑等。

（二）抗Hp感染治疗

同时存在Hp感染者，应根除Hp治疗。

（三）手术治疗

对于出现并发症如消化道出血、穿孔，内科治疗无效时，外科手术治疗。

五、预防

当患者因使用NSAID而出现并发症时，必须采取措施防止复发。常用措施如下：
1.仔细审查NSAID的适应症。如果没有需要，应停止服用NSAID，避免滥用药物。
2.如果需要使用NSAID，尽量选择COX-2抑制剂，如塞来昔布。
3.确实需要非选择性NSAID，必要时服用PPI。
4.对于需要长期服用者，必要时行胃镜检查评估。
5.合并Hp感染患者，抗Hp治疗。

第九节　类固醇相关溃疡

类固醇相关溃疡（steroid-associated ulcers）是指应用外源性糖皮质激素引起的消化性溃疡。糖皮质激素（glucocorticoid，GC）是肾上腺皮质分泌的一种激素，属于甾体类化合物。糖皮质激素临床应用广泛。GC对胃黏膜有损伤作用。应用GC治疗后消化性溃疡的发病率显著增加，约为11%～31%，其临床特点为症状轻，而出血、穿孔等并发症发生率高和死亡率高。

一、发病机制

糖皮质激素临床应用广泛，是一种作用于机体全身的重要激素，在小剂量时几乎没有不良反应；当剂量增加时，不良反应也随着加大；目前认为糖皮质激素剂量和应用时间长短、联合NSAID是糖皮质激素导致溃疡及并发症的确切危险因素。糖皮质激素引起消化性溃疡的机制目前尚不明确，可能与糖皮质激素促进胃酸和胃蛋白酶分泌，胃液的分泌减少，促进各种细胞因子和炎症介质表达等有关，这些因素使得胃黏膜防御机制减弱，从而诱发或促进溃疡的形成。

二、病理

在病理上，表现为急性胃黏膜病变，其病变与危重症引起的应激性溃疡无明显区别。

三、临床表现

糖皮质激素引起的消化系统症状较多，常见有上腹部不适、上腹痛、呃逆、嗳气、恶心、呕吐及反酸等症状。其临床特点为：

1.无症状或症状不典型。部分患者有消化道症状，有时可突发消化道大出血或穿孔。

2.X射线钡剂透视，不易发现龛影，仅见轻度畸形，病变走行不僵硬，内镜检查可明确诊断。

四、诊断

首先是服用糖皮质激素病史；其次，有消化系统的临床表现，如上腹部疼痛不适、呃逆、嗳气、恶心、呕吐及反酸等症状，也有因消化道大出血、穿孔发现，胃镜检查或X射线检查见消化性溃疡。

五、治疗

治疗的目的：消除症状、促进愈合、防治并发症。常用药物：

1.H_2RA

目前国内常用的H_2RA有西米替丁、雷尼替丁、尼扎替丁等，如一种药物治疗效果差，可加大剂量或换用另一种药物。

2.PPI

常用的PPI是艾司奥美拉唑、奥美拉唑、雷贝拉唑、泮托拉唑等。用PPI治疗6～8周，90%以上十二指肠球部溃疡可愈合。治疗12周90%的胃溃疡可愈合。根除Hp：Hp阳性的消化性溃疡除抗溃疡治疗外，要根除Hp治疗。

3.黏膜保护剂

替普瑞酮可促进黏膜液合成、分泌，促进胃黏膜上皮合成，促进分泌高分子糖蛋白、磷脂、碳酸氢盐、内源性前列腺素，抑制应激引起的己糖胺减少。

六、预防

类固醇激素相关溃疡的发生，与糖皮质激素应用有关，临床应用糖皮质激素时应严格把握糖皮质激素治疗的适应症及禁忌症，合理使用糖皮质激素，必要时应当与PPI类药物同服。正确地应用药物能提高疗效，降低不良反应。

第十节　对吻溃疡

对吻溃疡（kiss ulcer）是指十二指肠球部前后壁或大小弯侧同时出现消化性溃疡。对吻溃疡好发于青壮年患者，男性患者多见，也可发生在各个年龄阶段。其病因、病理、发病机制及临床表现、治疗与普通十二指肠球部溃疡一致。主要根据病史、查体及辅助检查明确诊断。

对吻溃疡的诊断目前主要依靠胃镜检查。胃镜检查可明确病变部位、大小及形状，必要时行内镜下黏膜活检以进一步明确溃疡性质。对吻溃疡在胃镜下表现为：十二指肠球部前后壁可见圆形、椭圆形对称的溃疡，也可见不规则对称溃疡，附有白苔，周围黏膜充血、水肿，愈合期或瘢痕期溃疡可见周围黏膜向溃疡中心集中，可见十二指肠球部变形，肠腔狭窄。对吻溃疡治疗与普通十二指肠溃疡治疗基本相同，即抑制胃酸分泌、修复黏膜，Hp 阳性患者，规律抗 Hp 治疗，溃疡较大患者警惕穿孔可能。

第十一节 Dieulafoy 溃疡

Dieulafoy 溃疡，最早于 1884 年由 Garland 报道，即胃黏膜下血管破裂出血，其实质为胃黏膜下血管先天畸形，胃黏膜受食物、胃液刺激，损伤破裂，血管突出于胃黏膜表面而发生血管断端出血。临床特点为病灶隐匿，出血在短期内迅猛，极易发生失血性休克。

一、发病机制

该病发病机制目前尚不明确，目前认为，好发于胃体上部及距贲门 3～6 cm 以内，以胃小弯侧较为多见，但是随着内镜技术的发展，临床诊断水平的不断提高，可见 Dieulafoy 溃疡发生在全消化道，如食管、胃、小肠及结肠、直肠等。目前认为胃 Dieulafoy 溃疡出血动脉主要为胃左动脉的分支，该动脉进入胃肌层后未变细，以恒径进入黏膜下层及黏膜肌层，Wanken 纤维束将其与胃黏膜紧密相连接，胃黏膜损伤引起缺血坏死后血管断端暴露，引起出血。胃黏膜下恒径动脉直径约为 1～4 mm，恒径动脉增多迂曲是发病的基础。胃黏膜损伤，恒径动脉搏动冲击其表面的胃黏膜，使其变薄受损，恒径小动脉突破受损的黏膜而突起在受损胃黏膜的表面，出现血管的自发性破裂引起出血，发生消化道出血。也可因外界因素的影响，如应激状态、暴饮暴食等，导致胃黏膜损伤，恒径小动脉突破于黏膜表面而出现消化道出血。随着出血量的增加，血压下降，血栓形成，恒径动脉出血可能会暂时停止，血管再次潜入胃黏膜下，常常内镜检查甚至手术探查时很难发现出血灶，易漏诊。因病变多位于胃体上部，其更容易受到机械性损伤及刺激，更易发生出血。

二、病理表现

Dieulafoy 溃疡，肉眼见病变位于胃体上部，黏膜表面呈结节状隆起，表面附着血凝块，黏膜下层见血管显露，出血呈喷射状。显微镜下表现：胃黏膜肌层动脉直径明显增粗并且扭曲成角，形成扩张动脉，溃疡渗出及水肿不明显，无肉芽组织和纤维化表现，周围可见炎症细胞。

三、临床表现

以突发性、反复发作、间歇性的呕血或黑便为主要临床特征，具体表现：
1.起病急骤，常有一定的诱因，吸烟、应激状态等为常见的诱因。
2.病变部位隐匿，出血量大，病死率高。临床表现为，突发消化道出血，易发生失血性休克，每次出血量多在 1000 mL 以上，内科保守治疗无效，严重时危及生命。病变部位隐匿，内镜下极易漏诊，根据文献报道，一次内镜检出率约为 30%，很多患者需要多次内镜检查才能明确诊断。

3.病程表现为间歇性和难治性。动脉破裂出血后，随着血压下降，表面血痂形成，出血可能会暂时停止，但随着血压的回升、血痂的脱落，会再次出现大出血，该病呈间歇性发作。因出血部位隐匿，多次内镜检查不一定能发现，诊断较困难，而呈难治性。

4.中老年男性多见。对于难以明确出血部位、反复大出血患者应考虑本病。

四、检查与诊断

Dieulafby溃疡临床不常见，病变部位隐匿，且微小无活动性出血时，临床上无症状，诊断极为困难。对反复消化道大出血而出血部位难以发现时应考虑本病，反复多次内镜检查有助于本病的诊断。

（一）内镜检查

内镜下表现为：

1.孤立性胃局部性黏膜缺损，大小为2～5 mm，缺损的胃黏膜周围黏膜见充血、水肿，中央可见喷射性出血。

2.黏膜缺损处可见凸出的血管断端，血管断端表面可见喷射性出血，也可见血痂及血凝块。

（二）血管造影

对于活动性消化道出血患者，内镜下无法明确出血灶患者，行选择性血管造影检查可见末梢动脉增多、扭曲，呈不规则的扩张状态，动脉瘤或动静脉分流较为罕见。

（三）手术探查

内镜下止血治疗失败患者，考虑本病，可行外科手术探查。在缺乏术前诊断及内镜检查、血管造影未见异常时，外科手术可明确诊断。

五、治疗

（一）一般治疗

该病因出血迅猛，极易引起失血性休克，内科保守治疗效果差，但是应当积极支持治疗，以维持生命体征平稳，为下一步有效治疗创造条件。一般治疗包括禁食水，抑制胃酸分泌，适当应用止血药物，维持水电解质平衡，若发生失血性休克，应当积极抗休克治疗。

（二）内镜治疗

内镜治疗是目前治疗Dieulafoy溃疡的首选方法。内镜治疗方法主要有：

1.内镜下注射疗法

局部注射加入肾上腺素的盐水（一般比例为1∶10000）、无水乙醇、组织栓塞剂及葡萄糖等。

2.止血夹治疗法

内镜下找到出血部位，暴露溃疡面，用止血夹夹住血管断端，止血效果显著。

3.套扎治疗法

内镜下用套扎器套扎血管断端，用于食管胃连接部上部胃体后壁的出血。

内镜下止血困难，可以上方法联合使用。

（三）血管造影栓塞术治疗

血管造影可在明确出血部位的同时行栓塞治疗，适用于内镜下止血困难或失败的Dieulafoy溃疡。但此项技术发现病灶的阳性率低，临床成功病例报告并不多。

（四）手术治疗

内镜治疗无效患者可选择手术治疗。

六、预后

Dieulafoy溃疡，多数急性发病，及时行内镜下治疗或外科手术治疗后，多数患者预后良好。

（于忆）

参考文献

[1] KAVITT R T, LIPOWSKA A M, ANYANE-YEBOA A. Diagnosis and Treatment of Peptic Ulcer Disease[J]. American Journal of Medicine, 2019, 132(4): 447−456.

[2] SVERDÉN E, AGRÉUS L, DUNN J M. Peptic ulcer disease[J]. BMJ, 2019, 367: l5495.

[3] SCHULMAN A R, TAVAKKOLI A, THOMPSON C C, et al. Making the Connection[J]. New England Journal of Medicine, 2017, 376(5): 476−482.

[4] SJOMINA O, HELUWAERT F, MOUSSATA D. Helicobacter pylori infection and nonmalignant diseases[J]. Helicobacter, 2017, 22 (1): 10.

[5] PLITZKO G, SCHMUTZ G, KRÖLL D. Ulcer Disease in the Excluded Segments after Roux-en-Y Gastric Bypass: a Current Review of the Literature[J]. Obesity Surgery, 2021, 31(3): 1280−1289.

[6] SHARBATDARAN A, SAKLA N. Gastric outlet obstruction secondary to chronic peptic ulcer disease[J]. Lancet, 2023, 402(10406): 997.

[7] GURUSAMY K S, PALLARI E. Medical versus surgical treatment for refractory or recurrent peptic ulcer[J]. Cochrane Database of Systematic Reviews, 2016, 3(3): CD011523.

[8] SALEH M, SOHRABPOUR A A, MEHRABI M R, et al. Therapeutic approach of adipose-derived mesenchymal stem cells in refractory peptic ulcer[J]. Stem Cell Research Therapy, 2021, 12(1): 515.

[9] GURUSAMY K S, PALLARI E. Medical versus surgical treatment for refractory or recurrent peptic ulcer[J]. Cochrane Database of Systematic Reviews, 2016, 3(3): CD011523.

[10] SONO M, FUKUDA A, YAZUMI S. Refractory Perforated Gastric Ulcer after Particle Beam Radiation Therapy Followed by Bevacizumab Treatment [J]. Clinical Gastroenterology & Hepatology, 2020, 18(8): A41−A42.

[11] MULLADY D K, WANG A Y, WASCHKE K A. AGA Clinical Practice Update on Endoscopic Therapies for Non-Variceal Upper Gastrointestinal Bleeding: Expert Review[J]. Gastroenterology, 2020, 159(3): 1120−1128.

[12] SUGAWARA K, KOIZUMI S, HORIKAWA Y, et al. Is the new potent acid-inhibitory drug vonoprazan effective for healing idiopathic peptic ulcers? A multicenter observational study in Akita Prefecture, Japan[J]. Journal of Gastroenterology, 2019, 54(11): 963−971.

第十章
消化性溃疡的治疗药物

第一节　抑制胃酸分泌的药物

一、H₂受体拮抗剂

H₂受体拮抗剂（histamine-2 receptor antagonist，H₂RA）可有效阻断内源性组胺或外源性组胺与胃黏膜壁细胞基底膜H₂受体的结合，抑制壁细胞的24 h胃酸分泌的70%，减少胃蛋白酶的释放，同时也可减少刺激造成的胃酸分泌，从而起到治疗作用。常用H₂受体拮抗剂有西咪替丁、法莫替丁、雷尼替丁、尼扎替丁，还有罗沙替丁、乙溴替丁和拉呋替丁等。

二、质子泵抑制剂

质子泵抑制剂（proton pump inhibitor，PPI）入血后，特异性地进入胃壁细胞内，与管泡膜上的H^+-K^+-ATP酶不可逆地结合，使其失去活性，从而抑制基础胃酸分泌，同时也可抑制组胺、乙酰胆碱、胃泌素、进食等多种刺激引起的胃酸分泌。质子泵抑制剂抑制食物刺激引起的胃酸分泌效果最佳，长时间空腹时，壁细胞中H^+-K^+-ATP酶最多，此时使用PPI最有效。常用质子泵抑制剂有奥美拉唑、雷贝拉唑、兰索拉唑、泮托拉唑、艾普拉唑、艾司奥美拉唑、替那拉唑、莱米诺拉唑等。

钾离子竞争性酸阻滞剂（potassium-competitive acid blocker，P-CAB）是一种新型抑酸药，属于可逆性质子泵抑制剂。P-CAB可竞争性结合H^+-K^+-ATP酶的K^+位点，从而可逆性地抑制胃酸分泌。常用药物包括沃诺拉赞、瑞伐拉赞、替戈拉生等。

三、胃泌素受体拮抗剂

胃泌素及其受体拮抗剂，对胃泌素刺激引起的胃酸分泌有较高的抑制作用，可阻断幽门胃泌素受体，抑制幽门G细胞分泌胃泌素，从而减少其刺激引起的胃酸分泌。丙谷胺是胃泌素受体拮抗剂，可阻断幽门胃泌素受体，抑制胃泌素分泌，也可抗胃酸分泌过度，抗平滑肌痉挛和保护胃黏膜，进而减少胃酸对溃疡面的刺激，促进溃疡愈合。

四、选择性毒蕈碱受体阻滞剂

选择性毒蕈碱受体阻滞剂可选择性地结合壁细胞上的M_1受体，阻断乙酰胆碱的作用，从而进一步抑制壁细胞的酸分泌。心、胃肠、汗腺、唾液腺等器官的胆碱能神经节后纤维分布有毒蕈碱受体。哌吡氮平（pirenzepine）是选择性毒蕈碱受体阻滞剂，对胃黏膜的毒蕈碱受体的亲和力高，而对平滑肌、心肌和唾液腺的亲和力低，且其亲水性高，不易透过血脑屏障，因此对中枢系统无明显影响，不会引发心动过速、瞳孔调节障碍等症状。另外，哌吡氮平还可改善胃黏膜微循环，增加黏液分泌，更有效地保护胃壁黏膜细胞，可用于消化性溃疡的治疗。

第二节 保护胃黏膜的药物

一、黏膜屏障增强剂

黏膜屏障增强剂可结合溃疡面坏死组织中的蛋白质，形成薄层保护膜，还可吸附胆汁和胃蛋白酶，并抑制其活性，进而阻止胃酸、胃蛋白酶和胆汁对溃疡面的侵蚀，形成有效保护。常用药物包括硫糖铝（sucralfate）、三钾二枸橼酸络合铋（tripotassium dicitrate bismuthate，TDB）、合欢香叶脂等。

二、黏液合成分泌促进剂

黏液合成分泌促进剂可促进胃黏膜及胃黏液层中黏膜修复因子高分子糖蛋白和磷脂的合成，提高磷脂的浓度，增加黏液中碳酸盐的比重，从而增加胃黏膜的防御能力。替普瑞酮是常用的黏液合成分泌促进剂，是一种萜烯类化合物，具有较强的抗溃疡作用，可促进高分子糖蛋白、磷脂的合成，提高胃黏膜的防御功能，也可维持胃黏膜增生区细胞的稳定性，改善增生区细胞再生能力，促进胃溃疡的愈合，还可通过激活磷脂酶 A_2，加快花生四烯酸的合成，进而提高内源性前列腺素的合成，促进胃黏膜局部血流的改善。瑞巴派特可增加胃黏液的分泌量，降低脂质过氧化的作用，清除羟基自由基所致的胃黏膜损伤，也可增加胃黏膜血流量及促进前列腺素的合成，促进胃黏膜细胞再生，碱性分泌物质增加，从而促进溃疡愈合。

三、微循环改善剂

微循环改善剂可增加胃黏膜的血流量，使胃酸及黏液的产生正常化。舒宁即舒必利、止呕灵，是一种高选择性多巴胺 D_2 受体拮抗剂，能够对下丘脑交感神经兴奋进行有效的抑制，可改善心理状态和植物性张力，以及使胃酸产生和黏液产生的功能正常化，进而增加黏膜血流量，促进胃溃疡愈合。舒必利常用于治疗精神疾病、抽动秽语综合征、消化性溃疡和胃食管反流病。然而，有研究表明，舒必利的年平均累积剂量>1103 mg 引起药物性帕金森病的风险最大；舒必利使用9天是预测未来药物性帕金森病的一个分界点。每次服用剂量为 50 mg，三餐后服用。烟酸肌醇酯片可经胃肠道吸收，逐渐水解成烟酸和肌醇，能够缓和、持久地舒张胃黏膜血管，有助于胃血流量的增加和高分子糖蛋白的合成。每次服用剂量为 400 mg，早饭后、睡前各服用一次。

四、前列腺素制剂

前列腺素制剂具有抑制胃酸分泌、保护胃十二指肠黏膜作用，可抑制内、外环境刺激引起的胃酸分泌和胃蛋白酶的排出；还可刺激黏液和碳酸氢盐分泌，增强黏液屏障。米索前列醇（misoprostol）是前列腺素 E 衍生物，能够强烈刺激胃黏液分泌，使胃内血流量增加，进而使碳酸氢钠的分泌与磷脂的生成增加，并抑制胃酸的分泌，从而有利于胃溃疡的愈合。每次200 μg，每日4次，三餐前和睡前口服。疗程4~8周。一般作为治疗溃疡的二线用药，用于难治性溃疡或反复发作溃疡的治疗。奥诺前列素通过增加胃黏膜血流量，致胃黏膜微小血管扩张，从而使胃黏膜的黏液及糖蛋白量增加，并对胃酸分泌有抑制作用。每次5 μg，每日4次，口服。

五、表皮生长因子（epidermal growth factor，EGF）及转化生长因子（transforming growth factor，TGF）

EGF是一种低分子多肽，可作用于壁细胞，抑制胃酸和胃蛋白酶的分泌，降低对溃疡面的刺激，并促进黏液的分泌，有效保护黏膜，同时可刺激靶细胞DNA合成，存进溃疡愈合，抵抗溃疡复发。TGF可诱导黏膜上皮细胞发育，可有效刺激消化系统黏膜的生长、修复，促进溃疡愈合。研究表明，消化性溃疡患者血液中EGF和TGF-α均降低，而愈合过程中，两者表达均增加。

六、胸腺蛋白

胸腺蛋白（thymus protein）可通过提高黏膜Na^+-K^+-ATP酶活力，同时增强黏液细胞功能，促进黏液分泌，保护黏膜，也增强了黏膜前列腺素的合成，进而促进黏膜的损伤修复。胸腺蛋白可以促进内皮细胞及成纤维母细胞的增殖，进而增强黏膜损伤的愈合能力。

七、维生素E

维生素E是一种人体必需的脂溶性维生素，具有很强的抗氧化作用，清除氧自由基，保护黏膜细胞免受氧化剂损害；也可促进毛细血管与小血管的增生，改善溃疡周围血液循环，增加组织血供，进而促进溃疡面的愈合。研究表明，维生素E可减轻氧化应激和炎症清除氧自由基，并促进内源性保护物质的恢复，显著提高消化性溃疡的愈合，并减低消化性溃疡复发率。

第三节　常用药物

一、抗酸药

抑酸药在临床治疗消化性溃疡中应用最早，目前应用范围较广泛。主要用于抑制胃酸分泌，提高胃内的酸碱度，使胃内pH值≥4，进而弱化或使胃蛋白酶失活，以减少胃酸对胃黏膜的损伤。常用药物包括铝镁加混悬液、三硅酸镁、氢氧化铝、氢氧化铝凝胶、氧化镁、氢氧化镁合剂、碳酸氢钠、重质碳酸钠、铝酸铋、枸橼酸铋钾及碳酸钙等。

铝镁加混悬液（almagate suspension），中和胃酸，每次1.5 g，一天3~4次，餐后1~2 h和睡前服用，偶有便秘、腹泻或恶心等不良反应。

三硅酸镁（magnesium trisilicate），中和胃酸，保护溃疡面，作用缓慢持久，成人一天3~4次，每次1~3片，有轻泻作用，长期服用可能出现肾硅酸盐结石。

氢氧化铝凝胶，适用于胃酸过多的反酸、烧心，餐前1 h服用，一次5~8 mL，一天3次，常见不良反应包括：老年人长期服用致骨质疏松；肾病患者铝蓄积中毒，出现精神症状；会增加阑尾炎穿孔的危险。

二、H₂受体拮抗剂

常用H₂受体拮抗剂有西咪替丁、法莫替丁、雷尼替丁和尼扎替丁，还有罗沙替丁等。

西咪替丁（cimetidine），又称甲氰咪胍，可以抑制基础胃酸分泌和夜间胃酸分泌。片剂，一次0.2～0.4 g，一天4次，三餐后和睡前服用，也可睡前一次0.8 g；预防用药，0.4 g，睡前服用。静脉滴注0.2 g，滴速为每小时1～4 mg/kg，每次0.2～0.6 g；静脉注射：20 mL 5%葡萄糖注射液或0.9%氯化钠注射液稀释后缓慢静脉注射（2～3 min），6 h 1次，每次0.2 g；肌内注射：一次0.2 g，6 h 1次。研究发现，根据药物-蛋白质相互作用的结合亲和力，西咪替丁和法莫替丁是最有效抑制胃酸分泌的药物。

法莫替丁（famotidine，FMD）对H₂受体的亲和力高，可明显抑制胃酸分泌，其作用强度是西咪替丁的30倍，是雷尼替丁的6～10倍，适用于胃十二指肠溃疡、反流性食管炎及吻合口溃疡等的治疗。口服：胃十二指肠溃疡：每次20 mg，早、晚各1次或睡前40 mg，服用4～6周。十二指肠溃疡的维持治疗或复发预防：20 mg，睡前服用。反流性食管炎：Ⅰ、Ⅱ度20 mg口服，Ⅲ、Ⅳ度40 mg口服，早、晚饭后服用，治疗4～8周。静脉注射或静脉滴注：20 mg，每12 h 1次。最新研究表明，法莫替丁的水溶性和渗透性较差，FMD-负载固体自纳米乳化给药系统可接受的微晶，在水中重构后，球形纳米颗粒被释放出来，其药物的饱和溶解度增加了20倍；该系统能将升高的质子泵活性和环磷酸腺苷RNA表达恢复到正常水平；因此，FMD-负载固体自纳米乳化给药系统作为一种治疗消化性溃疡的纳米治疗系统具有很大的潜力。

雷尼替丁（ranitidine），又称呋喃硝胺，作用强度是西咪替丁的5～8倍，可降低胃酸和胃酶活性，可持续作用12 h，用于胃十二指肠溃疡、反流性食管炎的治疗，起效快且作用时间长。口服：每日2次，每次150 mg，早、晚饭后服用，治疗4～8周。维持剂量：150 mg，睡前服用。孕妇和哺乳期妇女禁用。

尼扎替丁（nizatidine，AXID）为强效H₂受体拮抗剂，作用于胃酸分泌细胞，可抑制胃酸分泌10 h，且不影响胃蛋白酶活性，用于活动性胃十二指肠溃疡的治疗和预防。口服：300 mg睡前顿服，或150 mg早、晚各一次，连用4周，可服至8周；维持剂量150 mg，睡前服用。有研究表明，尼扎替丁在反流性食管炎维持治疗中，比法莫替丁更有效。在治疗功能性消化不良时，尼扎替丁降低胃的胃排空速度，而对功能消化不良的症状和生活质量没有显著影响。

罗沙替丁（roxatidine）可抑制胃酸和胃蛋白酶分泌，其抑制胃酸分泌的强度是西咪替丁的6～8倍，是雷尼替丁的2倍，抑制胃蛋白酶分泌的强度是西咪替丁的1.6～6.2倍，用于胃十二指肠溃疡和吻合口溃疡治疗。口服：75 mg，一天2次，早餐前和睡前服用或150 mg一天一次，睡前服用。有研究表明，罗沙替丁150 mg每日一次和雷尼替丁300 mg每日一次在治疗十二指肠溃疡方面，是同样安全和有效的。

三、质子泵抑制剂

不可逆性质子泵抑制剂包括奥美拉唑、雷贝拉唑、兰索拉唑、泮托拉唑、艾普拉唑、艾司奥美拉唑等。

奥美拉唑（omeprazole）是抑制胃酸分泌的质子泵抑制剂，可选择性作用于胃黏膜壁细胞，抑制壁细胞H⁺-K⁺-ATP酶活性，从而抑制胃酸分泌，还具有强大的抗氧化作用，减少氧化损伤来保护胃肠道，适用于胃十二指肠溃疡、反流性食管炎、胃十二指肠溃疡出血和胃泌素瘤等的治疗。口服：胃十二指肠溃疡，20 mg清晨一次。十二指肠溃疡服用2～4周，胃溃疡服用4～8周。难治性溃疡20 mg一天2次，或40 mg一天1次。反流性食管炎，20～60 mg一天1次。静脉注射：消化性溃疡出血，40 mg。静脉注射，12 h 1次，连用3天。静脉滴注：出血量大时，首剂80 mg

静脉滴注，之后每小时 8 mg 维持，至出血停止。不良反应包括消化道症状（恶心、呕吐、腹胀、腹泻、便秘等）和神经系统症状（头晕、头痛、失眠、嗜睡等），长时间服用可能导致维生素 B_{12} 缺乏及致胃类癌。研究显示，奥美拉唑的嗳气、反酸缓解率优于泮托拉唑和兰索拉唑（$P<0.05$），奥美拉唑的不良反应明显低于泮托拉唑和兰索拉唑，对于胃溃疡的治疗，推荐选用奥美拉唑联合阿莫西林和胶体果胶铋。

埃索美拉唑（esomeprazole），又叫艾司奥美拉唑，是奥美拉唑的左旋异构体，用于胃十二指肠溃疡及反流性食管炎的治疗。口服：肠溶片 20 mg 早、晚各一次或 40 mg 一天 1 次，服用 4 周；症状控制时，20 mg 一天 1 次口服。静脉滴注或静脉注射：20 mg 或 40 mg，一天 1 次。常见不良反应为腹痛、便秘、腹泻、腹胀、恶心、呕吐、头痛等。研究表明，埃索美拉唑和奥美拉唑同样具有抗氧化作用，可保护消化道黏膜，减少氧化损伤。许国华等的研究显示，埃索美拉唑治疗胃溃疡的临床疗效（治疗后症状评分、溃疡愈合时间、住院时间、治疗效果）优于奥美拉唑，且不良反应发生率较低。

雷贝拉唑（rabeprazole）对基础胃酸分泌和刺激引起的胃酸分泌均有较强的抑制作用，可抗幽门螺杆菌，同时不影响组胺 H_2 受体和胆碱能受体。雷贝拉唑比奥美拉唑抑制胃酸的起效时间更短，以及具有较低的药物相互作用潜力。雷贝拉唑用于消化性溃疡和反流性食管炎治疗。口服：10 mg 一天 1 次，也可 20 mg 每日 1 次；6～8 天为 1 疗程。静脉滴注：20 mg 每日 1～2 次，疗程<5 天。不良反应包括红细胞、淋巴细胞减少，腹泻、腹痛、胀气、头痛、四肢乏力等。李雅等的研究显示，雷贝拉唑与奥美拉唑联合阿莫西林和克林霉素治疗幽门螺杆菌阳性胃溃疡的疗效相当，而雷贝拉唑的临床总有效率高于奥美拉唑。Meta 分析结果显示，与奥美拉唑三联方案相比，雷贝拉唑三联疗法治疗胃溃疡的临床症状缓解快，起效时间短，是优选方案。

兰索拉唑（lansoprazole）抑制胃壁细胞 H^+-K^+-ATP 酶系统而阻断胃酸分泌，可抑制基础胃酸分泌和刺激引起的胃酸分泌，可治疗胃十二指肠溃疡、胃食管反流病、胃泌素瘤（Zollinger-Ellison syndrome）等疾病。口服：30 mg 每日 1 次，疗程 4～6 周或 6～8 周。静脉滴注：30 mg 一天 2 次，疗程不超过 7 天。网状 Meta 分析结果显示，与其他 H_2 受体拮抗剂相比，30 mg 每天 1 次，兰索拉唑治疗十二指肠溃疡的治愈率更高（RR=2.04；95% CI = 1.13～3.53）。

泮托拉唑（pantoprazole）用于活动性消化性溃疡治疗。口服：40 mg 每日早餐前，十二指肠溃疡治疗 2～4 周，胃溃疡和反流食管炎治疗 4～8 周。静脉滴注：40～80 mg 每日 1～2 次。网状 Meta 分析结果显示，与其他 H_2 受体拮抗剂相比，40 mg 每天 1 次，泮托拉唑治疗十二指肠溃疡的治愈率更高（RR = 2.96；95% CI = 1.78～5.14）。研究显示，治疗胃溃疡方面，泮托拉唑的腹胀缓解率优于奥美拉唑和兰索拉唑，泮托拉唑的不良反应发生率低于兰索拉唑。李兴丰等的研究显示，泮托拉唑治疗消化道溃疡出血的效果与奥美拉唑相当，且不良反应发生率低，而泮托拉唑治疗显效快，可明显缩短出血时间，提高治疗效率。

艾普拉唑（ilaprazole）的半衰期更长，药效持续时间更长，抑制夜间胃酸分泌效果更好，用于十二指肠溃疡的治疗。口服：每日晨起口服 10 mg，一天 1 次，4 周为 1 疗程。常见不良反应为腹泻、头痛、头晕、转氨酶升高。Meta 分析结果显示，艾普拉唑是一种安全、有效的十二指肠溃疡治疗药物，可作为酸相关疾病的治疗药物推荐，特别是在亚洲人群中。研究显示，艾普拉唑 10 mg/d 治疗十二指肠溃疡效果优于雷贝拉唑 10 mg/d 剂量，在胃溃疡愈合方面与雷贝拉唑无明显差异。艾普拉唑 10 mg/d 在治疗反流性食管炎 4～8 周后，胃灼烧和反流症状缓解方面与埃索美拉唑 40 mg/d 疗效相似，且治疗剂量较小，推荐使用。有研究显示，艾普拉唑联合阿莫西林和左氧氟沙星三联 10 天方案治疗幽门螺杆菌感染安全、有效，可用于一线抗幽门螺杆菌治疗，且其在中国十二指肠溃疡患者 CYP2C19 基因型各多态性类型的疗效预测结果显示，成本-效果优于奥美拉唑。

可逆性质子泵抑制剂包括沃诺拉赞、瑞伐拉赞、替戈拉生等。

沃诺拉赞（vonoprazan）可竞争性抑制质子泵 K^+ 与 H^+ 的交换，进而抑制胃酸分泌。沃诺拉赞在酸中稳定，可迅速提升胃内 pH 值，发挥抑酸作用。沃诺拉赞可有效治疗胃十二指肠溃疡、反流性食管炎等。口服：20 mg 每日 1 次，4～8 周为 1 疗程。有研究显示，沃诺拉赞治疗反流性食管炎的疗效高于雷贝拉唑（20 mg），但不高于其他 PPI；亚组分析显示，沃诺拉赞对严重糜烂性食管炎比大多数 PPI 更有效，愈合率高于兰索拉唑组。沃诺拉赞 20 mg 与兰索拉唑 30 mg 在治疗消化性溃疡时的耐受性相似，在胃溃疡愈合方面不低于后者，在十二指肠溃疡愈合方面疗效相似。研究结果显示，沃诺拉赞 20 mg 与兰索拉唑 30 mg 联合铋剂 220 mg、克拉霉素 500 mg 和阿莫西林 1000 mg，每日 2 次，连续 14 天在治疗幽门螺杆菌感染方面，效果相同，且安全、有效。沃诺拉赞可促进胃溃疡愈合，降低迟发出血和胃穿孔发生率。

瑞伐拉赞（revaprazan）用于胃溃疡、十二指肠溃疡、抗幽门螺杆菌、胃食管反流病、消化道出血等治疗。口服：200 mg 1 次/日。不良反应包括腹胀、腹泻、便秘、消化不良等。瑞戈拉赞在健康人群中的耐受性良好。Kim 等发现，瑞伐拉赞可抑制黏膜炎症反应，改善黏膜应激反应损伤，其效果优于 PPI 和胃黏膜保护剂。有研究显示，瑞伐拉赞对幽门螺杆菌感染的抗炎作用超过了其抑酸作用。

替戈拉生（tegoprazan）用于反流性食管炎、胃溃疡治疗，还可用于炎症性肠病的治疗，具有保护炎症性肠病患者肠道屏障作用。替戈拉生已于 2018 年 7 月获得韩国批准上市，2021 年 1 月取得我国 Ⅰ 类上市新药受体通知。口服：50 mg 一天 1 次。常见不良反应为胃肠道反应和头痛。替戈拉生 50 mg 的抑酸作用强于瑞伐拉赞 200 mg，且在健康人群中耐受性良好。研究显示，夜间给药时，替戈拉生比沃诺拉赞或埃索美拉唑具有更快、更强、更持久的夜间抑酸作用。此外，替戈拉生在酸抑制中不存在 CYP2C19 表型依赖，这表明替戈拉生在防止夜间酸分泌方面具有潜力。在治疗胃溃疡方面，替戈拉生 50 mg/d 或 100 mg/d 的疗效并不次于兰索拉唑 30 mg/d。

四、抗幽门螺杆菌药

常用药物包括阿莫西林、克林霉素、阿奇霉素、左氧氟沙星、四环素、甲硝唑等。单一用药，对幽门螺杆菌仅部分有效，尚无单一用药根除幽门螺杆菌（helicobacter pylori，Hp）的相关报道。

甲硝唑（metronidazole）是硝基咪唑类衍生物，可用于抗 Hp 治疗。口服：400 mg 3 次/天或 4 次/天。优化剂量 1600 mg 一天 1 次，主要在重复用药抗 Hp 时应用。据研究统计，治疗 Hp 时，其耐药率为 40%～70%，不推荐用于非铋剂四联疗法的经验用药。

克拉霉素（clarithromycin）是红霉素衍生物，属大环内酯类抗生素。口服：500 mg 2 次/天。用于抗 Hp 时，耐药率达 20%～50%，同样不推荐用于非铋剂四联疗法的经验用药。

左氧氟沙星（levofloxacin）属于喹诺酮类抗生素，具有广谱抗菌作用。口服：500 mg 1 次/天或 200 mg 2 次/天。Hp 对其耐药率为 20%～50%，不推荐将含左氧氟沙星的方案用于初治 Hp，可用于备选方案。

对甲硝唑、克拉霉素和左氧氟沙星的耐药性呈持续升高趋势，甲硝唑和克拉霉素双重耐药率高于 25%，但在不同地区存在地域差异。

阿莫西林（amoxicillin）是半合成青霉素类广谱 β-内酰胺类抗生素，酸性条件下稳定。口服：1000 mg 一天 2 次或一天 3 次。有研究显示，大剂量阿莫西林（1000 mg 一天 3 次）的铋基联合方案治疗 Hp 阳性十二指肠溃疡的愈合率和耐受性均良好。数据表明，阿莫西林的耐药率为 0%～5%，可作为经验性根除 Hp 时的优选用药之一。

四环素（tetracycline）是广谱抗生素，为酸碱两性化合物。口服：500 mg 3 次/天或 4 次/天。

多年来，Hp对其耐药率为0%～5%，持续处于低耐药率状态，在选用四环素根治Hp时，无须考虑耐药情况。

呋喃唑酮（furazolidone）是硝基呋喃类抗生素，具有广谱抗菌作用。口服：100 mg 2次/天。其耐药率为0%～1%，用于抗Hp不易产生抗药性，首次治疗失败后，还可继续应用。

阿莫西林、四环素和呋喃唑酮的耐药率很低，初治失败后仍可应用。

第四节　药物评价

消化性溃疡的治疗包括抑酸治疗、胃黏膜保护治疗、抗Hp治疗。胃酸是消化性溃疡发生的重要病因，也是胃蛋白酶活性的主要刺激因素，抑酸治疗可缓解消化性溃疡症状，是溃疡愈合的主要措施。对于胃溃疡及十二指肠溃疡，初治时，PPI或P-CBA作为首选药物，可降低消化道溃疡出血的发生率。有报道显示，PPI治疗后的溃疡愈合率优于H_2RA，更能抑制胃酸分泌，而与兰索拉唑相比，P-CBA对胃溃疡的愈合率更高。当PPI不易获得时，可选用H_2RA；尚无报道表明，H_2RA之间的溃疡愈合率存在显著差异。此外，建议使用哌吡氮平、硫糖铝和米索前列醇，因为它们治疗消化性溃疡时溃疡愈合率与H_2RA相当。

对于Hp阳性消化性溃疡，根除Hp可促进溃疡愈合，降低溃疡复发率和并发症发生率，同时可使绝大多数消化性溃疡彻底愈合。根除Hp的方案中，日本胃肠病协会专家共识认为，与PPI联合用药相比，沃诺拉赞联合阿莫西林和克拉霉素的三联方案具有更高的Hp根除率，而日本克拉霉素的耐药率较高，常首先推荐联合阿莫西林和甲硝唑的治疗方案。新的Meta分析结果显示，即使在耐药菌株高度流行的地区，10～14天的非铋四联方案和7天的沃诺拉赞三联方案的Hp根除率可达90%，而这些方案存在增加抗生素耐药性和肠道菌群失调的风险。有趣的是，沃诺拉赞和阿莫西林在目前的研究中表现出可同时实现促进依从性，又不会对肠道菌群产生负面影响，或具有未来的抗生素耐药性的优势。这是最简单的治疗方案，可提供可接受的根除率，提高安全性和耐受性，并最大限度地减小抗生素耐药性或导致肠道菌群失调的可能性。

我国克拉霉素、甲硝唑的耐药率均居高不下，传统三联方案的Hp根除率不断下降。研究显示，铋剂可增加耐药Hp菌株30%～40%的根除率，且不耐药，短期应用安全性高，三联疗法加用铋剂后可提高Hp根除率。因此，我国Hp感染处理共识推荐"铋剂+PPI+2种抗生素"的7种四联方案作为经验性根除Hp的首选方案，多采用14天疗程，甲硝唑为优化剂量（1600 mg/d），其根除率可达85%～94%。因喹诺酮类抗生素具有交叉耐药现象，且临床普遍应用，而左氧氟沙星在我国的耐药率同样居高不下，高耐药性容易降低根除率，因此，不推荐左氧氟沙星用于根除Hp的初治。研究显示，在抗生素耐药性高的地区，与含铋四联疗法相比，药敏引导疗法作为一线治疗Hp感染的疗效更高，安全性相似，所以，对幽门螺杆菌感染一线治疗方案的决策应取决于药敏试验的可用性和成本效益，以及铋剂的使用。

P-CAB在溃疡的愈合治疗和Hp的根除治疗方面均表现优异，疗效高，安全性好。Wang等的研究显示，与PPI相比，沃诺拉赞治疗反流性食管炎所增加的质量调整生命年（Quality-adjusted life years，QALY）的成本更低。有研究显示，与沃诺拉赞或埃索美拉唑相比，替戈拉生具有更快、更强、更持久的夜间抑酸作用，可用于消化性溃疡的治疗。

对于非甾体抗炎药（nonsteroidal anti-inflammatory drug，NSAID）引起的消化性溃疡，首先推荐停用NSAID，若无法停用，可推荐使用PPI作为一线用药。研究显示，在PPI与H_2RA、PPI与前列腺素类似物的对比研究中，PPI组胃溃疡和十二指肠溃疡的愈合率最高，PPI组8周以上消化性溃疡愈合率高于H₂RA组，因此推荐PPI作为一线治疗药物。有溃疡病史或溃疡出血的患者开始接受NSAID治疗时，建议同时使用选择性环氧化酶（cyclooxy-genase，COX）-2抑制剂和PPI，以防止NSAID引起的溃疡出血复发。有研究显示，COX-2选择性抑制剂联合NSAID的胃和十二指肠溃疡的发生率明显低于NSAID单独用药组，表明选择性COX-2抑制剂可有效预防NSAID引起的消化性溃疡。

对于低剂量阿司匹林（low-dose aspirin，LDA）引起的消化性溃疡，首先推荐持续LDA与PPI同时使用。有研究表明，单独PPI与LDA联合PPI的消化性溃疡愈合率相似。同时有报道指出，PPI与H₂RA之间LDA相关上消化道溃疡的发生率无显著差异（RR=0.26；95% CI 0.04～1.81，$P = 0.17$），表明，PPI与H₂RA均可用于LDA相关消化性溃疡的治疗。

综上，这些常用治疗消化道溃疡的药物均安全、可耐受、疗效确切，不同治疗条件，选择也会不同，用于消化性溃疡治疗时，可依此疗程图进行选择并治疗，达到精准、个性化治疗目的。

（丁霏霏）

参考文献

[1] MANU P, ROGOZEA L M, SANDOR V, et al. Pharmacological Management of Peptic Ulcer: A Century of Expert Opinions in Cecil Textbook of Medicine [J]. American Journal of Therapy, 2021, 28 (5): e552-e559.

[2] MARCUS E A, TOKHTAEVA E, JIMENEZ J L, et al. Helicobacter pylori infection impairs chaperone-assisted maturation of Na-K-ATPase in gastric epithelium[J]. American Journal of Physiology — Gastrointestinal and Liver Physiology, 2020, 318(5): G931-G945.

[3] KAMISAH Y, QODRIYAH H M, CHUA K H, et al. Vitamin E: a potential therapy for gastric mucosal injury [J]. Pharmaceutical Biology, 2014, 52(12): 1591-1597.

[4] SINGH V, GOHIL N, RAMíREZ-GARCíA R. New insight into the control of peptic ulcer by targeting the histamine H(2) receptor [J]. Journal of Cell Biochemistry, 2018, 119(2): 2003-2011.

[5] ABED M N, ALASSAF F A, JASIM M H M, et al. Comparison of Antioxidant Effects of the Proton Pump-Inhibiting Drugs Omeprazole, Esomeprazole, Lansoprazole, Pantoprazole, and Rabeprazole [J]. Pharmacology, 2020, 105(11-12): 645-651.

[6] HU Z H, SHI A M, HU D M, et al. Efficacy of proton pump inhibitors for patients with duodenal ulcers: A pairwise and network meta-analysis of randomized controlled trials [J]. Saudi Journal of Gastroenterology, 2017, 23(1): 11-19.

[7] JI X Q, DU J F, CHEN G, et al. Efficacy of ilaprazole in the treatment of duodenal ulcers: a meta-analysis [J]. World Journal of Gastroenterology, 2014, 20(17): 5119-5123.

[8] FAN L, XIANGHONG Q, LING W, et al. Ilaprazole Compared With Rabeprazole in the Treatment of Duodenal Ulcer: A Randomized, Double-blind, Active-controlled, Multicenter Study [J]. Journal of Clinical Gastroenterology, 2019, 53(9): 641-647.

[9] BANG C S, SHIN W G, SEO S I, et al. Effect of ilaprazole on the healing of endoscopic submucosal dissection-induced gastric ulcer: randomized-controlled, multicenter study [J]. Surgical Endoscopy and other Interventional Techniques, 2019, 33(5): 1376-1385.

[10] XUE Y, QIN X, ZHOU L, et al. A Randomized, Double-blind, Active-Controlled, Multi-center Study of Ilaprazole in the Treatment of Reflux Esophagitis [J]. Clinical Drug Investigation, 2016, 36(12):

985-992.

［11］XUAN J W, SONG R L, XU G X, et al. Modeling the cost-effectiveness of ilaprazole versus omeprazole for the treatment of newly diagnosed duodenal ulcer patients in China ［J］. Journal of Medicine Economics, 2016, 19(11): 1056-1060.

［12］MIYAZAKI H, IGARASHI A, TAKEUCHI T, et al. Vonoprazan versus proton-pump inhibitors for healing gastroesophageal reflux disease: A systematic review ［J］. Journal of Gastroenterology & Hepatology, 2019, 34(8): 1316-1328.

［13］XIAO Y, ZHANG S, DAI N, et al. Phase Ⅲ, randomised, double-blind, multicentre study to evaluate the efficacy and safety of vonoprazan compared with lansoprazole in Asian patients with erosive oesophagitis ［J］. Gut, 2020, 69(2): 224-230.

［14］HUH K Y, CHUNG H, KIM Y K, et al. Evaluation of safety and pharmacokinetics of bismuth-containing quadruple therapy with either vonoprazan or lansoprazole for Helicobacter pylori eradication ［J］. British Journal of Clinical Pharmacology, 2022, 88(1): 138-144.

［15］MIWA H, UEDO N, WATARI J, et al. Randomised clinical trial: efficacy and safety of vonoprazan vs. lansoprazole in patients with gastric or duodenal ulcers-results from two phase 3, non-inferiority randomised controlled trials ［J］. Aliment Pharmacology Therapy, 2017, 45(2): 240-252.

［16］CHENG Y, LIU J, TAN X, et al. Direct Comparison of the Efficacy and Safety of Vonoprazan Versus Proton-Pump Inhibitors for Gastroesophageal Reflux Disease: A Systematic Review and Meta-Analysis ［J］. Digestive Diseases and Sciences, 2021, 66(1): 19-28.

［17］SUNWOO J, JI S C, OH J, et al. Pharmacodynamics of tegoprazan and revaprazan after single and multiple oral doses in healthy subjects ［J］. Aliment Pharmacology Therapy, 2020, 52(11-12): 1640-1647.

［18］LEE J S, CHO J Y, SONG H, et al. Revaprazan, a novel acid pump antagonist, exerts anti-inflammatory action against Helicobacter pylori-induced COX-2 expression by inactivating Akt signaling ［J］. Journal of Clinical Biochemistry Nutrition, 2012, 51(2): 77-83.

［19］YANG E, KIM S, KIM B, et al. Night-time gastric acid suppression by tegoprazan compared to vonoprazan or esomeprazole ［J］. British Journal of Clinical Pharmacology, 2022, 88(7): 3288-3296.

［20］CHO Y K, CHOI M G, CHOI S C, et al. Randomised clinical trial: tegoprazan, a novel potassium-competitive acid blocker, or lansoprazole in the treatment of gastric ulcer ［J］. Aliment Pharmacology Therapy, 2020, 52(5): 789-797.

［21］FALLONE C A, CHIBA N, VAN ZANTEN S V, et al. The Toronto Consensus for the Treatment of Helicobacter pylori Infection in Adults ［J］. Gastroenterology, 2016, 151(1): 51-69 e14.

［22］中华医学会消化病学分会幽门螺杆菌和消化性溃疡学组, 全国幽门螺杆菌研究协作组. 第五次全国幽门螺杆菌感染处理共识报告[J]. 中华消化杂志, 2017, 37(6): 364-378.

［23］中华消化杂志编委会. 消化性溃疡诊断与治疗规范(2016年版)[J]. 中华消化杂志, 2016, 36(8): 508-513.

［24］KAMADA T, SATOH K, ITOH T, et al. Evidence-based clinical practice guidelines for peptic ulcer disease 2020 ［J］. Journal of Gastroenterology, 2021, 56(4): 303-322.

［25］SUZUKI S, KUSANO C, HORII T, et al. The Ideal Helicobacter pylori Treatment for the Present and the Future ［J］. Digestion, 2022, 103(1): 62-68.

［26］DORE M P, LU H, GRAHAM D Y. Role of bismuth in improving Helicobacter pylori eradication with triple therapy ［J］. Gut, 2016, 65(5): 870-878.

第十一章
消化性溃疡的治疗策略

消化性溃疡是一种常见的胃肠道疾病，主要是胃酸、胃蛋白酶和胆汁等消化液的持续侵蚀而导致胃壁或十二指肠壁损伤而形成的。消化性溃疡的主要症状包括上腹痛、胃灼热感、恶心、呕吐等，严重时会导致消化道出血和穿孔等并发症。消化性溃疡的治疗策略以其发病机制为基础，主要包括清除损伤因子和促进黏膜自我防御修复。在胃和十二指肠黏膜的损伤因素中，幽门螺杆菌感染、非甾体抗炎药的广泛应用是引起消化性溃疡最常见的损伤因素，胃酸和/或胃蛋白酶引起的黏膜自身消化也是导致溃疡形成的损伤因素。因此，消化性溃疡的治疗策略包括药物治疗和非药物治疗两方面。药物治疗是最主要的治疗手段，治疗方法根据消化性溃疡病情的不同而有所差异，常用的药物包括质子泵抑制剂（PPI）、钾离子竞争性酸阻滞剂（P-CAB）、H₂受体拮抗剂（H₂RA）、黏膜保护剂和抗生素等。非药物治疗方面包括饮食管理和生活习惯的调整等。此外，中医治疗也越来越受到人们的重视，中医传统认为消化性溃疡属于胃痛证，应该以和胃止痛、清热解毒为主要治疗原则。常用的中药有保和丸、消食胃泰颗粒、胃苏颗粒等，同时针对不同的症状还可以采用针灸、推拿等手段进行治疗。

总之，消化性溃疡的治疗应该是一个综合治疗的过程，药物治疗和非药物治疗的相结合可以取得良好的效果。因此，患者一旦被确诊为消化性溃疡应尽早进行规范治疗，避免病情进一步恶化。

第一节　幽门螺杆菌阳性消化性溃疡的治疗

幽门螺杆菌（Hp）是一种革兰阴性螺杆菌，可定植于人胃黏膜并持续生存。大多数学者认为大部分幽门螺杆菌感染是在儿童时期通过口-口或粪-口途径在家庭中发生的。流行病学数据表明全球有50%以上的人感染幽门螺杆菌，特别是在发展中国家，幽门螺杆菌感染率高达80%，而在发达国家幽门螺杆菌感染率约为40%，因此，幽门螺杆菌的感染与生活水平、卫生条件密切相关。幽门螺杆菌感染可导致一系列健康问题，主要与胃部疾病（如慢性胃炎、消化性溃疡及胃癌）的发生密切相关。幽门螺杆菌持续感染被确认是胃癌发生的高危因素之一，统计发现其与约80%的胃癌密切相关。值得注意的是，全球仅1%～2%幽门螺杆菌感染者最终罹患胃癌，这提示幽门螺杆菌致病性、感染者自身遗传背景和环境因素三者交互作用，促使胃癌发生，但目前尚未完全阐明其中的分子机制。此外，幽门螺杆菌感染还可引起心血管系统、血液系统及神经系统等的疾病。

大量临床研究已证实，幽门螺杆菌在消化性溃疡患者的检出率显著高于普通人群，幽门螺杆菌感染被认为是导致消化性溃疡发病和复发的主要因素之一，而根除幽门螺杆菌可明显降低消化性溃疡的复发率。幽门螺杆菌感染几乎均可导致胃黏膜出现不同程度的活动性炎症，在慢性炎症活动的基础上部分患者还可出现消化性溃疡和胃癌等一系列疾病。因此，对于幽门螺杆菌阳性的消化性溃疡的治疗，根除幽门螺杆菌与抑制胃酸分泌同等重要。对于幽门螺杆菌阳性的消化性溃疡，应常规进行根除幽门螺杆菌治疗，在根除幽门螺杆菌治疗结束后仍应继续使用质子泵抑制剂至疗程结束。具体方案为：标准铋剂四联根除幽门螺杆菌方案治疗14天+标准剂量质子泵抑制剂或钾离子竞争性酸阻滞剂（P-CAB）治疗4~6周，对于存在高危因素和巨大溃疡患者，建议适当延长治疗疗程至12周。

一、幽门螺杆菌感染初次治疗方案和再次治疗方案

目前常规根除幽门螺杆菌治疗方案为《2022中国幽门螺杆菌感染治疗指南》推荐的5种四联治疗方案，各方案的具体药物剂量及用法详见表11-1。根除幽门螺杆菌治疗方案不分一线、二线，应尽可能将疗效高的方案用于初次治疗，推荐标准四联根除幽门螺杆菌治疗疗程为14天，不建议随意调整治疗疗程，除非当地的研究证实10天治疗有效（有效标准为根除率>90%）。对于幽门螺杆菌的根除治疗，抗生素的选择尤为重要，具体抗菌药物组合的选择应参考当地人群中监测的耐药数据及个人抗菌药物使用史，尽可能选用耐药率低的抗菌药物组合。在克拉霉素、左氧氟沙星和甲硝唑耐药率高的地区，或既往有大环内酯类抗生素、喹诺酮类抗生素和硝基咪唑类抗生素用药史的患者，推测其可能存在上述抗生素耐药导致难以根除的情况时，可酌情使用含呋喃唑酮的铋剂四联方案，推荐的抗生素组合包括：阿莫西林1.0 g 2次/日+呋喃唑酮100 mg 2次/日；四环素500 mg 3~4次/日+呋喃唑酮100 mg 2次/日（表11-1）。含四环素和甲硝唑的铋剂四联方案在某些患者中会引起明显不良反应，建议使用前与患者充分沟通。此外，方案的选择应该权衡疗效、费用、潜在不良反应和药物可获得性，做出个体化选择。在初次治疗失败后，可在其余方案中选择一种治疗方案进行再次治疗。再次治疗方案的选择策略与初次治疗方案大体相同，着重参考以前使用过的方案，原则上不重复原方案进行治疗。

表11-1　幽门螺杆菌根除四联方案中药物组合和用法

方案	抗生素1	用法	抗生素2	用法
1	阿莫西林	1000 mg, 2次/日	克拉霉素	500 mg, 2次/日
2	阿莫西林	1000 mg, 2次/日	左氧氟沙星	500 mg, 1次/日或200 mg, 2次/日
3	阿莫西林	1000 mg, 2次/日	甲硝唑	400 mg, 3次/日或4次/日
4	阿莫西林	1000 mg, 2次/日	四环素	500 mg, 3次/日或4次/日
5	四环素	500 mg, 3次/日或4次/日	甲硝唑	400 mg, 3次/日或4次/日

注：标准剂量（质子泵抑制剂+铋剂；2次/日，餐前0.5 h口服）+2种抗生素（餐后口服），标准剂量质子泵抑制剂为艾司奥美拉唑20 mg、雷贝拉唑10mg（或20 mg）、奥美拉唑20 mg、兰索拉唑30 mg、泮托拉唑5 mg，以上选一；标准剂量铋剂为枸橼酸铋钾220 mg。

二、青霉素过敏者幽门螺杆菌感染的治疗方案

在推荐的5种铋剂四联方案中，4种方案抗生素组合中含有阿莫西林。阿莫西林抗Hp作用强，不易产生耐药，不过敏者不良反应发生率低，是根除Hp治疗的首选抗生素。对于青霉素过敏者选择幽门螺杆菌根除治疗方案则明显受限，目前最新指南推荐青霉素过敏者使用耐药率低的

含四环素和甲硝唑的铋剂四联方案，或头孢呋辛代替阿莫西林的铋剂四联方案进行根除治疗（具体见表11-2）。

表11-2 青霉素过敏者幽门螺杆菌感染的铋剂四联治疗方案中推荐的抗生素组合

方案	抗生素1	用法	抗生素2	用法
1	四环素	500 mg/次,3～4次/日	甲硝唑	400 mg/次,3～4次/日
2	头孢呋辛	1000 mg/次,2次/日	左氧氟沙星	500 mg/次,1次/日
3	克林霉素	500 mg/次,2次/日	甲硝唑	400 mg/次,4次/日

三、难治性幽门螺杆菌感染的治疗方案

幽门螺杆菌耐药是目前全球面临的重要难题，我国的幽门螺杆菌耐药形势则更为严峻。研究显示幽门螺杆菌对克拉霉素、甲硝唑和左氧氟沙星的耐药率（包括多重耐药率）呈明显上升趋势，而对阿莫西林、四环素和呋喃唑酮的耐药率仍很低。由于幽门螺杆菌对部分抗菌药物耐药率的逐年上升导致部分根除幽门螺杆菌方案根除率不断降低，其中幽门螺杆菌耐药对根除率影响较大的3种四联疗法为：铋剂+PPI+阿莫西林+克拉霉素，铋剂+PPI+阿莫西林+左氧氟沙星，铋剂+PPI+阿莫西林+甲硝唑。使用含上述三种抗生素的治疗方案根除幽门螺杆菌治疗，敏感菌株感染者14天疗程的根除率大于95%，而耐药菌株感染者的根除率只有20%～40%。因此，不可避免地会出现反复根除治疗失败的幽门螺杆菌感染者，通常将接受过至少连续2次规范的根除幽门螺杆菌治疗依然未获得成功根除的幽门螺杆菌感染定义为难治性幽门螺杆菌感染。对于难治性幽门螺杆菌感染的治疗方案推荐采用表11-3中的抗生素组合和剂量，并尽量避免使用既往使用过的抗生素。此外，难治性幽门螺杆菌感染的铋剂四联根除治疗方案中抗生素选择也可根据药敏试验结果或耐药基因检测结果进行优化。但是，除克拉霉素和左氧氟沙星外，其他抗生素的表型耐药和基因耐药缺乏较好的一致性；我国大多数难治性幽门螺杆菌感染已对克拉霉素和左氧氟沙星耐药，因此，在难治性幽门螺杆菌感染者中进行耐药基因检测的价值有限。

表11-3 难治性幽门螺杆菌感染的铋剂四联治疗中推荐的抗生素组合

方案	抗生素1	用法	抗生素2	用法
1	四环素	500 mg,3次/d或4次/d	甲硝唑	400 mg,3次/d或4次/d
3	四环素	500 mg,3次/d或4次/d	呋喃唑酮	100 mg,2次/d
4	阿莫西林	1000 mg,2次/d	甲硝唑	400 mg,3次/d或4次/d
5	阿莫西林	1000 mg,2次/d	四环素	500 mg,3次/d或4次/d
2	阿莫西林	1000 mg,2次/d	呋喃唑酮	100 mg,2次/d

四、其他抗幽门螺杆菌治疗方法

（一）联合中药治疗

中国传统医学历史悠久、底蕴深厚，凝聚着中华民族的博大智慧，越来越多的证据表明中医药在幽门螺杆菌感染的治疗中同样具有明显疗效。《2022中国幽门螺杆菌感染治疗指南》建议在铋剂四联方案根除率低的地区实施经验性治疗或患者存在难治性Hp感染时可考虑铋剂四联方案联合某些中药治疗。此外，在铋剂过敏或无法进行耐药检测、存在明显不良反应时，可考虑

用某些中药替代铋剂四联方案中的铋剂。具体中药方剂为荆花胃康胶丸（160 mg 3 次/日或 240 mg 2 次/日，疗程为 3～4 周）或半夏泻心汤，或以大黄、黄连、黄芩为主要成分的中药方剂。

（二）联合益生菌治疗

益生菌对多种疾病有治疗作用，如一些腹泻性疾病，包括急性感染性腹泻、抗生素相关腹泻、肝性脑病、溃疡性结肠炎、肠易激综合征、功能性胃肠病以及坏死性肠炎等。大多数益生菌在人类肠道内定植，有少部分益生菌（如乳杆菌）可在人类胃内定植，研究表明其具有直接或间接的抗幽门螺杆菌作用。因此，在肠道微生态不稳定的患者中，建议在 Hp 感染初次根除治疗和再次根除治疗中使用铋剂四联方案联合益生菌治疗，具体方法为在根除治疗之前和期间服用含有乳杆菌的混合菌株至少 2 周。

五、CYP2C19 基因多态性对质子泵抑制剂选择的影响

在根除幽门螺杆菌治疗中质子泵抑制剂（PPI）的选择也很重要，选择作用稳定、疗效高、受 CYP2C19 基因多态性影响较小的 PPI，可提高根除率。常用 PPI 代谢途径如表 11-4 所示。研究表明约 40% 的中国人属于 PPI 快代谢型，理论上这些患者可从强化的胃酸抑制治疗中受益，胞色素 P450（CYP）2C19 基因检测证实为 PPI 快代谢型时，在进行铋剂四联方案根除幽门螺杆菌治疗中可考虑使用双倍剂量 PPI。此外，钾离子竞争性酸阻滞剂（P-CAB）抑酸分泌作用更强，其应用有望进一步提高 Hp 根除率。对于 PPI 快代谢型者，可考虑增加 PPI 剂量或用 P-CAB 替代 PPI。

表 11-4　质子泵抑制剂的代谢途径

代谢途径	奥美拉唑	兰索拉唑	泮托拉唑	雷贝拉唑*	艾司奥美拉唑	艾普拉唑
主要	CYP2C19	CYP3A4	CYP2C19	CYP2C19	CYP2C19	CYP3A4
次要	CYP3A4	CYP2C19	CYP3A4	CYP3A4	CYP3A4	

备注：*部分经磺基转移酶代谢。

六、幽门螺杆菌感染的传播途径和预防措施

幽门螺杆菌感染是一种细菌感染性疾病，切断传播途径在预防 Hp 感染中至关重要。Hp 主要通过经口途径传播，家庭内传播是其感染的主要方式之一。国内外多项研究提示 Hp 主要通过口–口、粪–口和水源途径传播（表 11-5）。

表 11-5　幽门螺杆菌感染的常见途径及预防措施

传播途径		预防措施
口–口传播	共用同一食物器皿、咀嚼食物喂食、湿吻；食用受污染的肉、牛奶、蔬菜等食物，饮用受污染的水；卫生习惯差等	避免食用同一盘食物，推荐分餐制，使用公筷、公勺等，使用健康且安全的食物，避免咀嚼喂食婴幼儿
共用器具传播	共用食品容器或牙具等	仅食用卫生、安全的食物，饮用卫生、安全的水，可以应用非选择性 NSAID
粪–口传播	食用被排泄物污染的食物，饮用受污染的水以及井水等未经处理的水	
医源性污染传播	与幽门螺杆菌感染者或污染的器具密切接触，使用未彻底消毒的医疗设备等	避免与幽门螺杆菌感染者或污染的器具密切接触，对医用设备进行彻底消毒

七、续贯抗溃疡治疗

幽门螺杆菌阳性消化性溃疡患者在根除幽门螺杆菌治疗2周后需继续口服标准剂量PPI/P-CAB抗溃疡治疗，胃溃疡继续口服标准剂量PPI/P-CAB治疗4～6周，十二指肠溃疡继续口服标准剂量PPI/P-CAB治疗2～4周。

第二节　幽门螺杆菌阴性消化性溃疡的治疗

对于非Hp感染消化性溃疡的治疗目标包括缓解症状、促进溃疡愈合、防止并发症、预防复发等，其重点在于削弱各种损害因素对胃及十二指肠黏膜的损害，提高防御因子以增强对黏膜的保护，促进溃疡的愈合。具体的治疗措施包括：（1）去除各种潜在危险因素或促发因素，如长期口服NSAID、阿司匹林，吸烟，过量饮酒，应激等。（2）抑制胃酸治疗，PPI和P-CAB是首选药物，治疗十二指肠溃疡的疗程为4～6周，治疗胃溃疡的疗程为6～8周。对于存在高危因素和巨大溃疡患者，建议适当延长疗程到12周。对非Hp感染及其他不明原因的复发性消化性溃疡的预防，建议应用质子泵抑制剂或H_2RA维持治疗。（3）适当选用黏膜保护剂，当溃疡难以愈合时，应排除药物因素或其他原因，所有未愈合的溃疡在治疗2～3个月后必须反复进行溃疡部位活检。

一、抑制胃酸药物治疗

（一）使用质子泵抑制剂（PPI）

质子泵抑制剂是目前全球范围内治疗酸相关疾病最常用的药物之一，其具体作用机制为质子泵抑制剂可与H^+-K^+-ATP酶共价结合，使质子泵失活，在壁细胞分泌H^+的最后环节发挥抑制作用，从而抑制胃酸分泌。目前临床应用的PPI种类较多，具体适应症详见表11-6、表11-7。用法为标准剂量PPI餐前半小时口服1次/日。PPI治疗的疗程依据患者的基础疾病、溃疡的位置和相关并发症有所不同。胃溃疡建议治疗6～8周，十二指肠溃疡建议治疗4～6周。若规律治疗足疗程后溃疡仍未完全愈合，应检查患者依从性并仔细询问其既往病史。如无明确影响溃疡愈合因素，但溃疡愈合不完全，通常建议采用双倍标准剂量PPI再治疗6～8周，需要特别注意的是所有未愈合的溃疡在治疗2～3个月后必须反复进行溃疡部位活检。

表11-6　不同质子泵抑制剂口服剂的适应症

	消化性溃疡	NSAID相关性溃疡	卓-艾综合征	Hp感染
奥美拉唑	√	√	√	√
兰索拉唑	√		√	√
泮托拉唑	√			√
雷贝拉唑*	√		√	√
艾司奥美拉唑		√		√
艾普拉唑	√			√

注：NSAID，非甾体抗炎药；*，包括预防NSAID相关性溃疡；参考信息来自原研药的药品说明书，参考《第五次全国幽门螺杆菌感染处理共识报告》。

表 11-7　不同质子泵抑制剂注射剂的适应证

	消化性溃疡	NSAID 相关性溃疡	卓-艾综合征	Hp 感染
奥美拉唑	√	√	√	√
兰索拉唑	√			√
泮托拉唑	√			√
雷贝拉唑				√
艾司奥美拉唑				√
艾普拉唑	√			√

注：NSAID，非甾体抗炎药；参考信息来自原研药的说明书。

（二）使用钾离子竞争性酸阻滞剂（P-CAB）

P-CAB 是一种新型胃酸分泌抑制剂，其作用机制不同于 PPI，P-CAB 通过竞争性阻滞钾离子与 H^+-K^+-ATP 酶结合，并同时抑制静止和激活状态的 H^+-K^+-ATP 酶，从而有效抑制胃酸分泌。相比于质子泵抑制剂（PPI），其抑酸作用等同或强于 PPI，起效较 PPI 更为迅速，可持续将胃内的 pH 值稳定在较高水平，促进胃溃疡和十二指肠溃疡的愈合。相较于 PPI，P-CAB 更具有药效学和药代动力学方面的优势，其药代动力学和药效学特征均与食物效应无关，因此不受饮食因素影响，用药时间更灵活，更便于对用药患者进行临床管理，目前已被多个指南推荐用于酸相关性疾病的治疗，国内获批可临床应用的 P-CAB 主要为富马酸伏诺拉生片和替戈拉生片。

（三）使用组胺 H_2 受体拮抗剂（H_2RA）

H_2RA 可阻断胃壁细胞的 H_2 受体，具有高度选择性，不影响组胺 H_1 受体，从而抑制基础胃酸和夜间胃酸的分泌，所以在临床上常用于治疗消化性溃疡、急性胃黏膜出血以及反流性食管炎等疾病，缓解腹部疼痛、反酸等症状。常用 H_2RA 类药物包括西咪替丁、雷尼替丁、法莫替丁、拉呋替丁、尼扎替丁、罗沙替丁等。由于其抑制胃酸作用较 PPI、P-CAB 弱，仅可部分抑制基础胃酸分泌和餐后胃酸分泌，以及机体对 H_2RA 的耐受性进一步限制了其临床使用，目前 H_2RA 不作为治疗消化性溃疡的首选抑酸药物。

二、黏膜保护剂治疗

依据《2022 消化性溃疡诊断与治疗共识意见》，黏膜保护剂可用于消化性溃疡的治疗，其有助于促进溃疡愈合、提高黏膜愈合质量、防止复发。黏膜保护剂的主要作用机制包括：①促进胃黏液的分泌和增加碳酸氢盐含量；②增加胃黏膜血流量；③稳定上皮细胞膜和溶酶体，减少细胞自溶；④促进前列腺素、生长因子等释放和上皮细胞更新，增强黏膜屏障；⑤具有中和胃酸或抑制胃蛋白酶活性的作用，有些具有抑制幽门螺杆菌生长的作用。根据《2021 胃肠道黏膜保护临床专家共识》，黏膜保护剂依据其药代动力学作用方式可分为内源性黏膜保护剂和外源性黏膜保护剂。

内源性黏膜保护剂作用于黏膜屏障的不同靶点，通过稳定细胞膜、增加黏膜下保护因子、增加黏膜血流、抗氧化等机制发挥作用，多方位提供保护作用，促进黏膜愈合。如前列腺素（PG）具有抑制胃酸分泌、保护细胞作用，PG 细胞保护作用及抗溃疡作用的机理包括刺激非壁细胞的碱分泌，刺激黏液分泌，可使胃黏液凝胶层迅速增加、胃碳酸氢盐分泌增加，二者并存就能形成抗酸-胃蛋白酶屏障，即黏液-碳酸氢盐屏障，从而达到保护胃黏膜的目的，有助于防止NSAID、饮食、饮酒、吸烟和压力导致的溃疡。米索前列醇是一种前列腺素类似物，与PG作用机制类似，可增加胃内黏液和碳酸氢盐的分泌，促进胃溃疡和十二指肠溃疡的愈合。瑞巴派特治疗消化性溃疡的作用机制：胃黏膜能不断合成和释放前列腺素（PG），瑞巴派特通过刺激胃黏膜中PG的生成，减弱中性粒细胞的活性，从而促进溃疡的愈合，另外，瑞巴派特还具有增加胃黏液糖蛋白成分的作用，临床上被广泛应用于胃溃疡和急性胃炎的治疗。替普瑞酮作为热休克蛋白诱导剂，通过增加黏膜组织一氧化氮合酶和一氧化氮的含量，促进局部内源性前列腺素的合成，上调热休克蛋白70的表达，在不影响胃酸分泌的情况下保护细胞，还可通过刺激前列腺素E2产生等机制，促进防御和溃疡修复。谷氨酰胺通过促进黏液分泌和上皮细胞的增殖和修复，提供能量，对胃肠道黏膜，尤其小肠黏膜有明显的保护作用，这类药物包括L谷氨酰胺呱仑酸钠（麦滋林）、复方谷氨酰胺（谷参）。

外源性黏膜保护剂主要通过局部作用，促进黏液分泌和增加碳酸氢盐含量起到中和胃酸、降低胃蛋白酶活性和增强黏膜屏障的作用，从而促进溃疡的修复。如硫糖铝是一种八硫酸蔗糖的铝盐，在酸性条件下解离为带负电荷的八硫酸蔗糖，与溃疡面上带正电荷的蛋白质结合，在局部形成一种黏性保护性屏障，吸附胆汁酸，保护黏膜免受胃蛋白酶、胃酸和胆汁酸盐的侵蚀，从而起到促进溃疡愈合的作用。铝碳酸镁的活性成分为水化碳酸氢氧化镁铝，具有特殊层状网络结构，可在溃疡部位形成保护膜，通过可逆性结合胆酸灭活胃蛋白酶和卵磷脂等有害物质，从而起到黏膜保护作用，促进溃疡愈合。铋剂包括枸橼酸铋钾、胶体果胶铋等，在酸性环境下，胶体铋在溃疡基底肉芽组织形成一层坚固的氧化铋胶体保护膜，从而隔绝胃酸、胃蛋白酶、胆汁酸等对胃黏膜的损伤。

表11-8 不同作用机制黏膜保护剂代表药物

药物类型	代表药物
前列腺素类药	米索前列醇、罗沙前列醇、恩前列素、奥诺前列素等
硫氢键类	硫糖铝
铝镁剂	铝镁加混悬液
铋剂	枸橼酸铋钾、胶体果胶铋等
柱状细胞稳定剂类	替普瑞酮、麦滋林、吉法酯、伊索拉啶和依卡倍特钠等

三、NSAID相关溃疡的治疗

非甾体抗炎药（NSAID）、抗血小板药物、糖皮质激素和化学治疗药物等均可通过各种局部或全身、直接或间接的作用，造成整个胃肠道黏膜（包括小肠和结肠黏膜）的损伤，从而导致消化性溃疡的发生。研究表明，在应用非甾体抗炎药（NSAID）和阿司匹林的患者中，约有15%～30%的患者出现过消化性溃疡，其中有2%～4%的患者合并溃疡出血或穿孔。此外，NSAID的使用剂量、类型和疗程也被证实与NSAID溃疡的发生有关。PPI是防治NSAID和阿司匹林相关溃疡的首选药物，其能高效抑制胃酸分泌，改善患者胃肠道症状，提高长期治疗依从性，有效预防NSAID治疗患者胃和十二指肠溃疡及其并发症风险，并能促进溃疡愈合。一旦确诊为NSAID和阿司匹林相关溃疡，推荐使用PPI等抑酸剂作为一线治疗方案，并在充分权衡利弊后尽可能停用NSAID、阿司匹林等相关药物。研究显示，在质子泵抑制剂、H_2RA和前列腺素类似物三者抗溃疡治疗比较研究中，质子泵抑制剂组的溃疡愈合率最高。因此，对于NSAID和阿司匹林相关溃疡应积极给予抑酸治疗,尤其是使用抑酸效果强、作用持久的PPI。当病情需要不能停用NSAID时,应改用其他胃肠不良反应较小的NSAID,如选择性COX-2抑制剂,同时给予PPI治疗,以促进溃疡愈合。研究显示PPI治疗NSAID相关消化性溃疡8周时的愈合率为88.4%,与治疗4周时的愈合率相比呈现上升趋势。因此,治疗NSAID相关消化性溃疡的推荐方案是PPI规律治疗4~8周。

此外,长期使用NSAID和阿司匹林是消化性溃疡复发的一个重要因素。对于有胃肠道溃疡风险的患者,可持续给予黏膜保护剂或抑酸治疗,如使用PPI或H_2RA。根据2020年亚太地区胃肠病学协会联合亚太风湿病学联盟协会、亚太消化内镜学会、亚太肾脏病学会等多家学会组织共同发布的关于高血压、心血管、肾脏或胃肠道合并症患者的NSAID治疗建议将NSAID引起的溃疡并发症的风险水平分为高、中、低风险,并给出了相应的预防建议(具体详见表11-9)。P-CAB亦可作为NSAID相关消化性溃疡的二线预防药物。

表11-9　NSAID溃疡并发症的风险等级及预防建议

风险等级	危险因素*	预防建议
高风险	1.曾有特别是近期发生溃疡并发症 2.存在≥2个危险因素	停用NSAID和阿司匹林,如不能停用,则优先使用选择性COX-2抑制剂+质子泵抑制剂
中风险	存在1~2个危险因素	单独选用选择性COX-2抑制剂/非选择性NSAID+质子泵抑制剂
低风险	无危险因素	可以应用非选择性NSAID

备注:①年龄>65岁;②高剂量NSAID和阿司匹林治疗,或联用两种以上的NSAID;③有溃疡病史但无并发症;④合并应用NSAID和阿司匹林、抗凝剂或糖皮质激素。

四、消化性溃疡并发出血、穿孔的治疗

对于消化性溃疡合并上消化道出血应及时识别、必要时进行复苏、适当药物治疗,以及及时进行内镜和(或)手术、介入治疗。研究显示在出血后12 h内进行紧急胃镜检查与24 h后进行内镜检查相比较,前者并未降低病死率或手术需要。建议消化性溃疡出血患者在24 h内在血流动力学稳定的情况下进行内镜检查和治疗,不强调出血后6 h或12 h内行内镜检查。对于严重人出血或急性活动性出血患者,在行胃镜检查前30~120 min静脉注射红霉素(单剂量为250 mg),可以改善这部分患者在胃镜下的视野,降低再次行胃镜检查的可能,并可减少住院天数。尽早应用PPI可以改善出血病灶的胃镜表现,从而减少胃镜下止血的需要。我国最新指南建议,对于胃镜下止血治疗后的高危患者,如Forrest分类Ⅰa至Ⅱb的消化性溃疡、胃镜下止血困难或不确定的患者,以及联合服用抗血小板药物或NSAID的患者,应静脉注射大剂量PPI 72 h。大剂量PPI的疗程应适当延长,然后改为标准剂量PPI静脉输注,每天2次。此后,口服标准剂量PPI直至溃疡愈合。质子泵抑制剂治疗消化性溃疡合并上消化道出血的具体治疗方案和剂量调整见表11-10。建议对血红蛋白<70 g/L的消化性溃疡出血患者在内镜检查和治疗前输注红细胞悬液;对于有活动性心血管疾病或既往有心脑血管疾病的患者,输血的策略需根据对失血量和心血管疾病的评估来决定(表11-10)。

对于心血管事件高危的消化性溃疡出血患者,如果内镜检查显示溃疡基底洁净,可以在当天重新开始使用抗血小板药物;接受内镜治疗的出血患者,在治疗后72 h内恢复使用抗血小板药物。对于接受双重抗血小板治疗(DAPT)、维生素K拮抗剂(VKA)治疗、直接口服抗凝剂(DOAC)的患者,出现消化性溃疡出血时是否需要停药,以及何时恢复使用抗凝药物,应该由包

括胃肠病学、心脑血管疾病、重症监护等在内的多学科团队做出决定。

对于胃镜治疗失败、不符合胃镜治疗条件或不能耐受手术治疗的出血性消化性溃疡患者，肠系膜动脉导管栓塞术（TAE）是较好的选择。消化性溃疡并发穿孔后需快速评估疾病严重程度，进行多学科会诊，建议采取手术等积极治疗措施。

表11-10　质子泵抑制剂用于上消化道出血的治疗方案

疾病种类及分级	药物种类及剂型	用药时机	用药剂量及疗程	序贯用药	序贯剂量及疗程
上消化道出血高危	质子泵抑制剂注射剂	出血发生后尽早用	大剂量质子泵抑制剂（如艾司奥美拉唑80 mg静脉注射30 min+8 mg/h持续输注71.5 h），可适当延长大剂量质子泵抑制剂疗程，之后标准剂量40 mg静脉输注，2次/日，3～5日	质子泵抑制剂片剂	口服标准剂量质子泵抑制剂，1次/日，疗程4～8周至溃疡愈合
上消化道出血低危Forrest Ⅰc-Ⅲ	质子泵抑制剂注射剂	出血发生后尽早用	标准剂量40 mg静脉注射，2次/日	质子泵抑制剂片剂	口服标准剂量质子泵抑制剂，1次/日，疗程4～8周至溃疡愈合
质子泵抑制剂不可及	H$_2$RA注射剂	出血后尽早用	如法莫替丁80 mg/日，静脉注射		

备注：

a. 上消化道出血高危患者：内镜止血治疗后的高危患者，如Forrest分级Ⅰa-Ⅱb级、内镜止血困难或内镜止血效果不确定者、合并服用抗血小板药物或NSAID者。

b. 质子泵抑制剂标准剂量推荐以奥美拉唑注射剂为例。

第三节　特殊类型溃疡的治疗

一、医源性溃疡的治疗

随着消化内镜诊疗技术的不断发展，内镜下微创诊疗操作（ESD/EMR）产生的医源性溃疡（文中特指胃ESD/EMR后创面，因直接剥离深度超过黏膜层，符合"溃疡"定义，又称人工溃疡或人造溃疡）患者越来越多。该类患者在胃或十二指肠ESD/EMR术后应常规应用抑酸药物，以促进医源性溃疡愈合，减少迟发性出血、穿孔等并发症的发生。研究证实，PPI在减少胃ESD/EMR术后迟发出血和促进医源性溃疡愈合方面效果优于H$_2$受体拮抗剂（H$_2$RA），推荐PPI作为胃ESD/EMR术后减少出血和促进医源性溃疡愈合的首选药物，具体方案详见表11-11。在具体选择哪种PPI时应注意避免选择有药物相互作用的药物。

医源性溃疡的治疗类似消化性溃疡的治疗，目前大多数研究建议从手术当天开始静脉应用抑酸药物，抑酸药物应选用质子泵抑制剂（PPI）或钾离子竞争性酸阻滞剂（P-CAB），以有效促进医源性溃疡的愈合，减少出血、穿孔等并发症的发生，静脉治疗2～3天后改为口服，一般疗程为4～8周。此外，幽门螺杆菌感染状态不是胃ESD/EMR术后溃疡延迟愈合的影响因素，根除幽门螺杆菌治疗并不能促进溃疡的愈合，但是幽门螺杆菌感染是 ESD/EMR 术后消化性溃疡复发的危险因素，此外，研究表明根除幽门螺杆菌可显著降低早期胃癌 ESD 后异时癌的发生率。因此，对于幽门螺杆菌阳性的早期胃癌患者，建议在胃 ESD 后 2 周内进行根除幽门螺杆菌治疗，具体治疗方案同幽门螺杆菌阳性消化性溃疡的治疗。

表 11-11　质子泵抑制剂用于 ESD/EMR 术后医源性溃疡的治疗

疾病种类及分级	药物种类及剂型	用药时机	用药剂量及疗程	序贯用药	序贯剂量及疗程
胃 EMR、ESD 术后预防出血和促进人工溃疡愈合[a]	质子泵抑制剂注射剂	手术当天起静脉输注质子泵抑制剂	标准剂量 40 mg，静脉注射，2 次/日，2~3 日	质子泵抑制剂片剂	口服标准剂量质子泵抑制剂，1 次/日，疗程 4~8 周至溃疡愈合
胃 EMR、ESD 术后迟发性出血[b]	质子泵抑制剂注射剂	出血发生后尽早应用	80 mg 静脉注射 30 min+8 mg/h 持续输注 71.5 h 或标准剂量 40 mg 静脉输注，2 次/日	质子泵抑制剂片剂	

备注：

a. 胃 ESD 人工溃疡延迟愈合的危险因素：人工溃疡范围大、术中反复电凝止血、凝血功能异常、糖尿病等，可酌情增加质子泵抑制剂用量、延长疗程或加用胃黏膜保护剂。

b. 胃 ESD 术后迟发出血的危险因素：操作时间长、剥离范围大、病变位于胃中下 2/3、使用与胃损伤/出血潜在相关的药物等，建议采用 8 周质子泵抑制剂疗程。

二、良/恶性肿瘤继发的消化性溃疡的治疗

某些良/恶性肿瘤（如腺癌、淋巴瘤、间质瘤、神经内分泌肿瘤以及胃泌素瘤等）均可导致消化性溃疡形成，当溃疡难以治愈时，应考虑此类因素，在后续的内镜检查中进行反复活检，并行相关影像学检查进一步评估，此类因素导致的胃十二指肠溃疡大多是难治性溃疡。对于良性肿瘤以及没有远处转移的恶性肿瘤继发的溃疡应首选根治性切除，包括内镜或外科手术完全切除病灶；对于有远处转移的恶性肿瘤继发的溃疡首先需进行抗肿瘤治疗，可采取全身治疗及姑息性手术治疗，姑息性手术治疗原则主要依靠肿瘤的生物学行为（主要包括分化、增殖指数、肿瘤大小、位置和侵袭程度），以及多学科讨论的结果来决定，其次给予抑酸治疗。

三、幽门螺杆菌感染以外的感染性疾病导致的消化性溃疡的治疗

幽门螺杆菌感染以外的感染性疾病（如结核、梅毒、巨细胞病毒以及单纯疱疹病毒感染等）也可导致消化性溃疡的发生，此类因素导致的消化性溃疡多为易复发、难治性溃疡。考虑存在上述感染性病因时，需要在抑酸治疗外针对具体感染病原微生物进行特定的抗感染治疗。病原微生物的确定需根据特定的组织学染色和培养来进行鉴别具体致病菌，因此该类患者在活检取样和样本处理时需特别注意。

四、全身性疾病导致的消化性溃疡的治疗

一些全身性疾病（如结节病、白塞病、炎症性肠病以及结节性多动脉炎等）也可导致消化性溃疡。研究发现约 15% 的克罗恩病患者内镜检查可发现胃、十二指肠存在大小不一的溃疡，考虑为克罗恩病累及胃和十二指肠所致。此类消化性溃疡的治疗除抑酸等抗溃疡治疗外，重点在于控

制原发病。

五、特发性消化性溃疡的治疗

特发性消化性溃疡指原因不明或自发产生的溃疡。特发性消化性溃疡的诊断首先需排除消化性溃疡常见的病因，包括幽门螺杆菌、结核分枝杆菌、梅毒、巨细胞病毒以及单纯疱疹病毒等病原体感染，致溃疡药物，具有上消化道表现的全身性疾病，胃酸分泌过多，以及其他可累及上消化道的罕见疾病等。当排除所有已知病因后可诊断为特发性消化性溃疡，流行病学统计数据显示特发性消化性溃疡占所有消化性溃疡的13%，PPI对特发性消化性溃疡的治疗效果不佳，易复发。即使长期使用PPI或H_2RA进行维持性治疗，也很难有效预防特发性消化性溃疡的复发。因此，对于特发性消化性溃疡的治疗存在困难，有待进一步研究制定更可靠、有效的治疗方案。

（张德奎）

参考文献

[1] 刘文忠,谢勇,陆红,等.第五次全国幽门螺杆菌感染处理共识报告[J].中华消化杂志,2017,37(6):364-378.

[2] 黄瑛.儿童幽门螺杆菌感染诊治专家共识[J].中华儿科杂志,2015,53(7):496-498.

[3] 陈烨.儿童幽门螺杆菌感染处理指南与共识进展[J].中华消化杂志,2018,38(4):217-218.

[4] 张文,曾小峰.非甾体消炎药相关消化道溃疡与溃疡并发症的预防与治疗规范建议[J].中华内科杂志,2017,56(1):81-85.

[5] 中华医学会消化病学分会胃肠激素与黏膜屏障学组.胃肠道黏膜保护临床专家共识(2021年版)[J].中华消化杂志,2021,41(12):798-811.

[6] JEANG L, TULI S S. Therapy for contact lens-related ulcers [J]. Current Opinion on Ophthalmology, 2022, 33(4): 282-289.

[7] COSME A, LIZASOAN J, MONTES M, et al. Antimicrobial Susceptibility-Guided Therapy Versus Empirical Concomitant Therapy for Eradication of Helicobacter pylori in a Region with High Rate of Clarithromycin Resistance[J]. Helicobacter, 2016, 21(1): 29-34.

[8] LOUIS E, RESCHE-RIGON M, LAHARIE D, et al. Withdrawal of infliximab or concomitant immunosuppressant therapy in patients with Crohn's disease on combination therapy (SPARE): a multicentre, open-label, randomised controlled trial[J]. Lancet Gastroenterology & Hepatology, 2023, 8(3): 215-227.

[9] HAN L, SHU X, WANG J. Helicobacter pylori-Mediated Oxidative Stress and Gastric Diseases: A Review[J]. Frontiers in Microbiology, 2022, 13(1): 811258.

第十二章
消化性溃疡的手术治疗

第一节　适应症

大部分消化性溃疡属于内科治疗范围，经过规律及标准的治疗后可痊愈或缓解，仅小部分在特殊情况下需要手术治疗。

消化性溃疡手术治疗的适应症包括：

1.内科治疗无效或停药后很快再发的顽固性溃疡，或不能耐受药物治疗；

2.胃溃疡恶性病变；

3.溃疡急性穿孔；

4.合并消化道大出血，经保守治疗无效；

5.合并瘢痕性幽门梗阻；

6.应激性溃疡；

7.合并GIST；

8.胰源性溃疡等。

第二节　手术途径的选择及定位

一、手术途径选择

既往因技术手段及手术医师经验的限制，大部分手术均以开腹手术为主。随着外科微创思想的普及和深入，以腹腔镜为代表的微创外科成为外科治疗研究的重要方向之一。腹腔镜技术逐渐成熟，尤其是胃肠道吻合技术的进步，全腹腔镜手术技术成为未来发展趋势。研究表明，完全腹腔镜手术可以安全地完成消化道重建，减少手术创伤、切口长度和出血量，并且特别适用于位置较高、肥胖或肋骨较窄的患者，但对外科医生的手术技能有更高要求。伴随科技工业的更迭，达芬奇机器人手术系统被引入胃肠外科领域，近年来，我国自主研发水平不断提高，大批国产手术机器人系统的应用得到推广，以"妙手S"为代表的国产机器人手术系统在普通外科领域也得到一定规模的使用。机器人技术在胃肠道手术中安全性良好，可获得与腹腔镜手术和开腹手术相当的近、远期疗效。目前，技术及硬件条件完善的医疗机构主要以腹腔镜手术及机器人系统手术为主。

完全腹腔镜手术相较于传统手术方式，具有创伤小、术后恢复快的优点。然而，传统的腹腔镜手术器械操作受限于角度和缺乏三维立体视觉，因此难以实现精细操作，更适合一些手术难度小的边缘区域肿瘤。3D腹腔镜技术的出现有助于提高手术质量。机器人辅助手术相比传统手术具有清晰的3D画面和灵活的器械前端。术者通过机器人系统可以看到更为清晰的、更大的视野，同时操作器械前端具有7个自由度，赋予了操作的灵活性和精细性，可以提高手术质量，拓宽微创手术的适应症。尽管机器人技术目前无法感受触觉力反馈，但是经过一定时间的练习和操作，完全可以凭借视觉进行补偿，实现"视觉力反馈"的效果。然而，机器人手术也具有一些不足之处，机器人手术费用高于传统手术，并且在推广方面存在限制。此外，进行机器人手术仍需要在台上的熟练助手完成一些重要而微小的操作，例如腔镜下的线性切割和吻合等。由于机器人手术中的器械臂会阻碍手术者操作，辅助孔内的各项操作相对更加困难，以至于对操作者的技巧和经验水平提出了更高的要求。当然，机器人系统的运用并不意味着摒弃腹腔镜手术及开腹手术，对临床从业者来说，三者缺一不可。

二、定位

在手术过程中精准地定位溃疡所在位置，以便更好地明确切除的范围及吻合的方式一直是临床从业者努力的方向。精准医学是微创外科治疗的更高要求，近年来ICG荧光成像技术被成功应用于微创手术器械上。该技术具有良好的组织穿透性，可为腹腔镜或机器人微创手术提供个体化、精准化的治疗方案，为微创外科治疗发展开辟了新的方向，通过术前对溃疡所在部位的局部黏膜下注射吲哚菁绿，可以在术中精确地判断溃疡的位置与周边组织的解剖关系，精确地制定手术的方式和吻合方法。虽然国内较晚开展此项技术，但随着技术进步及经验的不断积累，ICG荧光成像技术在我国微创外科领域中的应用逐渐增多。

第三节　常见手术方式

消化性溃疡的外科手术主要可分为穿孔修补术、胃部分切除术、迷走神经切除术和其他手术。

一、穿孔修补术

胃溃疡或十二指肠溃疡穿孔，多采用右侧经腹直肌或右旁正中切口。目前多采用腹腔镜手术；条件允许的情况下可考虑达芬奇机器人手术操作。

（一）十二指肠溃疡穿孔

找到穿孔部位后，缝线穿过一侧的黏膜下层，越过溃疡，再由溃疡的另一侧相应位置穿出。从溃疡的顶端开始结扎缝线，动作轻柔，防止撕裂脆弱组织。保留较长的尾线，将一小部分网膜放置在向两侧分开的已打结的尾线之间，打结将网膜固定在溃疡处网膜加固。

（二）胃溃疡穿孔

因存在恶性肿瘤的可能性，建议取穿孔周边组织行病理活检，余方法同十二指肠溃疡穿孔。如已确定为明显的恶性肿瘤穿孔，通常建议先关闭穿孔，待康复后再行胃切除相关手术。也有不少专家表示，如癌肿穿孔时间短，患者全身情况允许，可直接行胃切除术。

二、胃空肠吻合术

胃空肠吻合术适用于十二指肠溃疡合并幽门梗阻的某些老年患者，这些患者的胃酸分泌量并不高。胃空肠吻合术也适用于因操作困难而无法切除或有危险的患者，若患者的手术危险极大或已做过迷走神经切断手术，胃空肠吻合术是唯一可行的最安全的手术。既往都是手工缝合为主，随着医疗器械的不断完善，有条件的医疗机构目前多采用完全腹腔镜下直线切割闭合装置或管状吻合器行胃空肠吻合。

三、迷走神经切断术

对胃部分切除术后的胃空肠溃疡或胃空肠吻合术后的吻合口溃疡，这时通过迷走神经切断术治疗效果良好。迷走神经切断术分为：

1.迷走神经干切断术

手术中应重点暴露食管下端，找出两侧的神经，并在距离胃食管连接处尽量高的部位将其切断。

2.选择性迷走神经切断术

由于保留了肝和小肠的迷走神经支配功能，可能降低倾倒综合征发生率。

3.近端迷走神经切断术

近端迷走神经切断术亦称高度选择性迷走神经切断术、选择性近端迷走神经切断术或壁细胞迷走神经切断术。由于保留幽门括约肌的正常功能，无须引流手术。

迷走神经切断术治疗消化性溃疡可能通过以下途径发挥作用：

（1）消除神经性胃酸的分泌；

（2）消除迷走神经兴奋引起的胃泌素的释放；

（3）降低分泌酸的腺体对胃泌素和组胺的反应。

对于治疗难治性十二指肠溃疡或胃空肠溃疡，关键步骤是于食管下段切除双侧迷走神经的一段。仅进行迷走神经干切断术可能导致运动麻痹和胃潴留。因此，建议同时进行胃部分切除或胃引流手术，例如幽门成形术或胃窦部的胃肠吻合术。

四、胃部分切除术

胃部分切除术已成为治疗消化性溃疡的标准手术，术式在数十年来不断得到发展及完善，吻合方式随着理念的更新也多种多样。目前完全腹腔镜下或完全机器人腔镜下切除并腔内吻合已成为主流。

胃部分切除术是一种治疗消化性溃疡的手术方法，其理论依据包括以下几个方面：切除整个胃窦部黏膜，即切除了生产胃酸的G细胞，从根本上消除了胃液因素。切除大部分胃体，即切除了胃壁细胞和主细胞，从而有效地减少了胃酸和胃蛋白酶的分泌量、降低神经性胃酸分泌。切除了消化性溃疡的好发部位。术后由于幽门被切除，胃内容物在胃内停留时间变短，碱性十二指肠液又可中和残留的胃酸。

同时切除消化性溃疡病灶，从而达到治疗的效果。

总之，胃部分切除术通过减少或消除多种因素，达到治疗消化性溃疡的目的。但手术风险较高，需要慎重考虑和谨慎处理。

（一）毕Ⅰ式（Billroth Ⅰ式）

毕Ⅰ式胃大部切除术是一种最早应用的胃切除手术，由毕罗（Billroth）于1881年首次提出。手术原则为切除胃的大部分并将残端与十二指肠直接吻合。

毕Ⅰ式手术的优点在于操作相对简单，吻合后胃肠道接近正常解剖生理状态，食物能够与胆汁、十二指肠液以及胰液充分混合，从而对消化吸收功能影响较小。因此，手术后引起的并发症较少。

不足之处在于，当十二指肠溃疡伴有炎症、瘢痕或粘连时采用这种方式技术上会比较困难。同时为避免张力过大导致胃、十二指肠吻合口的问题，如果切除胃的范围不够可能会引起溃疡复发。此外，该手术不适合于十二指肠溃疡患者中胃酸分泌高的情况。因此，毕Ⅰ式胃大部切除术多用于治疗胃溃疡。

（二）毕Ⅱ式（Billroth Ⅱ式）

毕Ⅱ式胃大部切除术是毕罗（Billroth）于1885年继毕Ⅰ式后应用的一种胃切除手术，即将胃的大部分切除后，将残留胃和上端空肠吻合，而将十二指肠缝合自行排空。

该手术的优点在于能够切除足够的胃且不致吻合口张力过大，因此，术后溃疡复发率较低。同时，术后由于胃液和食物直接进入空肠，而非经过十二指肠，即使十二指肠溃疡不加以切除也能愈合（旷置式胃大部切除术）。因此，该手术在临床上应用广泛，适用于治疗各种情况的胃溃疡、十二指肠溃疡，尤其适用于治疗十二指肠溃疡。

该手术的缺点在于手术操作比较复杂，并且胃-空肠吻合改变了正常的解剖生理关系，因此，术后出现胃肠道功能紊乱的可能性较毕Ⅰ式大。

Billroth Ⅱ式吻合改变了消化生理的顺序，胆汁、胰液对胃黏膜屏障功能产生破坏，也会发生输入袢的相关并发症；但该吻合方式操作简单，因此，一直被国内外很多中心所青睐。在该术式的基础上，也可以通过增加输入袢和输出袢之间空肠的侧侧吻合口（Braun吻合）以引流胆汁和胰液。

（三）Roux-en-Y胃空肠吻合术

Roux-en-Y胃空肠吻合术是由瑞士外科医生Cesar Roux于1893年创造的，最初用于胃和空肠的连接手术，后来被广泛应用于胆道、胰腺手术以及胆道与消化道的吻合手术。该手术的原则是在距离Treitz韧带约15～20 cm处分离肠系膜并切断，然后将近端空肠与远端空肠不同侧缘用管形或直线切割闭合器进行吻合。然后，将远端空肠提取至左上方与胃残端侧后壁相连，再次使用管形或直线切割闭合器与胃空肠端侧或胃残端侧进行吻合。术后可通过直线切割闭合器缝合加固吻合口和胃残端之间，最终移除标本。随着从业者经验水平的提高，目前多采用完全腹腔镜下完成所有操作。

Roux-en-Y胃空肠吻合术的优点在于克服了Billroth Ⅰ式吻合张力大和Billroth Ⅱ式吻合中胆汁胰液反流的不足，并能有效减少碱性反流性食管炎、倾倒综合征等并发症。此外，对于伴有2型糖尿病的远端胃癌患者，Roux-en-Y胃空肠吻合术还可以有效控制血糖水平，改善代谢功能。

然而，Roux-en-Y胃空肠吻合术的缺点在于操作较为复杂，如果不当则容易损伤系膜血管，并有Roux-en-Y滞留综合征的发生风险。

（四）非离断Roux-en-Y胃空肠吻合术（Uncut Roux-en-Y）

非离断 Roux-en-Y 重建方式又称为 Uncut Roux-en-Y，主要是为了解决传统 Roux-en-Y 空肠吻合术可能导致的空肠壁神经和肌肉连续性破坏而引发的滞留综合征等并发症。该术式在 Billroth Ⅱ+Braun 的基础上，通过在距胃空肠吻合口 3～5 cm 阻断输入袢空肠，从而减少食物进入盲肠综合征的风险，并保护空肠系膜血管，确保空肠侧的血供。

在手术中，采用直线切割闭合器离断十二指肠和远侧胃，再利用相应的切割器完成近端空肠与结肠前残胃空肠侧侧吻合，关闭共同开口。之后，在距离吻合口约 3～5 cm 处，使用不带切割作用的闭合器行输入袢空肠阻断，距吻合口 25～30 cm 的远端空肠与距 Treitz 韧带 10～15 cm 的近端空肠行侧侧吻合（Braun 吻合）。

相对于传统 Roux-en-Y，该方法不须切除空肠，因此，可以有效维持空肠的神经和肌肉连续性，降低排空延迟或滞留综合征等并发症的风险。此外，输入袢空肠阻断和 Braun 吻合也有助于降低十二指肠残端的内部压力，减少术后排气延迟和其他胃肠道并发症的发生。

需要注意的是，使用丝线结扎输入袢可能存在再通的风险。

（五）双通道吻合术（double tract reconstruction，DTR）

DTR 是近端胃切除后消化道重建最为推荐的吻合方式之一，其原则是离断近端胃，先行食管–空肠 Roux-en-Y 吻合，然后将残胃断端与食管–空肠吻合口以远 10～15 cm 的空肠进行侧侧吻合，从而形成了双通道。尽管该术式较为复杂，涉及多种腔内吻合技术，但由于能够提供两条通路给食物进入远端空肠，因此，在相关专家共识中得到了较高的推荐率。

优点：保留部分胃，改善患者术后营养状况，主要是减少贫血的发生，因为残胃的存在可以促进铁离子和维生素 B_{12} 的吸收，这两种物质是基本的造血原料；由于在残胃和食管之间有一段空肠，减缓了甚至避免了胃液反流进入食管的情况，降低反流性食管炎的发生，提高患者术后生活质量；为后期万一胆道疾病或者十二指肠疾病提供了内镜下检查和治疗的机会，术后可以十二指肠镜通过残胃进入十二指肠或者胆道。

缺点：手术操作相对烦琐，对术者尤其是腹腔镜操作者的技术要求较高。较全胃切除增加了残胃和空肠的吻合。

兰州大学第二医院肿瘤中心陈昊教授倡领了 DTR 改良术式，即非离段 DTR（Uncut–DTR）术式，最大限度地保留了肠道的完整性及功能的最优性。

五、全胃切除术

全胃切除术后最基础的消化道重建方式就是 Roux-en-Y，不再赘述。

第四节　术后并发症

一、早期并发症

(一) 出血

胃术后出血属常见并发症。

1.临床症状

从胃肠减压管内可见少量淡红色或暗红色血性液体，需严密观察，并动态完善胃液潜血及大便隐血检查。如果出现持续不断或大量鲜红色血性液体，则考虑有胃腔内出血。

2.病因

一般情况下多是吻合口出血。需要注意的是，出血性十二指肠溃疡因无法切除溃疡而行旷置术时，术后也可能出现再次出血。

3.治疗

少量出血可予以止血药物对症治疗；如予以止血药物等措施后难以缓解，可于内镜下行相关诊疗措施（圈套止血、凝固止血、肾上腺素局部注射等）；保守治疗无效或大量持续出血时，建议尽早手术探查止血。

(二) 十二指肠残端瘘

十二指肠残端瘘是胃切除术后（毕Ⅱ式）极为严重的并发症之一。若未及时诊断和处理，可能会造成不可逆转的风险，并危及患者生命。

1.常见的危险因素

幽门及十二指肠球部周围广泛炎症导致十二指肠残端封闭有明显张力；巨大溃疡穿透十二指肠后壁；术中缝合过密造成残端缺血坏死；残端周围积血或积液造成局部感染；输入袢梗阻等。

2.临床症状

多发生在术后2～5天，可表现为腹痛，引流管可引出含有胆汁的混浊液体，部分患者伴有高热或休克。

3.检查

影像学检查（CT或超声）可发现右上腹或膈下积液，局部穿刺可抽出胆汁样液体。

4.治疗

在影像引导下经皮穿刺引流可用于小而局限的积液且症状较轻者。对于积液较多或有较广泛的腹膜炎者，则需要手术引流和广谱抗生素治疗，同时进行合理的营养支持以及放置肠内营养管，目前多采用经鼻胃镜放置十二指肠引流管。针对十二指肠残端瘘再次缝合往往难以成功，但如果在术后24～48 h内发现裂口比较小且十二指肠残端无明显病变，可以尝试行再手术缝合。使用生长抑素和其他长效类似物可显著减少消化道瘘的流出量，对于减少十二指肠瘘的流出量有一定的效果。同时，对于十二指肠残端缝合困难的病例，进行十二指肠残端造瘘是预防残端瘘的有效方法之一。

（三）术后胃排空障碍

术后胃排空障碍亦称胃瘫（gastroparesis），可能的发病原因包括手术创伤引起的吻合口水肿或迷走神经切断后胃运动功能紊乱。

1.临床症状

可表现为上腹饱胀、恶心、呕吐、呕吐物包含胆汁的胃液、肠鸣音减弱等，部分患者可出现排气、排便停止。

2.检查

实验室检查中亦不会表现出明显的电解质紊乱和低蛋白血症等。影像学检查（上消化道造影等）可显示造影剂滞留、局部扩张、蠕动减弱等。

3.治疗

以保守治疗为主，必要时可予以留置胃肠减压改善症状。药物治疗以促胃肠道动力为主，常用药物包括甲氧氯普胺（胃复安）、莫沙必利、多潘立酮等；中药治疗及针灸治疗对部分患者有一定效果。经对症有效治疗，一般症状可于术后3～4周缓解，如持续未见缓解，或出现机械性梗阻，可考虑手术治疗。需要注意的是，再次手术不但疗效甚微，有可能加重症状或延长恢复时间。

（四）早期倾倒综合征

根据进食和症状发生时间间隔长短，出现于餐后20 min内的称为早期倾倒综合征，而后期倾倒综合征则是指餐后3～4 h甚至更长时间出现的症状。

1.临床症状

早期倾倒综合征一般在术后1～3周开始进食时发生，禁食状态下则无症状。流质食物以及富含糖类的食物尤其不易耐受，症状的程度轻重不同，常见的临床症状可分为全身性症状和胃肠道症状。全身性症状包括头晕、心悸、心动过速、极度软弱、大量出汗、颤抖、面色苍白或潮红等；胃肠道症状包括上腹部温热感、饱胀不适、恶心、呕吐、嗳气、肠鸣、腹泻等。症状通常持续1 h左右可自行缓解，餐后平卧可避免发作。对于重症患者，可因惧怕进食而体重下降，并表现出营养不良等症状。

2.病因

胃切除术后引起的倾倒综合征主要是因为缺乏幽门和迷走神经的抑制功能导致残余胃容积过小，以及高渗性的食糜通过十二指肠或空肠迅速进入肠腔并与组织液相互交换，以保持肠腔内容和肠壁之间渗透压的平衡，并导致血糖明显升高、血容量下降，在短时间内，可有多达1/4的有效循环血容量的液体渗入肠腔，致使血液浓缩，引起脉搏加速和虚脱等症状。此外，各种生理活性物质（如血管缓弛素-缓激肽、血管活性肠肽、胃抑肽、胃动素、5-羟色胺、P物质）、精神因素等也可能参与了该疾病的发生和发展，但具体机制尚未完全明确。

3.治疗

内科治疗主要包括饮食调节措施。这些措施包括少食多餐，避免进食高浓度的碳水化合物，进食固体食物后30 min再饮用液体以及进食后卧床休息等。

对于术后6个月后症状仍然持续，内科治疗无效，影响日常工作及生活的患者，可考虑手术治疗。临床上应用的手术方法种类颇多，包括缩小吻合口、胃空肠吻合改为胃十二指肠吻合、移植一段空肠于胃和十二指肠之间等，目的均在于减慢食物直接进入空肠内的速度。手术方式包括胃空肠吻合转换成胃十二指肠吻合，重建生理性胃十二指肠通道；在胃残端和十二指肠间质顺蠕动10 cm空肠袢（Henley loop）或间置一双袢空肠囊袋；行Roux-en-Y胃空肠吻合等。

（五）梗阻

1. 吻合口梗阻

（1）原因

术后早期吻合口梗阻的常见原因为吻合口水肿；或因术中操作不当，粘连导致吻合口扭曲、内疝等引起。

（2）临床症状

梗阻可引起残胃扩张、胃潴留。

（3）治疗

大部分病例通过胃肠减压、营养补液、维持水电解质平衡等对症治疗后，数天时间可逐步缓解；若梗阻时间长，且影像学检查（内镜及消化道造影）证实吻合口难以通过，此时建议行内镜下扩张术、内镜下支架置入术等，必要时再次手术治疗。

2. 急性输入袢梗阻

（1）原因

急性输入袢梗阻是一种比较常见的手术后并发症，主要原因包括术中胃空肠吻合时空肠袢过长、粘连、扭曲、内疝、胃肠吻合口扭转等。

（2）临床症状

梗阻引起的腹痛与体征常常不对称，易与其他急腹症（如急性胰腺炎等）混淆。梗阻难以缓解时可出现心率加快、白细胞水平升高、发热、腹痛，甚至休克等。

（3）预防

预防输入袢梗阻的方法主要包括以下几方面：首先是保持输入袢合适长度，一般在结肠后吻合时应留5～8 cm（根据具体情况而定），若为结肠前吻合则应留10～15 cm，切勿过长或过短；其次是吻合口的切线角度不宜过大，应保持在45°以下；再次是要注意吻合过程中输入口和输出口胃壁不宜过度内翻；另外，在结肠后吻合时应将结肠系膜固定在距吻合口2～3 cm的近侧胃壁上，不应距吻合口过近；最后，在结肠前吻合时应采用空肠近袢对大弯术式（Moynihan术）以避免空肠袢自吻合口后方疝入。这些措施能够有效降低输入袢发生梗阻的风险。

（4）治疗

当发生急性输入袢梗阻时，应遵循及早手术的原则，但处理方法需要根据梗阻的原因以及是否合并肠袢坏死来决定。一般情况下，可以先置入胃管进行减压，并积极补充液体和电解质。同时应注意检查有无腹膜炎体征，如果没有腹膜炎，则可以尝试通过减压缓解，若不能缓解或存在腹膜刺激征，则应及早考虑手术治疗。在手术中需要根据具体情况进行处理，如清除梗阻物、修复肠壁以及局部引流等。

如果手术中发现梗阻的输入袢空肠尚未坏死，可先解除梗阻，然后做输入袢与输出袢间的侧侧吻合。这样既可解除梗阻，又可固定过长的输入袢空肠，以免再次引起梗阻。

如果在手术中发现输入袢空肠已经坏死，需要根据坏死肠袢的长度来确定术式。如果坏死肠袢较短，则可以切除后行近侧肠直接端端吻合；如果坏死肠袢较长，则可切除后行Roux-en-Y吻合；如果坏死肠袢累及胃肠吻合口，则需将坏死肠连同吻合口一并切除，然后再行Roux-en-Y吻合；如果坏死段肠袢涉及全十二指肠，则需要将坏死肠袢完全切除，再作胆胰管吻合（胆肠和胰肠吻合）；同时，如果存在合并的十二指肠残端裂开，则应相应处理。总之，根据病情选择最佳的手术方案，保障手术治疗效果和患者生命安全。

二、远期并发症

（一）溃疡复发

大多数复发溃疡发生在吻合口边缘或其远端。

1. 临床症状

主要症状是腹痛，其次是出血、梗阻和穿孔等并发症的表现。腹痛的部位和性质可与初发溃疡类似，但一般药物治疗对控制复发溃疡的效果不理想。少部分复发溃疡无明显临床表现。

2. 原因

最常见的复发原因为迷走神经切断不全，其他因素包括毕Ⅱ式胃切除术后的胃窦残留、胃切除不足或输入袢过长、胃泌素瘤、术后胃滞留以及长期应用非甾体抗炎药物等。

3. 治疗

治疗复发溃疡首选药物为PPI。如果内科治疗无效而发生穿孔或大出血，就必须进行手术治疗。手术方法要根据病因和初次手术来选择，如原手术是单纯迷走神经切断，则可行迷走神经再探查、切断合并胃窦切除；如果估计迷走神经切断不全，可做完全迷走神经切断（胸迷走神经切断术）；如患者胃切除不足或胃窦残留，可行胃再切除，必要时加做迷走神经干切断术；如果仍然不能控制复发，可能需要进行全胃切除、食管空肠Roux-en-Y吻合。

（二）慢性输入袢梗阻

1. 慢性输入袢梗阻

慢性输入袢梗阻是指输入袢排空至输出袢的通道慢性梗阻。

（1）原因

通常发生在毕Ⅱ式胃部分切除时输入袢过长，过长的输入袢易扭曲或扭转，肠袢因胆汁和十二指肠液积聚而扩张，造成十二指肠内压增高及肠膨胀，直至压力过大而大量挤出输入口进入胃腔并大量呕出。此种情况由于发生较晚，十二指肠残端多已愈合，故极少发生十二指肠残端瘘。

（2）临床症状

表现为上腹部疼痛伴喷射性呕吐，呕吐物中含有胆汁及食物，呕吐后腹痛可缓解。

（3）预防

关键的问题是要防止任何引起近侧肠袢梗阻的失误，包括吻合的输入口与输出口勿内翻过多；胃空肠吻合口与水平夹角勿过大以免输入口呈锐角；输入袢空肠勿留过长；在高位胃切除时，需留较长的近侧空肠，同时应在输入袢与输出袢空肠间行侧侧吻合。

（4）治疗

明确诊断后必须行手术治疗，方法包括：缩短输入袢，将输入袢悬吊和固定于腹膜壁层；将输入袢与输出袢做侧侧吻合等（详见前文"常见手术方式"）。

2. 慢性输出袢梗阻

（1）原因

梗阻多由粘连或内疝形成所致。

（2）临床症状

与小肠梗阻类似，以呕吐为主，但程度较轻。

（3）治疗

确诊后建议以手术治疗为主。

（三）后期倾倒综合征

1.临床症状

常发生于餐后2～4 h（区别于早期倾倒综合征），出汗、心悸、震颤、饥饿感、乏力等，偶尔有精神错乱、晕厥等。

2.病因

由于小肠内高碳水化合物负荷导致肠高血糖素的释放，肠高血糖素刺激胰岛β细胞，进餐后引起胰岛素分泌过多或延长。

3.治疗

主要仍为饮食调节，如增加餐次，采用低碳水化合物和高蛋白饮食；可在用餐间隔时间内加食点心及水果以避免低血糖发作；对症状严重的患者，可在餐前予以胰岛素，抑制餐后早期高血糖素血症以减轻症状；对顽固性餐后低血糖症，可考虑选择逆蠕动空肠袢间置于胃残端和十二指肠之间的手术方式。

（四）贫血和铁缺乏

胃切除术后由于铁缺乏可导致低血色素小细胞贫血；缺乏维生素B_{12}合并巨细胞贫血。如全胃切除术后2～5年内不给予维生素治疗，发生恶性贫血的风险不可避免。建议术后膳食中补充铁和叶酸，适时补充维生素B_{12}，定期监测相关检验指标。

（五）代谢性骨病

胃切除术后脱钙过程明显加速，全胃切除更为严重，而迷走神经切断不加胃切除不会使骨的脱钙加速。

1.临床症状

脱钙可引起骨质疏松和骨软化症，实验室检查可发现血碱性磷酸酶水平增高、血清钙水平降低、血清25-羟维生素D和1，25羟维生素D水平升高。血清甲状旁腺素水平亦可升高。胃切除术后患者病理性骨折尤其是脊椎骨折的发生率升高。

2.原因

病因不明，可能与进食的钙不足有关。

3.治疗

预防措施包括膳食补充钙，给患者补充维生素D等。此类患者建议定期测定血清钙、碱性磷酸酶、骨密度等。

（六）胃小弯侧缺血性坏死

一般发生在高选择性迷走神经切断术后，是该手术患者的主要死亡原因。

1.原因

高选择性迷走神经切断术主要在小弯侧操作，在小弯侧分离神经时，需要同时切断伴行的血管，导致局部胃黏膜的血运减少，加上分离时常使小弯侧浆膜甚至肌层受损，若未及时修补，可发生局部缺血坏死。

2.治疗

术中常规在切断迷走神经胃支后，将胃小弯侧切开的前后壁浆膜重新缝合，可避免该并发症的发生。

（七）其他

吞咽困难、腹泻等。

（陈昊）

参考文献

［1］ KAMADA T, SATOH K, ITOH T, et al. Evidence-based clinical practice guidelines for peptic ulcer disease 2020［J］. Journal of Gastroenterology, 2021, 56（4）: 303–322.

［2］ 中华医学会外科学分会胃肠外科学组, 中华医学会外科学分会腹腔镜与内镜外科学组, 中国抗癌协会胃癌专业委员会. 完全腹腔镜胃癌手术消化道重建专家共识及手术操作指南（2018年版）［J］. 中国实用外科杂志, 2018, 38（8）: 833–839.

［3］《近端胃切除消化道重建中国专家共识》编写委员会. 近端胃切除消化道重建中国专家共识（2020年版）［J］. 中华胃肠外科杂志, 2020, 23（1）: 101–108.

［4］ 黄昌明, 钟情, 陈起跃. 吲哚菁绿示踪淋巴结清扫在胃癌根治术中应用及研究进展［J］. 中国实用外科杂志, 2021, 41（3）: 332–336.

［5］ SØREIDE K, THORSEN K, HARRISON E M, et al. Perforated peptic ulcer［J］. Lancet, 2015, 386（10000）: 1288–1298.

［6］ SØREIDE K, THORSEN K, SØREIDE J A. Strategies to improve the outcome of emergency surgery for perforated peptic ulcer［J］. British Journal of Surgery, 2014, 101（1）: e51–e64.

［7］ SJOMINA O, HELUWAERT F, MOUSSATA D, et al. Helicobacter pylori infection and nonmalignant diseases［J］. Helicobacter, 2017, 22（1）: 12408.

［8］ BERTLEFF M J, LANGE J F. Laparoscopic correction of perforated peptic ulcer: first choice? A review of literature［J］. Surgical Endoscopy and Other Interventional Techniques, 2010, 24（6）: 1231–1239.

［9］ TAN S, WU G, ZHUANG Q, et al. Laparoscopic versus open repair for perforated peptic ulcer: A meta analysis of randomized controlled trials［J］. International Journal of Surgery, 2016, 33（1）: 124–132.

［10］ JIMENEZ R R, SEGURA S J, FLORES C M, et al. Laparoscopic approach in gastrointestinal emergencies［J］. World Journal of Gastroenterology, 2016, 22（9）: 2701–2710.

［11］ LAU J Y, BARKUN A, FAN D M, et al. Challenges in the management of acute peptic ulcer bleeding［J］. Lancet, 2013, 381（9882）: 2033–2043.

［12］ JANOWSKA A, DINI V, ORANGES T, et al. Atypical Ulcers: Diagnosis and Management［J］. Clinical Interventions in Aging, 2019, 10（14）: 2137–2143.

［13］ YEAP E, LIM J, TAY Y K, et al. Endoscopic and surgical management of acute haemorrhagic rectal ulcers［J］. ANZ Journal of Surgery, 2022, 92（9）: 2350–2352.

［14］ DUNLAP J J, PATTERSON S. Peptic Ulcer Disease［J］. Gastroenterology Nursing, 2019, 42（5）: 451–454.

［15］ WANG A, YERXA J, AGARWAL S, et al. Surgical management of peptic ulcer disease［J］. Current Problems in Surgery, 2020, 57（2）: 100728.

［16］ SATOH K, YOSHINO J, AKAMATSU T, et al. Evidence-based clinical practice guidelines for peptic ulcer disease 2015［J］. Journal of Gastroenterology, 2016, 51（3）: 177–194.

第十三章
消化性溃疡患者的饮食管理

第一节　消化性溃疡患者的饮食原则

消化性溃疡是人类常见的疾病，其发病机制尚未完全阐明，多考虑与致溃疡因素增加和（或）抗溃疡保护因素削弱相关。消化性溃疡的常见病因有幽门螺杆菌感染、非甾体抗炎药应用、其他药物应用等，少见的病因有卓-艾综合征、恶性肿瘤（胃癌、肺癌、淋巴瘤）、应激（急性疾病、烧伤、头部损伤）、病毒感染、血管机能不全、放疗、克罗恩病、化疗等。但是不健康的生活习惯（过量的盐、脂肪或酒精摄入、吸烟等），也可能是消化性溃疡家族聚集的重要原因。

消化性溃疡在社会经济地位较低的群体中发生率较大，这可能与不健康的生活方式以及应对压力失败等原因有关。与消化性溃疡发生相关的生活习惯还包括压力水平、饮食成分、睡眠、体力活动和使用止痛药等。消化性溃疡的发病率较高与男性、吸烟和慢性疾病有关。消化性溃疡也与年龄增长正相关。吸烟可能会增加感染幽门螺杆菌的人患消化性溃疡的风险。酒精会刺激和侵蚀胃黏膜，增加胃酸的分泌量。胃溃疡发病机制是胃酸、胃蛋白酶的侵蚀作用与防御能力之间失去平衡，胃酸对黏膜产生自我消化，加上幽门螺杆菌感染，胃黏膜自身保护屏障能力减弱，损伤后至糜烂，而后形成溃疡。食疗在预防和治疗消化性溃疡中很重要。根据患者的需要调整饮食疗法和热量分配，以使营养状况正常化并促进溃疡愈合。急性期和恢复期所推荐的营养素可能不同，恢复期对蛋白质和某些微量营养素（如维生素A、锌、硒和维生素C）的需求量更大。此外，一些研究表明，维生素C可作为根除幽门螺杆菌的潜在治疗选择，维生素C对消化性溃疡中幽门螺杆菌感染的拮抗作用和作用机制可分为两类：一是作为预防剂；二是作为替代治疗剂。预防方面，维生素C可作为生物抗氧化剂和免疫促进剂；在治疗方面，它可作为脲酶的抑制剂、潜在的胶原合成剂和前列腺素合成的刺激物。大量研究表明，如果与抗生素一起服用维生素C补充剂，可以提高治疗效果，从而增加感染个体根除幽门螺杆菌的可能性。膳食纤维和益生菌在消化性溃疡的治疗中也发挥着重要作用，因为它们减少了抗生素的副作用，有助于缩短治疗时间。食疗在预防和治疗消化性溃疡方面发挥了关键作用，其主要目的是恢复和保护胃肠黏膜，改善消化，缓解疼痛，并有助于改善患者的营养状况。

一、充足的膳食纤维和抗氧化剂

据报道，大多数消化性溃疡患者食物中的膳食纤维和抗氧化剂含量不足。富含膳食纤维的麦麸延长了餐后胃内pH值的升高和胃蛋白酶浓度的下降。膳食纤维在预防十二指肠溃疡复发方面似乎也很有效。例如，在苹果、燕麦和梨中发现的可溶性膳食纤维是导致肠道内容物黏度增加的原因。不溶性膳食纤维（全谷物、麦片、亚麻籽）可增加粪便体积，缩短其在大肠中的转运时间，并使排便更容易、更快。膳食纤维调节肠道功能，使其对健康人的健康和许多疾病的饮食治疗至关重要。Räihä等报告了大量消化性溃疡患者食物中的膳食纤维和抗氧化剂含量不足。对于消化性溃疡患者，建议食用富含膳食纤维的饮食，因为膳食纤维能起到缓冲作用，减少胃中胆汁酸的浓度和肠道转运时间，从而减少腹胀，进一步减少胃肠道的不适和疼痛。

研究发现，日本人肠道菌群中乳酸杆菌可能受幽门螺杆菌感染和萎缩性胃炎严重程度的影响。益生菌在成人慢性胃炎和消化性溃疡的治疗与预防中起着至关重要的作用。乳酸菌可以改善幽门螺杆菌引起的炎症，并支持有益的肠道特异性细菌对抗幽门螺杆菌感染。益生菌在消化性溃疡中的应用被定义为基于活微生物的食品补充剂，其通过提供微生物平衡有益于人体。益生菌具有抗幽门螺杆菌的治疗作用，临床数据证明了益生菌在多种胃肠道疾病的治疗和预防中具有普遍的益处，添加益生菌的饮食可能有助于降低幽门螺杆菌的感染率。然而，益生菌似乎不能根除幽门螺杆菌，但有能力减少动物和人类的细菌负荷和感染。研究表明，益生菌联合三联疗法治疗幽门螺杆菌感染的消化性溃疡可大大提高幽门螺杆菌的根除率，提高患者的治愈率，有助于减少细菌负荷，并可能减少消化不良症状的发生率，因此，建议消化性溃疡患者药物根除Hp同时服用益生菌。在益生菌的临床应用中，最佳的作用是可以减少与抗生素相关的副作用。Wang等的研究发现，100例幽门螺杆菌感染患儿，随机分为两组：治疗组43例，幽门螺杆菌治疗+嗜酸乳杆菌和两歧杆菌益生菌治疗2周，然后再服用益生菌治疗4周；对照组（$n=45$），标准三联抗幽门螺杆菌治疗6周。结果表明，与单独三联疗法相比，补充嗜酸乳杆菌和两歧杆菌对根除幽门螺杆菌有效。一项系统评价研究结果表明，儿童三联根治Hp，补充益生菌，可减少腹泻、食欲减退等副作用，同时提高Hp根除率。有研究表明，多次尝试根除幽门螺杆菌失败的患者，可以从益生菌治疗后使用含有四环素和呋喃唑酮的四联疗法中获益。嗜酸乳杆菌和鼠李糖乳杆菌可以有效减少幽门螺杆菌的细菌负荷，而对肠道菌群组成没有明显影响。

抗氧化剂根除幽门螺杆菌是重要的治疗方法。研究表明，使用抗氧化剂可根除幽门螺杆菌，并观察到维生素C在消化性溃疡患者的细菌根除中具有重要作用。与高剂量相比，长时间小剂量的维生素C具有更好的反应。因此，幽门螺杆菌引起的消化性溃疡患者可以在3个月内每天摄入500 mg的维生素C，这不超过推荐的2000 mg。另一种用于根除幽门螺杆菌的抗氧化剂是辣椒中的辣椒素。研究表明，辣椒或其活性成分"辣椒素"并不是溃疡形成的原因，而是"恩人"。辣椒素不刺激而是抑制酸的分泌，刺激碱、黏液的分泌，特别是促进胃黏膜的血液流动，且有助于溃疡的预防和愈合。辣椒素通过刺激胃中的传入神经元和信号来保护身体免受伤害。新加坡的流行病学调查显示，胃溃疡在"中国人"中的发病率是习惯多吃辣椒的马来西亚人和印度人的3倍。对动物的研究表明，辣椒素具有治疗胃肠道损伤的作用。同样，一些研究了辣椒素类物质对幽门螺杆菌或阿司匹林引起的消化性溃疡患者的影响，结果表明这些物质仅对阿司匹林引起的病变具有胃保护作用。值得注意的是，辣椒可能与胃黏膜的刺激有关，对某些消化性溃疡患者可能没有保护作用。

二、戒烟酒、充足的维生素

通过改变饮食和生活方式，也可降低幽门螺杆菌的感染率。饮酒会导致消化道损伤，出现溃疡和其他酒精相关疾病的症状，如食管炎、慢性胰腺炎、胃炎等。吸烟会减少黏液和碳酸氢盐的分泌，增加十二指肠和胃流量，增加溃疡形成的风险。前瞻性和回顾性研究表明，与不吸烟者相比，吸烟者因消化性溃疡的死亡率更高。研究表明，在其他烟草成分中，尼古丁是消化性溃疡形成的主要原因，因为尼古丁对胃上皮的保护性黏液产生有害影响。咖啡，甚至不含咖啡因的咖啡，会增加胃酸的产生，导致黏膜刺激。软饮料也是如此，除了增加酸的产生外，软饮料是气态的，会引起胃胀，并与消化不良有关。然而，重要的是要考虑到个人的耐受性，注意对食物及其在体内的作用存在误解。抗酸剂与营养素的生物利用度也与消化性溃疡的发生密切相关。消化性溃疡患者中常常发现存在维生素 B_{12} 缺乏，这可能与长期使用抗酸剂致维生素 B_{12} 的生物利用率降低有关。维生素 B_{12} 可由结肠中的肠道微生物群合成，但不被吸收，缺乏维生素 B_{12} 会导致细胞分裂受损和巨幼细胞贫血。据估计，如果不治疗，80%～90% 缺乏维生素 B_{12} 的患者会出现神经系统病变。因此，建议每天摄入 2.4 μg 的维生素 B_{12}。维生素 B_{12} 可从动物性食物中获得，如牛奶、肉类和鸡蛋。长期使用铝基抗酸剂的受试者对叶酸的吸收可能会受到损害，因为抗酸剂会使空肠的 pH 值更高。在这些情况下，每天摄入 400 μg 维生素 B_{12} 也算是必要的，可以通过摄入豆科食物（如小扁豆和肉类）来补充。必须强调的是，通过抗酸剂或抗溃疡剂降低胃酸会改变蛋白质的消化，并影响食物的良好消化。抗酸剂也会减少铁的吸收，导致缺铁性贫血。胃、十二指肠溃疡合并幽门螺杆菌感染的患者中可观察到胃肠道出血，这可能与贫血的发生有关。胃出血是消化性溃疡的主要并发症。幽门螺杆菌感染也会导致机体铁稳态失衡，这可能与人体对铁的需求不断增加有关。与其他种类的细菌类似，铁对幽门螺杆菌的生长至关重要。为了预防甚至治疗缺铁症，建议每天摄入 45 μg 铁。肉类是血红素铁的主要来源，也可通过植物摄取补充部分铁。据估计，100 g 肉的铁含量相当于 1 kg 豆类（非血红素铁）的铁含量。同时食用含有维生素 C 的果汁可增强膳食对非血红素铁的吸收。

三、低盐饮食

在高盐饮食的人群中，胃中盐浓度的升高会损害胃黏膜屏障，促进幽门螺杆菌的定植，并导致胃炎症和溃疡的发生。一项前瞻性横断面研究表明，随着钠、钙、纤维、灰分和维生素 B_{12} 摄入量的增加，女性患消化性溃疡的风险降低。在饮食中，建议大量摄入蔬菜和水果，以保护胃黏膜免受幽门螺杆菌感染的损伤。多酚是植物响应紫外线辐射或病原体产生的次生代谢产物，能够抑制胃内产生有毒 N–亚硝基化合物。多酚来源于水果、蔬菜、谷物、豆科植物、茶、葡萄酒等，其中谷物、蔬菜和豆科植物含有大量多酚。摄入富含多酚的食物后，血浆抗氧化能力增加。多酚对胃有一定的保护作用。白藜芦醇，一种在葡萄、浆果、坚果和水果中发现的多酚，具有抗炎作用，虽然高剂量白藜芦醇通过其对 COX-1 酶的抑制作用对大鼠胃溃疡的愈合具有抑制作用，但也发现白藜芦醇治疗通过维持氧化剂/抗氧化剂平衡和增加上皮一氧化氮合酶表达来发挥胃保护作用。类似地，硫辛酸是肉类和一些蔬菜（如菠菜、花椰菜和土豆）中的抗氧化剂，在胃溃疡动物模型中被证明可以减轻胃损伤。含多酚的茶抑制了幽门螺杆菌培养，对有益的乳酸菌增殖没有任何抑制作用，支持其抗溃疡作用。在大鼠中，绿茶和红茶提取物通过增强胃黏液分泌和抗氧化谷胱甘肽水平来保护胃黏膜。尽管有人提出咖啡（含咖啡因或不含咖啡因）通过刺激胃泌素释放而增加胃酸产生，从而导致黏膜刺激。但日本的一项横断面研究结合 Meta 分析显示，与酸相关的上消化道疾病（包括胃溃疡和十二指肠溃疡）与咖啡消费量无显著关系。

另一种抗氧化剂辣椒素是辣椒中的活性成分，被认为可以抑制幽门螺杆菌的定植和 NF-κB 活性，并通过抑制胃泌素抑制酸分泌，同时刺激生长抑素分泌。对动物和患有阿司匹林诱导的消化性溃疡个体的研究表明，摄入富含辣椒素的饮食可能具有胃保护作用。另一方面，富含辣椒素的辛辣食物可能加剧溃疡疼痛，不建议消化性溃疡患者食用。一项纵向研究表明，维生素 C 是幽门螺杆菌致胃疾病的化学预防因子。维生素 C 具有强大的抗氧化活性，可清除组织中的氧自由基和氮自由基。此外，当胃黏膜完好无损时，维生素 C 向胃腔的主动分泌会阻止细菌将亚硝酸盐转化为有毒物质 N–亚硝基化合物。因此，维生素 C 的消耗（由于摄入减少或低氯酸）或亚硝酸盐水平的增加会增强 N–亚硝基化合物的生成，并使胃黏膜易受幽门螺杆菌相关胃疾病的影响。

可在正常饮食中摄入或作为食品补充剂的膳食植物甾醇和磷脂膜，如大豆、蛋黄、牛奶、鱼，被认为单独或组合对胃黏膜具有保护作用。摄入富含磷脂酸的食物，其中的溶血磷脂酸激活黏液凝胶层中的胃磷脂酶 A2（Phospholipase acid 2，PLA2）。PLA2 通过增强前列腺素 E2 的生成和上调 COX-2 的 mRNA 来发挥抗凋亡作用和预防胃溃疡。这些数据表明，从富含磷脂酸的食品中纯化的磷脂酸或脂质提取物可以预防溃疡发生。虽然在某些民族人群中 Hp 感染率非常高，但经常食用发酵食品和饮料（如酸奶），可自然获得有活性的益生菌，可抑制幽门螺杆菌感染，并降低消化性溃疡的发病率。在某些蔬菜（如西兰花、芽甘蓝或卷心菜）中发现的一种有效的抑菌/杀菌剂萝卜硫素，可抑制幽门螺杆菌感染，并防止胃黏膜中的胃脂质过氧化。目前大多数食用天然产品的数据都依赖于动物研究，因此有必要进行更多用于治疗或预防人体胃溃疡的研究。

在不同人群中，发现较高的体重指数（Body Mass Index，BMI）和肥胖会增加胃溃疡的发生风险，但与十二指肠溃疡、幽门螺杆菌阳性或非甾体抗炎药诱导溃疡的发生无关，这表明肥胖可能与 Hp 感染或药物诱导的胃损伤无关。最近的一项武威地区横断面研究发现，体重指数定义的一般肥胖与女性消化性溃疡的发生有关。此外，消化道内镜检查的无症状受试者中，高 BMI 被认为是发生消化性溃疡的独立危险因素。在肥胖受试者中，腹内压升高以及较高的酸分泌率可能与消化性溃疡的发生风险高有关。此外，已知肥胖通过改变肠道微生物群和损害上皮屏障通透性促进胃肠道炎症，并使胃黏膜易受溃疡促进因子的影响。

早期流行病学数据表明，饮酒会增加胃溃疡的发病率和复发率，同时延缓其愈合。虽然发现长期适度饮酒并不会增加溃疡发生的风险，并且能预防幽门螺杆菌感染，但大量饮酒会增加消化性溃疡发生的风险和溃疡死亡率。

与不吸烟者相比，吸烟者更容易患溃疡，而吸烟会延迟溃疡愈合，损害治疗反应，并促进溃疡引起的并发症（如出血和穿孔）的发生。研究表明，尼古丁对胃结构的负面影响，与胃泌素浓度升高和 PGE2 浓度降低相关，可能是导致重度吸烟者形成消化性溃疡的主要原因。慢性尼古丁给药后胃饥饿素浓度的升高及其作用有待进一步研究。基于此，Ali 等认为可以通过减少胃泌素的分泌和/或靶向抑制其受体，来防止长期吸烟后引起的胃结构改变。当大鼠暴露于烟草燃烧形成的烟雾中时，由于血管生成受损和胃黏膜血流量减少，溃疡愈合延迟，同时组成性一氧化氮合酶显著减少，同时通过供应 L-精氨酸来逆转愈合延迟。尽管长期服用尼古丁的大鼠不会导致胃溃疡加重，但戒除尼古丁摄入后可明显减轻胃黏膜损伤。吸烟可能是溃疡加重的原因。

四、适当的运动

流行病学研究表明，体力活动与消化性溃疡的风险减小密切相关。经常运动的男性患十二指肠溃疡的风险相对较低。体力活动有可能提高个体应对应激情况的能力，增强免疫功能，以对抗幽门螺杆菌，并减少酸分泌。此外，定期的体育锻炼，以及重复的有氧运动，导致多个组织中活性氧代谢物水平升高，会产生系统性适应性反应，从而降低与氧化应激相关疾病的发生率；但长时间的耐力运动，特别是高强度的运动，似乎对人体有负面影响，抑制免疫功能，减少黏膜血流量。研究发现，运动可提高血清催产素水平，内源性催产素是定期体育活动减轻胃损伤的有益效果的关键中介，外源性催产素也具有抗溃疡作用，当大鼠在溃疡诱导前定期运动时，下丘脑催产素和肌肠催产素受体的免疫标记未再减少，表明定期运动可使胃损伤缓解，这可能与降低的催产素活性的逆转有关。有研究表明肥胖与胃溃疡风险增加相关，而在体力活动与消化性溃疡风险之间观察到相反的关系，这意味着体力活动可以通过降低 BMI 从而降低溃疡风险。

第二节　饮食的选择

消化性溃疡患者的饮食主要并不是治疗溃疡，而是减少患者的疼痛，适当促进溃疡愈合，预防未来再次发生溃疡。虽然单单改变饮食可能不能治愈溃疡，但改变饮食可能有助于溃疡愈合。食物中的某些营养物质，如多酚和香料，可以帮助修复受损的组织，抗击导致溃疡的细菌。避免刺激性食物可以减轻症状，也可以加速溃疡愈合。适当的饮食选择可以纠正因腹痛等引起的摄入营养不足，为溃疡愈合提供所需的蛋白质和其他营养物质。

许多消化性溃疡是由长期使用非甾体抗炎药或是由幽门螺杆菌感染引起的。溃疡患者饮食中添加有抗菌作用的食物和促进溃疡愈合的化合物，可进一步促进溃疡愈合。多酚是一种抗氧化剂，存在于许多植物性食物中，可用于治疗消化性溃疡。一些食物所含多酚有助于更快地愈合胃壁溃疡，而其他的含有多酚的食物有抗菌作用，可帮助杀死幽门螺杆菌。绿茶中的多酚可以平息炎症，帮助加强胃部组织。

溃疡患者饮食通常避免辛辣的食物，但一项关于食物和幽门螺杆菌的研究发现，添加一些香料调味也有助于杀死细菌。发酵乳制品，如酸奶，也显示出抗菌作用。甚至有证据表明，某些种类的蜂蜜，包括生长在希腊的一种罕见的蜜蜂所酿的蜂蜜，含必需微量元素和矿物质（如镁和钾）以及维生素 B 复合物，对幽门螺杆菌有显著的抑制作用。因此，这种蜂蜜似乎对胃溃疡和胃炎具有潜在的治疗作用。

溃疡患者饮食的选择最好是促进溃疡愈合，减少对胃黏膜和十二指肠有刺激作用的食物。对于吃什么食物并没有严格的规定，但是应从最佳选择列表中添加尽可能多的食物。一定要避免那些让溃疡患者感觉更糟或会引发胃酸分泌增加和反流的食物。摄入足够的蛋白质也很重要。当患者的溃疡愈合时，以每千克体重摄入 1.2 g 蛋白质为目标。这意味着一个 60 kg 的女人每天需要 72 g 蛋白质，一个 70 kg 的男人每天需要 84 g 蛋白质。其余的热量应该来自均衡的饮食，包括全谷物、水果和蔬菜。多吃高膳食纤维食物可以降低患溃疡的风险，但有研究发现，高纤维饮食可以降低女性患消化性溃疡的发生风险，但不能降低男性患消化性溃疡的发生风险。

溃疡患者饮食是基于给患者提供恰当关键营养的食物，同时避免可能刺激患者胃的食物，同时还利用了某些食物中天然存在的抗氧化剂和抗炎元素的力量促进溃疡愈合。

一、食物选择

（一）水果

任何新鲜或冷冻的水果都含有有益的膳食纤维和抗氧化剂。苹果、葡萄和石榴是最佳选择。如果柑橘类水果或橙汁或葡萄引发反流，就不要吃。

（二）蔬菜

绿叶蔬菜、鲜红色蔬菜和橙色蔬菜以及十字花科蔬菜（如西兰花、花椰菜和羽衣甘蓝）富含维生素和抗氧化剂，对患者的整体健康和康复特别有好处。如果西红柿会让患者胃酸反流加重，就不建议食用它们。少吃生蔬菜，因为它们更难消化。

（三）瘦肉、豆制品

去皮的家禽，瘦牛肉（如牛里脊肉），鱼，鸡蛋，豆腐，豆豉，干豆和豌豆，都是极好的低脂蛋白质来源。鲑鱼和沙丁鱼等富含脂肪的鱼类提供ω-3脂肪，可以减少炎症，可能有助于防止溃疡发生。

（四）发酵乳制品

品质好的酸奶可提供益生菌和蛋白质，是很好的选择。

（五）面包和谷物

全谷物面包，全麦或碎谷物，如燕麦、藜麦、法罗、小米或高粱，都是膳食中很好的膳食纤维来源。

（六）香草和香料

你可以自由使用大多数温和的香草和香料，因为它们是抗氧化剂的来源。最好的选择包括姜黄、肉桂、生姜和大蒜，它们有抗菌和消炎的特性。作为甜味剂，尽量用蜂蜜代替糖。

二、食物限制

（一）酒精

所有的酒精都对胃有刺激，会延缓溃疡愈合。

（二）咖啡因

你应该减少或停止饮用咖啡和含咖啡因的苏打水。它们可以增加胃酸的产生。

（三）牛奶

牛奶曾被用于治疗溃疡，但研究发现，牛奶会增加胃酸。最好避免使用。

（四）某些肉类

不吃任何调味过深的肉类，如午餐肉、香肠，油炸食品或肥肉。

（五）高脂肪食物

尽量避免大量添加脂肪，这会增加胃酸，引发反流。你可能需要避免肉汁、奶油汤和沙拉酱，但是清单上的健康脂肪是可以的。

（六）辛辣食物

你可能不想吃任何"辣"的东西，比如辣椒、辣根、黑胡椒以及含有它们的酱汁和调味品。咸的食物：研究人员发现，咸的食物可能会促进幽门螺杆菌的生长，泡菜和其他腌制或发酵的蔬菜含盐量很高，与幽门螺杆菌感染性溃疡的高风险有关。

（七）巧克力

巧克力会增加胃酸的产生，有些人发现它会引发反流症状。

三、饮食时间

每天尽量吃5～6顿小餐，而不是3顿大餐。每次吃东西都会产生胃酸，但大餐需要更多的胃酸来消化，对患者产生更大的刺激。至少在睡前3 h吃完东西，在吃完最后一口后的几小时内尽量保持直立，以改善消化和减少胃酸倒流。当患者的溃疡正在愈合时，要通过细嚼慢咽来温柔地对待你的身体系统。

四、烹饪技巧

坚持低脂肪的烹饪方法，如焯、炖而不是油炸。此外，做饭时要少用黄油和动物油，因为这些东西更难消化。

患者一旦确诊消化性溃疡，关键是教育患者改变生活方式，包括戒烟、戒酒和不喝含咖啡因的饮料，避免摄入过多的非甾体抗炎药。

第三节　正确的饮食习惯

过去研究者认为某些食物会让正常人患上溃疡，但是目前尚无可以证明食物会引起溃疡的证据。虽然食物不会引起溃疡或治疗溃疡，但有些食物会让胃溃疡患者的疼痛加剧，有些食物可能会帮助胃溃疡患者更快地痊愈。

腹痛是消化性溃疡的症状之一。胃酸会加重疼痛，空腹也一样，通过摄入某些缓冲胃酸的食物或服用对抗胃酸的药物，疼痛通常可以得到缓解。辛辣刺激食物不会引起溃疡，但它们会使溃疡加重，更难以愈合。

预防消化性溃疡的发生，饮食在其中占到较重的位置。幽门螺杆菌是消化性溃疡的主要病因之一，它可以在人与人之间传播，或者通过食物和水传播。为保护患者免受感染，除了用肥皂和水勤洗手，更重要的是吃完全煮熟的食物。

改变饮食可能有助于减轻消化性溃疡的症状和/或促进溃疡的愈合。然而，不同的人对食物的耐受性不同，饮食的改变不一定对每个人都有帮助。记饮食日记可以进一步了解患者对饮食的反应，记录吃了什么，何时吃的，以及进食后可能出现的任何症状。饮食日记有助于我们更清楚地知道哪些食物可能会让患者感到痛苦。

一、饮食建议

1.均衡饮食。

2.考虑摄入富含多种维生素的食物。研究表明，缺乏维生素会使消化性溃疡的愈合更加困难。

3.限制或避免饮酒。

4.避免咖啡、含咖啡因的饮料。

5.避免酸性或辛辣食物，摄入此类食物可能导致患者的不适增加。酸性食物包括柑橘类食物和西红柿等食物，一些香料包括黑胡椒、红辣椒、辣椒粉、芥末籽和肉豆蔻等同样会增加患者的不适。

6.如果患者自觉油炸食品、快餐、高脂甜点等油腻食物会引起不适，就要注意这些食物的摄入量。一些患者自觉高脂肪食物会增加他们腹痛的程度。

7.避免大的食物。

8.睡前3～4 h不要吃任何东西。

总之，合理饮食旨在帮助患者减少溃疡带来的疼痛和刺激。食物或饮料不会引起溃疡，也不能治愈溃疡。有些食物有助于修复受损的组织，而有些食物则会刺激溃疡，威胁消化道的自然保护层。

胃溃疡本质上是胃黏膜内的开放性溃疡。它们是一种由炎症或胃酸侵蚀引起的消化性溃疡。胃内酸的含量增加可能导致胃溃疡患者非常疼痛。给予抗生素以减少胃酸的分泌，从而减轻胃溃疡患者的疼痛。为了加强药物治疗的效果，建议遵循抑制胃酸的饮食原则。

二、容易食用的食物

（一）谷物和豆类

谷物（大米，燕麦等）和豆类（红豆，绿豆等）。

（二）水果和蔬菜

水果（苹果、香蕉、木瓜、石榴、梨等）、瓜类（西瓜、麝香瓜等）和蔬菜（所有的葫芦、绿叶蔬菜）等。

（三）肉、鱼和家禽

瘦肉，去皮鸡肉，鱼（鲭鱼、鳟鱼、沙丁鱼、鲑鱼、金枪鱼等）。

（四）牛奶及乳制品

酸奶，其他发酵乳制品。

（五）坚果和油

杏仁，核桃，橄榄油，菜籽油，向日葵籽油，米糠油。

三、能帮助溃疡愈合的食物

（一）类黄酮

类黄酮保护胃黏膜，愈合溃疡，防止溃疡形成。葡萄、西兰花、苹果、豆类、羽衣甘蓝、浆果和茶（尤其是绿茶）都是类黄酮的丰富来源。

（二）益生菌

众所周知，益生菌与抗生素配合后能促进溃疡愈合。富含益生菌的食物来源有酪乳、酸奶和酸乳。

（三）蜂蜜

蜂蜜是一种天然的甜味剂，是一种有效的抗菌剂，可以抑制导致消化性溃疡细菌的生长。

四、限制食用的食物

建议避免含咖啡因饮料和碳酸饮料、咸辣食品、油炸食品、加工食品和柑橘类水果、西红柿等酸性较高的食品。

（一）咖啡

咖啡因会导致胃食管反流。

（二）巧克力

众所周知，它是一种能产生酸的食物。

（三）辛辣食物

辛辣食物被证明是一种刺激性物质，很多时候会引起胃部不适。

（四）酒精

它不仅增加了身体的空热量，而且还通过过量发酵糖使病情恶化，导致胃部产生过量的酸，再加上其他条件的限制，可能会导致溃疡。

（五）酸性食物

如柑橘和西红柿，食物的酸含量越高，胃内过量酸性环境产生溃疡的可能性就越大。

五、改变生活习惯

（一）坚持好的生活习惯

每天有适当的间隔吃5顿容易消化的小餐是良好消化的关键。细嚼慢咽也能促进消化。它减少肠道气体，因为在进食过程中吸入的空气更少。情绪性进食会导致消化功能失调。因此，无论是心理或情绪上的问题，解决这些问题的潜在原因是非常重要的，从而完全从这些情况恢复，才能促进溃疡的愈合。

任何能帮助你出汗的体育活动都能改善身体的新陈代谢和同化过程。呼吸练习和瑜伽可以缓解腹胀、胀气和其他消化不良和肠道积气的症状。为了实现健康的消化，身体有足够的水分是先决条件。每天必须喝8～10杯水，以防止任何胃部并发症。据说早上起床后喝2～3杯温水有助于正常排便，缓解消化不良和肠胃胀气。

（二）改变坏的生活习惯

胃病发作后不吃复杂的碳水化合物和蛋白质（很难分解）是一个好主意。避免饮酒和吸烟对胃病的康复是绝对必要的。长时间摄入这些物质会对肠道造成无法修复的损伤。远离某些药物，如对乙酰氨基酚、布洛芬。询问医生在特定情况下可以选择哪些其他药物是必要的。苏打水、茶和咖啡等含咖啡因的饮料应控制摄入量。任何辛辣的东西，如辣椒、黑胡椒或红辣椒粉都应该远离。卷心菜、西兰花、抱子甘蓝等蔬菜对肠道来说较硬，所以应该远离。

第四节　合理的食物摄入量

消化性溃疡患者的热量分布应正常，碳水化合物的含量为50%～60%，蛋白质的含量为10%～15%，脂质的含量为25%～30%，总能量值足以维持或恢复营养状态。有学者建议，应根据患者的需要调整热量分配，以使营养状态正常化，在急性期（第5至第8周）的蛋白质摄入量为1.2 g/(kg·d)，在恢复期为1.5 g/(kg·d)。碳水化合物应根据患者的需要进行调整，不含双糖，以避免发酵，脂类不含饱和脂肪。为了加速愈合过程，除了蛋白质外，还有一些特定的微量营养素，如锌、硒等。锌是维持免疫系统功能、应对氧化应激和愈合伤口所必需的。硒可以减少感染并发症并改善愈合。此外，维生素A可以用作补充剂，但支持这一做法的研究有限，因为高剂量不能促进治愈，过量摄入有可能中毒。因此，为了帮助计划更具体、更安全的行动，重要的是调查患者的营养状况以及患者是否有任何相关病理表现。

（丁霏霏）

参考文献

[1] HUSSAIN A, ET A L, VITAMIN C. A Preventative, Therapeutic Agent Against Helicobacter pylori[J]. Cureus, 2018, 10(7): e3062.

[2] BOLTIN D. Probiotics in Helicobacter pylori-induced peptic ulcer disease[J]. Best Practice & Research Clinical Gastroenterology, 2016, 30(1): 99–109.

[3] CHEN Y H, TSAI W H, WU H H, et al. Probiotic Lactobacillus spp. act Against Helicobacter pylori-induced Inflammation[J]. Journal of Clinical Medicine, 2019, 8(1): 90.

[4] MA F Z, ZHOU C, WANG J, et al. Probiotics in the treatment of peptic ulcer infected by helicobacter pylory and its safety[J]. Pakistan Journal of Pharmaceutical Sciences, 2015, 28(3): 1087–1090.

[5] WANG Y H, HUANG Y. Effect of Lactobacillus acidophilus and Bifidobacterium bifidum supplementation to standard triple therapy on Helicobacter pylori eradication and dynamic changes in intestinal flora[J]. World Journal of Microbiology & Biotechnology, 2014, 30(3): 847–853.

[6] FENG J R, WANG F, QIU X, et al. Efficacy and safety of probiotic-supplemented triple therapy for eradication of Helicobacter pylori in children: a systematic review and network meta-analysis[J]. European Journal of Clinical Pharmacology, 2017, 73(10): 1199–1208.

[7] LIU A, WANG Y X, SONG Y X, et al. Treatment with compound Lactobacillus acidophilus followed by a tetracycline-and furazolidone-containing quadruple regimen as a rescue therapy for Helicobacter pylori infection[J]. Saudi Journal of Gastroenterology, 2020, 26(2): 78–83.

[8] CHEN M J, CHEN C C, HUANG Y C, et al. The efficacy of Lactobacillus acidophilus and rhamnosus in the reduction of bacterial load of Helicobacter pylori and modification of gut microbiota — a double-blind, placebo-controlled, randomized trial[J]. Helicobacter, 2021, 26(6): e12857.

[9] MIYAKE K, AKIMOTO T, KUSAKABE M, et al. Water-soluble vitamin deficiencies in complicated peptic ulcer patients soon after ulcer onset in Japan[J]. Journal of Nutritional Science and

Vitaminology, 2013, 59(6): 503-508.

［10］ARFAOUI L. Dietary Plant Polyphenols: Effects of Food Processing on Their Content and Bioavailability［J］. Molecules, 2021, 26(10): 2959.

［11］TOVEY F I. Role of dietary phospholipids and phytosterols in protection against peptic ulceration as shown by experiments on rats［J］. World Journal of Gastroenterology, 2015, 21(5): 1377-1384.

［12］REN Q, PENG K P, LI B W, et al. Obesity, peptic ulcer disease and metabolic status in the Wuwei Cohort of northwest China: A cross-sectional study［J］. Asia Pacific Journal of Clinical Nutrition, 2022, 31(2): 294-304.

［13］ALI S S, HAMED E A, AYUOB N N, et al. Effects of different routes of nicotine administration on gastric morphology and hormonal secretion in rats［J］. Experimental Physiology, 2015, 100(8): 881-895.

［14］YEGEN B C. Lifestyle and Peptic Ulcer Disease［J］. Current Pharmaceutical Design, 2018, 24(18): 2034-2040.

［15］SHEPHARD R J. Peptic Ulcer and Exercise［J］. Sports Medicine, 2017, 47(1): 33-40.

［16］TAMER S A, Üçem S, Büke B, et al. Regular moderate exercise alleviates gastric oxidative damage in rats via the contribution of oxytocin receptors［J］. Journal of Physiology, 2020, 598(12): 2355-2370.

［17］ZAIDI S F, AHMED K, SAEED S A, et al. Can Diet Modulate Helicobacter pylori-associated Gastric Pathogenesis? An Evidence-Based Analysis［J］. Nutrition and Cancer, 2017, 69(7): 979-989.

［18］VOIDAROU C C, ROZOS G, ALEXOPOULOS A, et al. In Vitro Screening Potential Antibacterial Properties of the Greek Oregano Honey against Clinical Isolates of Helicobacter pylori［J］. Foods, 2021, 10(7): 1568.

［19］YOUNG P J, BAGSHAM S M, FORBES A, et al. A cluster randomised, crossover, registry-embedded clinical trial of proton pump inhibitors versus histamine-2 receptor blockers for ulcer prophylaxis therapy in the intensive care unit (PEPTIC study): study protocol［J］. Critical Care and Resuscitation, 2018, 20(3): 182-189.

［20］FARZAEI M H, ABDOLLAHI M, RAHIMI R. Role of dietary polyphenols in the management of peptic ulcer［J］. World Journal of Gastroenterology, 2015, 21(21): 6499-6517.

［21］IRIONDO-DEHOND A, URANGA J A, CASTILLO M D, et al. Effects of Coffee and Its Components on the Gastrointestinal Tract and the Brain — Gut Axis［J］. Nutrients, 2020, 13(1): 88.

［22］ABDI S, ATAEI S, ABROON M, et al. A Comprehensive Review of the Role of Complementary and Dietary Medicines in Eradicating Helicobacter pylori［J］. Iranian Journal of Pharmaceutical Research, 2022, 21(1): 127030.

［23］NEMZER B V, AI-TAHER F, YASHIN A, et al. Cranberry: Chemical Composition, Antioxidant Activity and Impact on Human Health: Overview［J］. Molecules, 2022, 27(5): 1503.

第一节　社会心理因素对消化性溃疡患者的影响

消化性溃疡（peptic ulcer，PU）是一个非常普遍的消化系统病症，主要分为胃溃疡和十二指肠溃疡。现在，幽门螺杆菌和非甾体抗炎药被认为是消化性溃疡发生的主要原因。随着人类社会的发展，生物心理和社会心理等因素在现代医学中产生日益重大的影响。我们的医学已经进入了社会-心理-生物医学模式，因此，消化性溃疡也被包含其中，大家也越来越意识到消化性溃疡与心理因素及社会因素紧密相关。有研究表明，当人类处于高度紧张、过劳的情况下，由此发生的抑郁、焦虑比起健康群体人数明显增加，消化性溃疡患者的人数也较健康群体有显著增加。当患者出现过度焦虑、抑郁时，患者机体会发生明显改变，整个机体和众多器官都会受到影响，在此过程中，消化系统首当其冲，最主要的表现为，焦虑伴有大量躯体的不适，但检查却未发现疾病相关证据，这些情绪也影响患者的治疗及其预后。但是，研究发现，在少数接触幽门螺杆菌或者非甾体抗炎药物的人群中会发生溃疡，其中约16%～31%的患者溃疡与这两种原因都无关，因此可能存在其他原因导致消化性溃疡。溃疡患者的特征是有BGO-GetterQ个性或强烈的依赖需求。在这一领域缺乏进展将焦点转移到了有压力的生活事件上，最终与患者行为相对应。因此，我们猜测社会、心理因素对消化性溃疡也具有促进作用。

一、心理因素

现在，实验心理学已经把人类心理状态分成了心灵历程、心理特征和心理状况三种类型。其中，心灵历程又分为认识历程、人格情感历程和自由意志历程。目前，国内外许多研究人员认为，心理因素在患者消化道溃疡的形成过程中具有相当重要的地位，进一步研究发现，心理过程中的情绪过程和个性心理与患者的消化道溃疡的发生具有一定的联系，但是，心理原因在消化道溃疡的形成和发生、发展过程中的机制和内在联系还需要进一步研究。

（一）情绪

情绪是人类对客观事物的态度及相关行为的反应。目前，研究人员已经证实，消化性溃疡与忧虑、抑郁或焦虑合并抑郁有关。因为肠神经网络通过副交感神经系统和交感神经系统的通路与脑双向联系，并形成了脑肠轴。产生应激反应的大脑周边神经网络被叫作中心应激回路，包括下丘脑房旁核、杏仁核和大脑导水管周边灰色物。它既接收躯干和内脏传入通路的输入，也接收内脏活动皮质的输入，包括中侧前额叶、前扣带回体和岛叶皮层。这些中心压力回路的输出也被叫作中心情绪活动控制系统，包括自动传出、下丘脑-垂体-肾上腺轴和疼痛调节系统。在此过程中，焦虑、抑郁可引起大脑自主神经紊乱及大脑代谢异常，迷走神经兴奋，导致胃壁细胞及G细胞胃酸分泌增加，导致消化性溃疡的形成。与此同时，神经功能异常可以刺激肾上腺，肾上腺皮质功能亢进，促进胃蛋白酶分泌，胃黏膜失去保护，形成溃疡。所以，人们觉得，一方面，情绪影响也可以透过下丘脑-垂体-肾上腺轴影响消化道。另一方面，情绪应激可能通过增加胃酸分泌和/或降低黏膜防御机制而导致溃疡。遗传因子可在特定患者的溃疡发生机理上具有关键性影响。近年，调节患者情绪进而治疗消化道溃疡也成为研究热点。国内外有研究发现，当经过一段时间的心理治疗后患者情绪改善，并可以改善消化性溃疡症状。反之，消化性溃疡，尤其是慢性消化性溃疡因为腹痛常常影响患者情绪，并有可能加重消化性溃疡的症状。

（二）人格

人格是指个人在对人、对物、对己等因素的需要与顺应进程中行为上的内在趋向和心理。研究人员认为，消化性溃疡患者都是具备一定个性特点的人群体。故此，产生了多种人格量表，不同学者对人格测定的结果可能大不相同。国外学者常采用艾森克人格问卷（Eysenck Personality Questionnaire，EPQ）对消化性溃疡患者进行人格测定。艾森克人格问卷调查表是由英格兰学者H. J.艾森克编写的一个自陈量表，是在《艾森克性格问卷调查表》（EH）的基础上改进而来。艾森克人格调查项目共有88项，包含4大方面测量：内外趋向测量（E）、情感性测量（N）、心理变态测量（P，又称精神质）和效度量表（L）。研究专家们针对消化性溃疡患者开展了人格数据量表测试并进行了数据分析，经研究后发现，不少消化性溃疡患者都显示出E分低，N分高。由此可见，消化性溃疡患者主要是以神经抑制占主要优势，自主神经系统则表现出不稳定性。这种人格的患者在面对生活中不同事件时更容易受到情绪影响，进一步产生不良情绪，这会导致消化性溃疡的产生，并使得一些本身患有消化性溃疡的患者症状加重。另外，人格还可以通过心理防御机制影响人们的身心健康。心理防御机制，是由弗洛伊德所提出的一个社会心理学范畴，主要是指个人在遇到挫折或矛盾的心理紧迫情景时，从其内在心灵活动中产生的有意识或无意识地摆脱困惑，以缓和心中的焦虑状态，并恢复心态平衡和安定状态的这种心理适应性倾向。消化性溃疡患者独立人格吸引了研究人员的兴趣，因为经过研究后他们发现，消化性溃疡主要是由一个中间类型的不完善的心理防卫方式展现的，而这些错误的心理防卫方式可能造成心理-神经-内分泌、心理-神经-免疫等系统调节障碍，进而影响人们的身心健康，严重者甚至可以引发严重疾病。通过心理方面的介入或者干预可以改善消化性溃疡患者的心理防御机制，这对于治疗患者疾病、改善预后具有重大意义。

（三）广泛性焦虑障碍、抑郁障碍及其关系

广泛性焦虑障碍（GAD）又称广泛性焦虑症，主要指持久性的明显紧张不安，并伴有自主神经系统激动和以过度警觉为主要特点的一类慢性焦虑障碍，是目前最普遍的一类焦虑症。这种焦虑症大多病因不清，常表现为焦虑不安、紧张，同时伴有一些如腹泻、咽部异物感、便秘、恶心、呕吐等躯体功能障碍，是一种自主神经紊乱的表现，可能伴有肌紧张及运动性不安。患者主要以躯体症状为主要表现就诊，常常忽略情绪方面的表现。另外，广泛性焦虑症亦是一个共患的病理性病变群，在此情形下，焦虑症和抑郁症经常伴随并在，并可能形成抑郁症的主要症状。抑郁障碍（depressive disorder）是以情感及精神状态低下为主要症状的一类病症的统称，常会反复发作。抑郁障碍由各种因素所引起，这些因素可以是生物、心理、社会环境等，主要表现为：有持久性与抑郁障碍伴随的各种心境障碍。此类患者多伴有焦虑、激越，严重时甚至会有妄想、幻

觉出现。研究人员认为，广泛性焦虑障碍可引发抑郁，在抑郁患者中，自杀倾向及自杀率显著增加。患者中多数合并了类似高血压综合征（DM）和各种功能性胃肠病等基础生理疾病。目前，国内在检查与处理抑郁症和焦虑障碍时，仍然面临较低临床检查水平和治疗效率现象，在综合医院治疗的多数患者往往注重明显的生理异常症状，而忽略情感问题，这些患者大都因自主神经问题在多家综合性医院之间辗转求诊，导致检查和处理方面的浪费。

（四）焦虑、抑郁障碍与消化性溃疡的关系相关性

经研究发现，一方面，焦虑、抑郁障碍与遗传有很大的关系，并且在疾病的发生、发展过程中遗传是其中关键原因之一；另一方面，抑郁障碍的病因与发病机制仍不能清晰得知。科研人员还提供了一个假说，即精神紊乱假说，抑郁患者的神经系统机能和内稳态的功能均有障碍，但应用5-HT（5-羟色胺）、NE（去甲肾上腺素）就能够抵消由于紧张所导致的消极作用，文拉法辛、度洛西汀等抗抑郁类药物对焦虑的患者也有比较好的作用。目前，经过深入研究消化性溃疡的发生机理发现，沮丧、忧虑等不良心态会影响患者机体激素分泌和免疫，从而引起神经系统、免疫系统和内分泌系统失常，从而直接引起机体器官器质性改变的结果发生。因为消化道解剖构造和生理功能的特殊性，紧张、抑郁均会对大脑皮质形成不良影响，从而导致了患者自主神经失调现象的产生，在此情形下，由于胃黏膜屏障受到破坏，胃黏膜保持因素与破坏因素间的均衡遭到了破坏，从而在应激、紧张、抑郁等一系列不良状态下，胃黏膜上毛细血管收缩，胃酸分泌增加，都会影响消化性溃疡的预后，即使先前消化性溃疡稍有好转，此时也可能发生复发甚至症状加重。因此，在临床工作中，尤其消化门诊中有相当一大部分抑郁障碍、焦虑障碍的患者因为躯体表现而就诊，此时应该关注患者的心理方面原因。

二、社会因素

（一）社会生活事件

社会生活事件主要是指人类在实际生活中所出现的许许多多的特殊事件，如婚嫁、升学、亲友亡故等。上述诸多情况均会使部分人产生心理应激而损害健康。研究人员发现，社会生活事件会引发一系列疾病发生，尤其是消化道症状，它会导致消化不良，或者导致本就消化不良的患者症状加重，进而引起消化性溃疡。国外有研究显示，当健康患者与消化性溃疡患者经历同一种类社会生活事件时，消化性溃疡患者对负面影响的反应比健康组强烈，并且也可以感到更多的负面事件。因此，对于消化性溃疡患者，事件不仅是负面的，而且是非常负面的。进一步研究发现，如果一个人对生活事件的看法非常消极、依赖、应对能力降低和社会支持不足，那么面临压力大的生活事件，如居住地的改变，可能会导致抑郁或焦虑。另一方面，同样的事件发生在另一个不那么脆弱的人身上，可能不会导致任何情绪痛苦。随后大量研究也表明，通过减少强烈刺激产生的应激反应或者采用心理疗法并积极应对可以减轻患者症状、患病率以及帮助患者恢复。因此，减少或者学会应对生活事件所带给我们的心理压力可以减轻消化性溃疡及其一些其他方面疾病的症状。社会生活事件是一种真实存在的东西（或者事件）对人类生理、心理以及行为方面产生应激的应激源。国内外研究人员普遍认为，应激反应是以解剖学（主要是神经系统）为基础，进而影响全身各个系统、器官等方面。当大脑接受各种外界刺激后，通过神经通路传递给丘脑以及各种网状结构，直至下一级自主神经产生相应反应；此外，也可以通过神经-体液系统，调节机体腺体分泌，协调机体应对应激反应。当出现了应激反应之后，上述调节系统机能出现了障碍，胃酸、胃蛋白酶产生或增多，胃黏膜屏障功能受损，造成消化性溃疡或者加重自身溃疡。但社会生活事件导致心理应激的发病机制仍需要进一步研究分析。

（二）社会支持

社会支持主要指的是一种个人间的社会接触，经由这种接触个人就能够保持社会身份并且得到情绪帮助、物质援助和服务、社会信息，以及新的社交接触。消化性溃疡患者在所有社会支援的因子上都比一般正常人更缺乏，而且病患本身对社会支持资源的利用率、使用意愿也是逐渐降低的。所以，不少研究者都指出，消化性溃疡患者对于社会支持的一些方面可能是比较欠缺的。因为社会支持缺乏，患者通常都有一个对生命的消极态度，对某些负面刺激相比于正常人来说更加敏感，在遇到困难时，他们自觉得到更少的帮助与支持，会有更加负性的情绪与更为强烈的应激反应。此时，需要心理医生、护士、家属积极诱导，给予更多社会支持，弥补缺陷，帮助他们恢复。在不同年龄、性别、国家、地域、经济地位上，不同消化性溃疡患者各不相同，因此社会支持也不相同，疾病进展、预后也不相同。

第二节　消化性溃疡患者的心理评估

根据心理学的概念，抑制不可接受的动机是神经症或身心疾病的基础。后者的出现是更强烈和更深刻的压抑的结果，这种压抑阻止了神经质行为和神经性焦虑意识的发展。然而，神经症和心身疾病之间的关系问题仍然没有解决，至少有两种相反的方法来解决这个问题。根据其中一种观点，神经性焦虑或神经性抑郁的自主神经和激素伴随反映了心身疾病发展的初始阶段：由情绪紧张引起的躯体器官和系统功能障碍导致器质性身体损伤。这种方法基于临床经验，有助于解释神经症患者躯体疾病和死亡风险相对较大的数据。同样基于临床经验的另一种观点将神经性障碍和心身障碍放在象征性天平的两边：神经性障碍表现得越多，器质性躯体障碍表现得越少，反之亦然。例如，单纯抑郁或抑郁合并焦虑确实属于心身疾病的发病机制，但疑病和歇斯底里转换症状甚至可能阻止这些疾病的发展。这一假设与临床经验和许多研究的结果很好地吻合。有人猜测，外显性抑郁和隐性抑郁通常先于心身疾病的发展。另一方面，众所周知，歇斯底里转换症状与高身体抵抗力相关，患有癌症、脑瘤或结核病的患者通常不存在疑病。此外，躯体疾病的极端表现通常伴随着精神障碍的减少。急性精神症状通常不会与躯体健康恶化并存。

到目前为止，研究表明，消化性溃疡的患者，特别难治性消化性溃疡患者、复发性溃疡患者常常出现沮丧、不安和躯体化的心理问题。而消化性溃疡的原因和发生机理虽尚不能清除，但有专家猜测，与胃肠内环境污染、胃黏膜损伤、调节功能障碍、饮食的免疫原性、内脏过敏性及心理因素等相关。在对国内外的一些消化性溃疡的调查研究发现，比起普通人，消化性溃疡患者的抑郁和焦虑倾向明显增加。在对消化性溃疡患者开展了 PHQ-9、PANAS（积极和消极情绪量表）、PSQ（感知压力问卷）、TAS-20（述情障碍量表）等检查，结果表明，消化性溃疡患者的病情表现主要与心理异常、躯体化和高敏感性因素有关。心理异常表现的各项因素在每个患者中都有许多程度不等的重叠，且多为轻微至中等，而日本工会的评议会评分也与消化性溃疡表现分数有正相关性。所以，大部分与心理有关的消化性溃疡的患者不仅表现较为压抑、不安，而且还有可能出现多种类型心理反常的表现。心理性消化性溃疡患者不但表现为消化不良，还可以出现各种严重的躯体化症状，如腹胀、头痛、倦怠、夜间睡眠障碍、食欲欠佳等一种或多种症状，完善相关检验、检查后不能用消化性溃疡单一解释。这些患者既往就诊时以躯体症状为主要诉求并且短期内反复就诊，并自行或者遵医嘱服用抑酸药、益生菌等治疗无效，因此，对于该类患者要特别注意患者的心理表现，如焦虑、紧张、自感长期压力、自我怀疑病症等。"罗马Ⅳ"委员会曾经建议，对消化性溃疡患者开展关于心理症状、躯体化对生命质量影响的测试，以便确定患者是否出现了情绪低落、沮丧、压力、不安，以及是否存在身体的不适症状。在考虑有心理原因时，可以首先进行心理学方面问诊，通过一些简单的量表进行辅助评估病情。如HADS（医院焦虑症抑郁症量表），其中有14个条目，可以同时实现对焦虑症以及抑郁症的快速检测。此外，PHQ-9（患者健康问卷抑郁症测量）和GAD-7（广泛性焦虑量表），分别为9项及7项条目，可单独对疑诊抑郁症和焦虑症做出初次诊断。SCL-90含有较丰富的精神心理症状学内涵，当中涉及有90个小项，9个份量表（躯体化、强迫病症、社会敏感性、抑郁症、焦虑症、敌对、恐慌、神经病性、偏执），这一份量表有助于对社会心理学方面的一些病症作一个系统全面的检测，并有助于反映不同的疾病谱。简明疾病列表（BSI-18）主要是SCL-90的简化版，可使用18个条目简明症状问卷来检查患者的身体症状，这一量表也可以检查患者抑郁、不安、焦虑以及身体病症的严重程度。汉密尔顿抑郁量表（HAMD）提供了14个条目以及17个小项的心理评估，是应用广泛，可信度、效度较高的量表。在患者就诊过程中，如果患者主要以躯体非特异性症状为主诉就诊，PHQ-15量表评估就更为合适，这一评测量表共有15个条目，积分的高低代表症状与心理因素的相关性。研究人员在经过综合研究之后，提出了日常生活事件测定量表（LES），这一量表包含65个条目，包括生活中主要的事件（学习、婚姻、家庭、子女、人际关系等），经过对这些事件的测量能够大致确定日常生活事件对病情的直接作用，并且根据对患者的问答，确定诊断，进行进一步个性化治疗方案的确定。临床医生可以对消化性溃疡患者进行评估。到目前为止，主要以以下两个量表评估焦虑、抑郁的严重程度。

一、他评量表

他评量表主要是Hamilton于1960年编制的汉密尔顿焦虑量表（HAMA）以及汉密尔顿抑郁量表（HAMD）。量表要求评价人员必须是专业的医生。评价内容包含了对患者的观察、与患者的交谈、家属及其病房医师或者护理人员提供资料收集与测定。他评量表的优点主要包括：可以看到更深层次患者的情况，并能观察及评估患者的细节表现，量表具有规范化和数量化优点，利于资料的分级、整理、交流。这项量表可以对部分缺乏自知力或者部分自知力患者进行评估，由此该量表也成为评估焦虑、抑郁的主要标准。但是，另一方面，他评量表也有不足，如耗时、评估者主观偏见、可以进行评估的专家数量还不够；对于一些患者自身问题，如健康生活质量、治疗满意度只能由自己回答。故此，他评量表作为心理评测的测量工具，可能仅限于小规模的、封闭性的、实验性研究（表14-1）。

表14-1　HAMD1717-项目版汉密尔顿抑郁评定量表

Item HAMD17	Bech6	Evans6	MP6	Toronto7	Santen7	Gibboms8	ADAM2
1.Depressed mood	×	×	×	×	×	×	×
2.Low self-esteem,feelings of guilt	×	×	×	×	×	×	
3.Suicide							
4.Insomnia early(initial insomnia)							
5.Insomnia middle							
6.Insomnia late(terminal insomnia)							
7.Work and activities	×	×	×	×	×	×	

Item HAMD17	Bech6	Evans6	MP6	Toronto7	Santen7	Gibboms8	ADAM2
8.Retardatiom	×		×		×		
9. Agitation			×			×	
10.Anxicty. psychic	×	×	×	×	×	×	×
11.Anxicty，somatic		×		×		×	
12.Somatic symptoms gastrointestinal							
13.Somatie symptoms general（energy）	×	×		×	×		
14.genital symptoms							
15.Hypochondriasis						×	
16.Las of weight wihin the last week							
17. Insight							
Total No，of Items	6	6	6	7	7	8	2
Total score range	0-22	0-22	0-24	0-26	0-26	0-30	0-8

引用自：Sensitivity to changes during antidepressant treatment：a comparison of unidimensional subscales of the Inventory of Depressive Symptomatology（IDS-C）and the Hamilton Depression Rating Scale（HAMD）in patients with mild major，minor or subsyndromal depression.

作者：Isabella Helmreich

二、自评量表

Zung 在 1965 年、1971 年先后完成了抑郁自考核评价表（SDS）、抑郁自评量表（SDS）。目前，对焦虑、抑郁评估的也是这两个量表。这两个量表均包含了 20 个项目，每个项目均对应一个症状，项目评级共分为 4 个等级，并且主要针对 7 天以内的症状。这 20 个项目主要包括在抑郁状况下的心理障碍、精神性-情感疾病、精力活动型功能障碍，以及躯体功能问题。SAS 评价，标准值<50，无焦虑症；50<目标值<59，轻微焦虑症；60<目标值<69，中度焦虑症；标准差≥70分，重度焦虑症。根据 SDS 评价，目标分<53分，无压抑；53<标准差<62，轻微压抑；63<标准差<72，中等压抑；标准差≥73分，重度抑郁症。该量表的优点是可以自我完成，评估时间短、减少评估员偏见。因此，自评量表是一种有效、耗时短、客观的对抑郁与焦虑有较好评估的一种评估工具。

第三节　心理干预方式

消化性溃疡的治疗不仅包含了针对病症本身的药物治疗、食物改善，而且需要结合正确的心理学治疗，以减轻患者不安、焦虑的心境状态，为患者提供对病情合理的认识，从而增加临床效果，降低患者费用，并对溃疡的治愈、逆转发作，以及控制病情恶化起着关键性作用。

一、适当的心理干预

心理干预有许多方式，包括专业医生的干预、健康知识的普及、相关具有教育意义视频的观看等。在数字化时代的今天，健康教育知识可以轻易获取，医患之间可以方便快捷地进行信息沟通与交流。

二、进行心理干预

（一）健康教育

我们可以利用专门的心理学家和健康团队对患者开展心理讲座，使其可以比较深入地了解心理知识，并引导患者进行训练。调查表明，正确的运动、呼吸控制、运动都会改变患者焦虑、紧张的情绪，对于溃疡治疗也有积极的作用。

（二）心理支持治疗

心理支持疗法是心理学的一个最主要的治疗手段，其支持心理治疗（supportive psychotherapy）是指采用聆听、合理的安抚、理解、引导等方法，来协助患者认识病情发展及其预后。这是一种常规应用于患者的治疗手段，并且可以取得较好的效果。

治疗方式大致有以下几点：

1.倾听

通过一些恰当的话语引导患者诉说关于自己的问题，并适当地鼓励患者表现一些自己的真实情感，减轻心理压抑、心理负担等一些负面情绪。通过这样的方式，患者可以获得一定的心理安慰，在心理、行为上做到与躯体治疗同样重要的比重。此时，专业人员会进行指导，帮助患者解决问题，

2.心理疏导

通过一些专业人员对患者或者家属沟通交流，对患者主要问题给予疏导解答，必要时，帮助患者减轻或者消除负性情绪。

3.认知行为治疗

当患者发生焦虑或者抑郁时，通过认知行为治疗可以对减轻患者症状发挥一定的作用。心理医生或者专业人员应当帮助患者建立积极的心态，较强的自主意识，纠正焦虑、紧张以及一些负面的心态，重新恢复对认知的重建。

对于心理障碍的消化性溃疡患者，我们应当结合医学、心理学等专业人员对患者进行详细的健康、心理教育。当进行这些活动时，尽量减少专业术语，患者听取时往往可以取得较好的效果。

（王芳）

参考文献

［1］YAMANAKA K, MIYATANI H, YOSHIDA Y, et al. Hemorrhagic gastric and duodenal ulcers after the Great East Japan Earthquake Disaster［J］. World Journal of Gastroenterology, 2013, 19（42）: 7426-7432.

［2］EMGE J R, HUYNH K, MILLER E N, et al. Modulation of the microbiota-gut-brain axis by probiotics in a murine model of inflammatory bowel disease［J］. American Journal of Physiology — Gastrointestinal and Liver Physiology, 2016, 310（11）: G989-G98.

［3］ARTEMIEVA M S, KUZNETSOV V I, STUROV N V, et al. Psychosomatic Aspects and Treatment of Gastrointestinal Pathology［J］. Psychiatria Danubina, 2021, 33(4): 1327-1329.

［4］TAHA F, LIPSITZ J D, GALEA S, et al. Anxiety disorders and risk of self-reported ulcer: a 10-year longitudinal study among US adults ［J］. General Hospital Psychiatry, 2014, 36(6): 674-679.

［5］JORGENSEN A, BAAGO I B, RYGNER Z, et al. Association of Oxidative Stress-Induced Nucleic Acid Damage with Psychiatric Disorders in Adults: A Systematic Review and Meta-analysis ［J］. JAMA Psychiatry, 2022, 79(9): 920-931.

［6］BABA H, KITO S, NUKARIYA K, et al. Guidelines for diagnosis and treatment of depression in older adults: A report from the Japanese Society of mood disorders ［J］. Psychiatry and Clinical Neurosciences, 2022, 76(6): 222-234.

［7］HORN J, MAYER D E, CHEN S, et al. Role of diet and its effects on the gut microbiome in the pathophysiology of mental disorders ［J］. Translational Psychiatry, 2022, 12(1): 164.

［8］XIONG W, ZHAO Y, GAO H, et al. Genomic characterization and expression analysis of transcription factors in and ［J］. Plant Signaling & Behavior, 2022, 17(1): 2075158.

［9］AMEDEI A, MORBIDELLI L. Circulating Metabolites Originating from Gut Microbiota Control Endothelial Cell Function ［J］. Molecules, 2019, 24(21): 3992.

［10］GRACE M K. Status Variation in Anticipatory Stressors and Their Associations with Depressive Symptoms ［J］. Journal of Health and Social Behavior, 2020, 61(2): 170-189.

［11］JOSEPH D L, CHAN M Y, HEINTZELMAN S J, et al. The manipulation of affect: A meta-analysis of affect induction procedures ［J］. Psychological Bulletin, 2020, 146(4): 355-375.

［12］SONO M, FUKUDA A, YAZUMI S. Refractory Perforated Gastric Ulcer After Particle Beam Radiation Therapy Followed by Bevacizumab Treatment ［J］. Clinical Gastroenterology & Hepatology, 2020, 18(8): A41-A42.

［13］GRALNEK I M, STANLEY A J, MORRIS A J, et al. Endoscopic diagnosis and management of nonvariceal upper gastrointestinal hemorrhage (NVUGIH): European Society of Gastrointestinal Endoscopy (ESGE) Guideline — Update 2021 ［J］. Endoscopy, 2021, 53(3): 300-332.

［14］KEIJSERS K, BROEDERS M, BAPTISTA LOPES V, et al. Memory impairment and concentration problems in COVID-19 survivors 8 weeks after non-ICU hospitalization: A retrospective cohort study ［J］. Journal of Medicine Virology, 2022, 94(9): 4512-4517.

［15］COZZA S J, OGLE C M, FISHER J E, et al. The effect of war injury and combat deployment on military wives' mental health symptoms［J］. Depress Anxiety, 2022, 39(10-11): 686-694.

［16］KINOSHITA Y, KATO M, SUGIZAKI K, et al. Rabeprazole Coadministration Controls Ulcer Recurrence in Patients on Low-dose Aspirin Therapy: A Multicenter Prospective Study ［J］. Internal Medicine, 2023, 62(4): 795-502.

［17］WANG J, LLOYD-EVANS B, GIACCO D, et al. Social isolation in mental health: a conceptual and methodological review ［J］. Social Sychiatry and Psychiatric Epidemiology, 2017, 52(12): 1451-1461.

［18］WILHELM S, PHILLIPS K A, GREENBERG J L, et al. Efficacy and Posttreatment Effects of Therapist-Delivered Cognitive Behavioral Therapy vs Supportive Psychotherapy for Adults With Body Dysmorphic Disorder: A Randomized Clinical Trial ［J］. JAMA Psychiatry, 2019, 76(4): 363-373.

［19］ABDOLREZAPOUR P, GHANBARI N. The Effect of Positive Psychology Intervention on EFL Learners' Listening Comprehension ［J］. Journal of Psycholinguistic Research, 2021, 50(5): 1159-1180.

第十五章
化性溃疡复发及预防

第一节　消化性溃疡的复发因素

消化性溃疡是一种常见的消化系统疾病，该病有自然愈合的倾向，但是极易复发，病程可从几年到几十年不等。复发原因有很多，如一些直接损伤消化道黏膜的化学药品腐蚀、电离辐射等直接因素或者引起机体黏膜屏障功能障碍的因素都有可能引发消化性溃疡的复发。有一项专业研究发现，吸烟、饮酒、胃十二指肠溃疡糜烂或者之前存在的溃疡愈合后形成瘢痕促使溃疡复发，当多种危险因素叠加在一起时，溃疡复发的可能性更高。消化性溃疡的根本治疗目的在于缓解患者症状，促进溃疡愈合，防止溃疡的复发。在溃疡形成过程中，幽门螺杆菌、胃酸、胃蛋白酶损伤胃黏膜，而且前列腺素、碳酸氢盐屏障防御下降。有一项研究表明，消化性溃疡已经愈合的患者如果中断治疗，则1年内复发率可达80%，胃溃疡的复发率低于十二指肠溃疡的复发率。到目前为止，消化性溃疡的复发一直是一个亟待解决的难题。截至现在，研究人员猜测，消化性溃疡的形成与复发可能与以下因素有关：

一、胃酸过度分泌

胃酸的过度分泌是消化性溃疡形成和复发的原因，而胃壁细胞大量分泌胃酸，胃窦、十二指肠反馈抑制和迷走神经紧张是主要因素。

二、幽门螺杆菌感染

幽门螺杆菌感染不仅会影响胃、十二指肠溃疡，而且也会导致溃疡难以愈合、溃疡复发。因此，清除幽门螺杆菌也是治疗消化性溃疡的主要治疗手段。

三、不规律地使用胃酸抑制剂

质子泵抑制剂（PPI）和H_2受体阻滞剂（H_2RA）是抑酸的主要药物，一旦突然停药，胃酸反射性分泌增加，甚至较治疗前更高，也称为反跳性分泌，有研究表明，在最初停药的2周内，血清胃泌素仍未恢复正常，但在4周后，胃泌素可迅速下降至正常范围，胃酸分泌增加，严重时，甚至可能造成消化道穿孔。

四、溃疡愈合质量（QOUH）

早在1990年，就有学者提出QOUH这一概念，他们认为，消化性溃疡的愈合不仅指黏膜的缺失修复，也包括黏膜下层组织的修复，当进行溃疡病变处的组织学检查时，结果发现，黏膜下血管和部分腺体仍处于紊乱状态，结缔组织也在增生期，这些原因会影响细胞的代谢、生长，最终导致消化性溃疡的复发。

五、其他方面原因

个人生活习惯也影响消化性溃疡的复发。如，既往消化性溃疡的严重程度、持续服用胃黏膜损伤药物（NSAID）、遗传等一些原因，具体如下：

（一）饮食

就目前研究证据来看，尚未明确饮食对于预防消化性溃疡的具体价值，当临床上建议患者少量、多次食用刺激性小的食物时，发现可以轻度缓解对胃的刺激，减少胃酸分泌，利于溃疡愈合。当食用刺激性食物、暴饮、暴食，生活不规律时，溃疡更容易复发。一般情况下，胃黏膜具有自我保护和强大的自我更新能力，食用刺激性食物会破坏胃黏膜屏障，减少胃黏膜血流量，导致胃黏膜受损，进而溃疡复发；当过饱时，胃逆蠕动，胃黏膜血管扩张、黏膜水肿，局部糜烂溃疡，此时胃泌素也会降低幽门括约肌的能力，十二指肠液体回流也会破坏胃黏膜屏障功能，造成溃疡复发。

（二）吸烟、饮酒

研究中发现，部分患者嗜好吸烟、饮酒也是造成消化性溃疡复发的因素，烟草中的烟碱是造成消化性溃疡的主要因素，主要会降低幽门括约肌的肌张力，引起胆汁反流，并且抑制胰液和胆汁的分泌，造成中和胃酸能力下降。饮酒会损伤胃黏膜、大量饮酒呕吐时造成贲门撕裂，造成消化性溃疡或者溃疡的复发。

（三）药物与化学药品

众所周知，NSAID、部分抗生素、水杨酸类药物等都可能导致消化道出血或者消化性溃疡产生。消化性溃疡患者中有相当多患者既往曾服用上述药物，如一些自身免疫疾病患者需长期服用激素类药物，但是忘记或者不想服用胃黏膜保护剂，造成胃肠黏膜损伤，造成出血甚至溃疡的复发。在当代社会，科技进步，人类寿命延长，退行性骨关节病变在老年人中所占的比例也在不断增高，此时，老年患者往往会选择非甾体抗炎药（NSAID）缓解病痛。NSAID对胃黏膜的损伤主要包括两方面：一方面直接作用于局部；另一方面作用于整体。首先，NSAID可以在胃酸存在情况下分解，然后穿透胃黏膜细胞进入细胞内，增加了细胞的通透性，破坏胃黏膜上黏膜-碳酸氢盐屏障，扰乱细胞的修复。NSAID可以与血液中的血浆蛋白结合，抑制COX-1活性，进一步合成内源性前列腺素，降低了胃黏膜的抵抗能力。因此，NSAID引发的溃疡好发于胃窦部和幽门前区。糖皮质激素的不恰当应用也是造成消化性溃疡的主要原因，糖皮质激素可以增强胃酸、胃蛋白酶分泌，而且抑制了碳酸氢盐的分泌，造成了消化性溃疡的复发。

（四）季节

消化性溃疡的发作是具有季节性的，主要好发于秋末、冬初或者早春时节。研究人员猜测，之所以秋末、冬初或者早春时节好发消化性溃疡主要与气温与气压突然改变引起机体神经-内分泌调节功能紊乱，进而导致胃肠黏膜缺血缺氧，导致溃疡的症状加重或者复发。

（五）年龄与性别

多项研究发现，年龄与消化性溃疡的发生与复发有关，当年龄大于50岁时，十二指肠溃疡的复发比例远高于胃溃疡的复发比例，这可能与年龄较大患者机体各项指标下降、胃黏膜屏障功能下降有关。另一方面，消化性溃疡的发病在性别方面明显不同，男、女比例约为3.5：1，这主要与男、女的解剖不同有关，男性胃壁细胞约有10亿个，而女性胃细胞约有8亿个，胃壁细胞多更容易分泌较多的胃酸。

（六）精神因素

精神因素在消化性溃疡发病的过程中也起着重要作用。常见的精神方面因素有：紧张、焦虑、抑郁、疲乏、失眠、夜间多梦等。上述因素都会造成大脑皮层紊乱，副交感神经兴奋，导致消化性溃疡的发生或者复发。目前，人们也已经深刻认识到心理疾病也会影响躯体疾病的预后。消化性溃疡就是其中之一，也越来越受到重视。在患者长期处于焦虑、紧张、缺乏睡眠、持续的精神刺激等各种因素下都会导致消化性溃疡的发生或者复发。反之，消化性溃疡的复发也会加重患者的心理负担。

（七）局部因素

溃疡自身的因素也决定了溃疡的复发。如以下原因：

1.溃疡部位

在胃的解剖中，胃小弯一侧的近幽门部位和十二指肠第一段肠壁主要由终末端的细小动脉供血，因为没有侧支循环供血，当损伤时，容易形成瘢痕组织，导致消化性溃疡的形成或者复发。而且，幽门管和十二指肠球部因为胃蠕动和胃内容物的潴留，溃疡的发生率也明显升高。

2.溃疡数目

造成消化性溃疡的主要原因就是胃酸分泌增加和黏膜屏障功能障碍，当多发溃疡时，胃内环境严重失衡，所以复发可能性也随之增加。

3.溃疡形态

一般发现，线性溃疡和大溃疡（直径超过30 mm）因为难以愈合也会导致溃疡的复发。

4.其他因素

当一些溃疡的边缘不整或者底部高低不平时，还有一些较深的溃疡、周围黏膜聚集的溃疡，这些溃疡复发率明显较高。

（八）整体因素

当一些患者因为自身原因发生溃疡的复发，如：有溃疡家族史、慢性胃炎、胆汁反流、甲亢等代谢性疾病或者免疫性疾病都有可能发生消化性溃疡的复发。

（九）治疗相关因素

消化性溃疡患者不规律用药、治疗时间过短或过长、治疗的效果都会影响消化性溃疡的复发。如，白色瘢痕型溃疡较红色瘢痕性溃疡复发率低，因此，形态学愈合不能代表溃疡的愈合，要综合判断。维持性治疗：研究发现消化性溃疡的复发与治疗时长有关，有相当一部分患者中断服药，导致溃疡的复发。年轻人较中老年患者更易复发，年轻患者主要以症状为主，当无明显临床体征时，往往自行停药导致黏膜未完全愈合，可能引起溃疡的复发。另外，幽门螺杆菌会损伤局部胃黏膜，形成溃疡，对于幽门螺杆菌感染的治疗必须遵循足量、联合、疗程、规范等原则，彻底清除幽门螺杆菌，避免消化性溃疡的复发。

对于以上原因，临床医生应该嘱咐患者加以注意，并给予治疗意见。对于积极性发生溃疡复发的患者给予药物预防；服用非甾体抗炎药或者激素时加用胃黏膜保护剂。同时注重生活习惯，养成良好的生活习惯，戒烟限酒，加强体育锻炼，适当时建议患者就诊心理卫生科，从而减少消化性溃疡的复发。

第二节　消化性溃疡复发的预防措施

一、根除幽门螺杆菌

研究证实，幽门螺杆菌是消化性溃疡复发的主要因素，幽门螺杆菌可以引起溃疡部位的糜烂、不易愈合、极易复发。因此，抗幽门螺杆菌的四联治疗至关重要。幽门螺杆菌主要通过粪－口传播，除了对幽门螺杆菌阳性患者进行幽门螺杆菌根除治疗外，分餐饮食、饭前便后洗手、餐具消毒对于预防消化性溃疡也很重要。但有部分学者认为，适量幽门螺杆菌对于胃食管反流的患者有益，因为，幽门螺杆菌可以减少患者胃酸分泌，清除幽门螺杆菌可能诱发胃食管反流，研究人员还需进一步进行大样本研究。

二、足够的疗程

大量数据显示，消化性溃疡治疗需要足够的疗程，对于形态学上已愈合的溃疡不宜突然停止治疗，还需要维持性治疗一定时长，但具体时长尚无统一。在消化性溃疡治疗过程中，患者良好的依从性是治疗成功的一半，部分患者以主观感受作为停止治疗的主要判断，但胃镜检查能够发现，溃疡深层的结构组织仍未完全愈合，因此，这严重影响了黏膜层的防御功能，患者消化性溃疡也易复发。

三、做好心理防护

众多的研究结果都证明，消化性溃疡与心理因素密切相关。不适当的心理因素会加重胃酸分泌从而诱发消化性溃疡或者溃疡复发。此时消化科医生需要充当心理医生或者需要专业的心理科医生对患者进行心理教育，缓解患者紧张、焦虑的情绪，鼓励患者，提高患者的心理承受能力，进而预防或者减少患者溃疡的发生或者复发。

四、饮食规划

有专家提出，饮食与消化性溃疡的发生密切相关，当进食一些辛辣、刺激、坚硬食物或者饮食不规律时，患者的消化性溃疡的发生率显著增加。因此，适当的饮食规划对于预防消化性溃疡也很重要，指导患者合理饮食，减少或者停止饮酒，对于保护胃黏膜，预防或者减少消化性溃疡至关重要。

五、用药指导

合理用药是预防消化性溃疡很重要的一项措施，积极向患者告知药物的服用时间、剂量、注意事项对于预防消化性溃疡也很重要。例如，服药时间：胃黏膜保护药、促胃动力药物一般在餐前服用；抑酸药多于餐中或餐后服用等。合理用药是治疗成功的一半，按时、合理、足量、足够疗程地用药对于预防消化性溃疡复发有效。

六、规律的生活习惯

规律的生活习惯是治疗消化性溃疡的又一重要因素，它不仅可以减少不规律饮食的伤害，也可以降低消化性溃疡的复发率。进行适当强度的体育锻炼、充足的睡眠、良好的心态都是预防消化性溃疡的必要条件。

七、对应不同季节进行适当的预防措施

对于季节交替可以进行药物预防、增添衣物、保暖都是恰当的预防消化性溃疡的有效方式。

总而言之，消化性溃疡的复发受到多种因素的影响，只有充分考虑到这些因素并因此而做到适当的改变对才能有效预防溃疡复发。

（王芳）

参考文献

［1］XIA X, CHAN K F, WONG G T Y, et al. Mesenchymal stem cells promote healing of nonsteroidal anti-inflammatory drug-related peptic ulcer through paracrine actions in pigs ［J］. Science Translational Medicine, 2019, 11(516): 7455.

［2］WU K, FU M, ZHAO Y, et al. Anti-oxidant anti-inflammatory and antibacterial tannin-crosslinked citrate-based mussel-inspired bioadhesives facilitate scarless wound healing ［J］. Bioactive Materials, 2023, 21(20): 93–110.

［3］HUANG P, XU J, XIE L, et al. Improving hard metal implant and soft tissue integration by modulating the "inflammatory-fibrous complex" response ［J］. Bioactive Materials, 2023, 18(20): 42–52.

［4］ASFOUR H Z, ALHAKAMY N A, AHMED O A A, et al. Enhanced healing efficacy of an optimized gabapentin-melittin nanoconjugate gel-loaded formulation in excised wounds of diabetic rats ［J］. Drug Delivery, 2022, 29(1): 1892–1902.

［5］TAM C F, CHAN Y H, WONG Y K, et al. Multi-Omics Signatures Link to Ticagrelor Effects on Vascular Function in Patients with Acute Coronary Syndrome ［J］. Arteriosclerosis Thrombosis and Vascular Biology, 2022, 42(6): 789–798.

［6］GOTO N, GOTO S, IMADA S, et al. Lymphatics and fibroblasts support intestinal stem cells in homeostasis and injury ［J］. Cell Stem, 2022, 29(8): 1246–1261.

［7］YAO T, CHEN H, WANG R, et al. Thiol-ene conjugation of VEGF peptide to electrospun scaffolds as potential application for angiogenesis ［J］. Bioact Mater, 2023, 8(20): 306–317.

［8］RAJALA A, TEEL K, BHAT M A, et al. Insulin-like growth factor 1 receptor mediates photoreceptor neuroprotection ［J］. Cell Death & Disease, 2022, 13(7): 613.

［9］DEMYANENKO S V, PITINOVA M A, DZREYAN V A, et al. The Role of p53 Protein in the Realization of the Exogenous Heat Shock Protein 70 Anti-Apoptotic Effect during Axotomy ［J］. Cells, 2021, 11(1): 93.

［10］FUJIMOTO A, URAOKA T, NISHIZAWA T, et al. Rebamipide solution: a novel submucosal injection material to promote healing speed and healing quality of ulcers induced by endoscopic submucosal dissection ［J］. Gastrointestinal Endoscopy, 2018, 87(4): 1114–1120.

［11］CHINO A, KONISHI T, OGURA A, et al. Endoscopic criteria to evaluate tumor response of rectal cancer to neoadjuvant chemoradiotherapy using magnifying chromoendoscopy ［J］. European

Journal of Surgical Oncology, 2018, 44（8）: 1247-1253.

［12］ WU C , KRAFT P , ZHAI K , et al. Genome-wide association analyses of esophageal squamous cell carcinoma in Chinese identify multiple susceptibility loci and gene-environment interactions［J］. Nature Genetics, 2014, 46（9）: 1040-1041.

［13］ FANG BOYE, LIU HUIYING, YANG SHUYAN, et al. Impact of Social Isolation on Subsequent Peptic Ulcer Recurrence in Older Adults with Mild Cognitive Impairment: The Role of Change in Severity of Depression［J］. Psychosomatic Medicine, 2020, 82（2）: 197-207.

［14］ TARNAWSKI A S, AHLUWALIA A. The Critical Role of Growth Factors in Gastric Ulcer Healing: The Cellular and Molecular Mechanisms and Potential Clinical Implications［J］. Cells, 2021, 10（8）: 1964.

［15］ BROWN J W. Gut check: can other microbes or communities phenocopy's early gastric pathology?［J］. Gut, 2022, 71（7）: 1241-1242.

［16］ GAO J, XIONG T, GRABAUSKAS G, et al. Mucosal Serotonin Reuptake Transporter Expression in Irritable Bowel Syndrome Is Modulated by Gut Microbiota Via Mast Cell-Prostaglandin E2［J］. Gastroenterology, 2022, 162（7）: 1962-1974.

［17］ LUKONIN I, SERRA D, CHALLET MEYLAN L, et al. Phenotypic landscape of intestinal organoid regeneration［J］. Nature, 2020, 586（7828）: 275-280.

［18］ SPRANGERS J, ZAALBERG I C, MAURICE M M. Organoid-based modeling of intestinal development, regeneration, and repair［J］. Cell Death Differ, 2021, 28（1）: 95-107.

［19］ MOSS S F, DANG L P, CHUA D, et al. Comparable Results of Helicobacter pylori Antibiotic Resistance Testing of Stools vs Gastric Biopsies Using Next-Generation Sequencing［J］. Gastroenterology, 2022, 162（7）: 2095-2097.

［20］ HAWKEY C J, NAESDAL J, WILSON I, et al. Relative contribution of mucosal injury and Helicobacter pylori in the development of gastroduodenal lesions in patients taking non-steroidal anti-inflammatory drugs［J］. Gut, 2002, 51（3）: 336-343.

［21］ DANIELS M J D, RIVERS-AUTY J, SCHILLING T, et al. Fenamate NSAIDs inhibit the NLRP3 inflammasome and protect against Alzheimer's disease in rodent models［J］. Nat Communications, 2016, 11（7）: 12504.

［22］ YANG Y, LIN Z, LIN Q, et al. Pathological and therapeutic roles of bioactive peptide trefoil factor 3 in diverse diseases: recent progress and perspective［J］. Cell Death & Disease, 2022, 13（1）: 62.

［23］ TRUSE R, GREWE S, HERMINGHAUS A, et al. Exogenous vasopressin dose-dependently modulates gastric microcirculatory oxygenation in dogs via V1A receptor［J］. Critical Care, 2019, 23（1）: 353.

［24］ REN J, JIN X, LI J, et al. The global burden of peptic ulcer disease in 204 countries and territories from 1990 to 2019: a systematic analysis for the Global Burden of Disease Study 2019［J］. International Journal of Epidemiology, 2022, 51（1）: 1666-1675.

［25］ ARJOMAND F N, ARMSTRONG H, PERRY T, et al. Appendix and Ulcerative Colitis: a Key to Explaining the Pathogenesis and Directing Novel Therapies?［J］. Inflamm Bowel Dis, 2023, 29（1）: 151-160.

［26］ ALI A M, MOHAMED A N, MOHAMED Y G, et al. Clinical presentation and surgical management of perforated peptic ulcer in a tertiary hospital in Mogadishu, Somalia: a 5-year retrospective study［J］. World Journal of Emergency Surgery, 2022, 17（1）: 23.

第十六章
消化性溃疡的演进及转归

第一节 溃疡愈合的评价方法及标准

消化性溃疡是最常见的一种消化道疾病，在现代临床中，溃疡愈合率较高但复发率也较高，不容忽视。有国外研究学者报道时称，消化性溃疡的复发率主要与消化性溃疡术后愈合的质量（quality of ulcer healing，QOUH）等有关，消化化溃疡术后愈合的质量主要是指，消化性溃疡的愈合不仅仅指黏膜的损伤修复，也需要黏膜下组织的再修复，当黏膜组织修复成熟度较高，再损伤率较低，溃疡的复发率就会下降。溃疡口黏膜愈合的主要特点是黏膜层组织学结构改变和组织功能破坏的迅速恢复。在十二指肠溃疡的坏死修复重建过程中，需要多种重要细胞因子和细胞（例如，细胞因子、生长因子、成纤维细胞等）参与。国内学者首先提出，溃疡后的组织完全修复愈合系指彻底恢复了黏膜组织本身的正常黏膜组织防御感染能力，组织学观察胃镜评测溃疡后痊愈患者不同时间段内的黏膜组织活检发现，溃疡部位上皮的细胞结构成分与黏膜组织成分相较正常的组织差异仍较大，主要体现为：黏膜厚度逐渐变薄，黏膜层上有腺体呈多分化功能不良并没有明显的扩大等表现，存在腺体细胞变性，腺体细胞存在去分化变差，微血管网明显减少。在观察溃疡壁的细胞进一步的愈合情况后又发现，溃疡相邻的组织均有明显的愈合的条带，胃内腺体膨胀或扩大，上皮细胞也存在去分化和增殖，然后发现溃疡边缘附近还充满肉芽组织，提示胃腺体增生和结缔组织也在进行重塑造，在此过程中，都是机体中各种细胞因子、生长激素调节细胞的增殖分化，其中就包括α-转化因子（TGF-α）、表皮细胞生长因子（EGF）、成纤维细胞生长因子（bFGF）、血管内皮生长因子（VEGF）、胰岛素样细胞生长因子（IGF-Ⅰ）等。α-转化因子和表皮细胞生长因子的主要作用是通过调节促进表皮细胞分裂生长增殖、上皮细胞功能恢复重建形成的细胞；成纤维细胞生长因子和血管内皮细胞生长因子主要是促进皮纤维细胞及网状结缔组织细胞化生增殖和修复使受损血管内皮组织细胞重建或分化新生为正常新生微血管；胰岛素样生长因子-Ⅰ蛋白因子（IGF-Ⅰ）蛋白和胰角蛋白细胞生长因子（KCGF）、热休克蛋白抑制因子（HSP）都具有对胃肠黏膜组织损伤起到修复和再生的作用。所以，QOUH是评价溃疡痊愈的一种重要方式，它不仅评价了溃疡部位黏膜的愈合情况，而且提示临床医生要重视其功能的恢复情况，适当延长疗程，避免因疗程过短造成溃疡的复发。

一、内镜辅助下再生上皮黏膜成熟度指标的自我评价研究

当形成溃疡后，溃疡组织被白的黏液帽覆盖，然后溃疡缩小，边缘可见少量再生黏膜，研究

人员推测，溃疡缩小、愈合的机制最初是溃疡的收缩，而不是黏膜的延展，部分顽固的消化性溃疡，可能是由于黏膜肌层的融合，因此愈合的进程相当缓慢，或者因为慢性炎症在愈合过程开始前在黏膜下层和肌肉层产生了纤维化，导致了愈合的延迟。有研究证实，如果消化性溃疡的患者使用了胸腺蛋白、一些中药、铝碳酸镁，可以提高愈合的效果，并且更有效于黏膜组织趋向于正常组织。最初的黏膜愈合在内镜下分为 2 期：S_1 期，红色瘢痕期；S_2 期，白色瘢痕期。后来，Takemoto 对内镜检查下黏膜组织的愈合重新进行分期，主要分为 2 期。以溃疡白苔表面的再生绒毛是否持续大量地存在为主要判断依据，将溃疡期划分为溃疡 R 期（再生期）、溃疡 S 期（瘢痕期）等，将溃疡 R 期依据溃疡表面是否见边缘上有细颗粒状的再生的绒毛而又可以进一步细分为 3 期：R_0 期，溃疡边缘无较明显片状再生的绒毛。R_1 期，溃疡边缘可见较少量或粗大颗粒状的片状再生的绒毛；R_2 期，溃疡边缘仍能可见较明显粗大、细小或呈颗粒状生长着的细颗粒状及再生着的小绒毛。又可以分别依据在溃疡中央是否残留有较明显中央凹陷而又可以分为 S_a 期、S_b 期、S_c 期。S_a 期，黏膜溃疡瘢痕中央部黏膜仍存在着中央凹陷。S_b 期，溃疡瘢痕的中央凹陷已经消失而未可查见，再生着的细小绒毛或呈较粗大或细颗粒状。S_c 期，溃疡瘢痕的中央凹陷已几乎自行消失，再生出的小绒毛仍常呈较粗和细密的细颗粒状，黏膜瘢痕部黏膜表面较平坦光滑接近正常的黏膜形态。因此，再生修复后的黏膜腺体也就在形态与分化增殖能力上存在差异，可以说出现在以黏膜腺体明显的多囊性肥大和弥漫性扩张增生状态表现为本病重要组织学特征，伴有大量皮下组织细小结构的破坏、血管成分的大量缺失、结构发生功能紊乱、大量炎性细胞的慢性浸润，在此基础上，溃疡有很大程度的复发。S_b 期的溃疡较 S_a 期的溃疡复发率低，S_c 期的溃疡则无复发。在观察溃疡愈合时，胃镜检查必不可少，但普通内镜检查对于愈合期的溃疡没有明显的优势，当使用染色内镜，如美蓝染色时，则对溃疡的检查判断更有意义；当使用色素内镜时，愈合较好的溃疡在内镜下表现为平坦型，而愈合欠佳的溃疡在内镜下表现为结节型。另外，超声内镜也是检测愈合的较好的检测手段，因为黏膜愈合主要取决于黏膜基础的厚度与黏膜下组织是否有低回声团块，可以根据这些特征将溃疡的愈合质量分为高质量愈合、中质量愈合、低质量愈合。国内有研究发现，胃镜下观察治疗前、后溃疡直径、溃疡深度、溃疡低回声团块的面积均无特异性表现，这也说明了，单纯内镜下观察消化性溃疡的愈合是不合适的，必须借助一些内镜下其他辅助措施，对黏膜溃疡进行充分的判断，减少溃疡的复发。

二、再生上皮黏膜组织学成熟度水平的定量评价研究

我们可以通过内镜下组织活检判断黏膜组织的愈合程度。活检时取以下组织。

1.上皮组织：通过显微镜测量伤口愈合后的黏膜厚度，再生愈合后皮肤的腺体高度分布和腺体数量、腺体排列是否整齐、腺体是否有囊状扩张（若有，扩张程度）、腺细胞的形态还有分化程度都是判断消化性溃疡愈合程度的关键指标。

2.肉芽组织：肉芽组织数是对消化性溃疡的愈合能力判断的一重要定量指标，其中，新生壁血管内皮的细胞数量、整体细胞分布、胶原纤维细胞的分布程度及黏膜肌层毛细血管的修复再生、炎症细胞的浸润程度都可以判断消化性溃疡的愈合程度。

临床中广泛采用的是 Pan 的分级与评定的标准，这仅仅是作为一种用以判断伤口黏膜表面的自然愈合以及组织成熟度状况的另一个分类的标准。Pan 的分级及评定通常分为优、中、差。优：上皮结构清晰，绒毛上皮发育较为完整，腺体数量相对一般较多，各种功能结构相对清晰、发育比较完整，新生毛细血管也丰富，炎性细胞相对一般也是较少的；中：绒毛形态上相较于正常的原始形态的绒毛形态较为矮小，绒毛上组织结构粗糙，绒毛上皮完整性较差，新生腺体数量较少，组织结构变化也很不规则，新生毛细血管也相对较少，轻中度的炎症毛细血管性浸润等；差：上皮不甚完整，新生毛上皮细胞的数量也一般也较正常少，如在绒毛或者新生腺体结构几乎

缺失，新生毛细血管数量少，其中包含有较大量炎性细胞和炎性介质的浸润。我国大量研究发现胃肠舒合剂、达喜、部分中药制剂可以改善消化性溃疡的黏膜并且促进溃疡的完全愈合，这表明上述药物可以改善 QOUH，这为消化性溃疡患者带来了希望，并有望预防消化性溃疡的复发。

三、再生黏膜功能成熟度的评价

消化性溃疡的黏膜愈合度是判断溃疡愈合的又一关键指标。因为存在不同的 QOUH 评价标准，所以对消化性溃疡的复发判断也有差异。例如，有些黏膜溃疡虽然在普通内镜下显示已愈合，但在组织学下仔细观察会发现，组织学和超显微结构仍然存在一定差异，具体表现为再生黏膜层的变薄，溃疡层面结缔组织、纤维组织充填，胃黏膜腺体数量较正常组织少，胃腺体轻度扩张并伴有胃腺体的排列不齐。在这种情况下消化性溃疡往往更容易被忽视、更容易复发。此时，进行全面、细致的检查就显得极为关键，如使用色素内镜、超声内镜、病理活检等均可以对 QOUH 进行评价。

临床医生可以通过对溃疡愈合组织进行活检对再生的黏膜组织进行一个大致评估，这一评估过程主要包括 5 个方面：

（1）胃微循环功能的正常重建的情况：可以直接通过胃黏膜血流参数（GMBF）进行判断；

（2）消化道溃疡创面愈合处糖蛋白水平测定指标及蛋白结构差异的对比分析等；

（3）黏膜释放前列腺素（PG）、三磷酸腺苷蛋白（ATP）测定及其衍生物含量分析；

（4）再生黏膜上皮细胞功能测定；

（5）黏膜上受体（如 EGFR、多巴胺受体）表达情况。

研究发现，愈合处胃黏膜上的受体表达与溃疡的愈合质量成正比。Konturek 等研究发现，胃溃疡的愈合过程伴有明显的 EGF 受体的表达，研究人员猜测，EGF 是一种生长刺激因子，它可以刺激溃疡周围的边缘增生，并使分化后的表皮细胞覆盖原有的溃疡表面，促进溃疡愈合。当 EGF 与黏膜上的 EGFR 结合时，可以促进细胞 DNA、蛋白质的合成代谢，进一步加快胃黏膜的组织修复，国内学者研究发现部分中药制剂可以促进 EGF 的分泌。当胃液 GMBF 的总量增加时，可以适当减少患者胃壁内游离胃酸的继续大量地分泌，减轻溃疡对周围黏膜的二次损伤，加速胃溃疡早期愈合。胃黏膜也可以表达 VEGF、FGF，这些因子可以促进胃黏膜的修复愈合，VEGF 在溃疡愈合过程中有两种作用：一种可以通过增加毛细血管的通透性降低胃内有害物质的浓度保护胃内黏膜；另一种通过刺激毛细血管的生成和腺体的生长促进消化性溃疡的愈合。

第二节　影响溃疡愈合的因素

一、幽门螺杆菌

幽门螺杆菌可能是导致消化道溃疡发生、复发等的主要原因，当发现幽门螺杆菌并未予以彻底清除处理时，就会影响 QOUH。消化性溃疡患者中有极大一部分存在幽门螺杆菌感染。幽门螺杆菌主要包括两部分致病因子——毒力因子和维持因子。一方面，幽门螺杆菌的高毒力因子可以通过诱发肿瘤患者机体内发生慢性炎症反应和自体免疫反应，这些反应都会破坏胃黏膜屏障，对胃黏膜造成损伤。另一方面，幽门螺杆菌进入胃后就会进一步增加胃泌素的分泌，而胃泌素会促进胃酸分泌，这也破坏了胃黏膜的屏障，造成胃黏膜损伤。因此，幽门螺杆菌主要破坏了人体致病与防御之间的动态平衡，造成了消化性溃疡甚至更严重的消化系统疾病。幽门螺杆菌的根除对于预防、治疗消化性溃疡或者防止消化性溃疡复发而言都是非常关键的。也有研究发现，根除幽门螺杆菌对于预防溃疡的复发效果较对溃疡的初次治疗要好。如果根除幽门螺杆菌不具有规律性或者用药疗程不足等则可能导致幽门螺杆菌终生耐药，并因此成为诱发幽门螺杆菌耐药扩散的一大相关疾病危险因素。在临床治疗幽门螺杆菌阳性溃疡过程中，要注重药物的选择与足够的疗程。我国研究者给出了明确建议：抑酸抗菌药物可以有效通过肠道减少胃酸的分泌，从而缓解胃黏膜上皮的轻度损伤，加快胃肠道黏膜伤口的早期愈合，此时若加用一些胃黏膜保护剂可以促进胃黏膜组织的血液循环、提高前列腺素含量，进一步保护溃疡的创面，提高溃疡愈合的速率。也有部分学者曾采用奥美拉唑联合瑞巴派特、PPI联合施维舒对部分消化性溃疡进行了治疗，QOUH等指标结果表现较好，改善了溃疡口的愈合，预防了消化性溃疡的复发。

二、药物

服用一些激素、非甾体抗炎药物（NSAID）也可影响患者溃疡的黏膜愈合。NSAID可以通过抑制环氧合酶进而引起黏膜内前列腺素含量减少，溃疡面毛细血管内血流减少抑制溃疡的愈合，也可以减少胃内黏液分泌破坏黏膜的保护作用诱发消化性溃疡。NSAID有时还可以直接使再生后的消化道黏膜上皮层变薄，胃腺体增生高度下降，腺体囊状血管扩张程度加重，这些因素影响黏膜自身的溃疡抵抗炎症能力，妨碍黏膜组织的早期愈合，降低其QOUH，增加了消化性溃疡的复发。对于消化性溃疡患者，许多研究发现PPI可以预防NSAID引发的溃疡。因此，对于长期或短期应用NSAID的消化性溃疡患者，如病情允许，可停用NSAID。对于无法停用NSAID的患者，可加用PPI保护胃黏膜，防止溃疡加重或者溃疡复发。

三、疗程

服用药物疗程也和消化性溃疡的愈合有关，当突然停药或者未按疗程服药都会引起胃酸反射性分泌增加，受损的黏膜未愈合甚至症状会加重，从而延长了消化性溃疡的愈合时间。胃黏膜保护药主要通过一些生长因子或者前列腺素等物质，加速黏膜的愈合，加快溃疡面肉芽组织的生长。在此过程中，整个溃疡面会进行重建，包括腺体和毛细血管网还有结缔组织。这也是指一些分子生物过程中所受到作用的各不同作用部位组织生长因子系统之间进行的双向协同生长调节，主要组成部分包括转化细胞外生长因子（TGF-α）、表皮内细胞生长因子（EGF）、成纤维组织内生长因子（bFGF）、血管内皮外组织外生长因子（VEGF）、胰岛素样体细胞生长因子（IGF）-1、角蛋白细胞内生长因子（KCGF）、肝细胞血管外膜生长活力因子（HGF）和三叶肽等。黏膜损伤和再生、修复作用主要依靠表皮细胞的转化为血管细胞的生长活性因子、表皮基质的生长活力因子、成纤维的生长活性因子等，在溃疡面黏膜炎症反应的刺激下，转化生长因子、表皮生长因子被激活，重新分化成为新的上皮组织。成纤维生长因子和血管内皮生长因子这时主要调控新生组织的毛细血管再生和肉芽组织、结缔组织的分化。其他的生长因子都会参与这个修复过程，并发挥重要作用。

四、胃黏膜血流

胃黏膜表面上的血流量多少都会进一步影响溃疡组织的最终愈合。研究人员首先在实验动物尸体上对此进行了初步研究分析并发现，在溃疡的这一缓慢愈合的整个过程中，可以充分观察到溃疡边缘区域的局部血流的变化，溃疡完全愈合后的溃疡面血流将更加丰富，这也说明了胃黏膜上血流的情况也会影响溃疡的预后。

五、其他

年龄、溃疡部位、吸烟等因素均会对QOUH造成影响。大量的实验表明，年龄较大的患者溃疡愈合相对缓慢，这可能与患者血流变慢、代谢速度下降、机体的自我防御能力下降有关，年龄可能会混合多种因素而导致QOUH的下降；在对不同溃疡部位的研究中发现，非好发部位组明显优于好发部位，差别有统计学意义，研究人员猜测不同部位消化性溃疡对QOUH有一定影响；在对吸烟患者进行研究过程中发现，吸烟组患者、戒烟组患者、不吸烟组患者的溃疡治愈率是从低到高的，这说明了吸烟会降低QOUH及痊愈率。

（王芳）

参考文献

［1］ XIA X，CHAN K F，WONG G T Y，et al. Mesenchymal stem cells promote healing of nonsteroidal anti-inflammatory drug-related peptic ulcer through paracrine actions in pigs［J］. Sci Transl Med，2019，11（516）.

［2］ WU K，FU M，ZHAO Y，et al. Anti-oxidant anti-inflammatory and antibacterial tannin-crosslinked citrate-based mussel-inspired bioadhesives facilitate scarless wound healing［J］. Bioact Mater，2023，20.

［3］ SHAO Z，YIN T，JIANG J，et al. Wound microenvironment self-adaptive hydrogel with efficient angiogenesis for promoting diabetic wound healing［J］. Bioact Mater，2023，20：561-73.

［4］ HUANG P，XU J，XIE L，et al. Improving hard metal implant and soft tissue integration by modulating the "inflammatory-fibrous complex" response［J］. Bioact Mater，2023，20：42-52.

［5］ ASFOUR H Z，ALHAKAMY N A，AHMED O A A，et al. Enhanced healing efficacy of an optimized gabapentin-melittin nanoconjugate gel-loaded formulation in excised wounds of diabetic rats［J］. Drug Deliv，2022，29（1）：1892-902.

［6］ TAM C F，CHAN Y H，WONG Y K，et al. Multi-Omics Signatures Link to Ticagrelor Effects on Vascular Function in Patients With Acute Coronary Syndrome［J］. Arterioscler Thromb Vasc Biol，2022，42（6）：789-98.

［7］ GOTO N，GOTO S，IMADA S，et al. Lymphatics and fibroblasts support intestinal stem cells in homeostasis and injury［J］. Cell Stem Cell，2022，29（8）.

［8］ YAO T，CHEN H，WANG R，et al. Thiol-ene conjugation of VEGF peptide to electrospun scaffolds as potential application for angiogenesis［J］. Bioact Mater，2023，20：306-17.

［9］ RAJALA A，TEEL K，BHAT M A，et al. Insulin-like growth factor 1 receptor mediates photoreceptor neuroprotection［J］. Cell Death Dis，2022，13（7）：613.

［10］ DEMYANENKO S V，PITINOVA M A，DZREYAN V A，et al. The Role of p53 Protein in the Realization of the Exogenous Heat Shock Protein 70 Anti-Apoptotic Effect during Axotomy［J］. Cells，2021，11（1）.

［11］ FUJIMOTO A，URAOKA T，NISHIZAWA T，et al. Rebamipide solution：a novel submucosal injection material to promote healing speed and healing quality of ulcers induced by endoscopic submucosal dissection［J］. Gastrointest Endosc，2018，87（4）：1114-20.

［12］ CHINO A，KONISHI T，OGURA A，et al. Endoscopic criteria to evaluate tumor response of rectal cancer to neoadjuvant chemoradiotherapy using magnifying chromoendoscopy［J］. Eur J Surg

Oncol,2018,44(8):1247-53.

[13] WU C,KRAFT P,ZHAI K,et al. Genome-wide association analyses of esophageal squamous cell carcinoma in Chinese identify multiple susceptibility loci and gene-environment interactions [J]. Nature Genetics,2014,46(9):1040-1.

[14] FANG B,LIU H,YANG S,et al. Impact of Social Isolation on Subsequent Peptic Ulcer Recurrence in Older Adults With Mild Cognitive Impairment:The Role of Change in Severity of Depression.[J]. Psychosomatic medicine,2020,82(2).

[15] FERREIRA C N,SERRAZINA J,MARINHO R T. Detection and Characterization of Early Gastric Cancer [J]. Front Oncol,2022,12:855216.

[16] PALENCIA S L,GARCíA A,PALENCIA M. Multiple surface interaction mechanisms direct the anchoring,co-aggregation and formation of dual-species biofilm between and [J]. J Adv Res,2022,35:169-85.

[17] TARNAWSKI A S,AHLUWALIA A. The Critical Role of Growth Factors in Gastric Ulcer Healing:The Cellular and Molecular Mechanisms and Potential Clinical Implications [J]. Cells,2021,10(8).

[18] WEN L,BI H,ZHOU X,et al. Structure characterization of soybean peptides and their protective activity against intestinal inflammation [J]. Food Chem,2022,387:132868.

[19] BROWN J W. Gut check:can other microbes or communities phenocopy's early gastric pathology? [J]. Gut,2022,71(7):1241-2.

[20] GAO J,XIONG T,GRABAUSKAS G,et al. Mucosal Serotonin Reuptake Transporter Expression in Irritable Bowel Syndrome Is Modulated by Gut Microbiota Via Mast Cell-Prostaglandin E2 [J]. Gastroenterology,2022,162(7).

[21] LUKONIN I,SERRA D,CHALLET MEYLAN L,et al. Phenotypic landscape of intestinal organoid regeneration [J]. Nature,2020,586(7828):275-80.

[22] SPRANGERS J,ZAALBERG I C,MAURICE M M. Organoid-based modeling of intestinal development,regeneration,and repair [J]. Cell Death Differ,2021,28(1).

[23] PALENCIA S L,GARCíA A,PALENCIA M. Multiple surface interaction mechanisms direct the anchoring,co-aggregation and formation of dual-species biofilm between and [J]. J Adv Res,2022,35:169-85.

[24] CHU A,YU X,GUO Q,et al. H. pylori slyD,a novel virulence factor,is associated with Wnt pathway protein expression during gastric disease progression [J]. Microb Pathog,2020,148:104428.

[25] MOSS S F,DANG L P,CHUA D,et al. Comparable Results of Helicobacter pylori Antibiotic Resistance Testing of Stools vs Gastric Biopsies Using Next-Generation Sequencing [J]. Gastroenterology,2022,162(7).

[26] HOSSEN M A,REZA A S M A,AHMED A M A,et al. Pretreatment of Blumea lacera leaves ameliorate acute ulcer and oxidative stress in ethanol-induced Long-Evan rat:A combined experimental and chemico-biological interaction [J]. Biomed Pharmacother,2021,135:111211.

[27] HAWKEY C J,NAESDAL J,WILSON I,et al. Relative contribution of mucosal injury and Helicobacter pylori in the development of gastroduodenal lesions in patients taking non-steroidal anti-inflammatory drugs [J]. Gut,2002,51(3):336-43.

[28] DANIELS M J D,RIVERS-AUTY J,SCHILLING T,et al. Fenamate NSAIDs inhibit the NLRP3 inflammasome and protect against Alzheimer's disease in rodent models [J]. Nat Commun,2016,

7:12504.

［29］YANG Y, LIN Z, LIN Q, et al. Pathological and therapeutic roles of bioactive peptide trefoil factor 3 in diverse diseases: recent progress and perspective ［J］. Cell Death Dis, 2022, 13(1):62.

［30］DA CUNHA JáCOME MARQUES F, DA SILVA PANTOJA P, MATOS V E A, et al. Galactomannan from the seeds of Caesalpinia pulcherrima prevents indomethacin-induced gastrointestinal damage via neutrophil migration ［J］. Int J Biol Macromol, 2019, 141:68-75.

［31］TRUSE R, GREWE S, HERMINGHAUS A, et al. Exogenous vasopressin dose-dependently modulates gastric microcirculatory oxygenation in dogs via V1A receptor ［J］. Crit Care, 2019, 23(1):353.

［32］REN J, JIN X, LI J, et al. The global burden of peptic ulcer disease in 204 countries and territories from 1990 to 2019: a systematic analysis for the Global Burden of Disease Study 2019 ［J］. Int J Epidemiol, 2022.

［33］ARJOMAND FARD N, ARMSTRONG H, PERRY T, et al. Appendix and Ulcerative Colitis: a Key to Explaining the Pathogenesis and Directing Novel Therapies? ［J］. Inflamm Bowel Dis, 2022.

［34］ALI A M, MOHAMED A N, MOHAMED Y G, et al. Clinical presentation and surgical management of perforated peptic ulcer in a tertiary hospital in Mogadishu, Somalia: a 5-year retrospective study ［J］. World J Emerg Surg, 2022, 17(1):23.

第十七章
消化性溃疡的预防策略

第一节　消化性溃疡的一级预防

在我国，消化性溃疡几乎已经变成当今老年人中一种常见的慢性病。俗话说"十人九胃"，经全世界科学家估计，中国每年约有10%以上的人患过此病，该疾病患者主要两个常见发病及危险转移部位，即胃部和十二指肠，临床主要表现为轻度胃腹痛、反酸、烧心、嗳气、恶心、呕吐以及腹泻等，其慢性胃疼痛表现一般会具有长期、反复、周期性和交替发作式的特点，可大大影响溃疡患者的工作、学习等，对广大溃疡患者及其家属的躯体健康及心理健康也将同时造成极其严重的伤害。大多数消化性溃疡的发生与胃溃疡患者自身平时的饮食、生活习惯和自身的健康饮食习惯有着密切而直接的联系，因此，科学地管理和指导饮食，并有针对性地指导和宣传一些预防疾病的健康教育理念将是非常必要的。治疗固然重要，但预防更值得引起关注。患者日常的健康饮食方法和心理健康教育、幽门螺杆菌的防治以及生活方式的干预作为消化性溃疡的主要一级预防策略，应被大众了解。

一、科学合理饮食

饮食在胃病发生、发展中起关键作用。首先溃疡病人首先应严格认真并做到：

1.有规律地吃饭，细嚼慢咽，不要空腹或过饱，注意避免过度乱吃，吃饭时尽量少吃一些生冷的食物或零食，一般睡前和晚饭前不要进食。

2.溃疡活动期时一般仍可酌情保持其每天正常定时进餐数量，即每日5~6餐，待症状逐渐得到控制并稳定下来后就应考虑改为每日定量3餐。食物种类搭配一般应易于肠胃消化、富有多种营养成分、松软爽口又少积滞油腻渣的清淡软食或粥为主，如我们平时在家可以经常适量吃如清蒸鸡蛋、米粥、豆浆、馒头、面包、面条等物以及那些能快速煮制烂化又口感很松软酥烂、清淡适口的肉类、鱼类；不必过分地注意与限制一些日常饮食，但是切记严格地避免那些生冷和辛辣刺激性食物；鼓励所有患者长期进食高营养和半高糖纤维素的食物，因为半高糖类纤维素食物存在一种糖脂溶性保护因子、多种类糖分的正常营养因子，这些成分具有显著防止早期溃疡进一步蔓延的作用，同时具有有效避免溃疡复发的综合预防作用。蛋白质总量和游离脂肪酸的每日摄入量要进行适当的控制。

3.建议胃溃疡患者尽可能避免和限制摄入各种粗糙、过冷、过热、刺激性食物，如生冷、辛辣食物及过于酸涩的水果、各种辛辣性酒、浓茶、咖啡等，辛辣食物直接过分刺激消化道胃酸和分泌素的大量分泌，不利于溃疡切口黏膜的正常愈合；油炸、油烹海产品不易消化吸收，在胃内停留的时间长，增加了患者胃平滑肌的蠕动负担，从而不宜于病情恢复。

4.饮食时要多注意餐具卫生，吃饭要洗手，吃水果蔬菜前要彻底清洗干净。不建议吃一些变味、发馊、发霉的饭菜，因为吃不卫生的饮食可能引起下消化道黏膜感染，诱发黏膜出血。

幽门螺杆菌感染是引起消化性溃疡的重要因素之一。有研究机构对2017年内蒙古民族大学附属医院免费体检计划的Hp感染人群进行了分析。共采集1231名样本；纳入标准为：①居住、工作在通辽地区；②近半年以来无抗组胺H_2受体阻滞剂、质子泵抑制剂、铁剂盐等化学物质使用接触史。Hp高危感染的特定人群进行了一次在线健康问卷调查，调查的内容主要包括：性别、年龄、民族、婚姻状况、文化程度、职业、饮食习惯等。饮食习惯分类以中国农业部依据卫健委正式发布的规范性文件《食品营养标签管理规范》和《中国食品标签营养素参考值》为理论依据。从本次体检抽取的1231例参与免费体检的健康者与感染对象结果分析比较中发现，高钠盐饮食与相对较低盐饮食对象Hp阳性率差异有综合分析对比意义（$P<0.05$）；高糖饮食相对低糖饮食Hp阳性率差异亦有一定的统计及研究意义等（$P<0.05$）；高脂饮食相对低脂饮食Hp阳性率差异也有统计意义（$P<0.05$）。因此，食用过大量高脂、高糖、高含钠盐饮食的生活习惯可能导致Hp感染。

研究结果表明仅从饮食习惯方面对患者进行调查，分析统计中仍可明显发现Hp阳性者中以嗜甜食者和嗜好烧烤者居多，嗜甜食和烧烤食品在患者胃壁组织内大量堆积脂肪，为Hp提供了一种较良好而安全稳定的生存环境；而在平时饮食常用吃一些酸性食物、绿色蔬菜者和爱喝绿茶者其Hp感染率都明显比普通人低，说明长期和经常食用含有酸性食物、绿色蔬菜者和多饮绿茶者，其机体具有较显著抗Hp感染的能力。

二、预防幽门螺杆菌感染

全世界大约50%的人感染幽门螺杆菌（Hp），阻断Hp传播的途径都将被看作目前预防Hp感染相关性疾病流行的最有效的策略。幽门螺杆菌的主要传播途径大致有以下几个。

（一）口-口途径

口-口途径是Hp传播的最主要方式。有许多实验学者目前都在多种实验动物中成功地监测到了Hp的口-口传播。一些分子流行病学和其他相关的医学研究工作也支持Hp的口-口传播。研究人员发现，在西非，由母亲直接用嘴咀嚼食物喂养的婴儿比非口腔咀嚼喂养的婴儿Hp感染率更高。在澳大利亚，用筷子喂养和用盘子共餐的华侨婴儿的Hp感染率高于用筷子但分餐喂养的华侨婴儿。国外研究表明，胃Hp可以从人牙菌斑、唾液分泌物和人粪便分泌物中培养或筛选出来。通过检测Hp阳性患者口咽中大量唾液样物质和少量人体粪便样本，发现唾液中Hp含量高于粪便中Hp含量。在当今欧美发达国家，口腔传播似乎远比粪口传播更为广泛，尤其是在一些有接吻习惯的人群中。

据文献报道，对45例有Hp感染症状的患者用血清脲酶检测唾液，仅1例为阳性。没有明确证据表明Hp和EB病毒的传播（通过口腔传播）具有共同的途径。上述分析结果提示，目前中国Hp感染者经口传播可能不太普遍。此外，Hp在口腔系统中是一种相对稳定的暂居状态，还是一种相对长期的相对固定状态，目前还不完全清楚。一些西方学者经研究证实，从人体唾液、牙龈黏膜、咽部组织分泌物等提取的Hp检测结果为阴性，说明人口腔组织内也并非大量Hp永久居留之地。牙斑、唾液分泌物样品中有微量的Hp，可能是Hp暂时停留，有可能是进食过程中的相关有害细菌的污染所致。

（二）粪-口途径

有研究机构成功地在实验动物上证实了粪-口传播 Hp。从 73% 以上的 Hp 感染患者排出的粪便、尿液中检测出了大量 Hp 抗原或 DNA 蛋白；研究报告显示，随着年龄的增加，Hp 抗体阳性率与甲型肝炎抗体阳性率平行，且以甲型肝炎感染为典型的各种粪-口传播途径疾病有力地支持并证实了 Hp 感染经粪-口途径传播的可能性。然而，也有不同角度的结论和报道。最近一项对台北地区小学生 Hp 和甲型肝炎血清流行病学的对照研究显示，Hp 和甲型肝炎抗体的阳性率分别约为 21.5% 和 1.4%，两者之间几乎没有统计学相关性。

（三）胃-口途径

Hp 可通过胃食管反流（GERD）或食物残留的胃内容物引起的胃呕吐物传播。从经过人胃和食管的自然呕吐物标本中，通过 PCR 扩增和分离培养成功培养出 Hp。与此同时，美国其他相关实验室的研究人员也报道，从 16 例 Hp 血清阳性的无症状患者的 80 份自然呕吐样本中检出少量 Hp，在自然呕吐时采集的空气样本中，近 38% 的患者可检出极少量 Hp。这些相关研究报告均可支持 Hp 可经患者胃-口黏膜传播的潜在可能性。

（四）家庭内传播

Hp 阳性患者的家庭聚集性现象提示 Hp 可能在患者的家庭内传播。一些研究结果表明，Hp 阳性家庭成员的儿童 Hp 感染率明显高于非感染家庭成员的儿童 Hp 感染率。北爱尔兰最近的一项研究也表明，在 3 岁时与受感染的父母共享一个卧室会显著增加儿童感染 Hp 的可能性，并且当父母一方感染 Hp 时，儿童感染 Hp 的风险也会显著增加。母体 Hp 感染是儿童 Hp 反复感染的主要原因之一。在日本札幌最近的一项研究中，研究人员追踪了一群儿童从出生到 5 岁的 Hp 感染情况，51 名儿童在出生后一年内没有感染 Hp，这项研究持续了 5 年多，在参与调查的 44 名儿童中，5 名（11%）被证实感染 Hp。

（五）母婴胎盘传播

一般认为 Hp 通过母婴胎盘传播的可能性很小。学者在比利时进行了后续调查，结果显示婴儿在子宫内就获得了 IgG 抗体，具有保护作用。随访 1 年后发现所有婴儿抗 Hp IgM 抗体均阴性，均未被母亲感染。在怀孕和分娩期间，母婴通过胎盘进行垂直传播的可能性较小，而通过哺乳进行水平传播则是可能的。

（六）水源传播

研究表明，Hp 可以在牛奶和自来水中以感染性细菌的形式存活数天。Hp 可在河水中以球状形式存活数月，进一步说明了 Hp 通过水传播的可能性。一些流行病学研究也证实了 Hp 的水媒传播。一项调查宾夕法尼亚州和俄亥俄州地表水和地下水样本的研究表明，在高达 61% 的水样中检测到 Hp，表明 Hp 污染。当居民饮用被 Hp 污染的井水时，Hp 的感染率增加，两者之间有密切的相关性（$P<0.02$）。这些数据支持了 Hp 通过水传播的猜想。在日本学者最近的一项研究中，采用巢式 PCR 方法对 4 条河流的上、中、下游水样进行了 Hp 检测，并在河流周边地区儿童粪便中检测出 Hp 抗原。结果表明，中、下游水样均能检测到 Hp DNA，上游水样未检测到 Hp DNA。生活在相邻下游地区儿童的 Hp 感染率明显高于生活在上游地区儿童的 Hp 感染率。所有这些研究都支持 Hp 通过水源传播的可能性。

（七）动物源性传播

有研究表明，Hp可能通过食物链或者与动物接触等方式对人类造成感染。有学者从家养的猫中分离出了Hp，从其唾液和胃中均可分离出Hp，同时在猫的粪便和牙斑中也分离出Hp DNA，这些结果都提示Hp可能存在动物源性传播。有调查显示，从马、牛、猪、猴、犬等大型动物中均可检测出Hp，这说明它们可能会为Hp提供宿主，但具体如何传播还有待进一步研究。

（八）医源性传播

内镜作为一种常见的检查仪器在胃肠道疾病的诊断和治疗中被广泛使用，由于内镜结构复杂，不易彻底消毒，因此在临床工作中内镜检查容易引起Hp的医源性感染。日本研究人员检测了人工清洗的胃纤维镜的活检吸引管道，发现Hp尿素酶B基因检出率为50%，其中19%的标本经细菌培养可存活。当胃镜患者Hp阳性率约为60%时，胃镜引起的医源性感染率接近0.4%。在一些内镜消毒不严格的地区，感染率可达1%。一项回顾性研究表明，当用酒精代替戊二醛消毒内窥镜时，约1.1%的Hp阴性患者行内镜检查后发生Hp医源性感染。研究表明，在对Hp感染患者进行内窥镜检查后，内窥镜经常被Hp污染。即使在用2%的戊二醛手工清洗和消毒内窥镜后，仍有少量Hp存活。因此，Hp有可能通过内窥镜进行医源性传播，特别是内窥镜在消毒前没有彻底清洗的情况下。此外，活检钳在活检时往往会穿透胃黏膜，难以清洁、消毒，可能会传播Hp，因此使用一次性活检钳是必要的。此外，还有口腔诊断仪也可能导致Hp的传播。

除通过阻断Hp传播途径来预防Hp感染外，幽门螺杆菌疫苗的发展与应用在预防Hp感染方面也具有良好的前景。

接种疫苗是有效控制和彻底消灭传染病的最好方法。值得令人欣喜的是，幽门螺杆菌疫苗不单具有预防作用，还同时具有显著的治疗效果。疫苗预防感染，不仅可以大幅度节省个人防治费用，而且在群体防治中效果更佳。2009年的一项研究在三种不同的模拟情景下评估了幽门螺杆菌疫苗的潜在社会经济效益：不干预、婴儿接种疫苗和学龄儿童接种疫苗。他们的直接传播模型的结果表明，在美国使用预防性幽门螺杆菌疫苗具有成本效益，在婴儿期接种疫苗至少在40年内提供最大的效益，每质量调整生命年的费用为17684美元。此外，对于受感染的个体，可以促进其根除、预防再感染和阻断癌症的进展。因此，发展有效幽门螺杆菌疫苗对预防和控制幽门螺杆菌感染，对大幅降低幽门螺杆菌相关性疾病具有重大社会效益和经济效益。

因此，自幽门螺杆菌被发现以来，人们对其疫苗进行了广泛的研究。世界各国科学家在幽门螺杆菌疫苗的研制上进行了不懈的努力，取得了显著的进展。目前认为幽门螺杆菌自然感染诱导的免疫应答与接种疫苗诱导的免疫应答不同，但细胞免疫和体液免疫均参与抗幽门螺杆菌反应。现已明确细胞免疫在幽门螺杆菌防治中有重要作用，Th1和Th17细胞亚群的分化及其特征细胞因子对正确控制幽门螺杆菌感染至关重要，T调节（Treg）细胞反应驱动免疫耐受，抑制Th1和Th17介导的对幽门螺杆菌感染的免疫。关于幽门螺杆菌疫苗的体液免疫机制尚未明确，考虑为各种抗体共同作用，但已有研究证明体液免疫中局部胃黏膜分泌的分泌型免疫球蛋白（immunoglobulin，Ig）A在抵抗幽门螺杆菌攻击时有免疫保护作用。基于对幽门螺杆菌保护性抗原的筛选、全基因组测序、致病机制及免疫反应的研究，现在研发的幽门螺杆菌疫苗主要类型包括：全菌疫苗、亚单位疫苗、活载体疫苗、DNA疫苗，以及疫苗发展的新方向——表位疫苗。

三、心理调节

随着社会的发展和生活节奏的加快，人们面临着越来越多的社会问题，工作、生活条件、就业问题、人际关系、家庭问题等一系列复杂的问题，常常使人焦虑、担忧。这些情绪、心理的变化会使人产生应激反应。因此，在现代生活中，心理和社会因素已经成为重要的压力源，这种情况也越来越受到人们的重视。

研究证明，正常情况下，迷走神经背侧的电活动影响胃电活动，而胃电活动与胃运动密切相关。在本研究中，心理应激条件可引起延髓内迷走神经背侧运动核神经元自发放电频率的变化。与正常情况相比，自放电频率相对无序。因此，可以推测，心理应激可导致胃运动功能障碍，这可能是由于心理应激对中枢神经系统的影响，进而影响髓质中迷走神经背侧运动核自发放电的变化，导致中枢神经系统功能障碍引起的胃运动功能障碍。而且，应激反应的时间越长，导致中枢和外周功能障碍越明显。正常情况下，胃电活动有明显的规律性，其参数一般为频率3次/min、波幅为360～370 μV。而本实验研究发现，心理应激条件下，大鼠胃电的频率有的增加也有的减少，胃电的波幅值也有类似的情况，但仍以增多为明显。由此看来，心理应激可以导致胃电活动紊乱，致使胃运动功能出现障碍。

有研究将新入院患者与病情好转患者安排在同一病房，让新患者观察和模仿病情好转患者的护理行为，进行经验交流。同时，要保持沟通。对于治疗效果不佳的患者，应加强沟通，分享成功治愈患者的经验，激励患者，以治愈事实为依据，启发患者，提高患者的积极性，增强患者自我护理的自主性。结果显示，缓解患者的负面情绪，使患者在面对治疗时保持乐观情绪，更有利于提高患者的恢复效率。

在本病发病时，患者常出现腹痛、反酸、胃灼热等症状，严重影响患者的日常生活和工作，而本病除常规药物治疗外，其预后也与护理干预密切相关。在治疗消化性溃疡的过程中，患者容易出现烦躁、易怒、抑郁等情绪。这些负面情绪会反过来作用于患者，导致治疗效果不理想，而不良的治疗效果又会加重负面情绪，形成恶性循环。因此，除了告知患者每天服药外，缓解患者的负面情绪也是重要的干预措施之一。自我效能感是指个体在面对危险、不幸、疾病等消极情况时，通过积极调整自我，对抗压力、焦虑和抑郁的过程。自我效能感与疾病康复有关。

四、戒烟、酒

很多患溃疡的吸烟患者，虽然长期服药，但溃疡仍不愈合。原因可能是多方面的，但吸烟是一个重要的因素。因此，戒烟是治疗溃疡的措施之一，尤其是在溃疡的活跃期。与吗啡和可卡因类似，尼古丁可以对人体产生心理和生理依赖性。尼古丁具有高脂溶性，可通过血脑屏障作用于中枢神经系统胆碱能神经元上的尼古丁受体（n 受体），产生刺激和镇静两种截然不同的特殊作用。随着时间的推移，由于受体的调节，受体的水平（数量、敏感性）发生变化，导致尼古丁依赖。一旦戒烟，就会精神不安、焦虑、烦躁、抑郁，正是这些精神上和生理上的戒断症状，让许多吸烟者痛苦不堪，无法戒烟，越来越上瘾。因此，戒烟是一个复杂的过程。医生应该从社会、心理、生理等方面帮助吸烟者戒烟，以保护他们的健康。

吸烟和饮酒可增加体内胃酸和胃蛋白酶的分泌，破坏胃黏膜屏障，抑制血液流动，减弱胃黏膜的保护功能，促进消化性溃疡的形成，抑制溃疡的愈合。非甾体抗炎药的使用和幽门螺杆菌感染被认为是消化性溃疡的危险因素之一。非甾体抗炎药通过抑制COX-1活性，减少前列腺素的合成量，从而减少黏液分泌量，增加胃酸分泌量，最终导致胃黏膜保护功能和自我修复能力下降，增加消化性溃疡的发生率。幽门螺杆菌可通过分泌脲酶、酯酶等物质破坏胃黏膜屏障。此外，幽门螺杆菌感染可导致炎症反应，进而破坏胃黏膜。所以戒酒也是非常重要的。

戒酒治疗有其具体的措施。其中包括确定酒精滥用和依赖程度、心理治疗和药物辅助治疗。从患者及其亲属获得可靠的病史。自1971年密歇根酒精中毒调查筛查试验提出以来，出现了多种问卷筛查方法，其中CAGE评分使用最多。也就是说，"是否要减少饮酒（cutdown）""对喝酒的批评感到烦恼""过度饮酒的罪恶感""早上喝得大开眼界"等。≥2 个阳性结果提示酒精相关病理，敏感性为71%，特异性为91%。心理治疗：一般由普通医务人员进行短暂干预，对重度酒精依赖患者由心理人员进行认知行为治疗和动机增强治疗。药物辅助治疗：用于增加酒精及酒精综合征（酒精戒断综合征，AWS）发生率。一些随机对照试验表明，纳曲酮和阿坎普罗酸可以减少饮酒天数，增加戒断。纳曲酮是一种类似鸦片的物质拮抗剂，可用于高度酒精成瘾的人。在经过半年的治疗后，538名酒精依赖患者有效，并在18个月的观察中保持有效。应逐渐减少饮酒，以避免AWS。

第二节 消化性溃疡的二级预防策略

一、定期体检

众所周知，定期体检对早期胃肠病变的筛查十分重要。主要的筛查方法如下：

（一）血清学筛查

1. 血清胃蛋白酶原（PG）检测

PG是胃蛋白酶的非活性前体。PG根据其生化和免疫反应特征可分为PG-Ⅰ型和PG-Ⅱ型。胃黏膜萎缩时，血清PG-Ⅰ水平和/或PG-Ⅰ/Ⅱ比值（PGR）降低。有研究表明，以PGⅠ≤70 μgL、PGR≤3（不同检测产品的参考范围不同）作为无症状健康人群胃癌筛查的阈值，筛查效果较好。

2. 血清胃泌素-17（gastrin-17，G-17）检测

G-17是一种由胃窦G细胞合成和分泌的胃泌素，G-17是反映胃窦内分泌功能的敏感指标之一，可提示胃窦黏膜萎缩或异常增生。血清G-17水平取决于胃的酸度和胃窦G细胞的数量。G-17本身也有促进胃癌发生、发展的作用。血清G-17水平升高已被证明胃癌发生的风险。有研究认为血清G-17联合PG检测可提高胃癌的诊断价值。

3. Hp感染检测

在胃癌筛查过程中，Hp感染检测已成为必不可少的筛查方法之一。①血清幽门螺杆菌抗体检测：幽门螺杆菌抗体通常检测脲酶IgG，可反映一段时间内幽门螺杆菌感染情况。一些试剂盒可以同时检测CagA抗体和VacA抗体（区分Hp毒力）。②尿素呼气试验（UBT）：UBT包括^{13}C-UBT和^{14}C-UBT。UBT是临床最常用的无创检测，具有精度较高、操作方便、不受Hp在胃内病灶分布的影响等优点。UBT对于一些Hp抗体阳性、不确定自己是否感染Hp的患者是一种有效的补充检测方法，适合在有条件的地区开展。

4. 血清肿瘤标记物检测

目前常用的肿瘤标志物有癌胚抗原（CEA）、CA19-9、CA72-4、CA125、CA242等，但在晚期胃癌中阳性率仅为20%～30%，在早期胃癌中阳性率低于10%。因此，早期胃癌的筛查价值有限，不建议作为胃癌的筛查方法。

（二）内镜筛查

1. 电子胃镜筛查

虽然胃镜检查和活检是目前诊断胃癌的金标准，但胃镜检查依赖于设备和内镜医生资源，且内镜费用相对较高，患者感觉不舒服，导致患者接受度较差。即使在日本等发达国家，也没有实

施大规模的胃镜检查。一般来说，内镜检查适合于晚期胃癌的检测，而早期胃癌的检出率较低。早期胃癌的检测更多地依赖于检查人员的内镜经验和内镜设备。因此，先通过无创诊断方法筛选出胃癌高危人群，再进行针对性的内镜强化检查，是一种可行的筛查策略。上消化道钡餐筛查阳性率低，X射线放射性强，不推荐用于胃癌筛查。

2. 磁控胶囊胃镜筛查

磁控胶囊胃镜系统是利用永磁体形成磁场对胶囊进行控制，通过手持式姿态控制器可任意维度和位置控制，或者利用机械臂精准多维旋转移动的自适应匹配功能，实现胶囊的精准磁控，从而对胃部进行全面精准检查的胶囊内镜系统。磁控胶囊胃镜具有操作简单、方便、灵敏度高等多种优点，值得推荐。

3. 高清内镜精查

早期胃癌的精密内镜检查，能全面、清晰地观察整个胃黏膜，熟悉早期胃癌的黏膜特征，发现局部黏膜颜色、表面结构变化等可疑病变。根据各医院的设备条件和医生的经验，可灵活运用色素内镜、电子内镜、放大内镜、共聚焦激光显微内镜等特殊内镜技术，增强早期胃癌的内镜表现，不仅可以提高早期胃癌的检出率，还可以提供病变的深度、范围和组织病理学。

二、科学用药

对于伴有Hp感染的消化性溃疡，应先根除Hp。目前，第五次全国幽门螺杆菌感染管理共识报告建议将铋四联方案作为根除幽门螺杆菌的主要经验性治疗方案，共包括7个方案。国内大部分地区对抗生素高度耐药，建议14天经验性四联疗法，除非当地研究证明10天疗法有效（根除率>90%）。对于根除救济方案的选择，应参照以前使用的方案，原则上不应重复原来的方案。如果方案中使用了克拉霉素或左氧氟沙星，应避免使用。如果选择含有克拉霉素、甲硝唑或左氧氟沙星的三联方案进行初级治疗或补救治疗，则应进行药物敏感性试验。

三、饮食管理

在消化性溃疡患者的饮食护理干预过程中，应始终遵循以下原则：首先，疾病发作时应遵循少食多餐的饮食原则，在疾病缓解和恢复期应遵循规律定量饮食的原则，减轻患者胃的负担，帮助患者胃肠更好地恢复和消化食物，最大限度地提高患者的治疗效果，改善患者的痛苦；二是在恢复期尽量增加粗纤维食物的摄入。粗纤维食物可以改善胃肠功能，预防便秘、改善血糖生成反应、降低餐后血糖、降低血浆中的胆固醇含量，减轻肠胃的负担和压力；第三是要求患者在进食的过程中应保持细嚼慢咽的饮食习惯，平时饮食中多给予紫菜、卷心菜、富含锌的食物，并保持清淡饮食等。

四、健康教育管理

健康教育是一个非常重要的部分。通过健康教育，大多数患者能严格执行治疗方案，对消化性溃疡有全面、正确的认识，满足患者对消化性溃疡相关知识的需求，提高自我护理能力，避免影响治疗的诸多不利因素，有利于早期发现药物副作用，根据患者的情况及时调整药物，提高药物的疗效，减少消化性溃疡的复发率和并发症。健康教育对患者的生活方式有很大的影响。引起消化性溃疡的主要原因有吸烟、饮食、精神紧张、缺乏锻炼等。通过健康教育，可以帮助患者了解消化性溃疡疾病的病因，了解生活方式对疾病的影响，使广大患者对消化性溃疡有一个基本的认识，能够自觉地改善生活方式，从而树立良好的生活习惯，积极配合治疗。

（杨一蕃、王祥）

参考文献

［1］ZHAO B, ZHAO J, CHENG WF, et al. Efficacy of Helicobacter pylori eradi cation therapy on functional dyspepsia. A meta-analysis of randomized controlled studies with 12-month follow-up［J］. Journal of Clinical Gastroenterology, 2014, 48(3): 241-247.

［2］DINIS-RIBEIRO M, AREIA M, DE VRIES AC, et al. Management of precancerous conditions and lesions in the stomach (MAPS): guideline from the European Society of Gastrointestinal Endoscopy (ESGE), European Helicobacter Study Group (EHSG), European Society of Pathology (ESP), and the Sociedade Portuguesa de Endoscopia Digestiva (SPED)［J］. Endoscopy, 2012, 44(1): 74-94.

［3］LEVENSTEIN S, ROSENSTOCK S, JACOBSEN C, et al. Psychological stress increases risk for peptic ulcer, regardless of Helicobacter pylori infection or use of nonsteroidal anti-inflammatory drugs［J］. Clinical Gastroenterology & Hepatology, 2015, 13(3): 498-506.

［4］KANNO T, IIJIMA K, ABE Y, et al. Peptic ulcers after the Great East Japan earthquake and tsunami: possible existence of psychosocial stress ulcers in humans［J］. Journal of Gastroenterology, 2013, 48(4): 483-490.

［5］KANNO T, IIJIMA K, ABE Y, et al. Hemorrhagic ulcers after Great East Japan earthquake and tsunami: features of post-disaster hemorrhagic ulcers［J］. Digestion, 2013, 87(1): 40-46.

［6］FORD A C, FORMAN D, HUNT R H, et al. Helicobacter pylori eradication therapy to prevent gastric cancer in healthy asymptomatic infected individuals: systematic review and meta-analysis of randomised controlled trials［J］. BMJ, 2014, 20(348): g3174.

［7］KWON Y H, HEO J, LEE H S, et al. Failure of Helicobacter pylori eradication and age are independent risk factors for recurrent neoplasia after endoscopic resection of early gastric cancer in 283 patients［J］. Alimentary Pharmacology & Therapeutics, 2014, 39(6): 609-618.

［8］CHOI I J, KOOK M C, KIM Y I, et al. Helicobacter pylori therapy for the prevention of metachronous gastric cancer［J］New England Journal of Medicine, 2018, 378(12): 1085-1895.

［9］LEE Y C, CHIANG T H, CHOU C K, et al. Association Between Helicobacter pylori eradication and gastric cancer incidence: A systematic review and meta-analysis［J］. Gastroenterology, 2016, 150(5): 1113-1124.

［10］SHICHIJO S, HIRATA Y, NIKURA R, et al. Histologic intestinal metaplasia and endoscopic atrophy are predictors of gastric cancer development after Helicobacter pylorieradication ［J］. Gastrointestinal Endoscopy, 2016, 84(4): 618-624.

［11］LI B Z, THREAPLETON D E, WANG J Y, et al. Comparative effectiveness and tolerance of treatments for Helicobacter pylori: systematic review and network meta-analysis［J］. BMJ, 2015, 19(351): h4052.

［12］MEGRAUD F, COENEN S, VERSPORTEN A, et al. Helicobacter pylori re sistance to antibiotics in Europe and its relationship to antibiotic consumption［J］. Gut, 2013; 62(1): 34-42.

［13］SELGRAD M, MEILE J, BORNSCHEIN J, et al. Antibiotic susceptibility of Helicobacter pylori in central Germany and its relationship with the number of eradication therapies［J］. European Journal of Gastroenterology & Hepatology, 2013, 25(11): 1257-1260.

［14］MCFARLAND LV, HUANG Y, WANG L. Systematic review and metaanalysis: multi-strain probiotics as adjunct therapy for Helicobacter pylori eradication and prevention of adverse events ［J］. United European Gastroenterology Journal, 2016, 4(4): 546-561.

第十八章
幽门螺杆菌疫苗

第一节　概　述

　　幽门螺杆菌（Helicobacter pylori，Hp）感染是最常见的慢性感染之一，是世界范围内亟待解决的重大公共卫生问题。据估计，全球约有44亿人感染幽门螺杆菌。在我国，2004年10余省数10万人流行病学调查资料显示，幽门螺杆菌感染率>54%，第五次全国幽门螺杆菌感染处理共识报告指出，目前我国幽门螺杆菌的感染率呈下降趋势，但由于人口基数较大仍有众多的幽门螺杆菌感染者。

一、幽门螺杆菌感染与胃肠道疾病

　　与其他大多数胃肠道疾病不同的是，幽门螺杆菌不仅感染率高，且多引起慢性炎症。幽门螺杆菌已经进化到可适应恶劣的胃环境，表达特定的抗原以抑制宿主的黏膜免疫反应，这就能解释为什么尽管所有受感染的个体都产生了强烈的全身免疫反应，但感染很少自发根除，甚至可在人类宿主中持续数十年。幽门螺杆菌的持续感染将导致胃黏膜慢性炎症，造成组织学损伤。约30%的幽门螺杆菌感染者发展为慢性胃炎。事实上，此前对"幽门螺杆菌在胃炎中起作用"这一结论存在过争议，持反对态度的人认为，细菌只是在发生炎症的组织中定植，而非引起炎症的原因。之后，通过在大多数胃炎患儿中发现幽门螺杆菌存在——这一群体较少发生胃炎和黏膜溃疡，以及在成人患者中清除幽门螺杆菌后胃窦性胃炎的消失，均证明了幽门螺杆菌是胃炎的病因。

　　15%～20%的慢性感染者会发展为消化性溃疡（peptic ulcer，PU）（胃溃疡和十二指肠溃疡），此时通常会出现慢性消化不良和胃脘痛等症状。我们对胃、十二指肠疾病认识的一个重要进展就是认识到幽门螺杆菌感染是消化性溃疡的一个重要病因。在很长时间里，消化性疾病被认为是非感染性疾病，"无酸无溃疡"的定律决定着临床医生对这类疾病的诊断、治疗与预防。然而，幽门螺杆菌的发现从本质上更新了这一理论，并成为人类胃肠病防治与研究史上的一次革命。欧洲一项为期13年关于筛查、根除幽门螺杆菌与未筛查、未根除幽门螺杆菌患者间消化性溃疡发生情况的大型前瞻性队列研究表明，未筛查、未根除幽门螺杆菌对照组的消化性溃疡发生率明显高于筛查、根除幽门螺杆菌治疗组的消化性溃疡发生率。目前根除幽门螺杆菌是治疗消化性溃疡和防止溃疡复发的有效方法，所有被发现患有消化性溃疡的患者都应该进行幽门螺杆菌的检测。

　　约1%～2%感染者可在慢性活动性胃炎的基础上发展为胃癌。其病理过程可能是胃持续性炎症导致胃萎缩，分泌胃酸的壁细胞和分泌消化酶的主细胞减少，导致胃酸分泌量减少。这种萎缩性胃炎可能进一步导致癌前病变，包括肠上皮化生（表现为杯状细胞的出现）和异型增生，以及出现腺癌。幽门螺杆菌感染致瘤的原因目前仍不完全清楚，近20年来的研究发现，幽门螺杆菌可能通过复杂的细菌因素、宿主因素和环境因素的相互作用对胃黏膜产生致瘤作用，从动物模型中也可以明显看出幽门螺杆菌和胃癌之间的因果关系。1994年幽门螺杆菌被世界卫生组织（WHO）和国际癌症研究机构（IARC）列为第一类致癌物。胃癌发病率、死亡率高，症状出现晚，预后较差，严重危害着人类生命和健康，患者5年生存率较低，而且还给家庭、社会带来沉重的负担。基于幽门螺杆菌与胃癌的密切关系，能否通过根除幽门螺杆菌来预防胃癌一直是近年来的关注热点。有研究发现幽门螺杆菌根除治疗不仅显著降低胃癌的风险，还是一种经济、有效的策略。Parsonnet等对50岁人群进行了幽门螺杆菌筛查和根除的成本效益分析。假设幽门螺杆菌的治疗可以预防30%的胃癌，成本效益估计每年可以节省25000美元，每年5万美元可以挽救高风险人群（比如日裔美国人）的生命，即使疗效只有5%。作者的结论是，特别是在高危人群中，筛查和根除幽门螺杆菌是预防胃癌的一种经济、有效的策略。另一项研究报道称，在中国筛查和根除年轻成人中的幽门螺杆菌，有可能预防4~6例胃癌病例中的1例，如果以人均国内生产总值（GDP）为阈值，将被认为具有成本效益。由此可见，筛查和根除幽门螺杆菌是一项重要的全球健康措施。

二、根除幽门螺杆菌方案

目前常用的幽门螺杆菌根除治疗方案主要有质子泵三联疗法、含铋剂四联疗法，虽然这些方案的安全性及有效性受到了肯定，但其在临床实践中仍存在不足且较难克服：患者依从性差，与标准多药方案相关的高成本和副作用，出现耐抗生素幽门螺杆菌菌株，有抗生素诱导根除后的再感染风险。因此，单纯依靠药物根除幽门螺杆菌并不是一件易事，况且人群中幽门螺杆菌感染率较高，不可能对所有的幽门螺杆菌感染者使用抗生素进行幽门螺杆菌根除治疗，所以，对幽门螺杆菌感染所致的胃、十二指肠疾病的防治难度仍很大，必须寻找新的有效途径。

人类与病原微生物长期斗争的历史表明，有效控制和彻底消灭某种传染病的最佳途径是疫苗接种。耐药菌株不断增多以及发展中国家幽门螺杆菌感染率不断增高的事实，使我们更寄希望于幽门螺杆菌疫苗。值得令人欣喜的是，幽门螺杆菌疫苗不仅具有预防作用，还同时具有显著的治疗效果。疫苗预防感染，不仅可以大幅度节省个人防治费用，而且在群体防治中效果更佳。2009年的一项研究在三种不同的模拟情景下评估了幽门螺杆菌疫苗的潜在社会经济效益：不干预、婴儿接种疫苗和学龄儿童接种疫苗。他们的直接传播模型的结果表明，在美国使用预防性幽门螺杆菌疫苗具有成本效益，在婴儿期接种疫苗至少在40年内提供最大的效益，质量调整生命年的费用为17684美元。此外，对于受感染的个体，可以促进其根除、预防再感染和阻断癌症的进展。因此，发展有效幽门螺杆菌疫苗对预防和控制幽门螺杆菌感染，对大幅降低幽门螺杆菌相关性疾病具有重大社会效益和经济效益。

因此，自从幽门螺杆菌被发现之后人们便广泛开展其疫苗的研究，全世界科学家在幽门螺杆菌疫苗的研制上进行了不懈的努力，目前已取得了显著的进展。目前认为幽门螺杆菌自然感染诱导的免疫应答与接种疫苗诱导的免疫应答不同，但细胞免疫和体液免疫均参与抗幽门螺杆菌反应。现已明确细胞免疫在幽门螺杆菌防治中有重要作用，Th1和Th17细胞亚群的分化及其特征细胞因子对正确控制幽门螺杆菌感染至关重要，T调节（Treg）细胞反应驱动免疫耐受，抑制Th1和Th17介导的对幽门螺杆菌感染的免疫。关于幽门螺杆菌疫苗的体液免疫机制尚未明确，考虑为各种抗体共同作用，但已有研究证明体液免疫中局部胃黏膜分泌的分泌型免疫球蛋白（immunoglobulin，Ig）A在抵抗幽门螺杆菌攻击时有免疫保护作用。基于对幽门螺杆菌保护性抗原的筛选、全基因组测序、致病机制及免疫反应的研究，现在研发的幽门螺杆菌疫苗主要类型包括：全菌疫苗、亚单位疫苗、活载体疫苗、DNA疫苗，以及疫苗发展的新方向——表位疫苗。

第二节　幽门螺杆菌全菌疫苗

一、幽门螺杆菌全菌疫苗

幽门螺杆菌全菌疫苗（helicobacter pylori whole cell vaccine，HWC）是第一种小鼠适应的、显示出兼具预防性和治疗性保护作用的疫苗类型。全菌疫苗的优点在于它们含有菌体的全部抗原，可诱发针对众多抗原的免疫应答，比单个抗原更有优势。通过不同方法（超声、福尔马林处理等）灭活的全菌疫苗，通过大量动物实验研究成功地证明无论黏膜免疫还是胃肠外途径免疫，都有较好的免疫效果。但由于幽门螺杆菌具有严格的嗜组织性，能够特异地定居于胃黏膜上皮细胞表面，因此经典的免疫途径是口服免疫即口-胃途径。

二、佐剂

单独接种幽门螺杆菌疫苗免疫原性差，而且对感染没有保护作用。佐剂，即免疫调节剂，是增强疫苗免疫原性、改善病原体抑制和减少疫苗剂量的小分子，在没有这种佐剂的情况下，所测试的疫苗都没有诱导可检测的保护，而如果特定疫苗抗原与有效的黏膜佐剂共同给药，则可以实现显著的保护。Czinn和Nedrud首次使用灭活的全菌体疫苗联合佐剂霍乱毒素（cholera toxin，CT）免疫小鼠和雪貂，动物接受刺激后产生IgA与IgG抗体，而且当CT作为黏膜佐剂纳入免疫方案时，这些反应得到增强，该结果提示疫苗能够刺激机体产生免疫反应，以保护宿主免受这种感染。随后Ikewaki等将幽门螺杆菌超声破碎物联合CT免疫幽门螺杆菌感染的小鼠，观察到根除率为62.5%，提示疫苗能够根除幽门螺杆菌，产生治疗性免疫保护作用。

目前CT和大肠杆菌热不稳定肠毒素（heat-labile enterotoxin，LT）被广泛用作幽门螺杆菌疫苗佐剂，是最早也是最成功的实验性黏膜佐剂，这些毒素都是由一个A亚基和一个B亚基构成的五聚环组成，A亚基具有酶活性，可激活细胞表面的G蛋白，B亚基可以与上皮细胞上的GM1神经节苷脂结合。B亚基将毒素靶向到A亚基激活的细胞表面，最终导致cAMP的持续产生，导致离子和水的外流。这些毒素都具有肠毒性，健康志愿者在接受这些毒素作为佐剂后出现了不同程度的腹泻，因此限制了它们的临床应用。现已投入大量精力开发无毒但具有佐剂活性的毒素变异形式及新型佐剂。双突变的LT和多突变的CT是目前研究较多的上述毒素的突变形式。双突变LT是在LT的A亚基中发生两种突变，用G替换192位的R，用a替换211位的L（它被确定为一个潜在的胃蛋白酶裂解位点），dmLT的毒性显著降低。在幽门螺杆菌感染的小鼠模型中，将候选疫苗与解毒的突变佐剂结合，几个研究表明dmLT佐剂至少与CT及单突变型LT（mLT，R192G）佐剂的效力相同。还有一种多重突变CT（mmCT），其活性和安全性与dmLT相似，但更容易生产和大量纯化，其联合幽门螺杆菌全菌疫苗免疫效果与幽门螺杆菌全菌疫苗联合CT免疫类似。还有试验探究了α-半乳糖酰胺（α-GalCer）、外膜囊泡（OMVs）等新型佐剂的免疫保护作用，并以标准佐剂CT作为对照进行了比较，均得到了令人满意的结果。

三、幽门螺杆菌疫苗的作用

Kotloff等人首次报道了关于幽门螺杆菌全菌疫苗的志愿者人体试验，该试验采用随机双盲设计，在41位志愿者中，将福尔马林灭活的全菌疫苗分为$2.5×10^6$、$2.5×10^8$、$2.5×10^{10}$ 3个剂量组，均同时以25 μg LT的突变体（mLT，R192G）作为黏膜佐剂，口服免疫3次。所有试验组的受试者均出现了1种或多种胃肠道不良反应，大部分患者为轻到中度，其中6位患者出现腹泻，且只出现在LT的受试者中。然而，没有观察到幽门螺杆菌的根除。仅在接种最高剂量（$2.5×10^{10}$ HWC）疫苗的受试者，特别是在幽门螺杆菌感染阴性者，在唾液和粪便中检测到幽门螺杆菌特异性的系统和黏膜局部抗体（包括sIgA），同时在循环血液和胃活检组织中检测到特异性抗体分泌细胞。

虽然全菌疫苗的免疫原性高，但由于含有菌体的全部抗原，包括多种蛋白及其他未知成分，其中部分蛋白与人体可能发生免疫交叉反应，而引起严重的免疫后反应，导致自身免疫病，故随着基因工程的发展，人们的焦点逐渐移至亚单位疫苗、核酸疫苗等安全性相对较高的疫苗。

第三节　幽门螺杆菌亚单位疫苗

一、幽门螺杆菌亚单位疫苗

幽门螺杆菌亚单位疫苗是为提高幽门螺杆菌抗原的浓度，选择有效免疫成分，通过化学方法或基因工程的方法，去除幽门螺杆菌中有害和非保护性免疫成分，保留和提取有效的免疫原制成。与全菌疫苗相比，亚单位疫苗结构简单、成分清楚、安全性好、便于工业化大量生产，故成为幽门螺杆菌疫苗的研究重点。疫苗的研究重点之一就是候选抗原的筛选。近年来，国内外研究热点主要集中在以下抗原：尿素酶（Ure）及其B亚单位（UreB）、热休克蛋白A（HspA）、中性粒细胞激活蛋白（Hp-Nap）、黏附素（HpaA）、空泡毒素（VacA）、细胞毒素相关蛋白（CagA）、过氧化氢酶（KatA）、外膜蛋白（Omp）、细菌蛋白Fild等，其中UreB作为抗原的疫苗研究较多。

幽门螺杆菌的定植和建立疾病和感染取决于四个主要阶段：适应胃黏膜的酸性环境，使用鞭毛向上皮细胞的运动，穿透上皮细胞细胞屏障和对特定受体的附着，以及组织损伤和其他有害健康的影响。因此，为了成功地定植宿主并建立感染，幽门螺杆菌必须能够在酸性胃中存活（使用Ure），附着在宿主细胞上（使用几种HpaA），并释放破坏宿主组织的毒素。VacA有助于破坏上皮屏障。此外，Ure可以诱导巨噬细胞，这种诱导可以引起胃生理的改变。其他几种效应蛋白在幽门螺杆菌感染的发病机制中也起着至关重要的作用。

二、尿素酶及其B亚单位

幽门螺杆菌中Ure是含量最为丰富的蛋白，占幽门螺杆菌可溶性蛋白的5%～10%，是幽门螺杆菌重要的定植因子和毒力因子。Ure是一种含有Ni离子的金属酶，活性部位的镍离子含量决定Ure的活性。其由A、B 2个结构亚单位（UreA和UreB）和辅助蛋白组成。UreA与UreB结构蛋白的主要功能是通过水解尿素生成氨和二氧化碳来调节细胞内外或/和周质的pH值，保护幽门螺杆菌抵抗胃酸的作用，促使菌体定植于胃黏膜，在菌体致病过程中发挥着重要作用。UreB是研究最为广泛的幽门螺杆菌疫苗抗原，原因与其特性密不可分。（1）Ure是幽门螺杆菌中含量最为丰富的蛋白，占幽门螺杆菌可溶性蛋白的5%～10%，是幽门螺杆菌重要的定植因子和毒力因子；（2）Ure在菌体致病过程中发挥重要作用；（3）UreB缺乏Ure的全酶活性，具有无毒性和较高的免疫原性，且相对分子质量较大，约为64000，能有效诱导机体的免疫保护作用；（4）不同幽门螺杆菌菌株间UreB核酸序列有高度的同源性，高度保守，用UreB作为免疫原具有较高的稳定性。因此，常把UreB作为疫苗设计的最佳候选抗原。

1994年Michetti等将幽门螺杆菌超声处理裂解物、Ure及重组酶失活Ure亚基分别口服免疫小鼠，再用猫螺旋杆菌（H. felis）攻击。攻击后第5天，Ure免疫小鼠出现H.felis的定植少于超声组、处理组及假免疫对照组，随着攻击后时间延长，70天后，大多数UreA和UreB免疫的小鼠清除了H. felis，表明用Ure进行口服免疫可以保护小鼠免受H.felis感染。在我国，2002年毛旭虎等将重组幽门螺杆菌保护性抗原UreB与黏膜免疫佐剂霍乱毒素B亚单位（CTB）共口服免疫BalB/c小鼠，小鼠血清、唾液及胃黏膜均产生了针对幽门螺杆菌抗原特异的IgG和IgA反应，其中加佐剂组在胃黏液、唾液（粪便）中IgA水平明显地较未加佐剂组高，特别是在胃黏膜组织，IgA水平显著增高。

国内外对Ure的研究多集中于口服接种，但由于胃内pH较低，并含大量的胃蛋白酶，直接口服接种易导致抗原在胃内被消化、分解及由于低pH而引起变性，口服抗原和佐剂还会引起腹泻等威胁宿主健康的副作用，因此有必要寻找免疫最佳方案。首先，改变免疫途径可避免口服接种引起的上述问题。高志刚等对UreB的鼻腔免疫效果进行了研究，鼻腔免疫除能解决上述问题外，还能诱导与肠相关淋巴组织（gut associated lymphoid tissue，GALT）形式上相似的黏膜免疫反应，并在远距离黏膜部位产生免疫应答。结果表明UreB鼻腔接种后，在鼻黏膜、气管黏膜、胃黏膜及小肠黏膜均产生了较强的免疫应答。Sun等提出皮下免疫的方法，结果显示皮下免疫诱导了低水平的sIgA、胃液和血清中高水平的IgG。其次，新型免疫佐剂的应用也有望提高免疫效果。W/O/W型复乳是将水包油（O/W）初乳经二次乳化，进一步分散在水相形成的多相分散体系，可作为水溶性疫苗的药物载体。高志刚等将幽门螺杆菌UreB制备成复乳剂，通过免疫印迹及小鼠口服免疫后特异性抗体测定，证实该复乳具有良好的免疫原性，还有剂量小、免疫效率高的优点。在此基础上，他们又分别用20 μg、10 μg的rUreB和rUreB加不同佐剂——CTB、大肠杆菌热不稳定肠毒素B亚基（LTB）和卡伯波制备疫苗。卡伯波是一种水溶性凝胶基质，有释药快、对黏膜无刺激性、生物黏附性强、可延长药物在黏膜停留的时间、生物利用度高、增加抗原提呈细胞（APC）对抗原的摄取的优点。将制备好的疫苗鼻内免疫BALB/c小鼠，比较不同佐剂的鼻内免疫效果，卡伯波可以提高鼻内免疫后小鼠胃黏膜洗涤液中IgA抗体的水平，LTB作为鼻黏膜免疫佐剂的功效强于CTB。各组小鼠血清中IgA和IgG抗体水平均显著升高，且20 μg剂量免疫小鼠的血清IgG水平高于10 μg剂量免疫小鼠。随后，他们又以卡伯波为原料研制出重组幽门螺杆菌UreB鼻腔免疫凝胶剂，小鼠鼻腔免疫凝胶剂后可产生较强的特异性血清IgG及胃肠sIgA反应，优于液体免疫。

2015年，中国研究组在《柳叶刀》杂志上发表了一项单中心、随机、Ⅲ期的口服重组疫苗的研究，该疫苗由UreB与来自LTB融合制成，适用于中国（6~15岁）无幽门螺杆菌感染史的儿童，结果显示接种12个月后的有效率为71%，3年后的有效率为55%左右，且未见与疫苗接种相关的严重不良反应发生，证明口服重组幽门螺杆菌疫苗对未感染幽门螺杆菌的儿童是有效、安全、免疫的。

三、热休克蛋白A亚单位

热休克蛋白（heat shock protein，Hsp）是幽门螺杆菌应激时所产生的一种蛋白分子，分A和B 2个亚单位。它有独特的镍结合区，在镍参与尿毒酶的功能上起协同作用。HspA长期以来一直被认为是疫苗开发的候选抗原。Ferrero等在1995年报道幽门螺杆菌保护性抗原HspA对幽门螺杆菌感染具有保护性免疫作用。现有研究大多是将HspA与黏膜免疫佐剂CTB或LTB共口服免疫小鼠，结果表明重组融合蛋白均能有效激发机体产生全身和局部特异性的体液免疫应答和细胞免疫应答。

四、中性粒细胞激活蛋白

Hp-Nap 是一种由相同亚基组成的相对分子质量为 1500000 的十聚体，是能够促进中性粒细胞与内皮细胞黏附的幽门螺杆菌蛋白。它对人白细胞具有趋化作用。当前研究是将 Hp-Nap 基因与 LTB 融合口服免疫小鼠，测定血清特异性 IgG、IgA 和胃黏液、肠黏液的抗原特异性 sIgA 抗体。

五、多亚单位融合疫苗

随着疫苗研究的深入，多种候选抗原已被证明具有显著的免疫保护作用，然而，随着研究的进一步深入，研究者们发现应用单一抗原成分进行免疫时不能起到完全治疗和预防幽门螺杆菌感染作用。因此，在幽门螺杆菌单一性保护抗原疫苗研究的基础上，构建多亚单位或包括多个抗原组分的疫苗，能够激发机体产生比单一亚单位成分更强的免疫反应，并减小机体变态反应发生的概率。由于产生三个独立的重组蛋白的过程耗时且困难，而且大多数报道的幽门螺杆菌保护性抗原都很大，很难将它们结合表达为融合蛋白，因此同时合成抗原性多肽是最理想的，包含各种抗原表位的嵌合抗原可能比单个重组抗原更有效、更方便。已有研究应用生物信息学方法，构建表达多亚单位的融合基因，在基因工程菌株中表达融合蛋白，并进行纯化、鉴定，将纯化的目的蛋白免疫小鼠，观察免疫保护及治疗效果，结果表明这些抗原表位可引发强大的细胞和体液免疫反应。

一项随机、对照、单盲的临床 I 期研究，将由无菌纯化的重组 VacA、CagA 和中 Hp-Nap 吸附于氢氧化铝（1 mg/mL）构成疫苗，肌注免疫 57 名幽门螺杆菌阴性的志愿者，他们按照每种抗原的 2 个剂量（10 μg 和 25 μg）和 3 个时间表（0、1、2 周；0、1、2 个月；0、1、4 个月）将志愿者随机分成 7 个小组，并随访 5 个月。36 名受试者在完成初级疫苗接种后 18~24 个月接受加强疫苗接种。结果表明 86% 的疫苗对所有 3 种抗原均有 IgG 抗体应答，在接种后 1 个月达峰值。接种者表现出抗原特异性细胞免疫反应。接种 18、24 个月后引起记忆抗体和细胞反应。

第四节　幽门螺杆菌活载体疫苗

活载体疫苗是将对人类具有致病性的细菌和病毒等病原体的致病基因，通过化学或分子生物学技术发生突变，从而在保持对黏膜侵袭性的同时降低其毒性，然后，将免疫原基因通过分子生物学手段重组到细菌或病毒载体的基因上，再接种动物表达重组蛋白，诱导产生免疫反应。活载体疫苗可诱导产生体液免疫和细胞免疫，甚至黏膜免疫，具有免疫效果好、效率高、易控制、成本低、相对稳定、诱导位点专一、免疫方式简单等诸多优点。

一、以减毒伤寒沙门氏菌作为活载体的疫苗

减毒伤寒沙门氏菌是最早用作疫苗活载体的病原菌之一，也是目前研究最深入的活菌疫苗载体。该减毒疫苗安全性较好，对宿主的致病性较低，但由于其仍然具备侵袭力，因此可用于携带外源抗原侵入宿主免疫系统的载体。最适合表达异源性抗原的是鼠伤寒沙门氏菌，是革兰阴性菌，属肠杆菌科，主要在肠道内寄生、繁殖。它在小鼠体内可以广泛感染但在人体内的感染局限于肠黏膜。减毒沙门氏菌载体的构建策略是使致病基因缺失然后将外源基因整合到沙门氏菌染色体的特定部位。构建鼠伤寒沙门氏菌活载体减毒株，均是两个或多个基因的精确突变，其基因型

和表型均很稳定。

1998年，Corthésy-Theulaz等将编码幽门螺杆菌尿素酶的A亚基（UreA）和B亚基（UreB）的基因导入鼠伤寒沙门氏菌phoPc，并在组成型tac启动子（tac-UreAB）或两相T7表达系统（cT7-UreAB）的控制下表达，两种重组沙门氏菌菌株均在体外表达这两个Ure亚基。然后对BALB/c小鼠进行鼻腔免疫，携带cT7-UreAB的质粒可在小鼠体内稳定遗传，而携带tac-UreAB的质粒则迅速丢失，检测到用鼠伤寒沙门氏菌phoPc cT7-UreAB免疫的小鼠中有60%对幽门螺杆菌感染具有抗性，并证实活疫苗触发了Th1型和Th2型免疫反应。同年，Gómez-Duarte等构建了表达UreA和UreB的鼠伤寒沙门氏菌活疫苗SL3261株，通过单剂量口服免疫BALB/c小鼠对幽门螺杆菌的保护作用进行了评价，结果显示在未免疫的小鼠中100%感染了幽门螺杆菌，而在用表达重组UreA和UreB的鼠伤寒沙门氏菌免疫的小鼠中没有感染（100%保护）。并通过蛋白质印迹和ELISA测定证实，在免疫的小鼠中发生了针对UreA和UreB的特异性体液和黏膜抗体反应。由于已知H-2和NRAMP-1等位基因会影响宿主对沙门氏菌感染的反应，影响疫苗的效力，因此他们随后将这种方法扩展到了几种具有NRAMP-1和H-2基因等位基因差异的小鼠品系（包括BALB/c小鼠、C57BL/6小鼠、C3H/HeN小鼠、CBA小鼠和DBA/2小鼠），结果表明，无论NRAMP-1野生型（DBA/2）或突变型（BALB/c）的NRAMP-1等位基因是否表达，重组鼠伤寒杆菌活疫苗接种H-2d（BALB/c和DBA/2）小鼠、H-2b（C57BL/6）小鼠和H-2k（CBA和C3H/HeN）小鼠对幽门螺杆菌感染均具有良好的免疫效果。对C57BL/6小鼠和BALB/c小鼠中疫苗效力的比较分析表明，活疫苗在两种毒株中都具有持久的免疫力（>18周），并且在C57BL/6小鼠中，持续时间超过1年。

除了UreA和UreB作为疫苗抗原外，在我国，陈旻湖等成功构建了表达幽门螺杆菌KatA的减毒鼠伤寒沙门氏菌疫苗株，并将此减毒鼠伤寒沙门氏菌疫苗株经口服接种免疫C57BL/6小鼠，再用活的幽门螺杆菌悉尼株（SS1）进行攻击，用快速尿素酶试验和幽门螺杆菌定量培养对胃黏膜中的幽门螺杆菌进行检测，结果均显示，该疫苗株具有防御感染的作用，特别是以3×10^8 CFU/只的菌量接种时获得的效果最佳。随后他们还构建了表达UreB与血溶素E（hlyE）融合蛋白的减毒沙门疫苗菌，也取得了同样的效果。

此外，还有表达幽门螺杆菌黏附素基因（HpaA基因）的鼠伤寒沙门氏菌活载体疫苗报道，朱森林等构建了表达HpaA基因的鼠伤寒沙门氏菌减毒疫苗株SL3261，证明了重组质粒可成功导入鼠伤寒沙门氏菌减毒疫苗株SL3261，并表达蛋白，其免疫原性也通过蛋白印迹得到证实。然后用该疫苗口服免疫C57BL/6小鼠，4周后以幽门螺杆菌SS1攻击，小鼠快速尿素酶试验阳性和（或）腺胃组织Giemsa染色表明该重组菌株对C57BL/6小鼠的免疫保护作用。

但目前以减毒伤寒沙门氏菌作为活载体的疫苗仅有志愿者人体试验文献报道，未见获准进入临床研究的报道。1999年，DiPetrillo等报道以表达幽门螺杆菌UreA和UreB的减毒沙门氏菌口服免疫志愿者，未观察到严重不良反应，志愿者们获得了良好针对沙门氏菌抗原的黏膜免疫应答，但均未对幽门螺杆菌Ure产生可检测的免疫反应。2000年，Angelakopoulos等用鼠伤寒沙门氏菌为载体重复同样的研究，同样表明安全性良好，且6个志愿者中3人产生了抗幽门螺杆菌Ure抗体。Bumann等也进行了相似的人体志愿者试验，结果表明疫苗引起短暂的、轻到中度的消化不良症状，但疫苗没有显示出令人满意的作用。

二、以乳酸菌为活载体的疫苗

乳酸乳杆菌是一种革兰氏阳性、非产孢、非定植、非致病性食品级细菌，具有作为活抗原和酶载体的强大效力。以乳酸菌作为幽门螺杆菌的释放和传递载体，较传统常规疫苗具有明显优势：

1.该活载体疫苗安全性能高，有着公认的安全性，不会产生类似减毒沙门杆菌和病毒的安全问题。

2.有些乳酸菌具有在体内定植作用并能保持蛋白的表达活性，其功能类似缓释效应，可提供更多免疫机会，乳酸菌具有良好的生理活性并能够调节机体的免疫水平，其自身就具备佐剂性质，可提高抗原的免疫原性。

3.有些乳酸菌本身具有抑制、消灭幽门螺杆菌的作用，且其生产简单，不需要纯化抗原，也不需要佐剂，生产成本低，使用方便。

Corthésy等于2005年首次报道了重组乳酸菌菌株作为抗原传递载体的黏膜刺激方案，他们将表达UreB的重组乳杆菌菌株口服免疫小鼠，诱导产生了UreB特异性抗体，并观察到小鼠胃中H. felis负荷的减少。孙楠等人将幽门螺杆菌的脂蛋白Lpp20基因与表达载体pNZ8149-SPusp45连接，转入食品级乳酸乳球菌菌株NZ3900，表达产物通过蛋白印迹法鉴定，证明具有与小鼠抗幽门螺杆菌血清反应的免疫活性。Aliramaei等将幽门螺杆菌的CagL基因克隆到pAMJ2008载体中，并转化入乳酸乳球菌MG1363，口服免疫BALB/c小鼠，证明了幽门螺杆菌的CagL在乳酸乳球菌中成功表达。

三、以单核细胞增生李斯特菌为活载体的疫苗

李斯特菌是一种广泛存在于自然界中的硬壁菌门革兰阳性菌。将弱毒化的李斯特菌通过一定方式诱导为外源抗原载体，将外源抗原通过该李斯特菌的携带使其进入机体细胞内，即获得李斯特菌活载体疫苗。该载体疫苗携带抗原进入细胞后，将外源抗原通过MHC I和MHC II系统递呈，诱导机体对外源抗原产生免疫保护反应，由于具有黏膜感染和胞内寄生的特点，因此可使机体同时产生细胞免疫和黏膜免疫。单核细胞增生李斯特菌由于在抗原呈递方面的优势，成为值得尝试的幽门螺杆菌疫苗载体。Shuying Wang等人构建了基于单核细胞增生李斯特菌的减毒疫苗EGDeΔactA/inlB（EGDeAB）-MECU，以分泌包含多个幽门螺杆菌抗原B细胞表位的多表位嵌合抗原（MECU）。EGDeAB-MECU可以稳定分泌MECU。经管饲和静脉注射免疫后，EGDeAB和EGDeAB-MECU均能显著降低胃幽门螺杆菌定植，并诱导产生高水平的幽门螺杆菌特异性抗体。

四、其他幽门螺杆菌疫苗载体

Novak等将幽门螺杆菌Ure亚单位基因插入减毒脊髓灰质炎病毒的基因中，代替部分脊髓灰质炎病毒的外壳蛋白，由于用脊髓灰质炎病毒复制子感染宿主细胞需要存在病毒衣壳，将重组痘苗病毒通过工程改造，表达出脊髓灰质炎病毒衣壳蛋白，提供反式衣壳蛋白。因此，用这种UreB复制子进行疫苗接种，只允许单轮脊髓灰质炎病毒感染，同时RNA快速扩增、UreB表达，但感染不能传播，因为编码脊髓灰质炎病毒衣壳的基因不存在。有研究证明用这种复制子免疫转基因小鼠，能够使小鼠产生抗幽门螺杆菌Ure亚单位的IgG抗体，并且能够诱导产生IFN-γ和IL-4。随后Smythies等也进行了相似的试验，并证实含有幽门螺杆菌UreB基因的脊髓灰质炎病毒载体疫苗可为小鼠提供针对幽门螺杆菌的显著预防和强治疗保护，但预防性接种小鼠的抗Ure抗体滴度较治疗性明显更高。

枯草芽孢杆菌孢子对极端环境具有抵抗力，例如干燥、暴露于溶剂和酸性或碱性条件。这使枯草芽孢杆菌孢子成为一种理想的口服疫苗载体，可以将抗原呈递到极端胃肠道环境。Zhou等用CTB和UreB的枯草芽孢杆菌孢子口服免疫小鼠，结果表明重组孢子可升高血清中UreB特异性IgG水平和粪便中UreB特异性IgA水平，以及脾中IL-10水平和IFN-γ水平。

第五节　幽门螺杆菌DNA疫苗

核酸疫苗是一种新型疫苗，是将外源抗原基因直接转移到真核表达载体内，通过肌肉注射等途径将其接种后，在宿主细胞表达外源抗原，诱导体液免疫应答和细胞免疫应答，以达到预防和治疗疾病的目的。核酸疫苗主要包括保护性抗原和真核表达载体，为一种新形式的疫苗，其在体内不复制、不整合。它较传统的减毒活疫苗、灭活疫苗及亚单位疫苗具有许多优点：（1）长期稳定表达具有天然构象的抗原蛋白；（2）可构建表达多种蛋白抗原的多价基因疫苗；（3）将抗原基因与免疫调节基因构建于同一载体，增强基因疫苗的免疫效果；（4）生产制备简单、存储方便。

2004年，Hatzifoti等第一次报道了关于诱导先天抗微生物反应的DNA疫苗，他们将含有UreB基因的无内毒素质粒DNA肌内或皮下免疫BALB/c小鼠。结果显示肌内免疫后IL-10 mRNA表达持续较长时间，到免疫后12周仍有表达。在两种免疫途径中β-防御素（beta-defensin）mRNA表达显著且持续增加。与肌内免疫相比，通过皮下途径免疫诱导的UreB抗体反应水平较低。无论采用哪种方法免疫，抗体水平在第6周都有所增加，到第8周反应显著下降，表明了幽门螺杆菌UreB DNA构建物在免疫小鼠胃内可诱导先天性免疫反应和适应性免疫反应。随后，他们报道了将幽门螺杆菌UreB构建体通过鼻内途径免疫小鼠的一项研究，免疫后长达12周β-防御素1增加，局部IL-10：IFN-γ比率升高，这种显著诱导提示局部先天性免疫反应在感染部位保护中的潜在作用，局部固有免疫反应在感染部位的保护中可能发挥作用。然而，UreB DNA免疫小鼠胃内的细菌数量显著减少，但在载体组中也出现了中度减少。

在我国，邹全明等将用幽门螺杆菌N-乙酰神经氨酰乳糖结合原纤维血凝素（HpaA）基因成功构建了幽门螺杆菌HpaA真核表达质粒，通过体外CHO细胞转染和免疫印迹证实了HpaA蛋白的表达。此外，他们还构建了幽门螺杆菌UreB核酸疫苗，体外转染CHO细胞后，证实了有UreB蛋白的表达。姜政等构建了含人幽门螺杆菌18000 Omp编码基因的真核重组载体，并通过RT-PCR及免疫印迹方法证实重组质粒能成功转染并能在COS-7细胞中表达，所表达的蛋白有良好的免疫原性。刘志杰等构建了幽门螺杆菌脂蛋白Lpp20基因的真核表达载体，在HeLa细胞中进行表达，并通过肌肉注射免疫C57BL/6小鼠，结果显示Lpp20基因可在小鼠肌细胞中存在，该核酸疫苗在小鼠体内可诱导特异性体液免疫和细胞免疫应答。孙波等成功将幽门螺杆菌UreB、Hp-NAP及HpaA全长序列分别克隆入pMD18T载体，构建了融合基因UNH，然后将其亚克隆入真核表达载体pIRES，以此转染COS7细胞，蛋白印迹显示该重组蛋白可为UreB、NAP、HpaA抗血清特异识别，具有良好的抗原性。

2002年以来，幽门螺杆菌核酸疫苗相关性研究开始报道，但总体上数量相对较少，这可能与该核酸疫苗免疫原性和保护性差有直接关系，因此，提高核酸疫苗的免疫保护效率势在必行。疫苗递送系统可提高APC捕获抗原效率、加工效率、提高抗原肽对主要组织相容性复合物（MHC）分子的亲和力等，能显著影响机体免疫应答水平和方式。

目前，疫苗递送系统中研究最多、最成功的是可生物降解的聚酯类纳米粒。核酸疫苗经黏膜呈递时易被核酸酶降解而失活，那么如何解决这个问题呢？有报告提出可采用带正电的生物可降解材料包裹核酸疫苗，包裹后形成的粒子在保护质粒不被核酸酶等降解的同时，还能更有效地促进免疫应答的发生。已有综述称，在运用纳米技术或微球技术包裹DNA或蛋白质疫苗抗原时，壳聚糖能有效防止DNA或蛋白质被酶降解，促进抗原递呈细胞对疫苗抗原的摄取、处理和加工，从而增加疫苗的免疫原性。同时，包裹在壳聚糖内的抗原可缓慢释放，持续刺激机体的免疫系统，诱导机体产生长时间的细胞免疫和体液免疫。曹斌等采用复凝聚法制备了载幽门螺杆菌Lpp20基因的壳聚糖（CS）纳米粒（NPs），用载基因壳聚糖纳米粒黏膜免疫（滴鼻和口服）小鼠，结果显示裸质粒pcDNA3.1（+）/Lpp20与CS/DNA NPs通过黏膜免疫均能诱导小鼠产生有效的免疫应答。对于壳聚糖纳米粒能增强pcDNA3.1（+）/Lpp20核酸疫苗的黏膜免疫（滴鼻和口服免疫）效果，载Lpp20基因壳聚精纳米粒滴鼻免疫比口服免疫能诱导更强的细胞免疫应答和体液免疫应答。菌蜕是革兰阴性菌被噬菌体PhiX174的裂解基因E裂解后形成的完整细菌空壳，细菌菌蜕可以作为很好的外源抗原的载体，即外源抗原可锚定在菌蜕的外膜、内膜上，或者运送到周质中。菌蜕表面上存在着的鞭毛和纤毛等结构易于在特定组织和细胞中黏附，增加了抗原提呈机会，这使得机体对菌蜕上展示的外源抗原能产生良好的免疫应答反应，另外，菌蜕的细胞质空间可以填充任何水溶性物质，甚至乳油，目前研究较多的是利用菌蜕递送核酸疫苗。在我国，张瑞平等首先利用大肠杆菌菌毛展示幽门螺杆菌UreB表位抗原，将该大肠杆菌制备为菌蜕，然后利用该重组菌蜕包裹表达幽门螺杆菌另一抗原（KatA），用幽门螺杆菌HPSS1感染BALB/c小鼠，2周后用制备的疫苗肌肉注射免疫小鼠，其血清抗KatA抗体效价由单独免疫时的1:（307±39）提高到1:（520±54），表明利用菌蜕递送系统能较好地提高核酸疫苗的免疫应答水平。

在最新的研究中，Ansari等基于鞭毛依赖性运动是幽门螺杆菌在宿主体内定植和形成强感染的基本因素的原理，构建了鞭毛蛋白A基因（flaA）的DNA疫苗，将flaA的编码序列亚克隆到pBudCE4.1载体中。先将重组载体引入人真皮成纤维细胞，使用SDS-PAGE分析其表达flaA蛋白的效力，发现flaA在细胞中成功表达。再将重组载体肌内注射至小鼠体内，结果表明重组载体还增加了小鼠中细胞因子和免疫球蛋白的血清水平。

除以上四种类型疫苗外，表位疫苗也是近年来国内外幽门螺杆菌疫苗的研究热点。抗原表位又称抗原决定簇，是抗体分子在抗原上的结合位点，是抗原性质、数目及空间的构型，决定抗原特性，是免疫细胞识别的基本结构和功能单位。抗原分子的众多表位产生的效应各不相同，有保护性表位、抑制性表位及致病性表位之分。以保护性抗原上的特异性表位为基础进行疫苗分子设计，并以抗原表位为靶抗原，既能诱生特异性免疫应答，又避免了天然蛋白中抑制性抗原表位引起的免疫抑制，使免疫应答具有更强的特异性和更好的免疫效果，且不存在生物危害性和遗传变异致疫苗效力丧失等问题。一项研究报告利用CTB和幽门螺杆菌UreA和UreB的Th和B细胞表位串联复制，构建了一种多表位疫苗CTB-ue，证实Ure表位疫苗CTB-ue在预防和治疗幽门螺杆菌感染上比UreB更有效。但单独使用Ure表位作为单价疫苗在预防和治疗幽门螺杆菌感染方面的功效有限。该研究小组又构建出FVpE疫苗，该疫苗由CagA、Ure和VacA表位和NAP佐剂组成，并证明FVpE在防治蒙古沙鼠幽门螺杆菌感染方面优于CTB-ue疫苗。

表位疫苗的研究仍然面临多方面的考验：如何选择有效的方法，筛选和鉴定有效的抗原表位成分，以此来作为疫苗的候选抗原，产生大量特异性抗体和淋巴细胞，提高其免疫反应性；如何选择有效的载体分子；目前表位研究主要是在实验小鼠上得到验证，基于人的表位疫苗研究如何；表位疫苗在多种HLA中的限制性，在人群中的作用规律如何等，都是人们在以后的研究中必须去关注的内容。

自1991年以来，国内外研究者已进行了大量研究，在诸多领域都取得了令人鼓舞的成果：Ure等众多保护性抗原在幽门螺杆菌全基因组测序工作的完成后得到应用；新型黏膜佐剂的开发及不需要抗原佐剂辅助的疫苗投递系统的发展；最佳免疫途径、免疫剂量、时间的确定。然而，目前仍存在很多问题阻碍了幽门螺杆菌疫苗的研究进展，有待随着研究的深入进一步解决：挖掘和筛选特异性更高、保护性更强的抗原；寻找更安全和更高效的新型佐剂；增加疫苗有效维持时间；确定推广幽门螺杆菌疫苗接种人群。因此，幽门螺杆菌疫苗应用于临床还有一段路要走，仍需投入大量人力、财力去研究，以期能制备出更安全、更有效的疫苗。

（张德奎）

参考文献

［1］刘文忠.第五次全国幽门螺杆菌感染处理共识报告［J］.中华内科杂志,2017,56(7):532-545.

［2］HOOI J K Y, LAI Y W, NG W K, et al. Global Prevalence of Helicobacter pylori Infection: Systematic Review and Meta-Analysis［J］. Gastroenterology, 2017, 153(2): 420-429.

［3］HOLMGREN J, NORDQVIST S, BLOMQUIST M, et al. Preclinical immunogenicity and protective efficacy of an oral Helicobacter pylori inactivated whole cell vaccine and multiple mutant cholera toxin: A novel and non-toxic mucosal adjuvant［J］. Vaccine, 2018, 36(41): 6223-6230.

［4］NARAYANAN M, REDDY K M, MARSICANO E. Peptic Ulcer Disease and Helicobacter pylori infection［J］. Molecular Medicine, 2018, 115(3): 219-224.

［5］ROBINSON K, ATHERTON J C. The Spectrum of Helicobacter-Mediated Diseases［J］. Annual Review of Pathology — Mechanisms of Disease, 2021, 24(16): 123-144.

［6］BOMME M, HANSEN JM, WILDNER-CHRISENSEN M, et al. Effects of Community Screening for Helicobacter pylori: 13-Year Follow-Up Evaluation of a Randomized Controlled Trial［J］. Clinical Gastroenterology & Hepatology, 2017, 15(11): 1715-1723.

［7］CHEN T H, CHENG H T, YEH C T. Epidemiology changes in peptic ulcer diseases 18 years apart explored from the genetic aspects of Helicobacter pylori［J］. Translational Research, 2021, 232: 115-120.

［8］TALEBI B A A. Vaccine against Helicobacter pylori: Inevitable approach［J］. World Journal of Gastroenterology, 2016, 22(11): 3150-3157.

［9］LU B, LI M. Helicobacter pylori eradication for preventing gastric cancer［J］. World Journal of Gastroenterology, 2014, 20(19): 5660-5665.

［10］OTTSJÖ L S, FLACH C F, CLEMENTS J, et al. A double mutant heat-labile toxin from Escherichia coli, LT (R192G/L211A), is an effective mucosal adjuvant for vaccination against Helicobacter pylori infection［J］. Infection and Immunity, 2013, 81(5): 1532-1540.

［11］CHMIELA M, GONCIARZ W. Molecular mimicry in Helicobacter pylori infections［J］. World Journal of Gastroenterology, 2017, 23(22): 3964-3977.

［12］黄桂柳,黄赞松,周喜汉.幽门螺杆菌疫苗的研究进展［J］.医学综述,2016,22(5):866-870.

［13］张任飞.幽门螺杆菌重组vacA-CtxB蛋白的原核表达及免疫学研究［J］.中国微生态学杂志,2015,27(11):1272-1275.

［14］CHOUDHARI S P, PENDLETON K P, RAMSEY J D, et al. A systematic approach toward stabilization of CagL, a protein antigen from Helicobacter pylori that is a candidate subunit vaccine［J］. Journal of Pharmaceutical Sciences, 2013, 102(8): 2508-2519.

［15］O'RIORDAN A A, MORALES V A, MULLIGAN L, et al. Alkyl hydroperoxide reductase: a candidate Helicobacter pylori vaccine［J］. Vaccine, 2012, 30(26): 3876-3884.

［16］SUN P, WANG J Q, ZHANG Y T, et al. Evaluating the immune responses of mice to subcutaneous immunization with Helicobacter pylori urease B subunit［J］. Journal of Animal Science and

Biotechnology, 2014, 5(1): 14.

[17] ZENG M, MAO X H, LI J X, et al. Efficacy, safety, and immunogenicity of an oral recombinant Helicobacter pylori vaccine in children in China: a randomised, double-blind, placebo-controlled, phase 3 trial[J]. Lancet, 2015, 386(10002): 1457-1464.

[18] ZHANG X, ZHANG J Y, YANG F, et al. Immunization with Heat Shock Protein A and γ-Glutamyl Transpeptidase Induces Reduction on the Helicobacter pylori Colonization in Mice[J]. PLoS One, 2015, 10(6): e0130391.

[19] GHASEMI A, MOGAMMAD N, MAUTNER J, et al. Immunization with a recombinant fusion protein protects mice against Helicobacter pylori infection[J]. Vaccine, 2018, 36(34): 5124-5132.

[20] ZHOU Z, DONG H, HUANG Y M, et al. Recombinant Bacillus subtilis spores expressing cholera toxin B subunit and Helicobacter pylori urease B confer protection against H. pylori in mice[J]. Journal of Medical Microbiology, 2017, 66(1): 83-89.

[21] ANSARI H, TAHMASEBI-BIRGANI M, BIJANZADEH M. DNA vaccine containing Flagellin A gene induces significant immune responses against Helicobacter pylori infection: An in vivo study[J]. Iranian Journal of Basic Medical Sciences, 2021, 24(6): 796-804.

[22] GUO L, YIN R T, LIU K M, et al. Immunological features and efficacy of a multi-epitope vaccine CTB-UE against H. pylori in BALB/c mice model[J]. Applied Microbiology & Biotechnology, 2014, 98(8): 3495-3507.

第十九章
消化性溃疡检测新技术

第一节　基因检测技术

消化性溃疡主要是指发生在胃与十二指肠的慢性溃疡，即胃溃疡（GU）和十二指肠溃疡（DU），是消化系统的多发病及常见病，可发生在任何年龄，总体来说，GU多见于中老年，DU多见于青壮年，男性发病率高于女性发病率。病因目前认为主要与胃酸分泌过多、NSAID导致胃黏膜的防御屏障和修复功能减弱及幽门螺杆菌感染有关。近期从分子机制探讨消化性溃疡的病因，通过研究也发现了一些与之相关的基因及与Hp感染相关的基因，相信未来随着研究的深入，会为临床诊断和治疗消化性溃疡带来新的方法。

上消化道内镜检查是确诊消化性溃疡的首选检查方法，通过上消化道内镜检查可以对胃和十二指肠黏膜进行观察、拍片，根据病情需要还可以取活组织进行病理学检查及幽门螺杆菌检测，但是反复多次上消化道内镜检查增加了患者的经济负担和痛苦，因此，如何通过基因检测技术利用简易的基因对消化性溃疡进行诊断，对临床有非常重要的意义。

用分子生物学方法对被检测者核酸分子进行检测，并分析被检测者所含致病基因、疾病易感性基因等情况的技术，即基因检测技术，其不但可以预测分子靶向药的疗效，指导临床治疗，而且对一些疑难病例有重要的诊断价值。近年来随着基因检测技术的迅速发展，已经广泛应用于疾病诊断和预防，尤其是在遗传疾病的诊断、肿瘤个体化诊疗以及疾病的风险预防等。

目前发现多种与消化性溃疡的发病及愈合相关的基因，如人类白细胞抗原（human leukocyte antigen，HLA）、表皮生长因子（epidermal growth factor，EGF）、凋亡因子、降钙素、三叶肽基因等，为消化性溃疡的临床诊断、治疗提供了理论依据。

大量研究表明，消化性溃疡患者的Hp检出率明显高于对照组人群，在十二指肠溃疡的检出率约为90%，在胃溃疡的检出率约为70%~80%。Hp菌株依据决定毒性的等位基因细胞毒素相关基因A蛋白（cytotoxin-associated gene Aprotein，CagA）和空泡细胞毒素抗原（vacuolated cytotoxin antigen，VacA）是否存在，可分为Ⅰ型和Ⅱ型，其中Ⅰ型是Hp的高毒力类型，而Ⅱ型菌株是不表达毒力因子的。细胞毒素相关基因A是Hp菌株重要的特异性毒力基因。周等通过病例对照研究发现，抗CagA抗体在十二指肠溃疡患者中的检出率为84%，在胃溃疡患者中的检出率为80%，均明显高于对照者，也提示高毒株Hp感染是形成消化性溃疡的重要因素，因此，通过对抗CagA抗体的筛查，可以对消化性溃疡从基因方面进行筛查，使有限的医疗资源发挥最大的效益。

人β-防御素（human β-defensin，HBD）-2是第一种在炎症刺激下合成的人类抗菌多肽，也是最早被发现可以通过微生物诱导上调转录水平的人类防御素，而核因子κB（NF-κB）作为重要的多功能转录因子，参与炎症反应相关的基因表达和调控。凌等通过研究发现，Hp阳性的十二指肠溃疡的胃黏膜NF-κB以胞核着色为主，其表达量明显增多，提示Hp感染诱导和激活胃黏膜NF-κB，使其移位入胞核，发挥转录调节功能，同时Hp阳性胃炎、消化性溃疡患者HBD-2也是显著增加的；同时其研究还显示，Hp阳性的十二指肠溃疡的NF-κBp65与HBD-2表达呈正相关，由此推测NF-κB可能通过HBD-2基因的转录参与Hp阳性十二指肠溃疡的发生，HBD-2在Hp相关性十二指肠溃疡中的表达与Hp感染后以NF-κB为中心的炎症反应诱导有关。其在消化性溃疡的基因诊断中需要进一步研究。

第二节　分子生物学检测

随着分子生物学的不断发展，关于消化性溃疡病因的分子机制研究越来越多，尽管上消化道内镜检查是消化性溃疡诊断的金标准，但是由于消化性溃疡容易反复发作，且可出现严重的并发症，如出血、穿孔、梗阻、癌变等，所以关于发病机制和愈合的分子机制一直是大家研究的热点。

目前对消化性溃疡的相关基因研究越来越多，如人类白细胞抗原（human leukocyte antigen，HLA）基因、Toll受体4（Toll-like receptor 4，TLR4）基因、白介素（interleukin-1，IL-1）相关基因、表皮生长因子（epidermal growth factor，EGF）基因、内皮型NO合酶基因、肿瘤坏死因子（tumor necrosis factor，TNF）基因、凋亡基因、降钙素基因、三叶肽基因等陆续被发现。如HLA基因可通过促进或抑制Hp感染、EGF可通过抑制胃酸分泌来调节消化性溃疡的发生与愈合，但是各种基因的作用机制和相互作用的机制尚不清楚，因机体为一个整体，各种基因之间也会相互作用，未来需开展更多基因相互协同的研究来进一步明确发病机制，从基因角度为消化性溃疡的根治提供更多的指导。

第三节　光学相关断层扫描

光学相关断层扫描（optical coherence tomography，OCT）是近年来迅速发展的一种成像原理类似于超声波的三维层析成像技术，但是又与超声波不完全相同，OCT用近红外光代替超声波，通过测量经各组织层折射的反射光的性质和回波延迟时间形成图像，可探查生物组织内的微纳米级结构。

OCT最早是在1991年被用于生物组织的成像技术，具有高分辨率、横断面和层析成像的特点，其基本工作原理是通过分光器将光源分为两束，即信号臂和参考臂，投射到活组织上的光束称为信号臂；发射到作为参照的反光镜上的光束称为参考臂。当信号臂和参考臂反射回来的两束光信号叠加时，由光电探测器对输出光束进行检测，将测量所得的信号转化为数字信息，经计算机处理后转换为图像或数字形式。在OCT中使用的近红外光的波长比超声波长短1～2个数量级，同时因采用宽带光干涉原理，宽带光的相干长度一般在1～10 μm，这也就是OCT技术可以产生10 μm内的轴向分辨率、横向分辨率也可控制在10 μm左右的原因，比现存的高频超声成像还高10～25倍。但其穿透深度被限制在1～3 mm。虽不及超声内镜，但成像范围亦可覆盖黏膜层及黏膜下层。

光学相关断层扫描技术具有即时成像、能够进行活体组织和器官检测以及非侵入、免标记的特点，自从首次在眼科中用于对前眼的透明结构和视网膜进行成像以来，经过20余年的发展，OCT已经广泛应用于临床。OCT目前不光用于脑组织、皮肤、冠状动脉、宫颈、乳腺及膀胱组织检查，也被用于食管、胃肠道及胰腺的检查，为早期癌变及其他相关疾病提供证据。

其作为一种迅速发展的新型成像技术，通过内镜活检孔道置入探头，并发出近红外光，对消化道的各层进行实时显示，因此通过OCT可区分胃壁的黏膜层、黏膜肌层、黏膜下层和固有肌层。目前OCT在胃黏膜肠上皮化生的诊断中具有较高的敏感度和特异度，但暂时缺乏胃溃疡相关检测研究，主要原因在于黏膜层厚度与高峰反射光的信号限制了扫描深度和对比反差。

在十二指肠中，OCT也可以清晰地分辨黏膜层和黏膜下层，同时可以看到黏膜下层的血管，但是目前也缺乏对十二指肠溃疡的诊断研究。

总之，随着OCT技术的不断发展和相关新技术的不断出现，相信在不远的将来光学相关断层扫描技术一定能够在消化系统疾病的诊疗中发挥巨大的作用。

第四节　拉曼光谱

拉曼光谱（Rman spectra）是印度物理学家C.V.拉曼（Raman）在1928年首先发现的一种散射光谱，同年在苏联和法国也被科学家发现。通过试验发现，当单色光定向通过透明物质时，会有一些光发生散射，而散射光的光谱与入射光波长大部分是相同的，小部分波长会有所偏移，这种波长发生偏移的光谱即为拉曼光谱（Raman spectra）；单色光被介质分子散射后导致频率发生改变的现象，即光的非弹性散射现象，也就是拉曼效应。拉曼光谱分析法是对与入射光频率不同的散射光谱进行分析以得到分子振动、转动方面的信息，并应用于分子结构研究的一种分析方法，原理基于拉曼散射效应。不同物质分子具有不同的震动（转动）能级，所以，每种物质的拉曼光谱都具有其特征性；拉曼广谱作为一种非侵入式的检测方法，可以获得丰富的分子结构特征和物质成分信息，能快速、无创地获得分子的"指纹信息"，不受水的影响等，同时可以进行实时、快速、无创检测，并且能够反映组织内部分子生化改变，在生物组织和细胞研究方面具有不可比拟的优势。大量研究表明，可能导致疾病的细胞或组织的生化学变化可以导致拉曼光谱的显著改变，而拉曼光谱在分子水平可以检测到这种生物化学的改变，可实现各种疾病的诊断。因此，拉曼光谱在各个领域广泛应用，在医学领域的应用价值也越来越高。

拉曼广谱有其自身缺点，如大多数分子的散射截面很小，容易受到荧光的干扰，导致普通的拉曼散射很弱，所以研究人员相继研发了各种新型的拉曼散射技术来增强拉曼信号的强度。如目前主要被广泛应用于肿瘤诊断的微拉曼光谱技术，其将拉曼光谱分析技术与显微分析技术联合应用；如因其精细的分辨力、高分析的效率、高度自动化以及所需样本量少等优点被用于肿瘤、糖尿病、动脉粥样硬化等疾病诊断中的表面增强拉曼光谱（surface enhanced Raman spectroscopy，SERS）；还有傅里叶变换拉曼光谱（Fourier transform Raman spectroscopy，FT-Raman）技术、相干反斯托克斯拉曼散射（coherent anti-Stokes Raman scattering，CARS）技术以及光纤拉曼探针等；

此外，为获得一些特定的信息还出现了一些改进的实验技术，如近红外线激光拉曼光谱技术、激光光镊拉曼技术、激光纳米医学拉曼技术等。

总之，拉曼光谱因其独特的成像特点可以反映疾病导致组织、体液和细胞分子组成的变化，可以在分子和细胞水平来对疾病进行诊断，也是目前生物医学和临床诊断研究的热门课题。

目前拉曼光谱用于消化系统疾病的诊断方面，主要还是集中在胃恶性肿瘤的诊断上，如胃癌细胞、胃癌组织、胃癌动物模型以及胃癌患者的血清等，所用到的拉曼光谱技术主要有表面增强拉曼光谱、傅里叶变换拉曼光谱、光纤维拉曼光谱技术以及近红外线激光拉曼光谱技术等。因近红外线激光拉曼光谱技术具有分子水平的肿瘤检测和诊断能力，金等通过离体实验研究发现，近红外激光拉曼光谱技术联合拉曼峰强度比值具有分子水平诊断胃癌的价值。该研究虽为离体实验，但是同一组织在离体和在体状况下物质的分子结构相对稳定，所以离体和在体的拉曼光谱结果具有较好的一致性，因此，通过检测胃黏膜组织拉曼光谱强度比值，可以用来研究不同病变胃组织蛋白质、核酸及磷脂等成分和结构的变化，从而达到胃组织病变的诊断目的，其中包括溃疡的诊断。韦等研发了加载于胃镜系统的光纤拉曼内窥探头，利用其模拟的在体检测，对正常胃组织和胃癌组织进行鉴别诊断研究，以评价光纤拉曼内窥探头的诊断效能，能够快速有效地鉴别胃癌组织，相信随着技术的发展，光纤拉曼内窥探头可以应用于更多消化系统疾病的诊断。

第五节　AI技术

人工智能（artificial intelligence，AI）自1956年被正式提出后，作为一门新兴科学，经过60多年的发展和演变，取得了惊人的成就。人工智能是一门新思想、新观念、新理论、新技术不断出现以及正在发展的前沿学科；是在计算机科学、控制论、信息论、神经心理学、哲学、语言学等多种学科研究的基础上发展起来的一门综合性很强的交叉学科，广义的人工智能包括了机器学习和机器人等。机器学习通过让计算机学习大数据，并开发出一种新的算法，再让计算机去完成对未知事件的预判。机器学习依据训练方式的不同可分为监督性学习、非监督性学习和强化学习。大数据时代的到来，大量的医疗资料和数据促使人工智能技术在医学领域迅猛发展。通过机器学习算法提取分析大量临床数据，尝试提高疾病诊断效率，目前已被用于放射诊断学、病理学、眼科、骨科、心血管科以及消化内镜等诸多医学领域。医疗AI正在推动医疗的发展与变革。如病理资料和影像资料积累的数据通过人工智能技术有效处理后，对一些较为简单的病变可以迅速地做出诊断，从而帮助临床医师缩短阅片时间，克服临床医师受培训、经验和精力不足的缺点，助力提高医疗效率和诊疗质量。

众所周知，消化内镜是消化系统疾病筛查、诊断和治疗的重要的工具，消化内镜AI技术研究主要聚集在内镜图像识别领域，内镜中AI的使用大致分为两大类：计算机辅助检测系统（computer-aided detection，CADe）和计算机辅助诊断系统（computer-aided diagnostic，CADx）。

目前，AI技术主要应用于上消化道内镜、结肠镜以及胶囊内镜的辅助诊断，如早期胃癌、早期食管癌、Barrett食管、Hp感染、大肠息肉的检测和分类识别、结肠癌的辅助诊断、溃疡性结肠炎的检测和评估以及小肠糜烂和溃疡、小肠息肉、小肠血管扩张等疾病的辅助检测。在消化性溃疡的AI辅助诊断方面，日本Namikawa等设计的基于AI诊断系统能很好地鉴别良、恶性溃疡，该研究使用13584张胃癌图片和373张胃良性溃疡图片对模型进行训练，739张早期胃癌和720张胃溃疡图片进行验证，其诊断敏感度高达99.0%，诊断特异度达93.3%。因此，AI技术应用于消化性溃疡的诊断可以帮助临床医师缩短阅片时间，并为医疗资源匮乏地区提供医疗辅助。当然，AI技术在消化系统领域处于初级阶段，存在局限性，如：样本量小，模型稳定性差，有一定的偏倚；消化系统疾病种类繁多，部分疾病的诊断不能单纯依靠临床指标；同时机器学习需要大量的数据，研发成本高，耗时耗力等；但是随着AI的发展，特别是在深度学习领域，越来越多的研究评估了在内镜检查中使用AI来检测和诊断胃肠道病变。我们希望人工智能为内镜医师提供一种有效而实用的方法，用于病变的检测和表征以及内镜检查的质量控制。未来，我们应该更加关注AI在现实临床应用中的应用。

第六节　卷积神经网络技术

卷积神经网络（convolutional neural networks，CNN）是一类包含卷积计算且具有深度结构的前馈神经网络（feedforward neural networks），它的人工神经元可以响应一部分覆盖范围内的周围单元，对于大型图像处理有出色表现。它包括卷积层（convolutional layer）和池化层（pooling layer），是深度学习（deep learning）的代表算法之一。卷积神经网络具有表征学习（representation learning）能力，能够按其阶层结构对输入信息进行平移不变分类（shift-invariant classification），因此也被称为"平移不变人工神经网络（shift-invariant artificial neural networks，SIANN）"。

20世纪60年代，Hubel和Wiesel研究猫脑皮层中用于局部敏感和方向选择的神经元时发现其独特的网络结构可以有效地降低反馈神经网络的复杂性，继而提出了卷积神经网络（convolutional neural networks，CNN）。目前，CNN已经成为众多科学领域的研究热点之一，尤其是在模式分类领域，由于该网络避免了对图像的复杂前期预处理，可以直接输入原始图像，因而得到了更为广泛的应用。K.Fukushima在1980年提出的新识别机其实是卷积神经网络的第一个实现网络。随后，更多的科研工作者对该网络进行了改进和提高。其中，具有代表性的研究成果是Alexander和Taylor提出的"改进认知机"，该方法综合了各种改进方法的优点并避免了耗时的误差反向传播。

一般地，CNN的基本结构包括两层：第一层为特征提取层；第二层是特征映射层。每个神经元的输入与前一层的局部接受域相连，并提取该局部的特征。一旦该局部的特征被提取，它与其他特征间的位置关系也随之确定下来；网络的每个计算层由多个特征映射组成，每个特征映射是一个平面，平面上所有神经元的权值相等。特征映射结构采用影响函数核小的sigmoid函数作为卷积网络的激活函数，使得特征映射具有位移不变性。此外，由于一个映射面上的神经元共享权值，因而减少了网络自由参数的个数。卷积神经网络中的每一个卷积层都紧跟着一个用来求局部平均值与二次提取的计算层，这种特有的两次特征提取结构减小了特征分辨率。

CNN通过其池化层来识别位移、缩放及其他形式扭曲不变性的二维图形。由于CNN的特征检测层通过训练数据进行学习，所以在使用CNN时，避免了显式的特征抽取，而隐式地从训练数据中进行学习；再者由于同一特征映射面上的神经元权值相同，所以网络可以并行学习，这也是卷积网络相对于神经元彼此相连网络的一大优势。卷积神经网络以其局部权值共享的特殊结构在语音识别和图像处理方面有着独特的优越性，其布局更接近实际的生物神经网络，权值共享降低了网络的复杂性，特别是多维输入向量的图像可以直接输入网络这一特点避免了特征提取和分类过程中数据重建的复杂度。

　　近年来，以深度卷积神经网络（deep convolutional neural network，DCNN）为代表的AI技术取得了突破性的进展，在很多方面达到或者已经超越了人类水平。在心脏MRI图像评估心功能、皮肤癌的诊断和分型等方面得到了认可，同时随着目前对消化道肿瘤的关注度越来越高，CNN技术在消化系统内镜图像诊断方面的研究也越来越多，如通过CNN技术对消化性溃疡、胃黏膜下肿瘤、进展期胃癌内镜图像快速、准确的辅助诊断；通过深度卷积神经网络的小肠胶囊内镜智能辅助识别小肠出血等，CNN模拟了人类视觉的特点，计算效率高，无须人工提取图像特征，能够以原始图像作为输入，因而得到了广泛应用。

　　张等通过对胃黏膜下肿瘤、消化性溃疡、无明显病变的正常黏膜进行CNN辅助诊断研究后发现CNN对上述几种内镜图像的诊断准确率、敏感度及特异度均较高，而且该研究中CNN诊断1091张内镜图像的时间仅为42 s，大大节省了内镜医生的阅片时间。尤其对于胃镜检查中容易识别的疾病如慢性胃炎、消化性溃疡、进展期消化道恶性肿瘤等，CNN作为辅助工具帮助内镜医生快速识别病变，可以大大减轻医生的工作负担，使医生可以有更多的时间用在早期消化道肿瘤的诊断中。而且对于偏远地区医疗尚不发达地区，更是能够提升疾病的诊断水平。

（于忆）

参考文献

［1］ FILOMENA A, GUENTHER A, PLANATSCHER H, et al. Performance of a multiplex serological Helicobacter pylori assay on a novel microfluidic assay platform［J］. Proteomes, 2017, 5(4): E24.

［2］ SUNG J J, POON N C. Artificial intelligence in gastroenterology: where are we heading?［J］. Frontiers in Medicine, 2020, 14(4): 511−517.

［3］ THEOTOKA D, WALL S, GALOR A, et al. The use of high resolution optical coherence tomography (HR-OCT) in the diagnosis of ocular surface masqueraders［J］. Ocular Surface, 2022, 24: 74−82.

［4］赵朕华,廖专,李兆申.光学相干断层扫描在消化系统中的应用进展［J］.中华消化内镜杂志,2015,(3):196−198.

［5］ LOURDES Y R, SINGH S, FISICHELLA P M. Emerging enhanced imaging technologies of the esophagus: spectroscopy, confocal laser endomicroscopy, and optical coherence tomography［J］. Journal of Surgery Research, 2015, 195(2): 502−514.

［6］李梦雅,夏珂,和海妍,等.拉曼光谱技术在检验医学中的研究进展及应用［J］.中华检验医学杂志,2021,44(1):70−74.

［7］于颖彦.人工智能对胃肠疾病诊疗的推动作用［J］.中华胃肠外科杂志,2020,23(1):33−37.

［8］ TOPOLEJ. High-performance medicine: the convergence of human and artificial intelligence［J］. Nature Medicine, 2019, 25(1): 44−56.

［9］唐承薇.消化内镜人工智能:使命促进跨界合作研究［J］.中华消化杂志,2020,40(11):742−744.

［10］闫婧爽,杨云生.人工智能在消化系统疾病中的应用［J］.中华内科杂志,2022,61(2):131−133.

［11］ GONG D, WU L, ZHANG J, et al. Detection of colorectal adenomas with a real-time computer-aided system (ENDOANGEL): a randomised controlled study［J］. Lancet Gastroenterology & Hepatology, 2020, 5(4): 352−361.

［12］DING Z, SHI H, ZHANG H, et al. Gastroenterologist-level identification of small-bowel diseases and normal variants by capsule endoscopy using a deep-learning model［J］.Gastroenterology, 2019, 157(4): 1044−1054.

［13］NAMIKAWA K, HIRASAWA T, NAKANO K, et al. Artificial intelligence-based diagnostic system classifying gastric cancers and ulcers: comparison between the original and newly developed systems［J］.Endoscopy, 2020, 52(12): 1077−1083.

［14］YEN H H, PING Y U, CHEN M F, et al. Current Status and Future Perspective of Artificial Intelligence in the Management of Peptic Ulcer Bleeding: A Review of Recent Literature.［J］. Journal of Clinical Medicine, 2021, 10(16): 3527.

［15］WU J, CHEN J M, CAI J T. Application of Artificial Intelligence in Gastrointestinal Endoscopy ［J］. Journal of Clinical Gastroenterology, 2021, 55(2): 110−120.

［16］YEN H H, WU P Y, CHEN M F. Current Status and Future Perspective of Artificial Intelligence in the Management of Peptic Ulcer Bleeding: A Review of Recent Literature［J］. Journal of Clinical Medicine, 2021, 10(16): 3527.

［17］ESTEVA A, KUPREL B, NOVOA RA, et al. Dermatologist-level classification of skin cancer withdeepneuralnetworks［J］. Nature, 2017, 542(7639): 115−118.

［18］施慧英,樊梦科,王玮珺,等.基于深度卷积神经网络的小肠胶囊内镜智能辅助系统识别小肠出血［J］.中华消化杂志,2020,40(11):763−767.

［19］张黎明,张洋,王俐,等.深度卷积神经网络对胃病变普通内镜图像诊断的研究[J].中华消化内镜杂志,2021,38(10):789−794.

英文缩略词	英文全称	中文全称
ACG	American College of Gastroenterology	美国胃肠道疾病学会
APUD	amine precursor uptake and decarboxylation cell	胺前体摄取和脱羧细胞
BER	basal electrical rhythm	基本电节律
cagA	cytoxinassociated gene A	细胞毒素相关基因A
CCK	cholecystokinin	胆囊收缩素
CKD	chronic kidney disease	慢性肾脏病
COPD	chronic obstructive pulmonary disease	慢性阻塞性肺疾病
COX	cyclooxygenase	环氧化酶
DU	duodenal ulcer	十二指肠溃疡
EGF	epidermal growth factor	表皮细胞生长因子
EMR	endoscopic mucosal resection	内镜下黏膜切除术
ENS	enteric nervous system	肠神经系统
ESD	endoscopic submucosal dissection	内镜黏膜下剥离术
GC	glucocorticoid	糖皮质激素
GMBF	gastric mucosal blood flow	胃黏膜血流
GU	gastric ulcer	胃溃疡
HCA Ⅱ	human carbonic anhdrase Ⅱ	人碳酸酐酶Ⅱ
HCl	hydrochloric acid	盐酸
HP	helicobacter pylori	幽门螺杆菌
H$_2$RA	histamine-2 receptor antagonist	H2受体拮抗剂
HSP	heat shock protein	热休克蛋白
IARC	International Agency for Research on Cancer	国际癌症研究中心
IL	interleukin	白细胞介素
LES	lower esophageal sphincter	食管下括约肌

续表

英文缩略词	英文全称	中文全称
NBI	narrow band imaging	窄带光谱成像
NOTES	natural orifice transluminal endoscopic surgery	自然腔道内镜手术
NSAID	non-steroidal anti-inflammatory drug	非甾体抗炎药
P-CAB	potassium-competitive acid blocker	钾盐竞争酸抑制剂
PET-CT	positron emission tomography-computed tomography	正电子发射计算机断层扫描
PPI	proton pump inhibitor	质子泵抑制剂
PU	peptic ulcer	消化性溃疡
PZ	pancreozymin	胰酶素
ROS	reactive oxygen species	活性氧
SPECT	single photon emission computed tomography	单光子发射计算机断层成像
SSRI	selective serotonin reuptake inhibitors	选择性5-羟色胺再摄取抑制剂
TDB	tripotassium dicitrate bismuthate	三钾二枸橼酸络合铋
TFF	trefoil factor family	三叶因子家族
TGF	transforming growth factor	转化生长因子
TTSC	through-the-scope clip	内镜夹
VacA	vacuolation cytotoxin A	空泡细胞毒素A
VIP	vasoactive intestinal peptide	血管活性肠肽

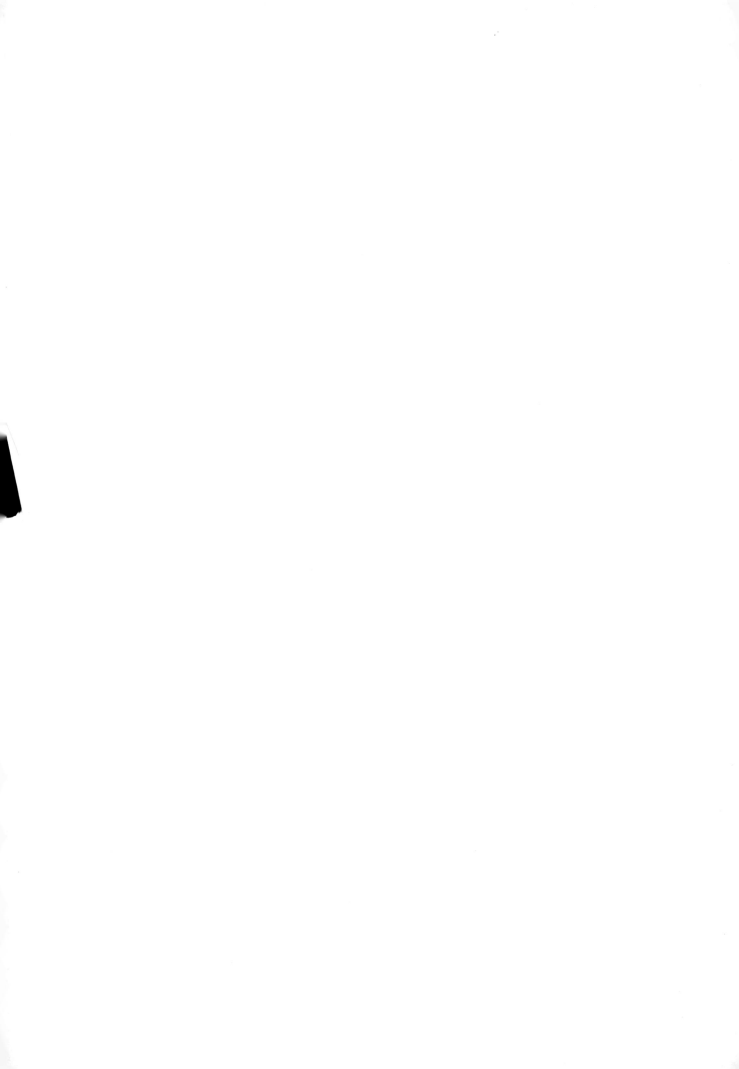